Optimiertes Ausdauertraining

Neumann/Pfützner/Berbalk

Optimiertes Ausdauertraining

Meyer & Meyer Verlag

Die Deutsche Bibliothek - CIP-Einheitsaufnahme

Neumann, Georg:
Optimiertes Ausdauertraining /
Georg Neumann ; Arnd Pfützner ; Anneliese Berbalk.
- 2., überarb. Neuaufl. - Aachen : Meyer und Meyer, 1999
ISBN 3-89124-580-7

2., überarbeitete Neuauflage 1999
Titelfoto: Polar Electro GmbH Deutschland, Büttelborn
Fotos Innenteil: siehe Angaben unter den jeweiligen Fotos
Umschlaggestaltung: Birgit Engelen, Stolberg
Umschlagbelichtung: frw, Reiner Wahlen, Aachen
Lithos und Satzbelichtung: frw, Reiner Wahlen, Aachen
Lektorat: Dr. Irmgard Jaeger, Aachen
Druck: Burg Verlag Gastinger GmbH, Stolberg
Printed in Germany
e-mail: verlag@meyer-meyer-sports.com
ISBN 3-89124-580-7

Vorwort 7

1 Entwicklungstrends der Ausdauerleistung 11
1.1 Menschliche Leistungsfähigkeit im Alternsgang 16
1.2 Ausdauertraining und Gesundheit 25

2 Trainingsbelastung und Beanspruchung des Organismus 31

3 Anpassung an Trainingsbelastung 36

4 Anpassung in Funktionssystemen 45
4.1 Herz und Trainingsbelastung 45
4.2 Atmung und Trainingsbelastung 58
4.3 Blut und Trainingsbelastung 61
4.4 Sauerstoffaufnahme und Trainingsbelastung 68
4.5 Energiestoffwechsel und Trainingsbelastung 81
4.5.1 Energiereiche Phosphate 83
4.5.2 Kohlenhydrate 87
4.5.3 Fettsäuren 97
4.5.4 Proteine 103
4.6 Immunsystem und Trainingsbelastung 107
4.7 Muskel- und Trainingsbelastung 112

5 Leistungsziel und Trainingsbelastung 125
5.1 Leistungskategorien 125
5.2 Wirksamkeit des Trainings 127
5.3 Trainingsumfang 129
5.4 Trainingsfehler 130

6. Training konditioneller Fähigkeiten im Ausdauersport 132
6.1 Grundlagenausdauerfähigkeit 132
6.2 Wettkampfspezifische Ausdauerfähigkeit 137
6.3 Grundlegende Leistungsvoraussetzungen 141
6.4 Zusammenhang von Kraftfähigkeit und Technik 142
6.5 Trainingsbereiche 143
6.6 Geschwindigkeit im Ausdauertraining 149
6.7 Trainingskennziffern und Trainingsprinzipien 150

7 Leistungsstruktur von Ausdauersportarten 157
7.1 Lauf 159
7.2 Rad 162
7.3 Schwimmen 163
7.4 Triathlon 167
7.5 Skilanglauf 169

8 Langfristiger Leistungsaufbau 171

9 Zyklische Trainingsgestaltung 184
9.1 Jahreszyklus 185
9.2 Mesozyklus 189
9.3 Mikrozyklus 191
9.4 Unmittelbare Wettkampfvorbereitung (UWV) 191

10 Steuerung der Trainingsbelastung im Ausdauertraining 195
10.1 Trainingsplanung 195
10.2 Trainingsanalyse 197
10.3 Wettkampfanalyse 200
10.4 Belastungssteuerung mit sportmethodischen und sportmedizinischen Messgrößen 202

10.4.1 Beurteilung der Belastungsintensität 204
10.4.2 Beurteilung des Anstrengungsgrades 214
10.4.3 Beurteilung der Belastbarkeit 214
10.4.4 Beurteilung der Belastungssummation 215
10.4.5 Beurteilung der Regeneration 216
10.4.6 Beurteilung der Leistungsstabilität 216
10.5 Sportartspezifische Funktions- und Leistungsdiagnostik 218
10.5.1 Sportmedizinische Funktionsdiagnostik 219
10.5.2 Sportartspezifische Leistungsdiagnostik 223
10.6 Feldtests 229
10.7 Messplatztraining 230

11 Trainingsgestaltung im Lehrgang 232

12 Regeneration im Trainingsprozess 237
12.1 Sportmethodische Maßnahmen 237
12.2 Sportmedizinische Maßnahmen 241
12.3 Diätetische Maßnahmen 244

13 Sporternährung 248
13.1 Energiebedarf und Belastung 248
13.2 Kohlenhydrate 254
13.2.1 Kohlenhydratstoffwechsel und Belastung 254
13.2.2 Kohlenhydrataufnahme vor Belastung 255
13.2.3 Kohlenhydrataufnahme während Belastung 257
13.2.4 Kohlenhydrataufnahme nach Belastung 262
13.3 Fettsäuren 264
13.3.1 Fettstoffwechsel und Belastung 264
13.3.2 Fettsäurenaufnahme vor Belastung 264
13.3.3 Fettsäurenaufnahme während Belastung 265
13.3.4 Fettsäurenaufnahme nach Belastung 266
13.4 Proteine 267
13.4.1 Proteinstoffwechsel und Belastung 267
13.4.2 Proteinaufnahme vor Belastung 267
13.4.3 Proteinaufnahme während Belastung 268
13.4.4 Proteinaufnahme nach Belastung 269

14 Leistungsbeeinflussende Wirkstoffe 270
14.1 Ergogene Substanzen 270
14.2 Doping 275

15 Physiologische Leistungsreserven 280
15.1 Training in warmen Klimazonen 280
15.2 Höhentraining 289

16 Über- und Fehltraining im Leistungssport 302

17 Literatur 309

18 Sachwortverzeichnis 320

Vorwort

Der Wohlstand der Menschen in den Industrienationen ist von zunehmender Bewegungsarmut begleitet. Die Folgen sind die bekannten Zivilisationskrankheiten, die sich in der Zunahme von Herz-Kreislauf-Erkrankungen, in zahlreichen Stoffwechselstörungen und Fehlbelastungsfolgen im Stütz- und Bewegungsapparat äußern. Die Entgleisung im persönlichen Lebensvollzug beginnt häufig mit dem Übergewicht. Trotz einer umfangreichen Gesundheitspropaganda sind derzeit mindestens 30% der Bürger im Erwachsenenalter übergewichtig. Dennoch beginnt die Agitation gegen Bewegungsarmut und Übergewichtigkeit in den Medien erste Früchte zu tragen. Die Ergebnisse aus großen epidemiologischen Studien belegen, dass sich regelmäßige körperliche Betätigung und Freizeitsport präventiv persönlich lohnen.

Die sportliche Betätigung ist nicht mehr ein Vorrecht der Jugend. Immer mehr Menschen in den mittleren Lebensjahren bemühen sich, geeignete Formen der körperlichen und sportlichen Aktivität in ihr Lebensregime einzubauen. Der Sport ist geeignet, die Lebensqualität über lange Zeiträume aufrechtzuerhalten.

Derzeit häufen sich warnende Stimmen, dass die Laufbelastung im Fitnessbereich zu intensiv gestaltet würde. Als Beleg dafür wird eine zu hohe Milchsäure-(Laktat-)Konzentration und/oder Herzschlagfrequenz bei der Belastung angesehen. Bei dieser Argumentation wird ungenügend berücksichtigt, dass die scheinbare temporäre Überbelastung ein Ausdruck unzureichender Grundleistungsfähigkeit ist und durch die nachfolgende mehrtägige Pause wieder ausreichend kompensiert werden kann. Bei jedem Trainingsbeginn ist der biologische Aufwand bei der Bewältigung der Belastung höher als die allgemeinen Empfehlungen zur Trainingssteuerung.

Der Zeitpunkt der Wiederbelastbarkeit wird durch das innere Muskelgefühl gesteuert. Damit werden kurzzeitige Überbelastungen problemlos kompensiert. Eine kurzzeitige anaerobe Überbelastung ist immer noch besser als keine Belastung.

Immer mehr jüngere Sporttreibende streben hohe Trainingsbelastungsmaßnahmen an, die den Anforderungen im Leistungssport wenig nachstehen. Erst wenn diese Sportler wahrnehmen, dass Aufwand und Nutzen des Trainings in keinem Verhältnis zueinander stehen, bemühen sie sich um das Auffinden des persönlich zuträglichen Maßes. Zu dieser Einsicht im Auffinden der Grenzen der Belastungsverträglichkeit muss offensichtlich jeder selbst kommen.

In den nach Altersklassen eingeteilten Wettbewerben zeigen Gleichaltrige oft große Leistungsunterschiede. Die Erklärung für dieses Phänomen liegt im Sporttalent und in der Effektivität des Trainings. Oft haben Sportler mit der geringeren Trainingsbelastung und Einhaltung der Proportionen zwischen Belastung und dazugehöriger Entlastung bessere Wettkampfresultate als die „Durchtrainierer“. Letztere meinen oft, sich keine Trainingspause gönnen zu können, sie sind belastungssüchtig.

Zunehmend wird die Möglichkeit der Selbstkontrolle der eigenen Belastbarkeit genutzt. Die Sportler verzichten darauf, sich ausschließlich nach dem inneren Gefühl oder aktuellen Befinden zu belasten und nutzen die Herzschlagfrequenz (Hf) zur Belastungssteuerung. Das innere Gefühl als Grundlage für die Wahl der Belastungsintensität (Geschwindigkeit) bei Langstreckenwettbewerben zu wählen, hat sich als trügerisch erwiesen und führt im Leistungssport oft zu Überbelastungen.

Jeder Sportler, gleich ob er Gesundheits-, Freizeit- (Fitness-), Leistungs- oder Hochleistungssport betreibt, hat die Möglichkeit, die Auswirkungen der Trainingsbelastung objektiv zu messen. Die einfachste Kontrolle ist die Aufzeichnung von Trainingsumfang und realisierter Geschwindigkeit. Diese Maßnahmen setzen aber vermessene Strecken voraus.

Der nächste Schritt der Selbstkontrolle ist die Anwendung biologischer Messgrößen. Die Einführung der exakten Hf-Messung über eine Armbanduhr („Sporttester"-Sortiment der Fa. POLAR) war ein bedeutender Fortschritt für die Selbstkontrolle der individuellen Beanspruchung und Trainingssteuerung. Dadurch, dass der Sporttreibende seine Hf unmittelbar und fortlaufend während des Trainings und Wettkampfes prüfen kann, ist es möglich, sich vor Überbelastung zu schützen. Der Zugang zu den biochemischen Messgrößen war erst mit der Einführung trockenchemischer Methoden für die Selbstmessung möglich. Lange Zeit gab es für die Laktatbestimmung keine für die Praxis zugängige Methode. Die Laktatmessung konnte nur über qualifizierte Fremdhilfe bzw. in geeigneten Laboren erfolgen. Mit der Neuentwicklung des Accusport® der Fa. BOEHRINGER wurde auf diesem Gebiet ein bedeutsamer Durchbruch für die Praxis erzielt. Mit der „Papierstreifenmethode" kann jeder Sporttreibende, ähnlich wie der Diabetiker die Glucose, das Blut-Laktat selbst bestimmen.

Die vorliegende Schrift soll auf der Grundlage des gegenwärtigen Kenntnisstandes Anregungen für Sportler jeder Leistungskategorie vermitteln, die aufgrund gesicherter Erkenntnisse praktisch nutzbar sind. Viele Vorstellungen zum Verhalten bei der Belastung haben sich drastisch verändert. Erinnert sei nur an die unphysiologische Vorstellung von Läufern, während der Belastung nichts zu trinken oder wenig zu essen.

Um das eigene Training besser und effektiver zu gestalten und auch zu kontrollieren, ist die Kenntnisnahme und Auseinandersetzung mit den Erfahrungen anderer vorteilhaft. Das erfordert, sich mit den allgemeinen Grundsätzen der Trainingsmethodik zu befassen und sie individuell zu nutzen. Fehler und Irrwege beim Training anderer Sporttreibender brauchen nicht wiederholt zu werden.

Da die Autoren langjährig auf den Gebieten des Leistungs- und Freizeitsports tätig sind, nutzen sie bei der Darstellung und Argumentation die umfangreichen eigenen Daten und Erfahrungen und haben sie zur optimalen Trainingsgestaltung in den Ausdauersportarten zusammengefasst.

Die vorgelegten Vorstellungen zur Trainings- und Belastungsgestaltung beruhen prinzipiell auf dem allgemein gültigen Wissensgut der Trainingsmethodik, der Sportmedizin und der Leistungsphysiologie. Sie sollen die Erarbeitung eigener Positionen und Entscheidungen beim Sporttreiben stützen. Beabsichtigt ist, den Sportlern in den einzelnen Leistungskategorien viele praktische Tips zu vermitteln. Die Planung und Durchführung des Trainings wird besonders im engen Zusammenhang mit den Erkenntnissen von Sportmethodik, Leistungsphysiologie und Sportmedizin gesehen. Mit dieser Schrift ist nicht beabsichtigt, detailliert Trainingspläne abzuhandeln.

Das Training erfolgt zwar nach Planung; zu bedenken ist dabei stets, dass der Körper nach den Grundregeln der Biologie funktioniert und durch abstrakte Planung nicht überlistet werden kann. Dieser elementare Ausgangspunkt wird häufig unterschätzt. Wer trainiert, muss auch stets zu Korrekturen bereit sein, wenn er Signale vom Körper verspürt oder objektive Messgrößen darauf hinweisen. Die Zielstellungen im Training sind weit gefächert, sie reichen vom Gesundheitstraining und Fitnesstraining bis hin zum Hochleistungstraining. Da grenzwertige Belastungen persönlich selten über längere Zeiträume vertragen werden, sollte der moderaten Belastung über längere Lebensabschnitte der Vorzug gegeben werden. Auch die Zielstellungen von Sporttalenten im Hochleistungstraining lassen sich nur über begrenzte Zeiträume verwirklichen.

Diese Schrift soll interessierten Sporttreibenden, Trainern, Übungsleitern, Studierenden und Sportärzten zum individuell optimalen Training vielfältige Anregungen vermitteln. Die Autoren nehmen gern kritische Äußerungen entgegen, in der Annahme, dass nicht alle Vorstellungen und Interessen mit dieser Schrift erfasst wurden.

Noch eine Anmerkung zum Sprachgebrauch:
Aus lesetechnischen Gründen wird durchgängig die männliche Anredeform im Text benutzt, die selbstverständlich die weibliche mit einschließt.

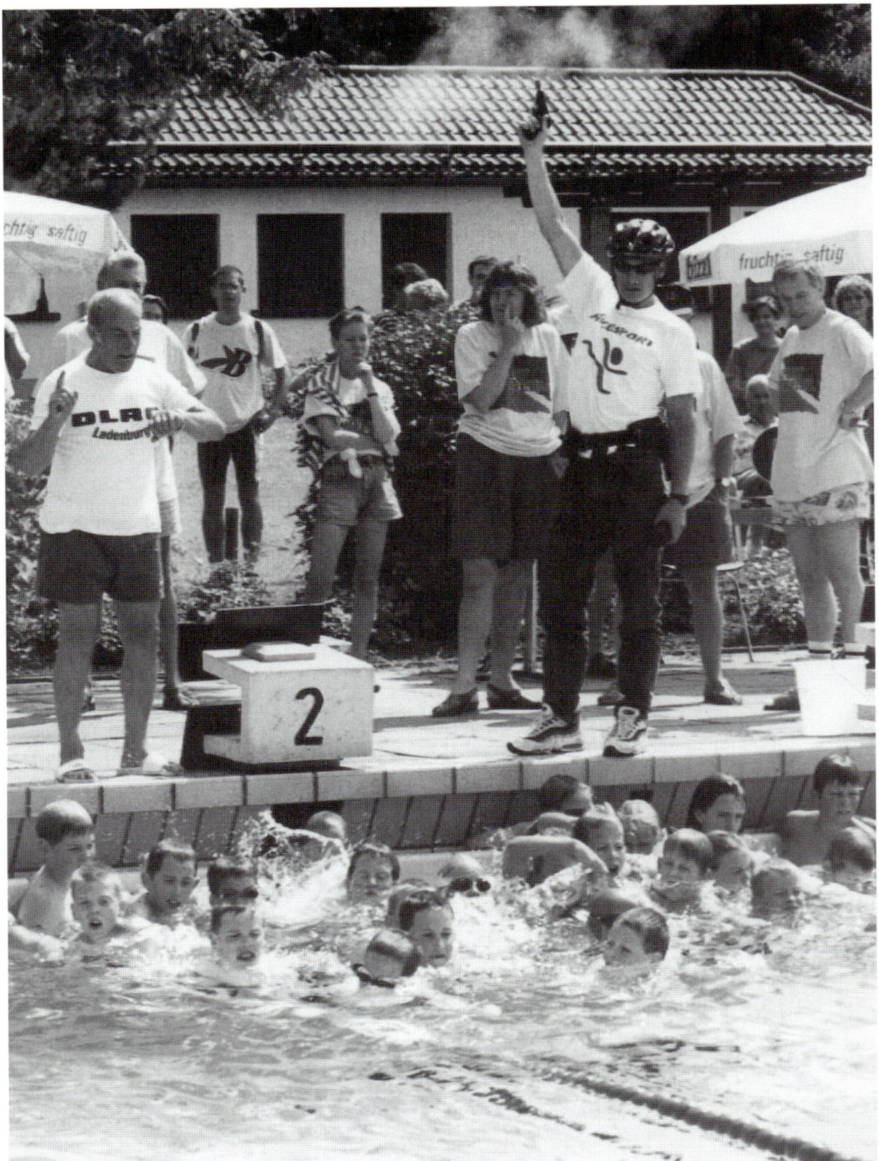

Kindertriathlon. Gedränge am Start (Foto: Georg Rombach, Ladenburg)

1 Entwicklungstrends der Ausdauerleistung

Die Ausdauerleistungen sind gekennzeichnet durch die ständige Weiterentwicklung der Rekorde im Weltmaßstab, der auffallenden Veränderung der Wettkampfsysteme, der Einführung neuer Techniken und der innovativen Erneuerung der Wettkampfausrüstung.

Entwicklung von Spitzenleistungen

Die internationalen Tendenzen in den Ausdauersportarten weisen eine kontinuierliche Entwicklung der Weltspitzenleistungen aus.

In vielen Sportarten und Disziplinen vollziehen sich teilweise sensationelle Verbesserungen in den Spitzenleistungen (Abb. 1/1, s. S. 12).

Die Wettkampfergebnisse zu den Olympischen Spielen und Weltmeisterschaften dokumentieren in fast allen Disziplinen der Ausdauersportarten die Weiterentwicklung der Weltspitzenleistungen. In einer Reihe von Sportarten bzw. Disziplinen wurden neue Leistungsdimensionen erreicht, die teilweise über den prognostizierten Entwicklungsraten liegen. Dabei verstärkte sich die Dynamik und Differenziertheit der Leistungsentwicklung in den einzelnen Sportarten und Disziplinen sowie zwischen den Geschlechtern.

Insbesondere in den leichtathletischen Ausdauerdisziplinen, wie im 1500 m-Lauf, 5000 m-Lauf, 10000 m-Lauf der Männer und Frauen sowie im 3000 m-Hindernislauf wurden neue und bis vor einigen Jahren kaum für möglich gehaltene Leistungsdimensionen erreicht. Die Ausdauersportarten sind ein Beispiel für die Dynamik und Differenziertheit der Leistungsentwicklung im Weltmaßstab. In den einzelnen Sportarten/Disziplinen wechselten sich kontinuierliche Entwicklungen, sprunghafte Entwicklungen, Leistungsstagnation und Leistungsrückgänge ab (FRANZ /PFÜTZNER, 1997).

Ein besonderer Ausdruck für die Komplexität der physischen Leistungsvoraussetzungen, der sporttechnischen Umsetzung und des optimal an den Sportler angepassten Wettkampfgerätes ist die spektakuläre Verbesserung des Stundenweltrekordes im Bahnradsport (Abb. 2/1, s. S. 12). Auch bei den Radrundfahrten ist ein stetes Ansteigen der Durchschnittsgeschwindigkeit festzustellen (Abb. 3/1, s. S. 13).

In den Sportarten, die sehr stark durch klimatogeographische Bedingungen beeinflusst werden, vollziehen sich anhand langjähriger Berechnungen die Leistungssteigerungen kontinuierlich (Abb. 4/1, s. S. 14).

Auch in der Sportart Triathlon, in der erst seit 1989 Welt- und Europameisterschaften stattfinden, lässt sich ein progressiver Leistungstrend feststellen (Abb. 5/1, s. S. 15).

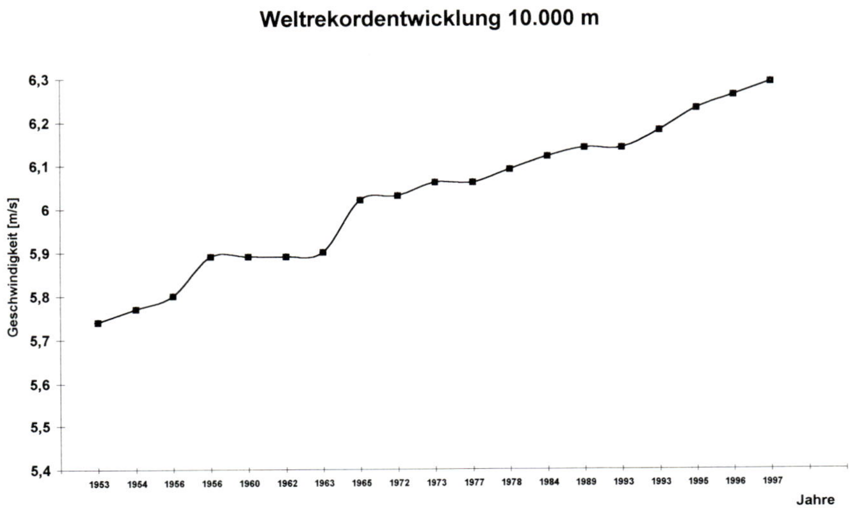

Abb. 1/1: Entwicklung des 10.000 m-Weltrekords

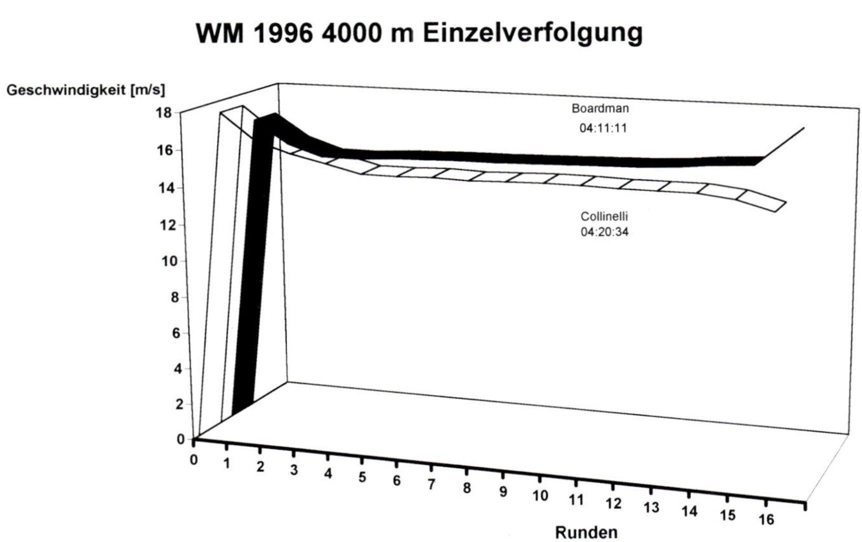

Abb. 2/1: Geschwindigkeitsgestaltung beim 4000 m-Weltrekord im Einzelzeitfahren auf der Bahn im Vergleich mit dem Zweitplatzierten.

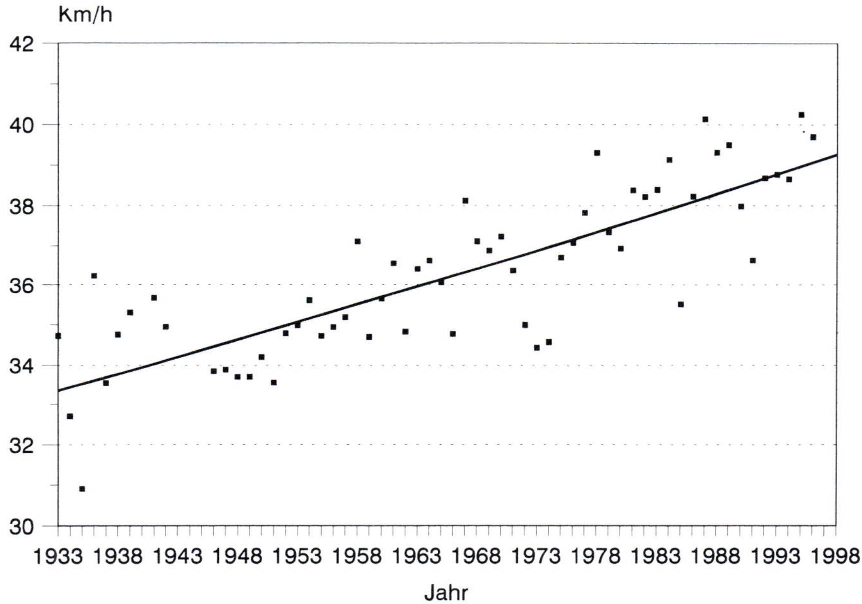

Abb. 3/1: Anstieg der Durchschnittsgeschwindigkeit bei der Tour de Suisse. Jährlich nahm die Geschwindigkeit um 0,3% zu.

Anhand dieser Daten wird erneut die These erhärtet, dass es gegenwärtig keine absehbaren Leistungsgrenzen gibt. Auch in Zukunft ist mit weiteren Verbesserungen von Weltbestleistungen und Extremleistungen zu rechnen.

Besonders hervorzuheben ist der Zusammenhang zwischen dem hohen Entwicklungstempo der Leistungen und dem Vermarktungsgrad der einzelnen Sportart durch Sponsoren und Medien. Das trifft insbesondere auf die Ausdauerdisziplinen der Leichtathletik, Radsport, Triathlon und Skilanglauf zu.

Entwicklung von Wettkampfsystemen

Die Entwicklung der Trainingssysteme wird in allen Sportarten immer nachhaltiger von der Entwicklung der Wettkampfsysteme, einschließlich ihrer starken Differenzierung zwischen den Sportarten und Disziplinen geprägt. Tendenzen in der Entwicklung der Wettkampfsysteme sind:

- Weitere Zunahme von Anzahl und Dichte bedeutender internationaler Wettkämpfe, z.B. in der Leichtathletik, Schwimmen, Radsport und Triathlon sowie in den nordischen Skidisziplinen.

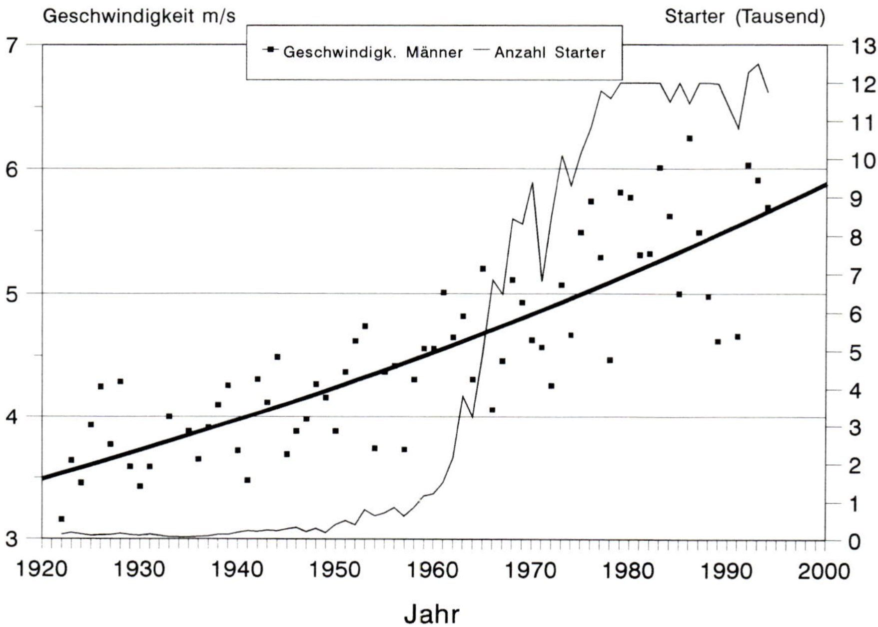

Abb. 4/1: Leistungsentwicklung beim Vasa-Skilanglauf in Schweden (85,8 km). Ab den 70er Jahren steigt die Teilnehmerzahl drastisch an.

- Entwicklung von neuen Wettkampfdisziplinen, wie z.B. Teamwettbewerbe im Biathlon sowie Verkürzung oder Verlängerung der Wettkampfstrecken im Schwimmen auf 50 m bzw. 5 km sowie 25 km u.a.
- Veränderungen des Wettkampfreglements und der Wettkampfbedingungen, z.B. die Aufhebung der Windschattenregel im Triathlon und die Überdachung der Bahnen im Eisschnelllauf.
- Einführung von zusätzlichen internationalen Meisterschaften im Jahr (Indoor-Wettkämpfe im Triathlon, analog den Hallenwettbewerben in der Leichtathletik).
- Fortschreitende Kommerzialisierung mit verstärktem Streben nach Siegen und Rekorden sowie spektakulären Leistungen. In medienwirksamen Sportarten verstärkt sich die Kampf- und Risikobereitschaft der Sportler.
- Deutliche Differenzierung der Wettkampfprogramme im Spitzen- und Nachwuchsbereich in den einzelnen Sportarten.
- Ausführung spektakulärer Extrembelastungen im Laufen, Radfahren, Bergsteigen u.a.

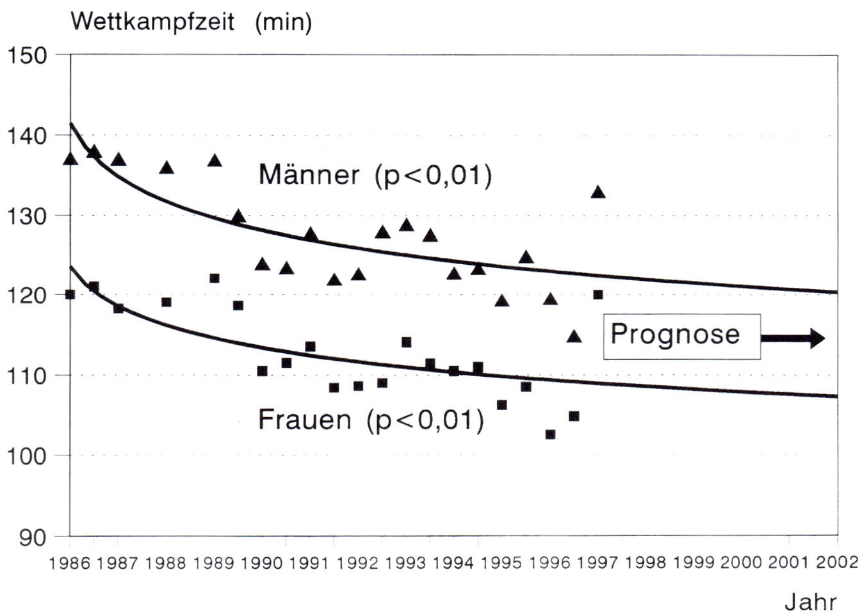

Abb. 5/1: Entwicklung der Wettkampfzeiten im Kurztriathlon mit Prognosetrend

Aus diesen Entwicklungen sind Konsequenzen für den Jahresleistungs- und Trainingsaufbau, für die Entwicklung der Leistungsvoraussetzungen und die Leistungsausprägung abzuleiten. Die sportmethodischen Idealvorstellungen der Leistungsabgabe beim Wettkampf werden deutlich verändert, nicht immer zugunsten der Athleten.

Neue Anforderungen sind an die Vorbereitung und Gestaltung von Wettkämpfen entstanden, insbesondere in der Auseinandersetzung mit dem sportlichen Gegner und der Zunahme der Leistungsdichte. Damit ist eine höhere Stabilität der Leistungsvoraussetzungen, bei Zunahme der Variationsbreite in der Wettkampfgestaltung, erforderlich geworden.

Auch ist die Leistungsentwicklung in den letzten Jahren in starkem Maße vom Aufkommen neuer sportlicher Techniken geprägt. Im Vordergrund stehen optimale und energiesparende Bewegungstechniken. Dem Sportler werden ständig neue, vortriebsfördernde Wettkampfgeräte, Materialien, Bekleidungen u.a. angeboten.

Zusammenfassung
In der Entwicklung von Spitzenleistungen sowohl in den Elitekategorien der Ausdauersportarten als auch in den Altersgruppen sind vorerst keine Grenzen abzusehen. In einigen Ausdauersportarten ist das Entwicklungstempo der Rekorde stark an ihren Vermarktungsgrad gebunden. Spitzenleistungen erfordern eine professionelle Vorbereitung. Neben den Rekorden nehmen auch Extremleistungen einzelner Sportler zu, die zur Nachahmung anregen.

1.1 Menschliche Leistungsfähigkeit im Alternsgang

Das Lebensalter und das Wachstum haben einen deutlichen Einfluss auf die sportliche Leistungsfähigkeit. Abhängig von der Sportart, beginnt durchschnittlich ab dem 20. Lebensjahr das Hochleistungsalter. Beim Zurückverfolgen der für die Spitzenleistung notwendigen Trainingsjahre ergibt sich, dass die Athleten durchschnittlich zehn Jahre (acht bis zwölf Jahre) trainieren mussten. In einigen Ausdauersportarten ist die Spitze so hoch und dicht, dass es erst zwischen dem 25. bis 30. Lebensjahr gelingt, dorthin zu kommen. Gegenwärtig ist das Phänomen zu beobachten, dass die Athleten, die Landes- oder Weltspitzenleistungen erreichen, sich bemühen, lange in der Spitze zu verbleiben. Das beweisen beachtliche Leistungen von über 40-jährigen Athleten in Ausdauer-, aber auch in Sprintdisziplinen. Der Zeitpunkt des Ausscheidens aus dem Spitzensport ist ein soziales Ereignis und nicht vordergründig biologisch bedingt. Der Spitzensport bietet zudem über längere Lebensabschnitte eine Existenzgrundlage.

Die hohe Leistungsfähigkeit von Sportlern in den mittleren Lebensjahren wird deshalb hervorgehoben, weil sie auch eine Vorbildwirkung für den Freizeit- bzw. Fitnessportler hat. Leistungsgrenzen sind vorerst in vielen Sportarten nicht abzusehen; die Spitzenleistungen verteilen sich international auf eine immer breitere Sportlerzahl. Statt der bisher postulierten abflachenden Leistungsentwicklung bei Weltrekorden, verlaufen diese in zahlreichen Sportarten fast linear nach oben (s. Abb. 1/1).

In diesem Zusammenhang ist zu beobachten, dass die angenommenen Grenzen und Normen in der Trainingsbelastung von immer mehr Sportlern erreicht werden und noch kein Ende in der Nachahmung hoher Belastungen absehbar ist.

Das typische Beispiel für ein Umfangstraining ist der Marathonlauf. Entwickelt sich z.B. die persönliche Zielvorstellung, die Strecke von 42,2 km in drei Stunden laufen zu wollen, dann ist ein mehrmonatiges Lauftraining von über 80 km/Woche nötig. Vergleicht man die Bestleistungen im Marathon mit dem Lebensalter, so differieren diese im Altersbereich von 20 bis 40 Jahren un-

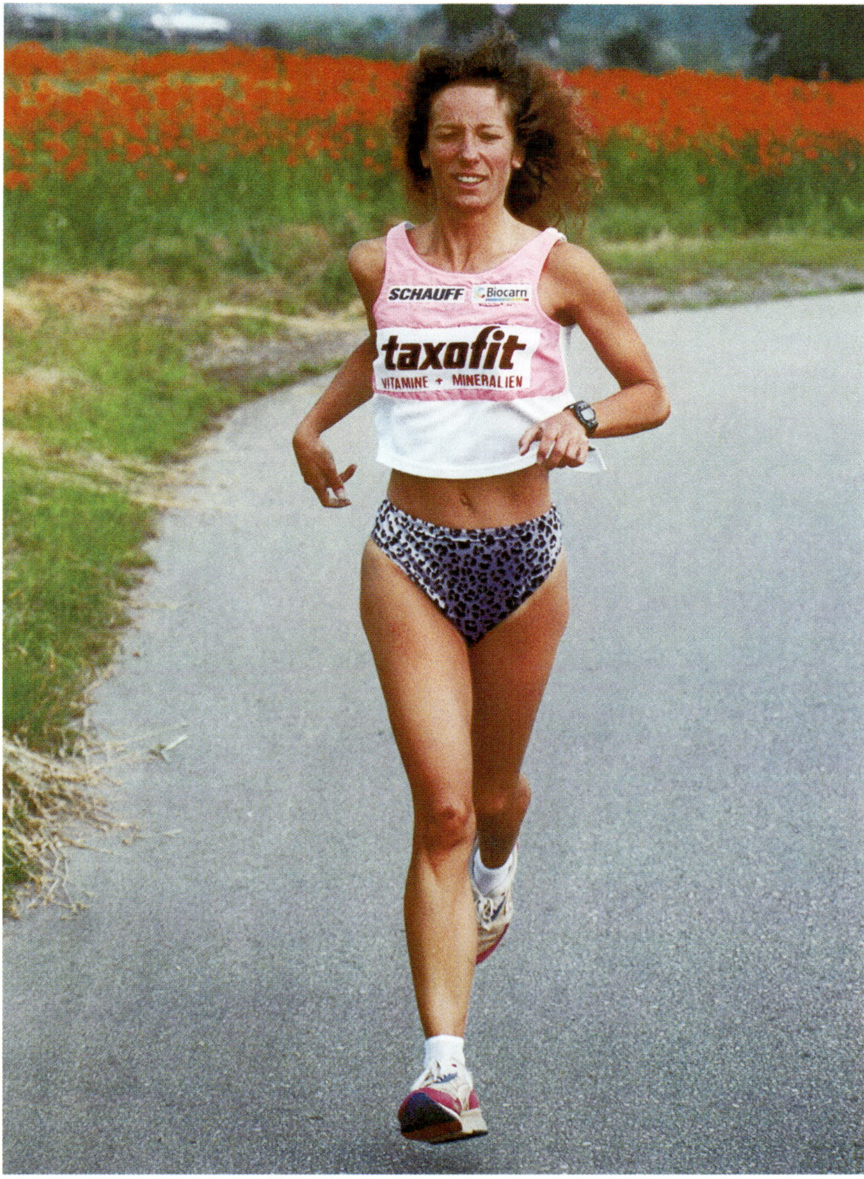

Inhaberin der Weltbestzeit über 3-, 4- und 5-fach Langtriathlon, Astrid Benöhr, beim Lauf (Foto: Karsten Karbaum)

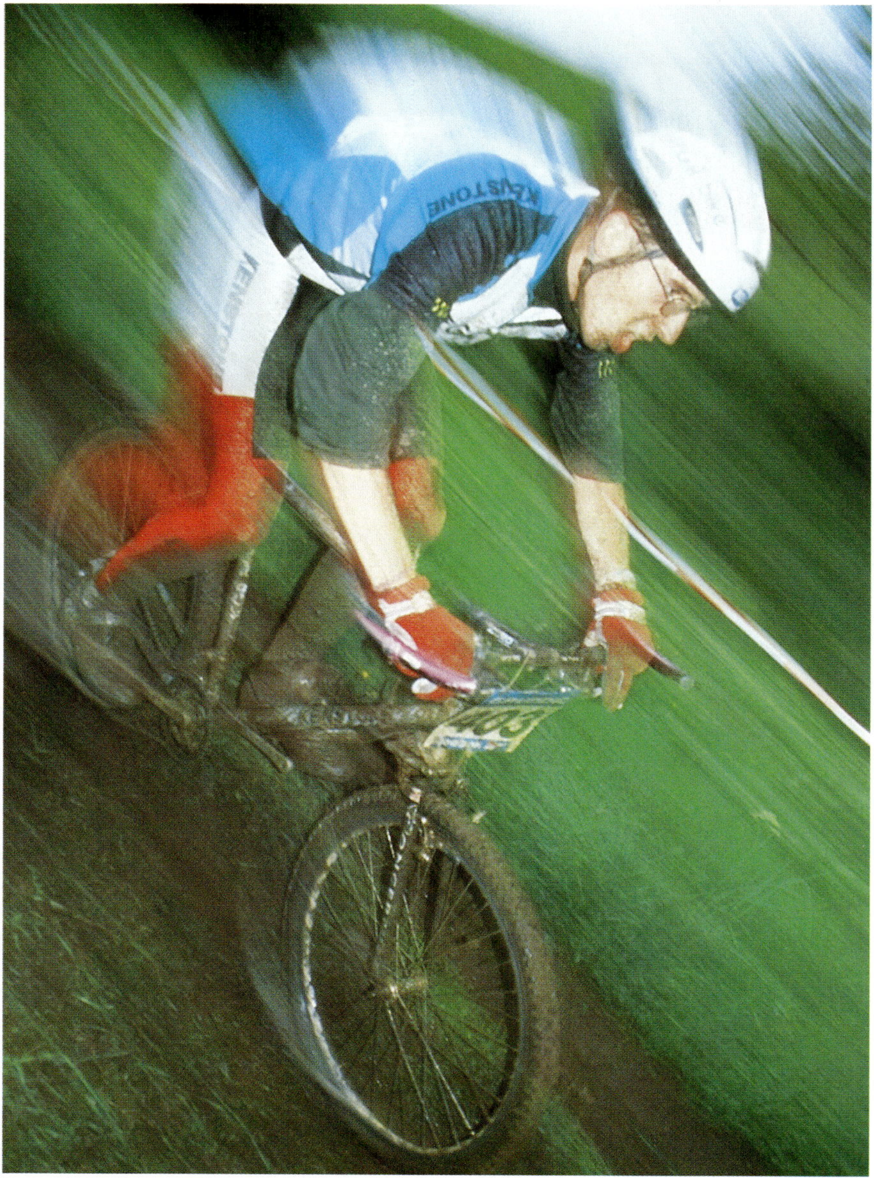

WAG's Bild und Textagentur, Freiburg (Foto: Armin Schirmaier, Freiburg)

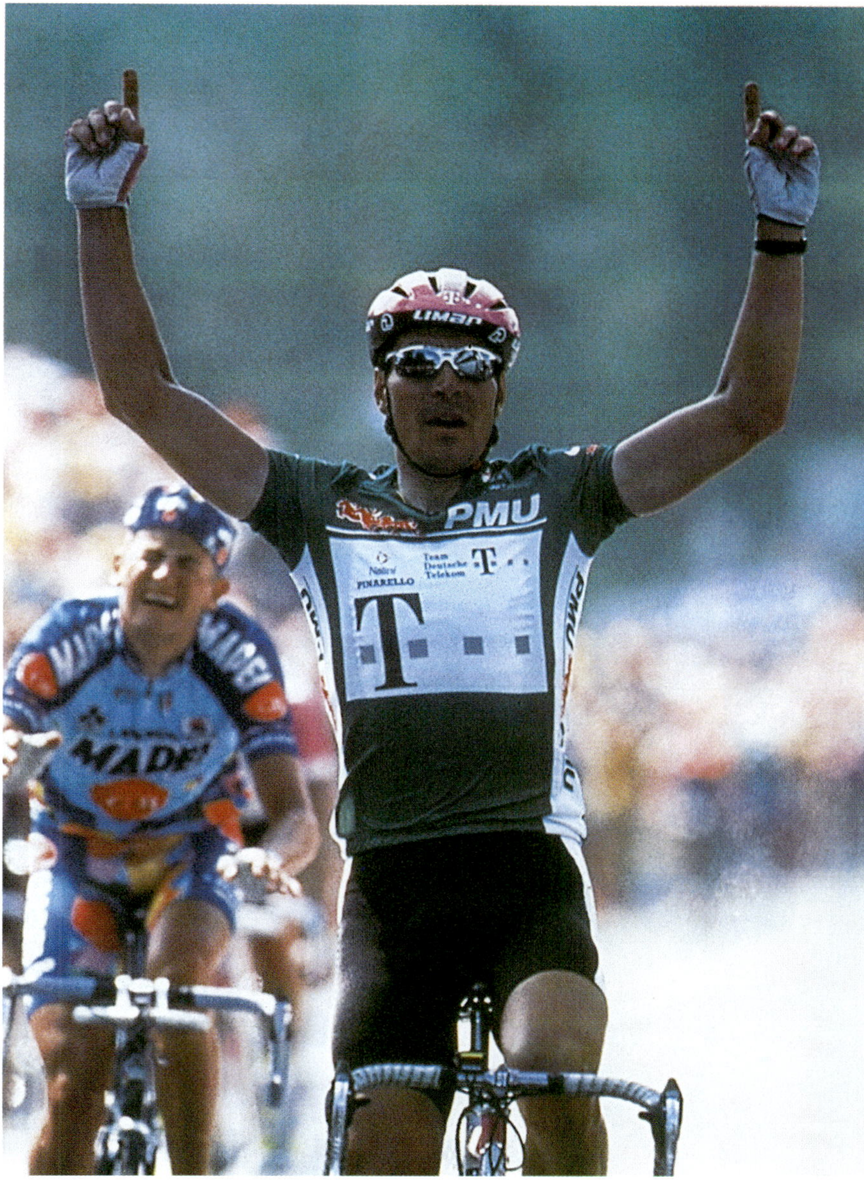

Siegerehrung Erich Zabel (Foto: Polar Electro GmbH)

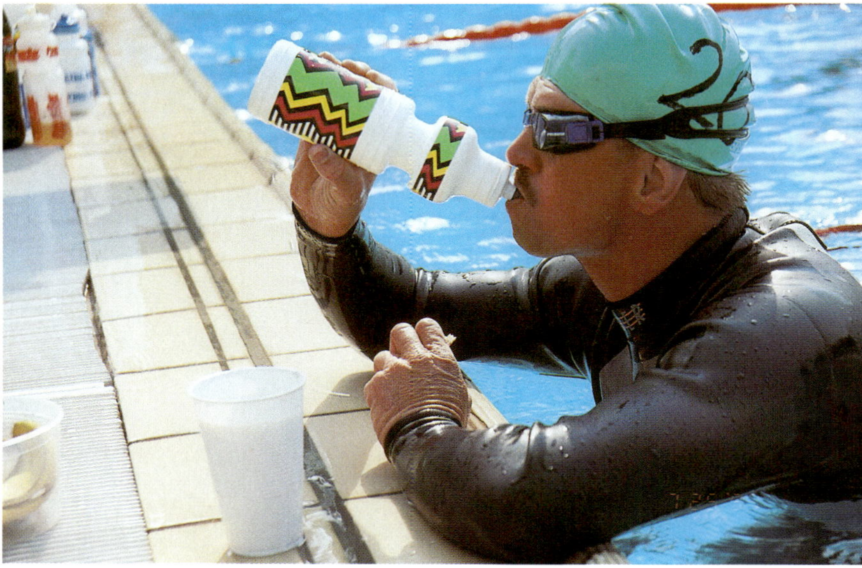

Nahrungsaufnahme beim Langstreckenschwimmen über 11,4 km (Foto: Georg Neumann, Leipzig)

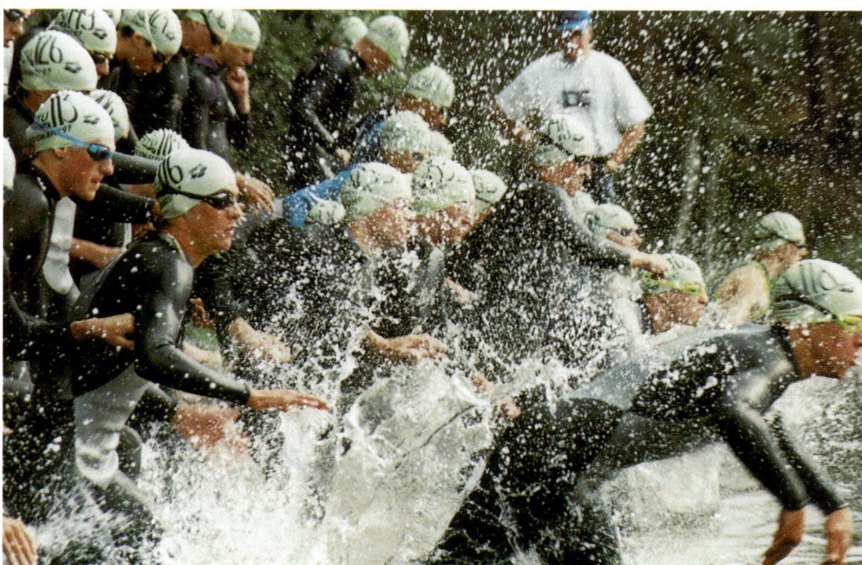

Triathlon: Schwimmstart vom Land (Foto: Georg Neumann, Leipzig)

wesentlich (Abb.1/1.1, s. S. 22). Die Rückbildung der motorischen Fähigkeiten im Alter ist ungleich und zugleich auch die Möglichkeit des Trainierens von Fähigkeiten bei der Wiederaufnahme des Trainings (Abb. 2/1.1, s. S. 22). Offensichtlich ist die Leistungsfähigkeit bei Laufwettbewerben in den einzelnen Altersklassen oft unterschiedlich, was zufällig sein kann und von den individuellen Trainingsmöglichkeiten abhängt; immerhin erbringen 80-jährige Läufer noch 50% der Leistung von 20-jährigen (Abb. 3/1.1, s. S. 23).Die großen Starterfelder in beliebten Massensportarten (Lauf, Skilanglauf, Triathlon, Schwimmen u.a.) repräsentieren das Leistungsvermögen mit zunehmendem Lebensalter und zugleich auch die dafür aufgewandte Trainingszeit.

Erst jenseits des 45. Lebensjahres beginnt ein allmählicher Leistungsrückgang. Ab den 70er Jahren begann der Trend zu den Massenläufen (Lauf, Skilanglauf), die in Altersklassen gewertet werden (Abb. 4/1.1, s. S. 23). Aus den Darstellungen ist zu erkennen, dass ein 70-jähriger Triathlet etwa 55% der Siegerleistung erreicht.

Die Gretchenfrage ist, wie organisiert die Gesellschaft oder der Sportler selbst den Zugang zum Beherrschen einer beliebten Sportart. Wenn davon ausgegangen wird, dass für die Gesundheitsvorbeugung der Ausdauersport die wirksamste Alternative ist, dann müssten diese Sportarten in der Kindheit technisch erlernt werden.

Die frühzeitige Fertigkeitsentwicklung für das technische Beherrschen einer Sportart, wie Schwimmen, Radfahren, Skilanglauf und Laufen, ist gesellschaftlich dringend geboten. Wenn die Voraussetzungen für das motorischen Erlernen einer Sportart nicht gegeben sind, dann kann diese später kaum oder nur unvollkommen präventiv genutzt werden. Die konditionellen Fähigkeiten: Ausdauer, Kraft, Schnelligkeit und Koordination können nicht gespeichert werden, sie müssen aber bei Wiederaufnahme des Sports im mittleren Lebensalter wieder abrufbar sein. Auch warnende Stimmen von Fachleuten zur Überbelastung des Stütz- und Bewegungsapparates beim Erlernen neuer Sporttechniken haben sich oft als fehlschlüssig erwiesen. Erinnert sei nur an das Aufkommen der Freistiltechnik im Skilanglauf. Diese Skatingtechnik wird zunehmend von Älteren genutzt und hat sich als gelenkschonender erwiesen als die klassische Lauftechnik (Abb. 5/1.1, s. S. 24). Auch nähern sich die besten Frauenleistungen der durchschnittlichen Männerleistung im Trend, ohne sie aber objektiv erreichen zu können. Im Schwimmen ist in den Langstreckenwettbewerben eine deutliche Schwankung in den Rückständen der Frauen über 800 m gegenüber den Männern über 1500 m zu beobachten (Abb. 6/1.1, s. S. 25).

Nach Einführung der Wettkampf- und Trainingskontrollen auf Einnahme unerlaubter Substanzen hat sich der reale physiologische Leistungsrückstand von 6-8% der Frauen- gegenüber der Männerleistung im Schwimmen wieder eingepegelt. Im Durchschnitt aller Ausdauerleistungen beträgt der Rückstand der Frauen gegenüber den Männern bei vergleichbaren Spitzenleistungen 8-12% (10%). Die physiologischen Ursachen dieser Leistungsdifferenzen in der vergleichbaren Sportart beruhen auf Unterschieden in Körperbau, Hormonhaushalt, muskulären aeroben Leistungsvoraussetzungen und Kraftpotenzial. Durch das Training nimmt die maxima-

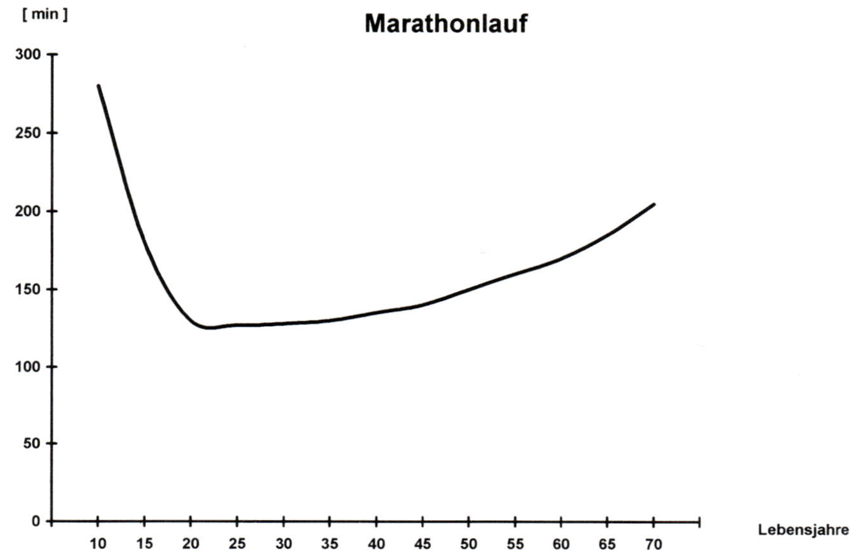

Abb. 1/1.1: Marathonbestzeiten in Abhängigkeit vom Lebensalter. Zwischen dem 20. bis 45. Lebensjahr gibt es nur geringe Leistungsunterschiede.

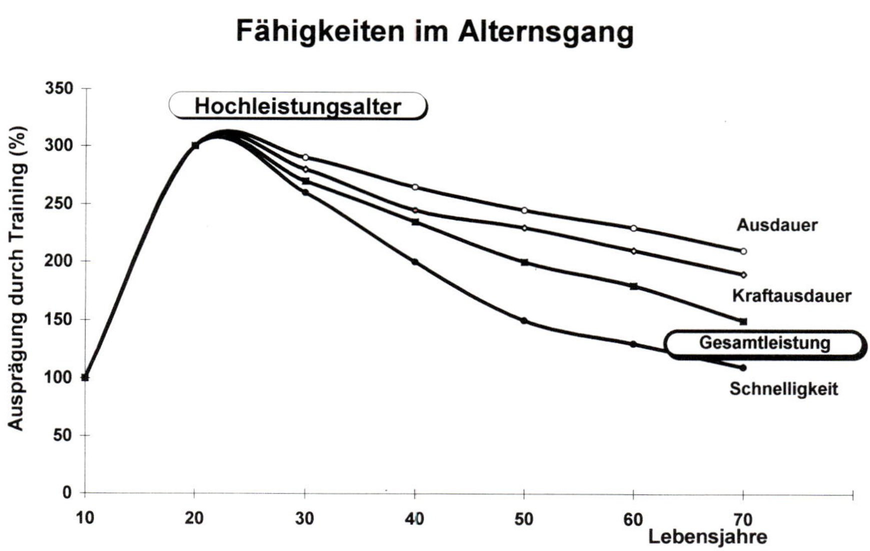

Abb. 2/1.1: Training von Fähigkeiten im Alternsgang. Die Ausdauerfähigkeit ist mit zunehmendem Lebensalter am besten trainierbar.

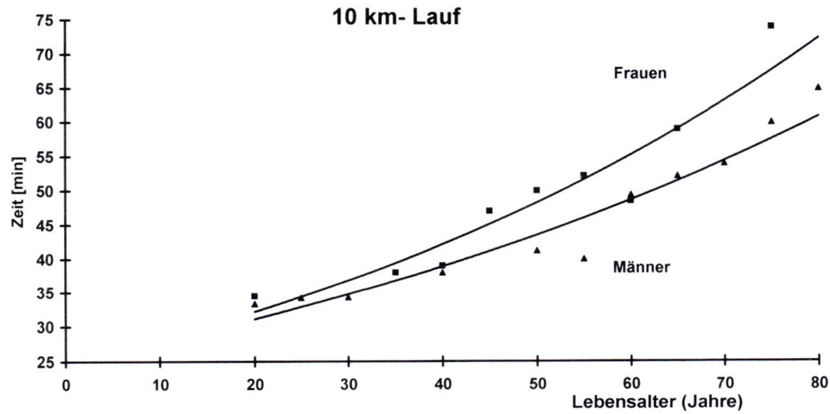

Abb. 3/1.1: Vergleich der Siegerleistungen von Männern und Frauen bei einem zufällig ausgewählten Volkslauf über 10 km im Alternsgang.

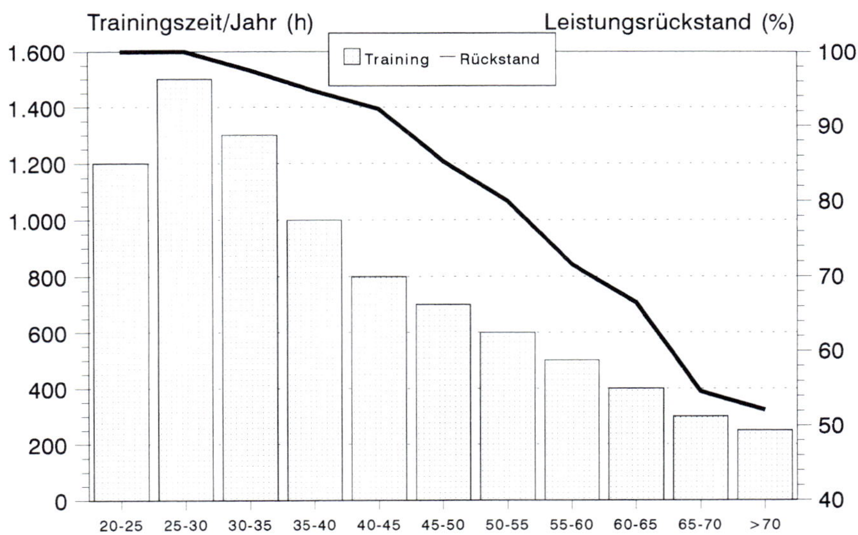

Training	1.200	1.500	1.300	1.000	800	700	600	500	400	300	250
Rückstand	100	100	97,5	94,7	92,3	85,3	80	71,6	66,5	54,6	52,1

Altersbereiche (Jahre)

Abb. 4/1.1: Leistungsvergleich der Altersklassen gegenüber dem Sieger beim Langtriathlon (3,8 km Schwimmen, 180 km Radfahren und 42,2 km Lauf) auf Hawaii. Dargestellt wurden die fünf besten Triathleten bezüglich ihres Trainingsaufwandes in der jeweiligen Altersklasse.

le Sauerstoffaufnahme (VO_2max) zu, sie ist aber bei Frauen stets 10% niedriger als bei Männern in derselben Sportart. Sie ist ein repräsentatives Maß für die aeroben Energieflussraten, die bei Belastung zur Verfügung stehen. Im Leistungstraining kann sich die VO_2max verdoppeln (Abb. 7/1.1, s. S. 26). Mit zunehmendem Lebensalter nimmt die maximale Sauerstoffaufnahme allmählich ab und damit auch die Ausdauerleistungsfähigkeit (Abb. 8/1.1, s. S. 26).

Zusammenfassung

Das Hochleistungsalter erstreckt sich in einer breiten Spanne, im Mittel vom 18. bis zum 38. Lebensjahr. Ausnahmen nehmen zu, und es scheint das biologische Leistungspotenzial der Menschen unterschätzt worden zu sein. Dennoch gibt es eine gesetzmäßige Rückbildung der Leistungsfähigkeit jenseits des 40. Lebensjahres. Von den Fähigkeiten ist die Ausdauerfähigkeit im Alter am besten trainierbar, gefolgt von der Kraft und Schnelligkeit. Das Ausdauertraining hat den größten gesundheitsvorbeugenden Effekt.

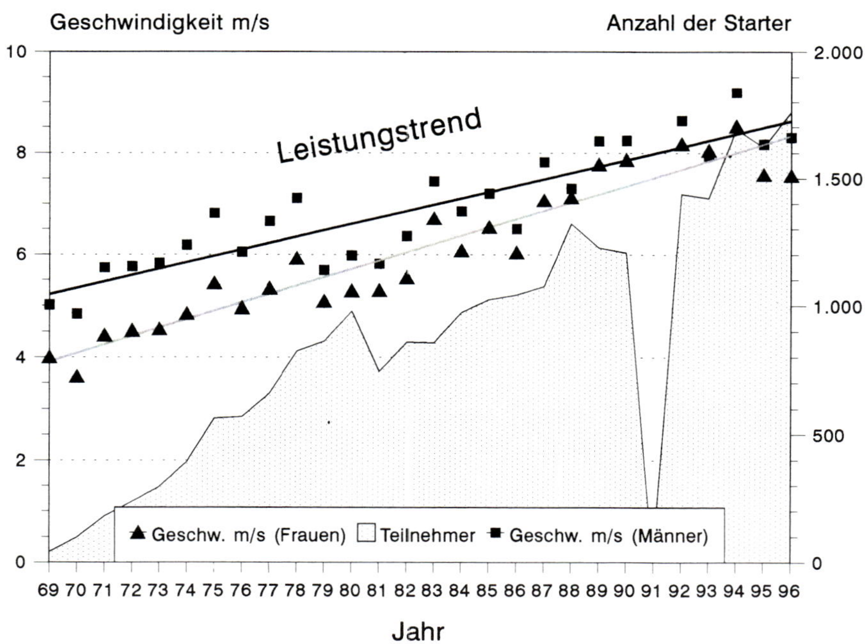

Abb. 5/1.1: Entwicklung der Siegerleistung von Männern und Frauen und Teilnehmerzahlen beim Engadiner Ski-Marathon (42 km). Ab 1986 wurde der klassische Skilanglauf von der Freistiltechnik abgelöst.

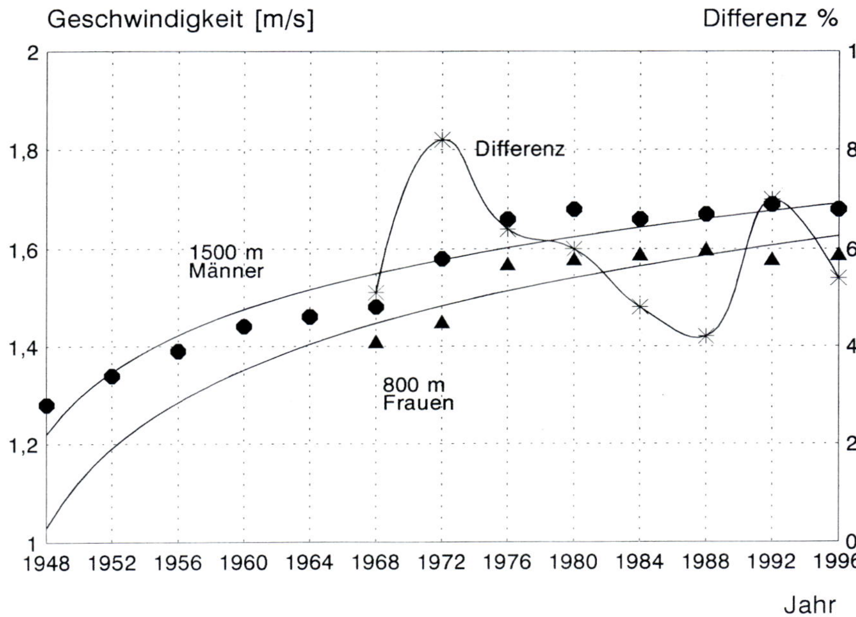

Abb. 6/1.1: Vergleich der Entwicklung der Siegerleistung im 800 m-Schwimmen der Frauen und 1500 m-Schwimmen der Männer bei den Olympischen Spielen. Hervorgehoben werden die geschlechtsspezifischen Leistungsdifferenzen zwischen 1968 und 1996.

1.2 Ausdauertraining und Gesundheit

Angesichts der zunehmenden Lebenserwartung und der damit verbundenen Kostensteigerung im Gesundheitswesen sind Maßnahmen der Gesundheitserhaltung und Krankheitsvorbeugung von zentraler gesellschaftlicher Bedeutung. Gesundheitsförderung ist seit jeher eine wichtige Zielstellung des Sports und spiegelt sich letztendlich in der Begriffsbildung „Gesundheitssport" wider. Jeder Sporttreibende wird die Erfahrung bestätigen, dass eine regelmäßige körperliche Aktivität das allgemeine Wohlbefinden verbessert und das Gefühl einer gesteigerten Leistungsfähigkeit und gesundheitlichen Stabilität vermittelt. Schon im Altertum und Mittelalter wiesen bedeutende Ärzte auf den gesundheitsfördernden Einfluss von körperlichen Belastungen hin. PLATO orientierte bereits auf ein mittleres wirksames Belastungsmaß - „nicht zu viel und nicht zu wenig" - als einen sicheren Weg zur Gesundheit. Die positiven Effekte regelmäßiger sportlicher Aktivitäten treffen nicht nur auf den Gesunden zu, sondern in gleichem Maße auch auf Personen mit Erkrankungen, z.B. des Herz-Kreislauf-Systems, des Stoffwechsels, der Atemwege, der Nieren, des Nervensystems u.a. Besonders ist der Sport bei den Beeinträchtigungen des

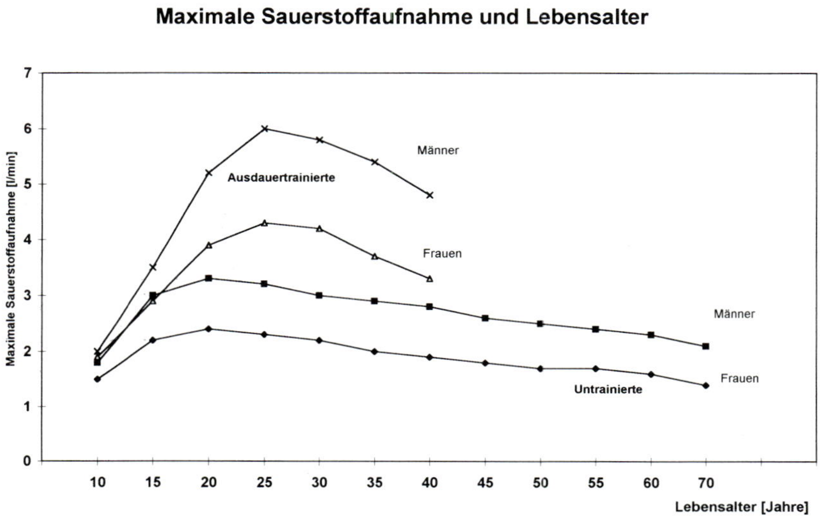

Abb. 7/1.1: Vergleich der Sauerstoffaufnahme (l/min) im Alternsgang bei Untrainierten und Ausdauersportlern beiderlei Geschlechts

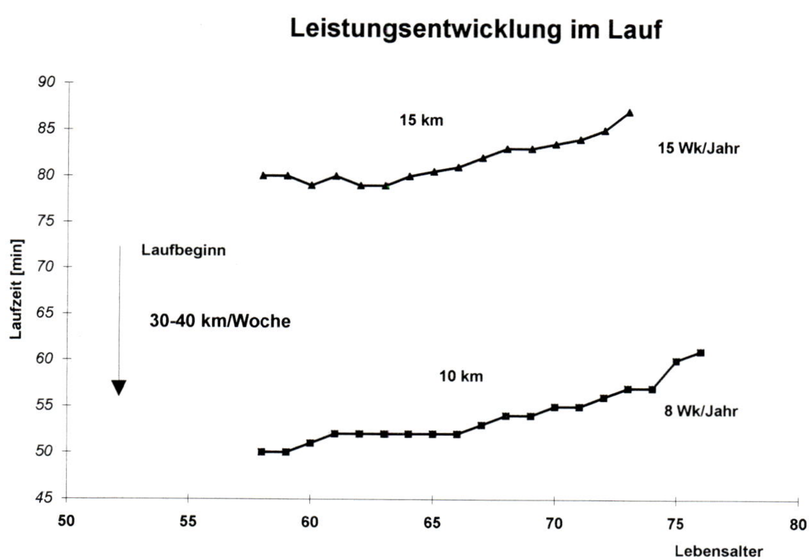

Abb. 8/1.1: Leistungsrückgang und durchschnittliche Wettkampfzahl (Wk) im Jahr bei einem Freizeitläufer, der erst mit 57 Jahren mit dem Training anfing.

Stütz- und Bewegungssystems wirksam. Die körperliche Aktivität in Form einer dosierten sportlichen Belastung hat heute einen festen Platz in der präventiven, kurativen und rehabilitativen Medizin. Sport allein gilt jedoch keineswegs als ein Garant für Gesundheit, sondern ist sinnvoll in das Lebensregime einzuordnen. Das betrifft den gesunden und erkrankten Menschen.

Gesundheitssport

Der Gesundheitssport ist als eine regelmäßige, individuelle körperliche Belastung aufzufassen, mit dem Ziel, die Gesundheit zu fördern, zu erhalten oder wieder herzustellen. Demzufolge umfasst der Gesundheitssport den vorbeugenden Sport (Präventivsport), die Bewegungs- und Sporttherapie sowie den Rehabilitationssport. Auch der Freizeit- und Breitensport zählt zu den gesundheitsbezogenen körperlichen Aktivitäten.

In zahlreichen wissenschaftlichen Untersuchungen und Studien wurde der gesundheitsfördernde Effekt des Ausdauertrainings nachgewiesen.

Das Ausdauertraining hat folgende gesundheitsfördernde Wirkung

- **Herz-Kreislauf-System**
  An vorderer Stelle rangieren belastungsinduzierte Veränderungen in der Arbeitsmuskulatur sowie der positive Einfluss auf Herz-Kreislauf-System und Stoffwechsel. Durch periphere und kardiale Anpassungen führt das Ausdauertraining zu einer Ökonomisierung der Herzfunktion, d.h. Herzfrequenz, Herzarbeit und der Sauerstoffverbrauch des Herzmuskels nehmen in Ruhe und bei submaximaler körperlicher Aktivität ab. Das Herz arbeitet sozusagen im Schongang. Durch diese funktionellen Veränderungen werden Schutzmechanismen gegenüber Stresseinflüssen und Herz-Kreislauf-Erkrankungen wirksam. Bei Patienten mit einer koronaren Herzkrankheit wird durch die hämodynamischen Anpassungen der Sauerstoffverbrauch des Herzmuskels vermindert und auf diese Weise die körperliche Belastbarkeit erhöht.
- **Fließeigenschaften des Blutes**
  Die Fließeigenschaften des Blutes werden durch das Ausdauertraining positiv beeinflusst. Der Fibrinogenspiegel sinkt und die fibrinolytische Aktivität wird bei gleichzeitiger Abnahme der Thrombozytenaggregation gesteigert, d.h. die Blutgerinnung wird physiologisch gehemmt und gerinnselauflösende Mechanismen gesteigert. Diese Effekte sind besonders für Sporttreibende mit vorgeschädigten Gefäßen bedeutsam, da die Gefahr des Auftretens von Blutgerinnseln herabgesetzt wird.
- **Hormonelle Regulation**
  Eine wesentliche Wirkung des Trainings ist die Abnahme des Katecholaminspiegels im Blut. Durch diese veränderte adrenerge Reaktionlage werden Blutdruck, Herzfunktion und die psychophysische Belastungsverarbeitung günstig beeinflusst. Hormonelle Veränderungen widerspiegeln sich auch in der Zunahme der endogenen Insulinsekretion, der Verbesserung der Glucosetoleranz und der gleichzeitigen Erhöhung der Insulinempfindlichkeit der Muskelzellen.

- **Fettstoffwechsel**
  Auch auf den Fettstoffwechsel lässt sich ein günstiger Einfluss durch ein regelmäßiges Ausdauertraining nachweisen. Dieser Schutzeffekt äußert sich in einer Abnahme des Cholesterins und der Lipoproteine niedriger Dichte (LDL) bei gleichzeitiger Zunahme des gefäßschützenden Lipoproteins hoher Dichte (HDL).
- **Stütz-und Bewegungssystem**
  Das Stütz- und Bewegungssystem profitiert durch ein vielseitiges muskuläres Training. Der Bewegungsapparat rangiert infolge des zunehmenden Bewegungsmangels mittlerweile in der Erkrankungsstatistik an vorderer Stelle. Durch ein trainiertes Muskelsystem werden Gelenke und Wirbelsäule entlastet. Auch der Knochenstoffwechsel wird durch die körperliche Aktivität positiv beeinflusst, damit kann der Entwicklung eines kontinuierlichen Knochenabbaus (Osteoporose) vorgebeugt werden. In Deutschland sind derzeit etwa vier Millionen Menschen von der Osteoporose betroffen.
- **Immunsystem**
  Moderate sportliche Betätigung stärkt die Immunabwehr und vermindert die Infektanfälligkeit (s. Kap. 4.6).
- **Leistungsfähigkeit**
  Ein ausdauerorientiertes Gesundheitstraining erhöht die Leistungsfähigkeit und führt zu einer besseren Bewältigung der Anforderungen des täglichen Lebens. Die vielfältigen Anpassungen des Organismus sowie die verbesserte Kondition führen insbesondere bei älteren Menschen zu einer Steigerung von Lebensqualität und Lebensgefühl und wirken dem biologischen Alterungsprozess entgegen. Durch retrospektive Studien konnte bei regelmäßigem Ausdauertraining eine Zunahme der Lebenserwartung von etwa zwei Jahren nachgewiesen werden.
- **Beeinflussung von Risikofaktoren**
  Eine weitere wesentliche Wirkung des regelmäßigen Ausdauertrainings liegt in der Beeinflussung von Risikofaktoren. Diese führen zur Entwicklung einer Arteriosklerose mit den typischen Zivilisationskrankheiten, wie Herzinfarkt, Bluthochdruck, Schlaganfall und Nierenerkrankungen. Regelmäßiges Ausdauertraining verhindert die Entstehung und Progrediens von Risikofaktoren, wie Fettstoffwechselstörungen, Bluthochdruck, Übergewicht und Diabetes mellitus. Das Ausdauertraining ist ein natürlicher Ausgleich gegen den zunehmenden Alltagsstress und kann Stresseinflüsse abbauen oder sie in ihrer Wirkung auf den Organismus vermindern.

Letztendlich ist der Bewegungsmangel selbst ein eigenständiger Risikofaktor. Körperliche Inaktivität verdoppelt das Risiko der Entwicklung einer koronaren Herzerkrankung. Die Bewegungsarmut als Risikofaktor kann durch ein regelmäßiges Training auf natürliche Art vermindert werden. Beim Nachweis mehrerer Risikofaktoren ist sportliche Betätigung dringend angezeigt, weil sich die Risikofaktoren in ihrer gesundheitsschädigenden Wirkung nicht einfach addieren, sondern potenzieren.

Gesundheitsfördernde Sportarten

Zu den gesundheitsfördernden Sportarten zählen eindeutig die Ausdauersportarten. Im Rahmen des Gesundheitssports sollten Alter, Geschlecht, persönliche Neigungen und sportliche Vorerfahrungen bei der Aufnahme des Trainings in einer geeigneten Sportart eine wesentliche Rolle spielen. Das Lauftraining ist z.B. für Übergewichtige wenig geeignet, für sie ist das Schwimmen durch die geringere Belastung des Stütz- und Bewegungssystems günstiger. Unter Berücksichtigung der individuellen Voraussetzungen sind folgende Sportarten für den Gesundheitssport zu empfehlen: Wandern, Gehen, schnelles Gehen (Walking), Laufen, Radfahren, Schwimmen, Skilanglauf und Triathlon (NEUMANN, 1991). In Abhängigkeit von der Erfahrung und der Belastbarkeit der Sporttreibenden sind auch Spielsportarten, wie Tennis, Golf, Volleyball, Fußball sowie die Ausdauersportarten Rudern und Kanufahren geeignet. Auch das Inline-Skating hat sich inzwischen in einer großen Altersspanne seit 1992 in Deutschland zu einer beliebten Freizeitausdauersportart entwickelt (HOTTENROTT, 1996). Neben den klassischen Ausdauersportarten zeigt sich in den modernen Sportangeboten ein Trend zu risikobetonten Funsportarten, auch für Sporttreibende im mittleren Lebensalter.

Der Nutzen für die Gesundheitsvorbeugung, Verletzungsarmut und zumutbarer materielltechnischer Aufwand sind wichtige Faktoren für die Auswahl der geeigneten Sportart.

Belastungsintensität

Um einen Trainingseffekt zu erzielen, sollte die Intensität des Ausdauertrainings etwa 50 bis 70 % der maximalen Leistungsfähigkeit erreichen. Grundlage für die individuelle Vorgabe der Laufgeschwindigkeit wöchentlich oder der Ergometerleistung sind leistungsdiagnostische Tests bzw. die von diesen Tests abgeleitete Trainingsherzfrequenz. Im Gesundheitssport sollte mit einer Trainingsherzfrequenz von 180 minus Lebensalter belastet werden.

Beim Lauftraining liegt die Trainingsherzfrequenz um durchschnittlich zehn bis zwanzig Schläge höher als beim Radtraining. Die Belastungsintensität sollte im Rahmen eines gesundheitsorientierten Ausdauertrainings im aeroben Stoffwechselbereich liegen. Dabei sollte eine Laktatkonzentration im Blut von 4 mmol/l nicht überschritten werden.

Belastungsumfang

Auf der Grundlage der Studien von PAFFENBARGER et al. (1978) hat sich ein zusätzlicher Kalorienverbrauch durch körperliche Aktivität von 2.000 bis 3.000 kcal/Woche bzw. 300 bis 400 kcal/Tag als wirksam zur Senkung der Erkrankungshäufigkeit und Sterblichkeit an Herz-Kreislauf-Leiden erwiesen. Noch höhere Belastungsumfänge steigern die sportliche Leistungsfähigkeit, führen aber im Bereich der gesundheitlichen Vorbeugung zu keinem besseren Effekt. Aus dieser Tatsache leitet sich ein präventives Belastungsoptimum durch Ausdauertraining ab. Für die langfristige Gesundheitsvorbeugung wäre z.B. ein wöchentlich drei- bis viermaliges Lauftraining von 45 bis 60 min Dauer mit einer Geschwindigkeit von etwa 10 km/h (6 min/km) ideal. Beim Radfahren ist der zeitliche Trainingsumfang infolge des geringeren Energieumsatzes höher. Die Dauer einer einzelnen Belastungseinheit sollte dabei unter dem Aspekt der Beeinflussung des Fettstoffwechsels (HDL-Anstieg) mindestens

Belastungsdauer (Stunden)	Gehen (6 km/h oder 10 min/km)	Laufen (12 km/h oder 5 min/km)	Radfahren 20 km/h oder 3 min/km)	Schwimmen (12 km/h oder 30 min/km)
1	600	870	400	680
2	1200	1740	800	1360
3	1800	2610	1200	2040
4	2400	3480	1600	2720
6	3600	5220	2400	4080
8	4800	6960	3200	5440

Tabelle 1/1.2: Energiemehrverbrauch durch Freizeitbelastung bei einer 70 kg schweren Person (5 kg Massenzunahme erhöht den Energieumsatz um ca. 1 kcal/min)

20-30 min betragen (HASKELL, 1986). In Tab. 1/1.2 (oben) wird der zusätzliche Energieverbrauch bei typischen freizeitsportlichen Aktivitäten in Abhängigkeit von der Belastungsdauer veranschaulicht. Unabhängig von den gesundheitsvorbeugenden Belastungszielgrößen und individuell angestrebten Belastungsumfängen zur Leistungssteigerung führt bereits ein einmaliges wöchentliches Training zu nützlichen funktionellen Umstellungen im Vegetativen Nervensystem. Das psychophysische Wohlbefinden steigt. Für den Gesundheitssport zählt neben der Orientierung auf das nützliche Optimum auch die Akzeptanz eines physiologisch vertretbaren Minimums (ISRAEL, 1995).

Da die Wirkungen des Ausdauertrainings nicht speicherbar sind, ist eine lebenslange körperliche Betätigung notwendig.

Zusammenfassung

Der Nutzen eines regelmäßigen sportlichen Trainings, insbesondere des Ausdauertrainings, ist unumstritten. Das Ausdauertraining verbessert die Leistungsfähigkeit, steigert die Lebensqualität sowie das allgemeine Wohlbefinden und erleichtert im täglichen Lebensvollzug die Bewältigung der Leistungsanforderungen. Bei maßvoller Ernährung trägt das Ausdauertraining wesentlich zur Normalisierung von Blutdruck, Blutfetten und Körpergewicht bei. Durch vielfältige kardiale, metabole, hormonelle und zentralnervale Wirkmechanismen sowie die Beeinflussung von Risikofaktoren und Lebensgewohnheiten hat das Ausdauertraining einen gesicherten Stellenwert in der Verhütung von Krankheiten. In der Verminderung von Komplikationen nach Erkrankungen (Sekundärprävention) und für die Wiederherstellung der Leistungsfähigkeit nach Krankheiten (Rehabilitation) ist das Ausdauertraining inzwischen unentbehrlich. Der durch das Ausdauertraining erreichbare Energiemehrumsatz hat eine Schlüsselstellung in der Krankheitsvorbeugung.

Das optimale Belastungsmaß liegt bei einem Energiemehrumsatz von 2.000 bis 3.000 kcal/Woche. Das entspricht in Abhängigkeit von der Sportart einem durchschnittlichen Trainingsumfang von vier bis sechs Stunden pro Woche, bei moderater Geschwindigkeit. Verletzungsarme Ausdauerbelastungen sind wesentlicher Bestandteil des Gesundheitstrainings.

2 Trainingsbelastung und Beanspruchung des Organismus

Das sportliche Training ruft im Körper unterschiedliche Reaktionen hervor, die Beanspruchungen darstellen. Die Belastung ist als die Gesamtheit der von außen auf den Menschen einwirkenden Ereignisse aufzufassen, die körperliche und psychische Funktionen verändern. Damit führt die sportliche Belastung zur inneren Beanspruchung des Gesamtorganismus. Die Beanspruchung hat stets ein individuelles Ausmaß, dessen Stärke von der Größe des Störreizes und vom augenblicklichen Trainingszustand abhängt. Der Organismus des Sportlers verarbeitet Belastungen nicht sofort, sie schwingen als Restermüdung von der entsprechenden Trainingseinheit nach. Die Ermüdung ist durch das Training ein gewollter und normaler Zustand. Die Fortsetzung des Trainings vollzieht sich stets auf dem Zustand der Restermüdung. Der Organismus steht mit seiner Umwelt in einer ständigen Wechselbeziehung, die überwiegend selbstregulierend verläuft und eine relativ hohe Stabilität gegenüber inneren und äußeren Störungen aufweist. Die Gehirnfunktion ist die Zentrale der Selbstregulation. Die mentale Repräsentationsebene ist in diesem System die entscheidende Führungsgröße. Der Entschluss zur Trainingsbelastung fällt auf der mentalen Ebene, sie ist der unmittelbare Antrieb für das Training.

In den informationsverarbeitenden Gehirnregionen erfolgt der Bewegungsentwurf, der auf stabile motorische Programme zurückgreift. Mit der persönlichen Entscheidung zur sportartspezifischen motorischen Belastung entwirft das Kleinhirn ein Bewegungsprogramm, welches Grundlage für die Ausführung ist. Die in das motorische Programm einbezogenen schnell und langsam kontrahierenden Muskelfasern (FTF und STF) werden über die Nervenleitungen erregt. Die sportartspezifische Motorik wird dabei von zahlreichen Funktionssystemen, in Abhängigkeit von der Dauer und der Intensität der Belastung, unterstützt.

Zu diesen leistungsbeeinflussenden und leistungssichernden Systemen gehören: Vegetatives Nervensystem, Herz-Kreislauf-System, Energiestoffwechsel, Hormonsystem, Immunsystem, Temperaturregulation, Wasser- und Elektrolythaushalt u.a. (Abb.1/2, s. S. 32).

Alle sportartspezifischen Fortbewegungen müssen erst durch das Training konditionell untersetzt werden, damit eine Distanz in einer vorgestellten Geschwindigkeit bewältigt wird.

Die trainingsbedingte Muskelbelastung wird dann nicht als Beanspruchung empfunden, wenn sie im Ausmaß den körperlichen und psychischen Voraussetzungen des Sportlers entspricht. Mutet sich der Sportler eine zu hohe Belastung zu, dann wird seine Beanspruchungstoleranz überschritten, er ermüdet vorzeitig. Die zunehmende Ermüdung zwingt zur Freisetzung von Leistungsreserven. Der biologische Aufwand zur Belastungsbewältigung steigt. Nur durch Fortführung des Trainings können dann höhere Anforderungen realisiert werden.

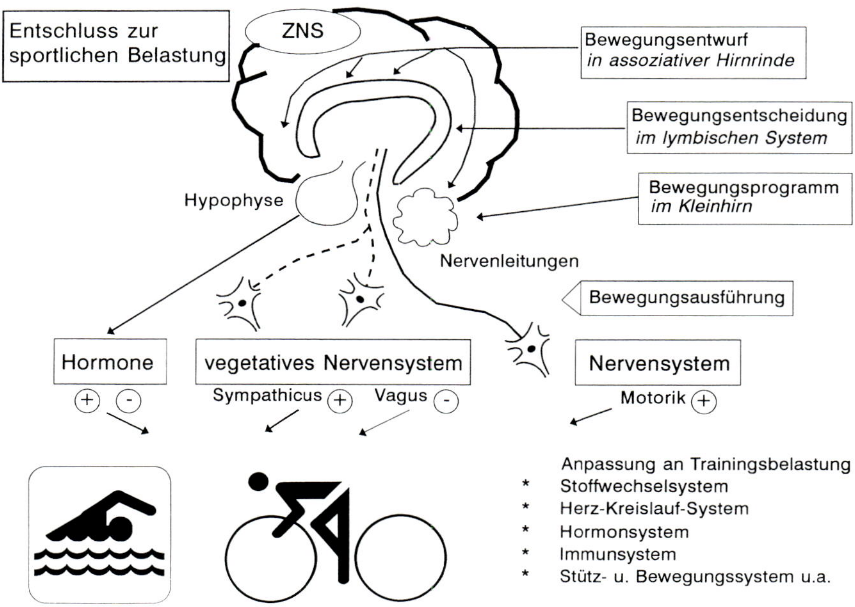

Abb. 1/2: Einfluss der zentralen Steuerfunktion des Zentralnervensystems auf die beanspruchten Funktionssysteme im Sport

Jede hohe und wiederholte psychophysische Beanspruchung muss durch Pausen unterbrochen werden. Die Länge der Pause wird durch die nachwirkende Ermüdung bestimmt. Der Sportler entscheidet selbst über die Belastungsverträglichkeit und Wiederaufnahme des Trainings. Das Wohlfühlen beim Training ist kein zuverlässiges Signal, um zu erkennen, wann Entlastungszeiträume notwendig sind.

Belastung und Entlastung (Regeneration) sind im Leistungssport ein sehr komplexes Geschehen. Die erfolgreiche Bewältigung von Belastung bedeutet stets die Zunahme der Belastbarkeit (Abb. 2/2, s. S. 33). Die entscheidende Voraussetzung für die höhere Belastbarkeit im Sport ist die durch Training erreichte Anpassung (Adaptation), die eine längere Zeit benötigt als meist angenommen. Bevor es nach vier bis sechs Wochen Training zur Anpassung kommt, müssen verschiedene Phasen der Zustandsänderung im Organismus durchlaufen werden. Diese drei Phasen der Zustandsänderung sind:

- Aktuelle Umstellung,
- Regeneration (Wiederherstellung) und
- Anpassung.

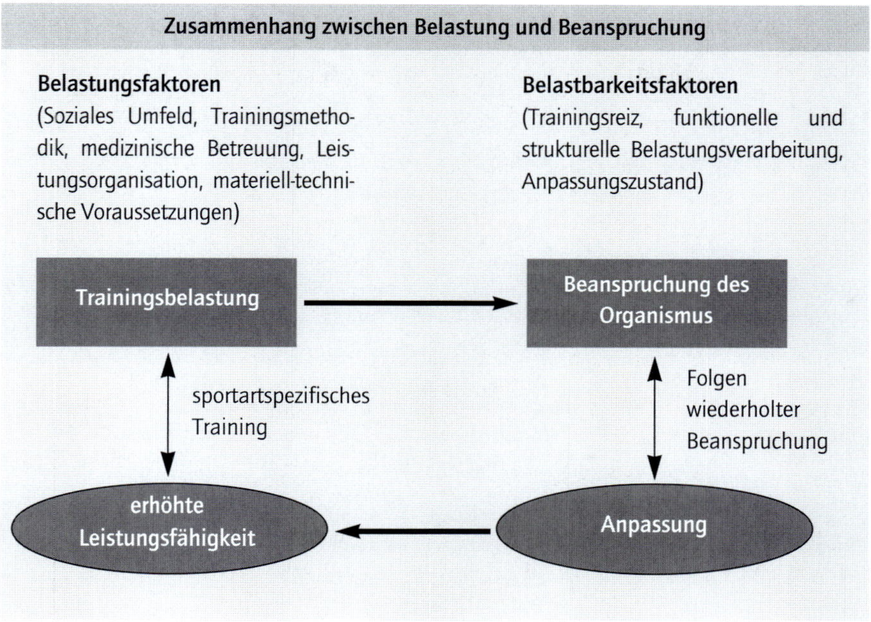

Abb. 2/2: Zusammenhang zwischen Trainingsbelastung und Beanspruchung des Organismus

Phase der aktuellen Umstellung

Die aktuelle Umstellung ist die Reaktion des Organismus auf eine Leistungsanforderung. In der Umstellungssituation versuchen die Funktionssysteme des Organismus, die Leistungsanforderung zu bewältigen. Das Ausmaß der Funktionsumstellung ist unterschiedlich und hängt von Art, Intensität und Dauer der Leistungsanforderung bzw. Reizeinwirkung der Trainingsbelastung ab. Die durch das Training ausgelösten abbauenden (katabolen) Prozesse beeinflussen durch ihre ständige Wiederholung die Gegenreaktionen des Organismus. Die Stärke der organismischen Gegenreaktion bestimmt letztlich die Höhe der erreichten Anpassung. Bevor es aber zur Anpassung kommt, muss der Organismus die Belastungsreize verarbeiten und Funktionsumstellungen und Strukturveränderungen bewirken.

Phase der Regeneration (Wiederherstellung)

In der Phase der Regeneration wird der durch die Belastungs-Beanspruchungs-Regulation gestörte Gleichgewichtszustand (Homöostase) in den Körperfunktionen wieder hergestellt. Die

Zeitlicher Ablauf der Regeneration im Sport *	
4.-6. Minute:	Vollständige Auffüllung der muskulären Creatinphosphatspeicher.
20. Minute:	Rückkehr von Herzschlagfrequenz und Blutdruck zum Ausgangswert.
20.-30. Minute:	Ausgleich der Unterzuckerung; nach Kohlenhydrataufnahme Einsetzen eines vorübergehenden Blutglucoseanstieges.
30. Minute:	Erreichen eines Gleichgewichtszustandes im Säuren-Basen-Haushalt, Abnahme der Laktatkonzentration unter 3 mmol/l.
60. Minute:	Nachlassen der Proteinsynthesehemmung in beanspruchter Muskulatur.
90. Minute:	Umschlag von der katabolen in die überwiegend anabole Stoffwechsellage; verstärkter Proteinumsatz zur Regeneration und Adaptation.
2. Stunde:	Überwiegende Wiederherstellung in den ermüdeten neuromuskulären und sensomotorischen Funktionen der Muskulatur (erste Stufe motorischer Wiederbelastbarkeit).
6. Stunde- 1. Tag:	Ausgleich im Flüssigkeitshaushalt, Normalisierung des Verhältnisses fester und flüssiger Blutbestandteile (Hämatokrit).
1. Tag:	Wiederauffüllung des Leberglycogens.
2.-7. Tag:	Auffüllung des Muskelglycogens in stark beanspruchter Muskulatur.
3.-5. Tag:	Auffüllung der muskulären Fettspeicher (Triglyceride).
3.-10. Tag:	Regeneration teilzerstörter kontraktiler Proteine (Aktin, Myosin, Troponin) in Muskelfasern. Wiederkehr der submaximalen Ausdauer- und Kraftleistungsfähigkeit.
7.-14. Tag:	Strukturaufbau in funktionsgestörten Mitochondrien (allmählicher Wiedergewinn der vollen muskulären, sportartspezifischen und aeroben Leistungsfähigkeit).
1.-3. Woche:	Psychische Erholung vom gesamtorganismischen Belastungsstress und Wiederabrufbarkeit der sportartspezifischen Komplexleistung in Kurz-, Mittel- und Langzeitausdauersportarten (LZA) I und II (noch nicht in LZA III und IV: Marathon, 100 km-Lauf).

** Durchschnittswerte, individuell stark von Dauer und Intensität der Belastung sowie Leistungsfähigkeit beeinflusst.*

Tab. 1.2: Zeitlicher Ablauf der Regeneration im Sport

Regeneration läuft in den einzelnen Systemen unterschiedlich schnell ab (s. Tab. I.2). Im Regenerationszeitraum (Erholung) setzen die aufbauenden (anabolen) Prozesse ein. Die verbrauchten Energievorräte werden aufgefüllt, die verschlissenen Zellbestandteile umgebaut, das Immunsystem erreicht wieder die volle Funktionsbereitschaft, die psychische Entspannung setzt ein u.a. Der Organismus erreicht in der Regeneration einen solchen Zustand, der ihm die Fortführung des Trainings ohne Fehlbeanspruchung ermöglicht. Die Muskulatur ist zur Fortsetzung des Trainings bezüglich Dauer und Intensität wieder bereit. Das Nichterreichen von höheren Trainingsgeschwindigkeiten ist immer ein Anzeichen noch nicht ausreichender Regeneration. Bei dieser Betrachtungsweise wird deutlich, dass die nachwirkende Restermüdung ein permanenter Bestandteil des Leistungstrainings ist. Das Fortführen von Belastungen nach zu kurzer Regeneration verlangsamt den Anpassungsprozess. Der Organismus setzt sich hierbei mehr mit der Überwindung der Ermüdung auseinander als mit der Verarbeitung der neuen Trainingsreize.

Phase der Anpassung

Im Ergebnis des regelmäßigen und über Wochen durchgeführten Trainings entwickelt sich das höhere Belastungs-Beanspruchungs-Niveau, welches mehrstufig abläuft. Für das Leistungstraining ist kennzeichnend, dass sich die belastungsbedingten Funktionsumstellungen stets auf dem Boden noch ablaufender Regenerationsprozesse und allmählich zunehmender Anpassung vollziehen. Während des Trainings überlagern sich demnach noch ablaufende Regenerationsprozesse und Zustände der Störgrößenbewältigung, die zusammen die sich herausbildende Anpassung kennzeichnen. Die in den Organen und Funktionssystemen ablaufende Anpassung schwächt die Stärke der einwirkenden Trainingsreize ab und ist somit die Grundlage für die höhere physische Leistungsfähigkeit.

Zusammenfassung

Das sportliche Training führt zur Beanspruchung des Organismus. Der beanspruchte Organismus ändert seinen Zustand, er reagiert auf die Belastung im Regulationsbereich seiner Funktionssysteme und erholt sich in bestimmten Zeiträumen. Wiederholte Beanspruchungen führen zur Abschwächung der Störreize. Im Verlauf der Belastungs-Beanspruchungs-Regulationen stellt sich die Anpassung ein. Der an die Belastung angepasste Organismus bewältigt die durch den Sport hervorgerufenen Störreize besser.

3 Anpassung an Trainingsbelastung

Gelegentliche Belastungen oder Training genügen nicht, den Körper zur Anpassung zu bewegen. Zum Ausgleich kurzzeitiger Störgrößeneinwirkungen durch den Sport hat er mehrere Kompensationsmöglichkeiten. Jedes Funktionssystem hat eine bestimmte Regelbreite, die durch die sportliche Belastung ausgenutzt werden kann. Das Ausschöpfen der Regelbreite von Funktionssystemen bedeutet noch keine Anpassung, sondern repräsentiert lediglich die Umstellungssituation in den beanspruchten Systemen. Die Herzfrequenz kann z.B. mit und ohne Ausprägung eines Sportherzens bei Belastung bis auf 200 Schläge/min ansteigen. Die Funktionsreserve der hohen Herzfrequenz ist sowohl von Untrainierten als auch Trainierten nutzbar. Während der körperlichen oder sportlichen Belastung stellen sich die beanspruchten Funktionssysteme auf das erforderliche Belastungsmaß ein. Da alle auf den Organismus einwirkenden psychophysischen Belastungen Störreize des Ruhezustandes sind, versucht dieser, seine Reaktion bei wiederholter Reizeinwirkung abzuschwächen. Der Organismus beginnt, sich auf einen neuen Funktionszustand einzustellen. Hierbei organisiert er selbstregulierend seine Funktionen und Strukturen so um, dass der Bewältigungsaufwand bei wiederholter Störeinwirkung sinkt. Ein bekanntes Beispiel für die Anpassung durch Sport ist die Vergrößerung des Herzens, bekannt als „Sportherz". Das vergrößerte Herz des Sportlers transportiert im Bedarfsfall mehr Blut zur belasteten Muskulatur und kann zudem in der Ruhe im Schongang funktionieren. Die Herzfrequenz (Hf) der Sportler ist in Ruhe deutlich erniedrigt. Die erniedrigte Ruhe-Hf ist nicht nur Ausdruck

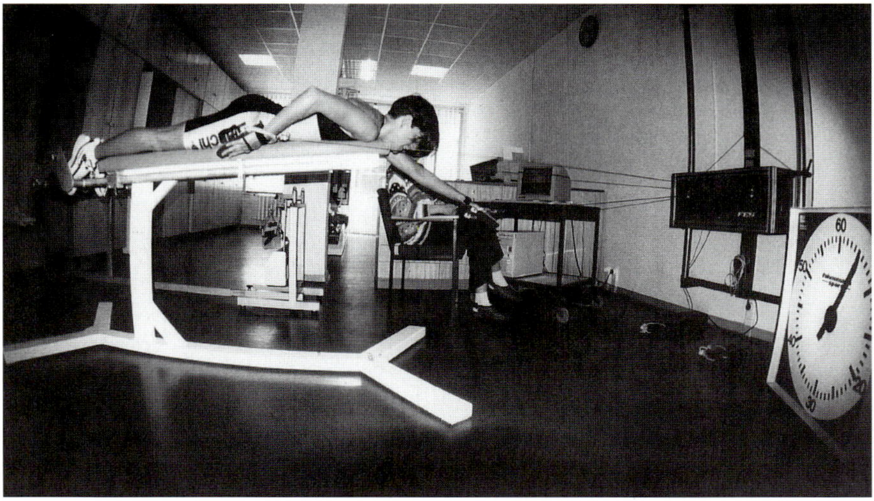

Meßplatztraining am Seilzugergometer (Foto: Arnd Pfützner, Leipzig)

der Sportherzbildung, sondern auch der Umstellung in der Funktionsweise im Vegetativen Nervensystem. Das Vegetative Nervensystem hat einen bremsenden Anteil (Vagus) und einen erregenden (Sympathikus). Der Vagus führt zum Absenken der Ruhe-Hf. Auch während der Belastung regulieren Ausdauertrainierte bei vergleichbarer Leistung (Geschwindigkeit) mit einer um 10 bis 20 Schläge/min niedrigeren Hf. Die Ursache dafür ist vor allem der nachlassende Antrieb durch den Sympathikus.

Das Ziel der Anpassung des Organismus ist, die innere Beanspruchung zu vermindern und die beanspruchten Funktionen zur Belastungsbewältigung so ökonomisch wie möglich einzusetzen. Bevor es zur Anpassung kommt, muss der Organismus über längere Zeiträume zu regelmäßigen Umstellungen in seinem Funktionssystem gezwungen werden. Die im Sport hauptsächlich beanspruchte und auch zuerst angepasste Struktur ist der Muskel. Die Muskulatur ist mit einer Masse von 23 bis 28 kg das größte Organ. Das Training der konditionellen Fähigkeiten ist zuerst auf die Muskulatur ausgerichtet. Nach gegenwärtiger Kenntnis verläuft die Anpassung schrittweise und lässt sich in vier Stufen abgrenzen (NEUMANN/SCHÜLER, 1994):

1. Anpassungsstufe: Veränderungen im Bewegungsprogramm

In dieser ersten Anpassungsstufe kommt es hauptsächlich zu Veränderungen im Bewegungsprogramm, hervorgerufen durch die wiederholten motorischen Anforderungen des Trainings. Bei der sportartspezifischen Belastung werden zunehmend die überschüssigen Bewegungen vermindert, so beim Laufen, Schwimmen, Skilaufen oder Radfahren. Unnötige Mitbewegungen werden bei der Ausübung der Sportart eingeengt. Die in das sportartspezifische Bewegungsprogramm einbezogenen schnell und langsam kontrahierenden Muskelfasern (FT- bzw. ST-Fasern) gleichen sich den Anforderungen an. Der Sportler selbst bemerkt nach 1-2 Wochen Training, dass ihm die sportartspezifische Bewegung leichter fällt und flüssiger wird. Allein beim Lauf kann durch die Verbesserung des Laufstils eine Sauerstoffmenge von 2 bis 5 ml/kg.min eingespart werden. Das am schnellsten auf das Training reagierende System ist die Hf. Sie kann bereits nach acht Tagen Training signifikant abnehmen (Abb. 1/3, s. S. 38).

Im Ergebnis der ersten Anpassungsstufe wird der Gleichgewichtszustand (Homöostase) zwischen den Organen stabiler; das motorische Steuerprogramm stellt sich auf die zweckmäßige Belastungsbewältigung ein. Die Zunahme der Aktivität des muskulären Enzyms Glycogensynthetase ermöglicht die Vergrößerung der Glycogenspeicher. Die Belastung kann bei vergrößerten Glycogenvorräten in ihrer Qualität bzw. Geschwindigkeit länger aufrechterhalten werden. Der geringere Energiemangel verkürzt die Wiederherstellungszeit. Diese erste Anpassungsstufe benötigt etwa eine Woche bis zehn Tage (Abb. 2/3, s. S. 39).

Die Entwicklung von Anpassungen ist ein vorübergehender Zustand; die motorische Anpassung bleibt nur bei ständig überhöhten Anforderungen erhalten bzw. nimmt bei Ausbleiben der Belastungsreize schnell wieder ab.

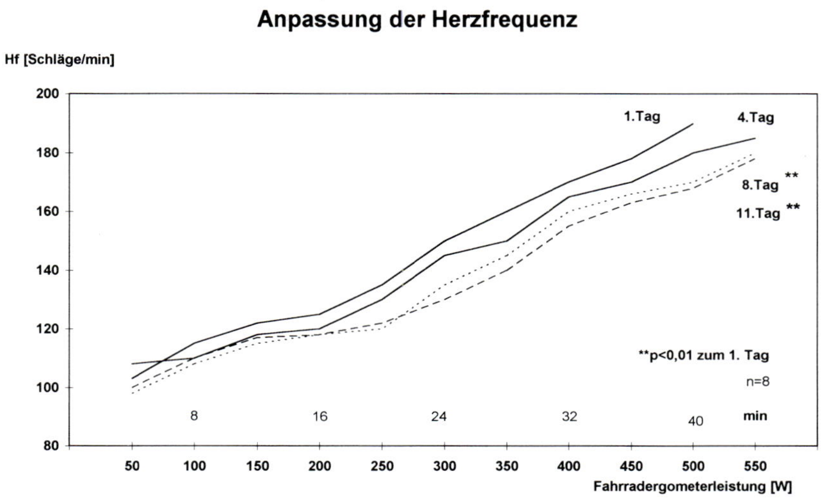

Abb. 1/3: Veränderung der Herzschlagfrequenz (Hf) bei acht Radsportlern, die über elf Tage täglich eine Standardbelastung auf dem Ergometer ausführten. Am 8. Belastungstag war die Hf erstmalig signifikant niedriger als der Ausgangswert.

2. Anpassungsstufe: Vergrößerung der Energiespeicher

In der zweiten Anpassungsstufe kommt es zu eindeutigen Vergrößerungen der Creatinphosphat- und Glycogenspeicher. Nach kurzzeitigen intensiven (alaktaziden) Trainingsreizen nehmen die Creatinphosphatspeicher (CP) zu und nach längerem anaerob-aeroben Training steigt der Muskelglycogengehalt an. Die Energiespeicher können sich nur dann vergrößern, wenn sie durch die sportartspezifische Belastung weitgehend ausgeschöpft werden. Der ständige Energiemangel zwingt den Organismus, die Speicher zu vergrößern.

Typische Trainingsbelastungen für die Zunahme der CP-Speicher sind wiederholte intensive Einheiten von nur 6 s Dauer. Hingegen erfordert die Vergrößerung der Glycogenspeicher aerob-anaerobe Belastungen von über 60 min oder aerobe Belastungen von über 120 min Dauer. Alle Belastungen unter 60 min Dauer führen zu einer geringen Glycogenspeichererhöhung. Das Sprinttraining mit Einzelbelastungen über 10 s Dauer in Serie ist keine typische alaktazide Belastung mehr für die Zunahme der CP-Speicher; die Belastungsdauer ist bereits zu lang.

Die weitere Energiespeicherform in der Muskulatur, die Triglyceride, erfordern zu ihrer Vergrößerung extreme Dauerbelastungen. Nur mehrstündige aerobe Ausdauerbelastungen führen zur Zunahme der intramuskulären Fettspeicher (Triglyceride). Die Vergrößerung der Energievorräte ermöglicht, die sportartspezifische Geschwindigkeit länger aufrechtzuerhalten. Der Belastungsinhalt, d.h. die Art der überwiegenden Reizeinwirkung und die gewählte Trainingsmethodik in der Sportart, beeinflussen die Veränderungen in den Energiespeichern entscheidend.

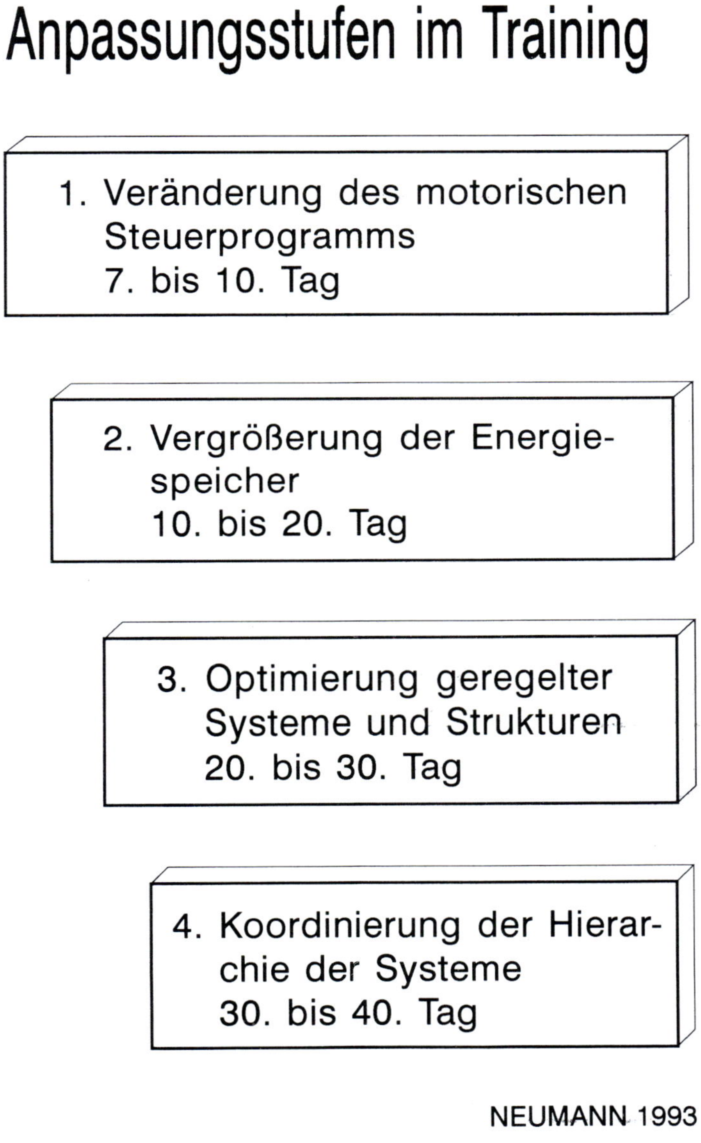

Abb. 2/3: Zeitlicher Ablauf der Anpassung im Ausdauerleistungstraining. Erst nach 4-6 Wochen Training sind Strukturen und Funktionen echt verändert und auf ein höheres Niveau angestiegen.

In dieser Anpassungsstufe verändert sich auch die Muskelfaserstärke, falls die Trainingsreize widerstandsbetont sind. Wird der Muskel zusätzlich mit Kraftreizen (erhöhter Widerstand) belastet, dann wird er gezwungen, seinen Reaktionsraum für die kontraktilen Strukturen zu vergrößern, er wird stärker bzw. hypertrophiert.

Die am Kontraktionsvorgang beteiligten Proteine (Aktin, Myosin, Troponin) werden entsprechend der Stärke und des Widerstandes so umgebaut, dass sie den sportartspezifischen Kraftausdaueranforderungen besser entsprechen. Die Neubildung dieser Muskelproteine wird über die Menge der durch das Training abgebauten und verschlissenen Altproteine bestimmt. Damit sind für die zweite Anpassungsstufe der wiederholte Energiemangel und der muskuläre Strukturverschleiß die hauptsächlichen Belastungsreize.

3. Anpassungsstufe: Optimierung geregelter Systeme und Strukturen

In dieser dritten Anpassungsstufe kommt es zu einer Optimierung zwischen den umgebauten und neu gebildeten muskulären Strukturen und den sportartspezifischen Anforderungen.

Im Ergebnis von Umstellung, Regeneration und Adaptation verbessern sich die Arbeitsbedingungen der funktionellen Systeme und der beanspruchten Muskelstrukturen. Die Muskulatur ist erhöht belastbar und sportartspezifisch leistungsfähiger. Sie bekommt Unterstützung von weiteren Organsystemen, vor allem energetisch. Durch die Regulationserfahrung, besonders im Stoffwechsel, kann sich der Organismus früher auf die Anforderung einstellen. Die Anpassung erfolgt vom Willen unabhängig (autonom). Die unterschiedliche physiologische Arbeitsweise der schnell und langsam kontrahierenden Muskelfasern (FT- bzw. ST-Fasern) wird zweckmäßig für die sportartspezifische Bewegung genutzt.

Die nervale Ansteuerungscharakteristik der FT- und ST-Fasern wird besser den energetischen Möglichkeiten der belasteten Muskulatur angepasst. Die durch die nervale Ansteuerung ausgelösten Anpassungen im Muskel vollziehen sich vorrangig auf der Ebene der kontraktilen Strukturen und der energieliefernden Systeme. Das Training führt, abhängig von der überwiegenden Anforderung, zur Zunahme des aeroben und anaeroben Energiedurchsatzes. Der Strukturumbau vollzieht sich in unterschiedlichen Muskelproteinen, so in den Myofibrillen, Mitochondrien, im sarkoplasmatischen Retikulum und Mikrosomen.

Die ablaufende Funktionsoptimierung in der Muskelarbeit ist bei einer „frisch" verbesserten energetischen Leistungsfähigkeit ein störanfälliger Zustand. Diese sich zwischen der 3. und 4. Trainingswoche (20. bis 30. Tag) vollziehende Anpassung sollte zur Erleichterung der Funktionsoptimierung der neuen muskulären Strukturen mit einer verminderten Gesamtbelastung und damit energetischen Entlastungen gestützt werden (Abb. 3/3). Intensive kürzere Belastungen und auch Wettkämpfe mit längerer Erholung sind in diesem Zeitraum durchaus möglich. Entscheidend ist aber die Verminderung der Gesamtbelastung für etwa eine Woche. Die Zyklisierung des Trainings berücksichtigt diesen Ablauf in Anpassungsprozessen (s. Kap. 9).

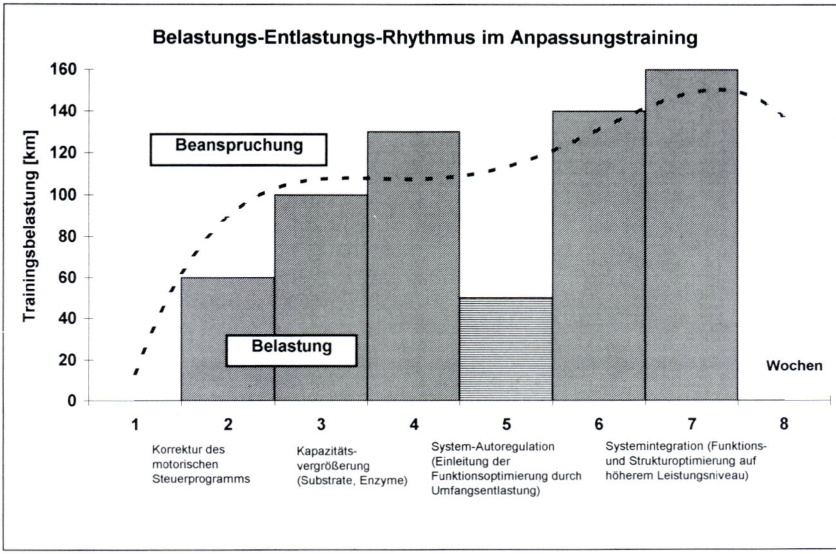

Abb. 3/3: Schematischer Ablauf der Anpassung im Leistungstraining. Nach etwa drei Wochen ansteigender Belastung ist eine Entlastung durchzuführen, damit eine weitere Belastungserhöhung leistungsphysiologisch möglich ist.

4. Anpassungsstufe: Koordination leistungsbeeinflussender Systeme

An der Anpassung sind noch weitere Funktionssysteme beteiligt, die leistungsbeeinflussend wirken. Zu den unmittel- bzw. mittelbar die Leistung beeinflussenden Systemen gehören das Zentralnervensystem, das Vegetative Nervensystem, das kardiopulmonale System, der Stoffwechsel, das Hormonsystem, das Immunsystem u.a. Nur ihre abgestimmte Funktionsweise macht eine Anpassung perfekt. Die Anpassung ist abgeschlossen, wenn die neu strukturierten Systeme in der sportartspezifischen Muskulatur eine Harmonisierung erreichen. Das auf die Muskulatur einwirkende zentralnervale Steuerprogramm lässt viele Freiheitsgrade bei der Beantwortung zu. Das erklärt auch, dass viele sportmethodische Belastungsvarianten individuell erfolgreich sein können. Dieser Umstand äußert sich in den täglichen Formschwankungen bei gleich hohem Anpassungszustand. Die Abstimmung der Steuersysteme führt dazu, dass, wenn der Muskel eine Anforderung nicht mehr allein autoregulativ bewältigt, er von den übergeordneten Steuerzentralen aktivierende Unterstützung erhält. Das können für aktivierende Zustände das Adrenalin und das sympathische Nervensystem sowie für ökonomisierende Prozesse das Vagussystem und die hormonell gestützte Energieversorgung sein.

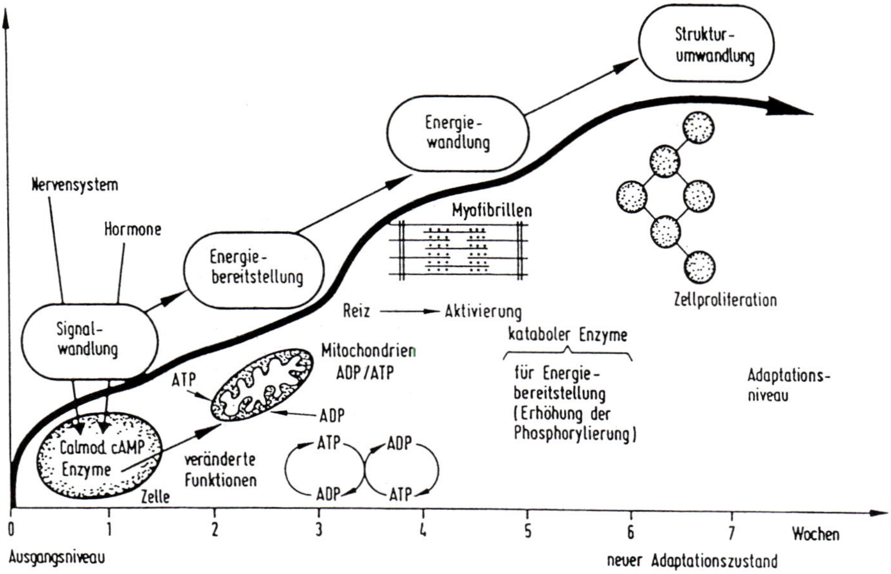

Abb. 4/3: Darstellung des Ablaufs der Anpassung auf muskelzellulärer Ebene beim Ausdauertraining. Nach NEUMANN/BERBALK (1991)

Die Funktionsabstimmung zwischem dem Zentralnervensystem und der Peripherie ist ein zeitabhängiger Prozess, der etwa zwei Wochen andauert und zwischen dem 30. und 40. Tag des Anpassungstrainings stattfindet. Zum Zusammenführen der leistungsbestimmenden Funktionssysteme gehört auch die mentale Repräsentationsebene. Die Belastung muss nicht nur morphologisch-funktionell, sondern auch psychisch verarbeitet werden.

Die dargestellten Anpassungssysteme überlagern sich im Training, jedoch ist zu beachten, dass frühestens nach 4-6 Wochen Leistungstraining eine neue Anpassungsstufe erreicht werden kann, die sich durch das abgestimmte Zusammenwirken von Funktion und Struktur äußert (Abb. 4/3). Das dargestellte Modell der Anpassung ist vordergründig für das ausdauerorientierte Training gültig und nicht auf alle Sportarten übertragbar (NEUMANN/BERBALK, 1991). Die Missachtung der Zeitbezogenheit der Anpassung ist einer der häufigsten Fehler in der Trainingspraxis. Die Anpassung vollzieht sich in fest vorgegebenen Zeiträumen und ist durch keine methodischen Kunststücke zu beschleunigen. Die Entwicklung der maximalen Sauerstoffaufnahme aus dem Fitnessniveau in das Leistungssportniveau dauert mindestens sechs Monate (Abb. 5/3). Danach ist die Trainingsbelastung weiter zu steigern. Das Anpassungsniveau ist von der Gesamttrainingsbelastung abhängig.

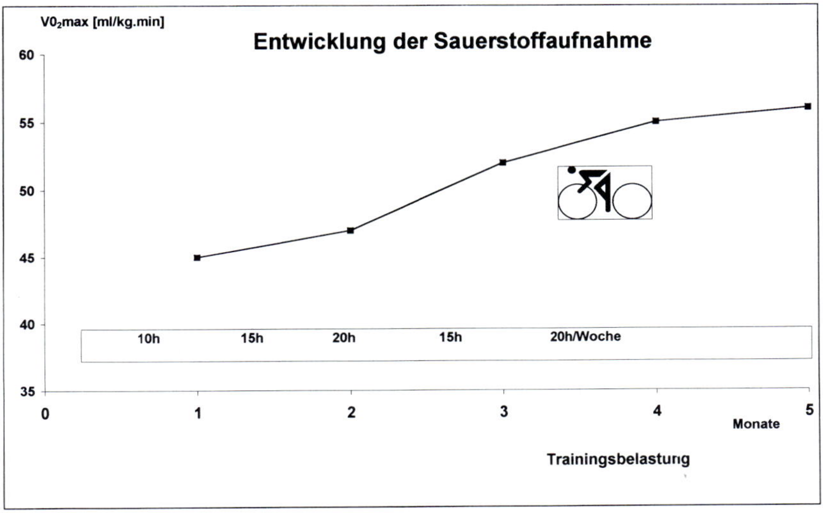

Abb. 5/3: Entwicklung der maximalen Sauerstoffaufnahme aus dem Fitnessniveau bei Steigerung der wöchentlichen Trainingsbelastung

Ist nach etwa sechs Wochen Training eine bestimmte Anpassungsstufe erreicht, dann muss die Belastung insgesamt oder in bestimmten Inhalten weiter erhöht werden. Neue Reize sind notwendig, damit sich ein höheres Anpassungsniveau einstellt oder ein erreichtes, individuell hohes Niveau gehalten werden kann. Je höher der erreichte Anpassungszustand ist, desto schneller läuft der Sportler Gefahr, bei ausbleibenden Belastungsreizen an Leistungsfähigkeit zu verlieren. Der Aufbau der aeroben Leistungsgrundlagen dauert eindeutig länger als ihr Abbau bei ausbleibenden oder nachlassenden Belastungsreizen.

Zusammenfassung

Wenn der aktuelle Funktionszustand des Organismus stabil verändert werden soll, dann müssen über einen Zeitraum von vier bis sechs Wochen regelmäßige Belastungsreize auf ihn einwirken. Die Anpassung an Trainingsreize vollzieht sich stufenweise. Nach etwa zehn Tagen Training stellen sich die motorischen Steuerprogramme auf die zweckmäßige Belastungsbewältigung ein.

Die weiter fortgeführte Trainingsbelastung führt dazu, dass sich die Energiespeicher vergrößern und damit die Beanspruchungsdauer länger wird. Der Trainingsinhalt entscheidet, welche Speicher sich bevorzugt vergrößern. Die Belastungsinhalte müssen für die Zunahme der Speicher von Creatinphosphat, Glycogen oder Triglyceriden unterschiedlich sein. Da die Muskulatur Belastungsanforderungen nicht allein autoregulativ bewältigen kann, benötigt sie die Unterstützung von anderen Systemen (Zentralnervensystem, Hormone). Zwischen der 3. und 4. Belastungswoche befindet sich der Organismus in einem labilen Zustand, der durch Belastungsredzierung (3 : 1 Belastungs-Entlastungs-Rhythmus) bewältigt werden kann. Die komplexe Abstimmung von zentral regulierenden und übergreifenden Systemen mit dem sportartspezifischen Bewegungsprogramm dauert beim Leistungsneuaufbau etwa 30 bis 40 Tage. Wird nach dem Erreichen einer bestimmten Anpassungsstufe die Belastung weiter gesteigert, dann verarbeitet der Organismus die Reize bis zum Optimum. Im Leistungstraining muss die Belastungsverträglichkeit über mehrere Jahre gegeben sein. Ausbleibende oder nachlassende Belastungsreize führen in kurzer Zeit zum Formabbau, der schneller abläuft als der Leistungsaufbau durch Training.

4 Anpassung in Funktionssystemen

4.1 Herz und Trainingsbelastung

Das Herz-Kreislauf-System wird durch Ausdauerbelastungen stark beansprucht. Die Steigerung der Herztätigkeit dient der Zunahme der Förderleistung des Herzens, d.h. bei Ausdauerbelastungen nimmt in Abhängigkeit von den energetischen Anforderungen das Herzminutenvolumen zu, um den Sauerstofftransport zur Arbeitsmuskulatur zu gewährleisten. Bei Belastung führt der Anstieg der Herzschlagfrequenz (Hf) und des Herzschlagvolumens zu einer Zunahme der Förderleistung. Die Hf ist eine praktikable Messgröße für die Beurteilung der kardialen Beanspruchung beim Ausdauertraining. In Abhängigkeit von der Leistungsstruktur der Ausdauersportarten ist die Inanspruchnahme des Herz-Kreislauf-Systems unterschiedlich hoch (s. Kap. 7).

Das regelmäßige Ausdauertraining führt zu morphologischen und funktionellen Anpassungen des Herzens, die als **Sportherz** bekannt sind (REINDELL et al., 1967; ROST, 1990).

Das Ausmaß der Anpassung ist von Lebensalter, Geschlecht, Belastungsumfang, Intensität des Trainings sowie Trainingsalter abhängig. Die Anpassung des Sportherzens wird aber auch von individuellen Faktoren geprägt.

Das Sportherz zeigt eine physiologische Vergrößerung der Herzkammern und der Vorhöfe bei gleichzeitiger Zunahme der Herzwanddicken. Im Gegensatz zur krankhaften Vergrößerung des Herzens, z.B. nach einem Herzinfarkt, bei Herzklappenfehlern oder Formen der krankhaften Myokardhypertrophie, ist die Sportherzanpassung durch eine harmonische Volumenzunahme der Herzkammern und Hypertrophie des Herzmuskels gekennzeichnet.

Um die Entwicklung des Sportherzens zu verfolgen, wird bei Leistungssportlern regelmäßig eine echokardiographische Untersuchung unter dem Aspekt der Gesundheitsdiagnostik und zum Nachweis der durch Training ausgelösten Anpassungen durchgeführt. Die sportkardiologische Diagnostik ist bei Kaderathleten der Ausdauersportarten obligatorischer Bestandteil der sportmedizinischen Untersuchung. Da bei Fitnesssportlern keine sportärztliche Tauglichkeitsuntersuchung gefordert wird, ist die medizinische Betreuung vom Engagement des einzelnen Sportlers abhängig. Eine Umfrage bei Teilnehmern des Ironman Roth ergab, dass weniger als die Hälfte der Athleten regelmäßig sportmedizinisch untersucht wird.

Anpassung der Herzfunktion

Durch Ausdauertraining entwickelt sich ein leistungsangepasstes Herz. Mit zunehmender Vergrößerung des Herzens der Ausdauersportler erfolgt eine Ökonomisierung der Herzfunktion. Unter Ruhebedingungen drückt sich diese Anpassung in einer Zunahme des Herzschlagvolumens bei gleichzeitiger Abnahme der Hf aus, die Förderleistung des Herzens unterscheidet sich hierbei nicht wesentlich vom Untrainierten. Bei niedrigen Belastungsintensitäten zeigt der Ausdauertrainierte eine effektivere Kreislaufregulation mit niedrigerer Herzfrequenz und einer verstärkten Herzschlagvolumenregulation.

Ausdauersportler bewältigen demzufolge submaximale Belastungen mit einer geringeren kardialen Beanspruchung, d.h. mit einem niedrigeren Sauerstoffverbrauch des Herzmuskels.

Die kardiale Ökonomisierung ist ein wesentlicher Mechanismus in der Anpassung leistungsrelevanter Funktionssysteme. Das Ausmaß der Anpassung der Herzfunktion wird anhand einer Längsschnittuntersuchung des Hf-Verhaltens bei einem erfolgreichen Straßenradsportler verdeutlicht (Abb. 1/4.1)

Neben der Funktionsoptimierung nimmt die maximale Förderleistung des Sportherzens bei Ausdauerathleten zu. Die Steigerung des Herzminutenvolumens resultiert aus der Erhöhung des Herzschlagvolumens des vergrößerten Sportherzens, wobei die Förderleistung bei Hochleis-

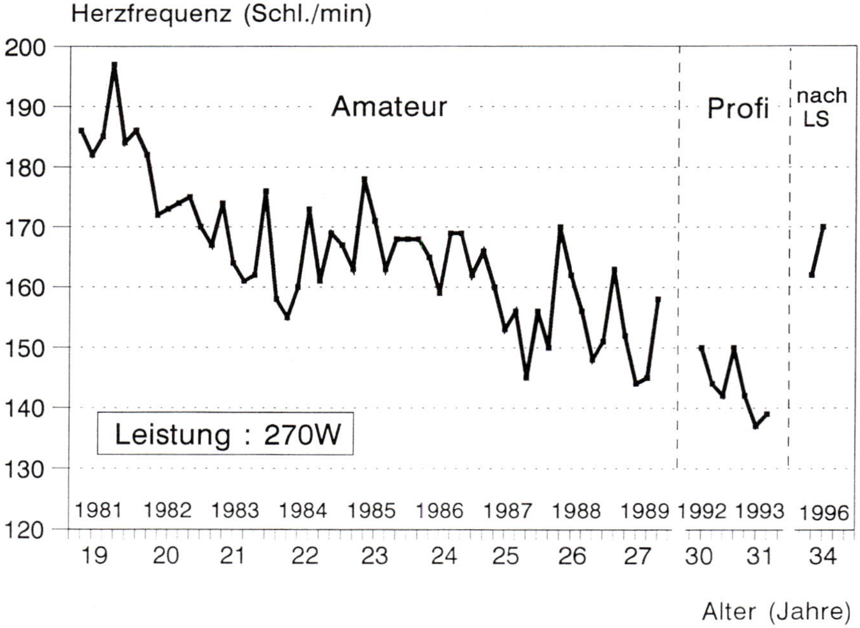

Abb. 1/4.1: Ökonomisierung der Herzfrequenz (Hf) bei einem erfolgreichen Straßenradsportler im Längsschnitt über 15 Jahre. Die Hf nimmt bei einer gleichbleibenden Ergometerleistung in diesem Zeitraum um 60 Schl./min. ab. Nach Beendigung des Leistungssports steigt die Hf wieder an.

tungsathleten bis zu 40 l/min erreichen kann, d.h. im Vergleich zu Untrainierten nahezu verdoppelt wird. Die Zunahme des maximalen Herzminutenvolumens ist ein wesentlicher Faktor für die Steigerung der Sauerstofftransportkapazität des Herz-Kreislauf-Systems. Ziel des Herz-Kreislauf-Trainings ist einerseits die Funktionsoptimierung mit einem verminderten Sauerstoffverbrauch des Herzmuskels und andererseits die Zunahme der Sauerstofftransportkapazität. Dadurch kommt es zur Ökonomisierung und Funktionsmaximierung der Herzarbeit.

Anpassung des Sportherzens

Prinzipiell ist in allen Altersbereichen, vom Kind bis zum Erwachsenen, eine Anpassung des Herzens nachweisbar, wenn über einen Zeitraum von mindestens sechs Monaten mehrmals wöchentlich in einer Ausdauersportart trainiert wird. Bei 8- bis 10-jährigen Kindern fand sich nach einem regelmäßigen Schwimmtraining eine Zunahme der Herzgröße (Herzvolumen) und der maximalen Sauerstoffaufnahme (ROST et al., 1985). Bereits im Grundlagentraining der Kin-

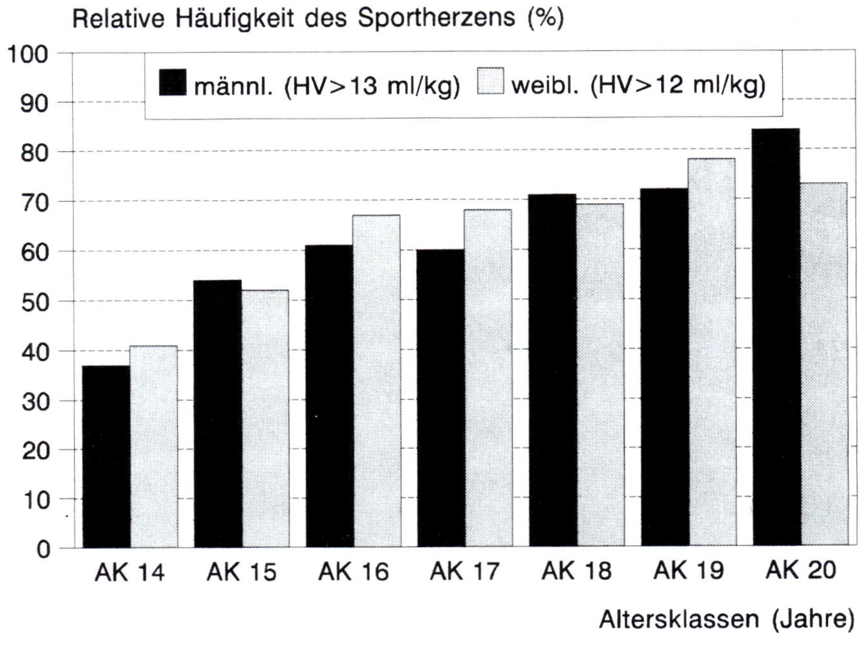

Abb. 2/4.1: Häufigkeit in der Entwicklung des Sportherzens bei 14 bis 20-jährigen Ausdauersportlern beiderlei Geschlechts. Als untere Grenze des Sportherzens wurden bei Sportlern 13 ml/kg und bei Sportlerinnen 12 ml/kg angenommen.

der vollziehen sich Anpassungen in den beanspruchten Organen und Funktionssystemen (s. Kap. 8). Die nach dem Grundlagentraining folgenden Trainingsetappen des Aufbau- und Anschlusstrainings zeigen einen besonders starken Einfluss auf den jugendlichen Organismus. In diesem biologischen Entwicklungsalter überlagern sich die wachstumsbedingten Organveränderungen und die trainingsinduzierten morphologischen und funktionellen Anpassungen. Die Herzgröße nimmt bei den Ausdauerathleten deutlich zu. Ein Sportherz liegt vor, wenn der Sportler ein Herzvolumen von 13 ml/kg und die Sportlerin von 12 ml/kg Körpermasse erreicht. Bereits nach dem Aufbautraining lässt sich im Alter von 14 bis 15 Jahren bei ca. 50% der Sportler und Sportlerinnen ein Sportherz nachweisen, und nach dem Anschlusstraining zeigen 70 bis 80% der 18- bis 19-jährigen Athleten eine Sportherzanpassung (Abb. 2/4.1, s. S. 47). Die Herzgrößenzunahme der jugendlichen Sportler vollzieht sich zu 60% durch den Einfluss des Ausdauertrainings und zu 40% durch die wachstumsbedingte Entwicklung (BERBALK, 1997). Trotz einer deutlichen Herzgrößenzunahme bei jugendlichen Sportlern finden sich in diesem Altersbereich keine Hinweise auf eine Überlastung des Herz-Kreislauf-Systems.

Nach Beendigung des Nachwuchstrainings kann sich das Herz durch eine mehrjährige Belastungssteigerung weiter anpassen (Abb. 3/4.1, s. S. 49). Hochleistungssportler erreichen ein relatives Herzvolumen von 17 bis 19 ml/kg und Sportlerinnen von 15 bis 17 ml/kg Körpermasse. Das größte Sportherz fanden wir mit 19 ml/kg bei einem Straßenradsportler und mit 18,2 ml/kg bei einer Langstreckenläuferin (Tab. 1/4.1, s. S. 49). Vergleichbar große Herzen wurden bereits von REINDELL et al. (1967) und MEDVED et al. (1975) bei Sportlern und Sportlerinnen beschrieben. Trotz einer deutlichen Entwicklung der Ausdauerleistungen in den zurückliegenden 20 bis 30 Jahren haben sich die oberen Anpassungsbereiche des Sportherzens nicht wesentlich verändert. Die Sportherzanpassung hat demzufolge physiologische Grenzen, die vermutlich mit der Sicherung einer ausreichenden Durchblutung und der erforderlichen Sauerstoffversorgung des Herzmuskels im Zusammenhang stehen.

Die Entwicklung des Sportherzens kann in vier Anpassungsbereiche unterteilt werden (Tab. 2/4.1, S. 50).

Die Sportherzanpassung ist vom Gesamttrainingsumfang, der Belastungsintensität und dem Trainingsalter abhängig. Bei einem Trainingsumfang unter sechs Wochenstunden sind kaum morphologische Anpassungen des Herzens zu erwarten. Bei zehn bis fünfzehn Trainingsstunden wöchentlich erreichen Leistungssportler eine geringe Sportherzanpassung. Triathleten und Radsportler weisen aufgrund ihres hohen Trainingsumfangs die größten Sportherzen auf (DOUGLAS, 1989; REGUERO et al., 1995). Um Herzgrößen von 17 bis 18 ml/kg Körpermasse zu erreichen, ist ein mehrjähriges Leistungstraining mit Belastungsumfängen von 25 bis 35 Trainingsstunden pro Woche erforderlich.

Die Sportlerinnen zeigen in allen Alters- und Leistungsbereichen eine geringeres Sportherz. Herzvolumen und Herzgewicht liegen deutlich unter den entsprechenden Werten der Sportler (Tab.

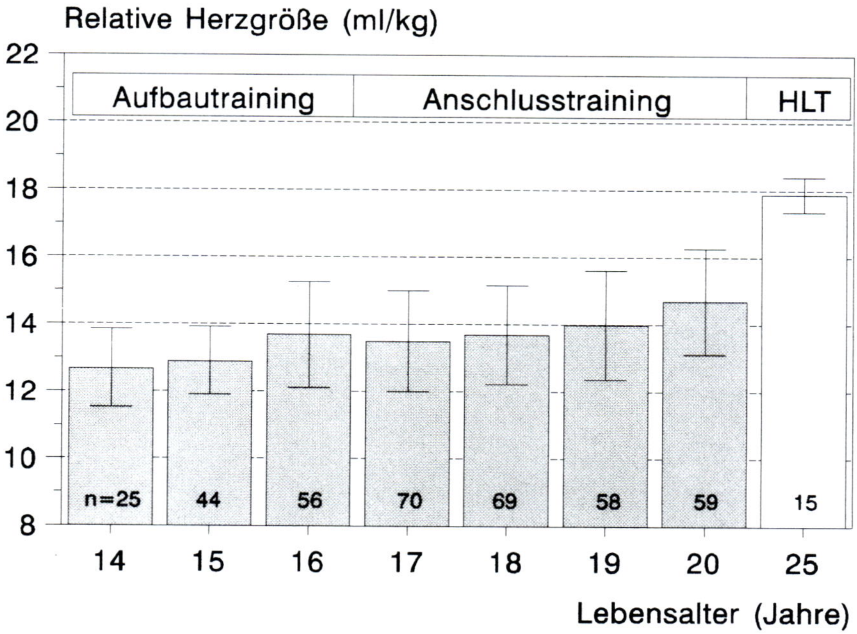

Abb. 3/4.1: Langfristige Anpassung des Sportherzens vom Nachwuchs- bis zum Hochleistungsathleten (HLT = Hochleistungstraining)

Sportart	Herzvolumen (ml)		Herzvolumen (ml/kg)	
	männl.	weibl.	männl.	weibl.
Triathlon	1416	1010	18,5	16,4
Radsport	1436	960	19,0	15,4
Lauf	1321	941	18,7	18,2
Schwimmen	1405	1164	16,9	16,1

Tab. 1/4.1: Übersicht der größten Sportherzen aus einer untersuchten Sportlerpopulation (1.500 Ausdauerathleten)

Anpassungsbereiche	Relative Herzgröße (ml/kg)		
	Sportler	Sportlerinnen	Trainingsumfang (Stunden/Woche)
Geringe Sportherzanpassung	13-14	12-13	10-15
Mittlere Sportherzanpassung	15-16	14-15	15-25
Starke Sportherzanpassung	17-18	16-17	25-35
Grenzbereich der Sportherzanpassung	19-20	18-19	25-45

Tab. 2/4.1: Anpassungsbereiche des Sportherzens (BERBALK, 1997)

3/4.1, s. S. 51und 4 /4.1, s. S. 52). Analog zur Ausprägung der Skelettmuskulatur verdeutlichen diese Befunde ein geringeres morphologisches Anpassungspotenzial des Herzens der trainierenden Frauen. Dieses wird wesentlich durch hormonelle, genetische und soziale Faktoren geprägt.

Durch Hochleistungstraining kann ein gesundes Herz prinzipiell nicht überlastet bzw. krankhaft geschädigt werden. Bei leistungsfähigen Triathleten mit einer bereits ausgeprägten Sportherzanpassung konnte nach einer weiteren Belastungssteigerung über einen Zeitraum von drei Monaten mit 35 bis 45 h/Woche eine Herzvergrößerung um 10 bis 15% bei gleichzeitiger Optimierung der Herzfunktion nachgewiesen werden. Wird der Gesamtbelastungsumfang vermindert bzw. muss der Sportler verletzungsbedingt eine mehrwöchige Trainingspause einhalten, dann nimmt das Herzvolumen wieder ab. Innerhalb eines Trainingsjahres lässt sich eine belastungsbedingte Dynamik der regulativen Herzgrößenanpassung nachweisen.

Die Größe des Sportherzens steht in direkter Beziehung zur Entwicklung der Ausdauerleistungsfähigkeit. Bei Triathleten fand sich ein enger Zusammenhang zwischen dem relativen Herzvolumen und der Wettkampfleistung beim Kurztriathlon (Abb. 4/4.1, s. S. 53) sowie mit leistungsdiagnostischen Funktionsgrößen der Fahrrad- und Laufbandergometrie.

Das echokardiographisch bestimmte Herzvolumen ist ein zuverlässiger Parameter in der Leistungsdiagnostik der Ausdauersportarten.

Bei einer extremen Sportherzanpassung können echokardiographisch bestimmte Teilmaße des Herzens, wie beispielsweise die Herzwanddicken, die Durchmesser der Herzkammern und der Vorhöfe sowie die Herzmuskelmasse, die in der klinischen Medizin gebräuchlichen Normwerte überschreiten (Tab. 5/4.1, s. S. 53). Entscheidendes Kriterium für eine physiologische Entwicklung des Herzens ist eine harmonische Ausprägung der Herzmuskelmasse in Relation zum Gesamtherzvolumen.

Altersklasse n = (männl./weibl.)	Absolutes Herzvolumen (ml)*		Absolutes Herzgewicht (g)*	
	Sportler	Sportlerinnen	Sportler	Sportlerinnen
AK 14 (25/32)	793 ± 95	669 ± 104	332 ± 39	261 ± 41
AK 15 (44/32)	867 ± 112	728 ± 110	358 ± 47	296 ± 52
AK 16 (56/44)	943 ± 117	731 ± 90	393 ± 55	292 ± 45
AK 17 (70/39)	952 ± 126	745 ± 93	400 ± 59	302 ± 46
AK 18 (69/29)	997 ± 133	767 ± 137	421± 60	307 ± 64
AK 19 (58/30)	1028 ± 155	776 ± 116	431 ± 71	312 ± 57
AK 20 (59/25)	1075 ± 125	784 ± 122	442 ± 60	325 ± 61
Hochleistungssportler (15/15)	1224 ± 98	875 ± 67	533 ± 49	355 ± 35

* *Bestimmungsmethode nach DICKHUTH et al., 1990*

Tab. 3/4.1: Absolutes Herzvolumen und Herzgewicht bei Nachwuchs- und Hochleistungsathleten (BERBALK, 1996)

Ein gesundheitliches Risiko im Leistungssport ist das Fortführen des Trainings bzw. die Wettkampfteilnahme bei Infekten. Hierbei kann durch die Beeinträchtigung der Immunabwehr eine Herzmuskelentzündung die Folge sein. Diese ist in den Anfangsstadien nur schwer zu diagnostizieren. Langfristig kann die Herzmuskelentzündung, besonders, wenn sie nicht erkannt wird, zu schwerwiegenden gesundheitlichen Problemen führen.

Nach Beendigung des leistungssportlichen Trainings sollte nach einem Plan über mindestens sechs Monate das Training systematisch reduziert werden. Wird nicht „abtrainiert", so können sich vegetativ bedingte Störungen in der Herzfunktion einstellen und das Allgemeinbefinden beeinträchtigen (Entlastungssyndrom). Treten nach einer plötzlichen, längeren Trainingsentlastung Herzsensationen oder nicht erklärbare Beschwerden auf, dann ist durch eine Laufbelastung rasch wieder eine Zustandsverbesserung zu erreichen. Nach einer Trainingspause von sechs bis acht Wochen kann sich das Herzvolumen bereits um 100 bis 150 ml verkleinern. Bei regelmäßiger sportlicher Aktivität nach dem Leistungstraining bleibt eine geringe Herzvergrößerung von 12 bis 13 ml/kg Körpermasse erhalten.

Altersklasse n = (männl./weibl.)	Relatives Herzvolumen (ml/kg)*		Relatives Herzgewicht (g/kg)*	
	Sportler	Sportlerinnen	Sportler	Sportlerinnen
AK 14 (25/32)	12,7 ± 1,1	11,9 ± 1,3	5,38 ± 0,61	4,68 ± 0,62
AK 15 (44/32)	12,9 ± 1,0	12,3 ± 1,0	5,25 ± 0,55	4,97 ± 0,55
AK 16 (56/44)	13,7 ± 1,6	12,4 ± 1,0	5,72 ± 0,80	4,97 ± 0,52
AK 17 (70/39)	13,5 ± 1,5	12,6 ± 1,2	5,65 ± 0,71	5,10 ± 0,57
AK 18 (69/29)	13,7 ± 1,5	12,6 ± 1,3	5,79 ± 0,74	5,04 ± 0,66
AK 19 (58/30)	14,0 ± 1,6	13,1 ± 1,4	5,86 ± 0,84	5,24± 0,68
AK 20 (59/25)	14,7 ± 1,6	13,0 ± 1,4	6,06 ± 0,77	5,38± 0,77
Hochleistungssportler (15/15)	17,9 ± 0,5	15,3 ± 0,5	7,79 ± 0,50	6,22 ± 0,41

** Bestimmung nach DICKHUTH et al., 1990*

Tab. 4/4.1: Relatives Herzvolumen und Herzgewicht bei Nachwuchs- und Hochleistungsathleten (BERBALK, 1996)

Ruheherzfrequenz und Herzfrequenzvariabilität

Die Herzfrequenz ist eine zentrale Messgröße bei der Beurteilung der Herz-Kreislauf-Funktion in Ruhe und unter Belastung. In Ruhe nimmt die Hf bei Ausdauertrainierten ab. In Abhängigkeit vom Trainingsumfang sinkt die Ruhe-Hf dabei auf Werte zwischen 40 und 60 Schläge pro Minute, bei ca.10% der Hochleistungsathleten werden sogar Hf-Werte unter 40/min erreicht. Als niedrigste Hf fanden wir bei einem Läufer 25/min und bei einer Triathletin 30/min im Ruhe-EKG. Die extrem niedrigen Herzfrequenzen sind keine krankhaften Befunde, sie hängen meist mit dem Training zusammen.

Die Hf ist in Körperruhe ein sehr empfindlicher Indikator für Veränderungen der Aktivität des Vegetativen Nervensystems. Das Ausdauertraining führt zu Umstellungen und Anpassungen des vegetativen Zustandes. Die Aktivität des parasympathischen Nervensystems nimmt zu (erhöhter Vagotonus) und bewirkt am Sinusknoten, dem Schrittmacher des Herzens, eine Abnahme der Frequenz. Neben dem Vegetativen Nervensystem wird die Hf von einer Vielzahl weiterer kardialer, zentraler und peripherer Faktoren beeinflusst.

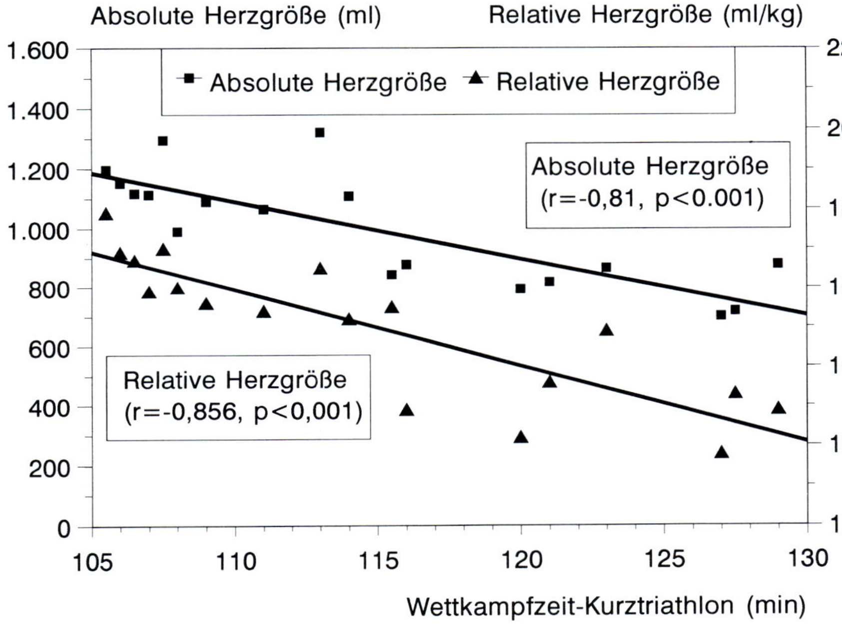

Abb. 4/4.1: Beziehung der absoluten und relativen Herzgröße zur Wettkampfzeit im Kurztriathlon

Echokardiographischer Parameter	Ausdauersportler	Ausdauersportlerinnen
Herzwanddicken (mm)	14	11
Linke Herzkammer (mm)	65	58
Rechte Herzkammer (mm)	35	28
Linker Vorhof (mm)	48	44
Aortendurchmesser (mm)	40	35
Absolutes Herzvolumen (ml)	1450	1150
Relatives Herzvolumen (ml/kg)	20	18
LVMM (g)	300	200
LVMM (g/kg)	4,2	3,5

Tab. 5/4.1: Extremwerte echokardiographischer Befunde beim Sportherz (LVMM – linksventrikuläre Muskelmasse)

Ausdauersportler sollten regelmäßig morgens ihre Ruhe-Hf registrieren, um Veränderungen der Herzfunktion frühzeitig zu erfassen. Eine besondere Bedeutung hat das Messen der Ruhe-Hf zur Kontrolle der Belastbarkeit und des Gesundheitszustandes. Bei unzureichender Regeneration nach hohen Trainings- und Wettkampfbelastungen kann die Ruhe-Hf um mehr als fünf Schläge/min erhöht sein. Die Hf ist ferner ein sensibler Indikator bei gesundheitlichen Störungen. Ist die Ruhe-Hf bei Infekten um mehr als zehn Schläge erhöht, sollte das Training unterbrochen oder nur im Kompensationsbereich fortgeführt werden und eine ärztliche Konsultation erfolgen.

Neben der Hf kann auch die Rhythmizität der Herzschlagfolge zur Beurteilung der Herzfunktion herangezogen werden. Schwankungen in der Frequenz aufeinander folgender Herzschläge sind ein normales physiologisches Phänomen der Herztätigkeit. Diese Variabilität der Herzfrequenz wird durch das Vegetative Nervensystem beeinflusst. Bei einer hohen Aktivität des Parasympathikotonus nimmt die Herzfrequenzvariabilität (HRV) zu, d.h. die Herzschlagfolge wird unrhyth-

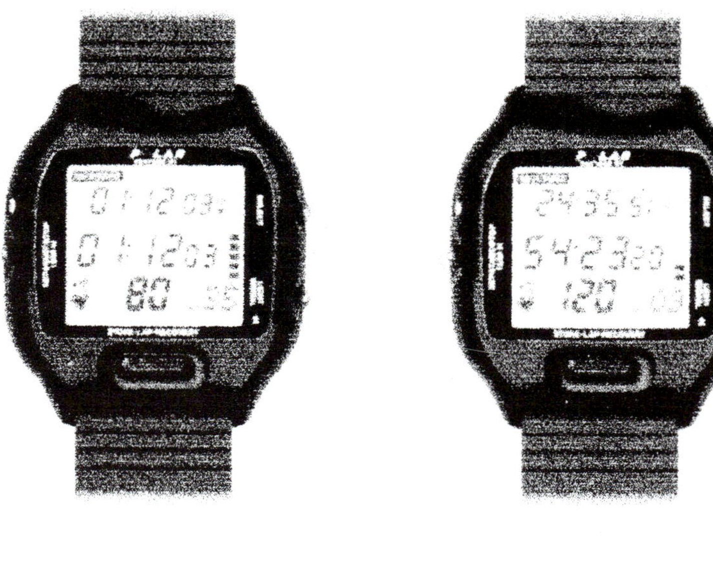

Ableitung in Ruhe bei einer Hf von 80/min bzw. HRV von 35 ms	**Ableitung während Belastung bei einer Hf von 120/min bzw. HRV von 9 ms**

Abb. 5/4.1: Display der POLAR-Uhr mit Sofortinformation zu Herzfrequenz (Hf) und Herzfrequenzvariabilität (HRV)

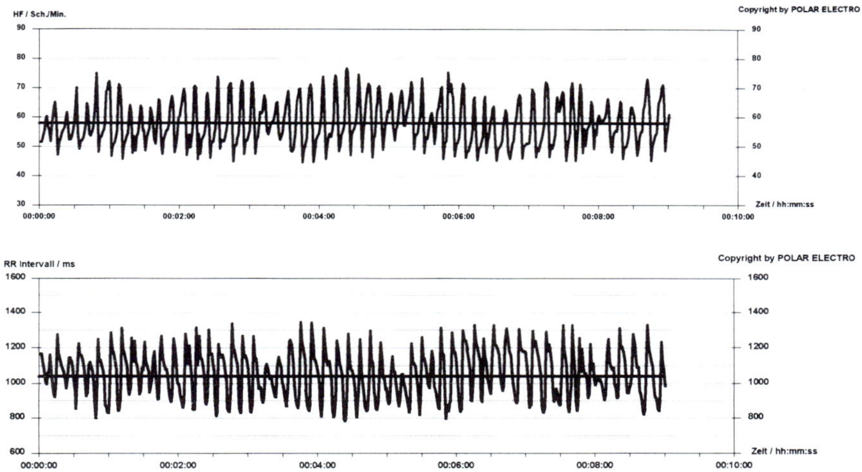

Abb. 6/4.1: Herzschlagfrequenz (Hf) obere Kurve und Herzzeitintervalle (RR-Intervalle) untere Kurve bei einem Ausdauersportler. Die Kurven zeigen deutlich die Schwankungen der Hf an, wenn diese von Schlag zu Schlag erfasst wird.

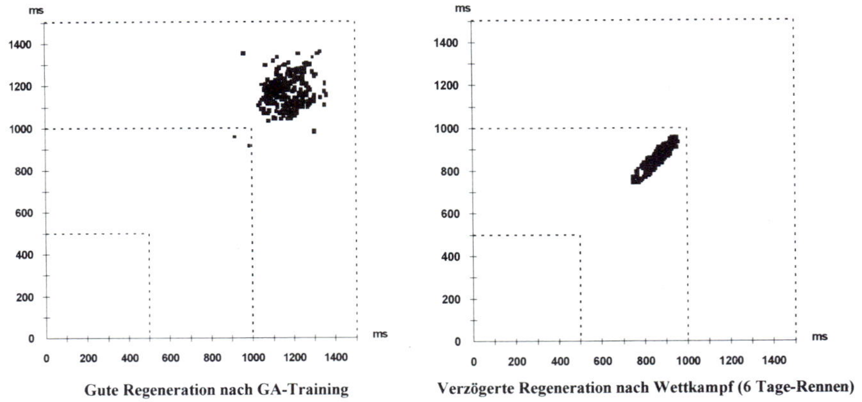

Abb. 7/4.1: Streudiagramme der Herzzeitintervalle (RR-Intervalle) bei einem Radsportler nach unterschiedlicher Belastung am Vortag der Untersuchung. Links normale Herzrhythmusvariabilität (HRV). Rechts verminderte HRV nach hoher psychophysischer Wettkampfbelastung.

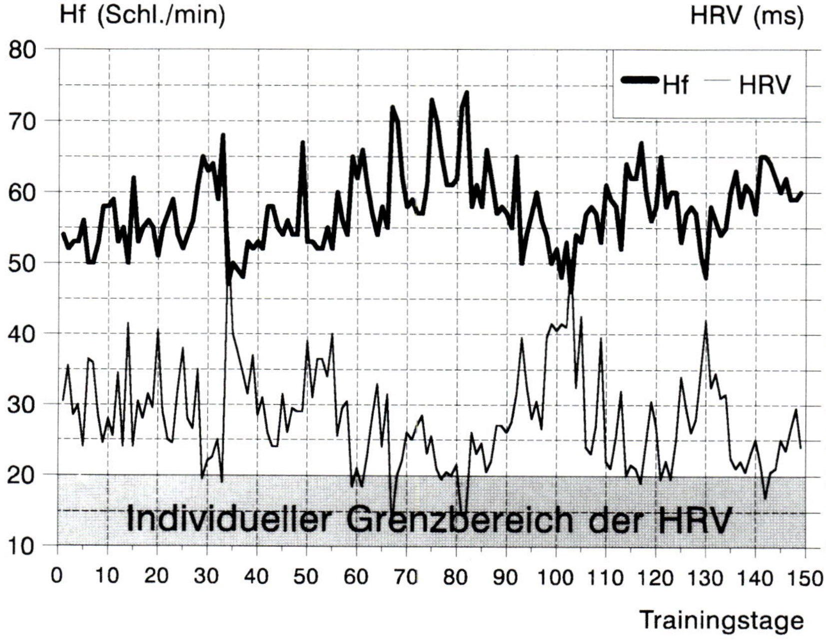

Abb. 8/4.1: Dynamik der Ruheherzfrequenz (Hf) und Herzfrequenzvariabilität (HRV) eines erfolgreichen Radsportlers über 150 Trainingstage. Nach hohen Trainings- und Wettkampfbelastungen fällt die HRV deutlich ab, bei gleichzeitiger Erhöhung der Hf. Der Grenzbereich wurde während mehrerer 6-Tage-Rennen kurzzeitig unterschritten (z.B. 65. - 85. Tag). Diese Regulation ist Ausdruck höchster psychophysischer Belastungssummation, ein Übertrainingszustand lag im gesamten Untersuchungszeitraum nicht vor.

mischer. Bei einem Überwiegen der sympathischen Einflüsse verringert sich die HRV, d.h. die Herzschlagfolge wird „starrfrequent" und lässt keine rhythmischen Schwankungen mehr erkennen. In Ruhe zeigen Sportler durch den hohen Parasympathikotonus eine ausgeprägte HRV, die sich mit der Abnahme der Herzfrequenz im Allgemeinen noch verstärkt.

Durch neue technologische Entwicklungen der Sporttester (VANTAGE NV der Fa. POLAR) kann die Herzfrequenzvariabilität einfach bestimmt werden. Die HRV wird als Sofortinformation auf dem Display der POLAR-Uhr angezeigt. Die HRV stellt dabei die momentane Schwankung der Herzfrequenz als Zeitwert in ms dar und berücksichtigt bei der Bestimmung jeden einzelnen Herzschlag (Abb. 5/4.1, s. S. 54).

Die Sporttester verfügen über automatische Speicherfunktionen für insgesamt 4.000 Herzschläge. Aus diesen gespeicherten Herzaktionen kann mit der Analyse-Software die Herzfrequenzvariabilität quantitativ erfasst werden. Abb. 6/4.1 (s. S. 55) zeigt die Kurvenverläufe der Hf und der Herzzeitintervalle (RR-Intervalle) bei einem Ausdauerathleten. Diese Kurven verdeutlichen ausgeprägte zeitliche Schwankungen der Herzschlagfolge unter Ruhebedingungen. Die Variabilität der Herzfrequenz kann auch als Hf-Streudiagramm dargestellt werden. Dabei wird jedes Herzfrequenzzeitintervall (RR-Intervall) paarweise in ein Koordinatensystem eingetragen. Die Größe der Ellipse kennzeichnet das Ausmaß der Herzfrequenzvariabilität (Abb. 7/4.1, s. S. 55).

Durch regelmäßige Kontrollen der Ruhe-Hf und der HRV können Veränderungen im vegetativen Zustand des Sportlers erfasst und die physische Beanspruchung im Trainingsprozess verfolgt werden. Die Werte lassen eine deutliche Dynamik erkennen. Jeder Sportler hat einen individuellen Regulationbereich der Herzfrequenzvariabilität. Nach hohen Trainingsbelastungen kann eine Abnahme der HRV auf eine unzureichende Regeneration hinweisen (Abb. 8/4.1, s. S. 56). Zeigt die HRV über mehrere Tage deutlich erniedrigte Werte, verbunden mit einer Abnahme der Leistungsfähigkeit und verminderten Leistungsbereitschaft, dann sollte ein beginnender Übertrainingszustand ausgeschlossen werden und eine aktuelle Korrektur der Trainingsbelastung erfolgen.

Nach hohen psychophysischen Beanspruchungen finden sich kurzzeitige Veränderungen der HRV, die keine trainingsmethodischen Konsequenzen erfordern. Eine kontinuierliche Zunahme der HRV lässt auf eine positive Belastungsverarbeitung und eine Anpassung des vegetativen Zustandes schließen.

Zusammenfassung

Das Sportherz ist ein leistungsangepasstes Herz mit einer hohen maximalen Förderkapazität bei gleichzeitiger Optimierung der Herzfunktion in Ruhe und während submaximaler Belastungsanforderungen. Das Ausmaß der morphologischen und funktionellen Anpassung hängt wesentlich vom Gesamttrainingsumfang ab. Hochleistungssportler erreichen ein Sportherz von 17 bis 19 ml/kg und -sportlerinnen von 15 bis 17 ml/kg Körpermasse. Das Herzvolumen steht dabei in direkter Beziehung zur wettkampfspezifischen Ausdauerleistungsfähigkeit und ist eine aussagekräftige, leistungsdiagnostische Größe. Ausdruck der funktionellen Anpassung im Zusammenhang mit einem hohen Vagotonus ist die Abnahme der Ruhe-Herzfrequenz (Hf) auf 40 Schläge/min und darunter. Regelmäßige Kontrollen der Ruhe-Hf sollten von Ausdauerathleten verstärkt zur Belastbarkeitsdiagnostik im Rahmen der Trainingssteuerung genutzt werden. Über die Bestimmung der Herzfrequenzvariabilität mit einem „Sporttester" ist ein neuer diagnostischer Zugang zur Beurteilung des vegetativen Zustandes der Athleten möglich. Die Abnahme der Herzfrequenzvariabilität kann dabei ein Indikator für eine unzureichende Regeneration bzw. für ein beginnendes Übertraining sein.

4.2 Atmung und Trainingsbelastung

Durch die Atmung wird die bedarfsgerechte Sauerstoffversorgung des Organismus gesichert. Dies vollzieht sich auf dem Weg der äußeren und inneren Atmung. Die Atmung umfasst die sauerstoffaufnehmenden, transportierenden und verwertenden Teilsysteme. Dazu gehören:

- die Sauerstoffaufnahme mit der Atemluft,
- der Gasaustausch in der Lunge,
- die Sauerstoffbindung an die Erythrozyten,
- der Transport des Sauerstoffs mit dem Blut sowie
- die Abgabe und energetische Nutzung des Sauerstoffs im Gewebe.

Der Anteil der Sauerstoffaufnahme und des Sauerstofftransports am Gesamtsystem wird insgesamt mit etwa 50% veranschlagt (HOLLOSZY, 1975).

Die Leistungsfähigkeit der gesamten Sauerstofftransportkette ist letztendlich das Kriterium für die Beurteilung der Effizienz des Atmungssystems bei Ausdauerathleten. Atmungssystem und Herz-Kreislauf-System sind eng miteinander verbunden. Dies kommt in dem Komplexbegriff kardiopulmonales System zum Ausdruck.

Die Einatmung (Inspiration) ist ein aktiver Vorgang, an der die Zwischenrippenmuskulatur (Brustatmung) bzw. das Zwerchfell (Bauchatmung) vordergründig beteiligt sind. Die Ausatmung erfolgt passiv. Das bei einem Atemzug ventilierte Volumen ist das Atemzugvolumen (AZV) und beträgt in Ruhe etwa 500 ml. Das AZV dient nur teilweise dem Gasaustausch in der Lunge. Der in den oberen Luftwegen, der Luftröhre und den Bronchien verbleibende Luftanteil wird als Totraum bezeichnet. Im Totraum wird die Luft angefeuchtet, erwärmt und gereinigt. Bei der Nasenatmung werden diese Mechanismen besonders wirksam. Deshalb sollte bei niedriger Belastung möglichst lange durch die Nase geatmet werden.

Bei zunehmender Belastungsintensität wird die Nasenatmung als erschwerend empfunden, weil der Strömungswiderstand für die Atemluft 2- bis 3fach höher ist im Vergleich zur Mundatmung. Bei hoher Belastung geht die willkürliche Kontrolle über die Atmung verloren und die Einatmung erfolgt ausschließlich durch die Mundatmung.

Unter intensiver Kurzzeitbelastung kann der Sauerstoffbedarf der Atemmuskulatur 10 bis 15% der maximalen Sauerstoffaufnahme beanspruchen. Durch Ausdauertraining wird die Atemmuskulatur gekräftigt und auch das aerobe Stoffwechselpotenzial der Atemmuskulatur erhöht. Das Atmungssystem zeigt bei Ausdauertrainierten eine leistungsadäquate Funktionssteigerung. Die Reserven des Gasaustausches in der Lunge sind im Allgemeinen so hoch, dass die Atmung bei Ausdauertrainierten nicht leistungsbegrenzend wird.

Ausdauerathleten	Vitalkapazität		Einsekundenkapazität	
	VC (l)	% Sollwert	FEV 1 (l)	% Sollwert
Triathleten (n = 26)	6,05 ± 0,92	114	4,87 ± 0,54	110
Triathletinnen (n = 16)	4,74 ± 0,45	116	3,78 ± 0,53	108
Schwimmer (n = 58)	6,70 ± 1,04	113	5,39 ± 0,88	111
Schwimmerinnen (n = 72)	4,73 ± 0,79	112	4,62 ± 0,64	112

Tab. 1/4.2: Lungenfunktionswerte bei Ausdauersportlern und Ausdauersportlerinnen

Spirometrie

Die Spirometrie erfasst statische und dynamische Lungenfunktionswerte. Sportler zeigen im Vergleich zu Untrainierten höhere Messwerte der Lungenfunktion. Die Vitalkapazität (VC) liegt bei leistungsfähigen Ausdauerathleten 10 bis 15% oberhalb der Norm (Tab. 1/4.2, s. oben). Bei Schwimmern betragen die Maximalwerte der VC bis zu neun Liter. Die VC wird wesentlich von konstitutionellen Faktoren beeinflusst, sodass keine sicheren Rückschlüsse auf die Ausdauerleistungsfähigkeit möglich sind. Die dynamischen Lungenfunktionsparameter der Ausdauerathleten spiegeln die höheren Flussgeschwindigkeiten in den Atemwegen wider. Die pro Sekunde maximal ausgeatmete Luft (Einsekundenkapazität oder FEV 1) und die maximale Ausatmungsgeschwindigkeit (PEF) sind bei Ausdauersportlern erhöht.

Mit der Spirometrie wird bei der Mehrzahl der Sportler eine höhere Lungenkapazität bzw. Funktionsdynamik nachgewiesen. Zugleich erlaubt sie den Ausschluss von Ventilationsstörungen. Durch die Trainingsbelastung ausgelöste Ventilationsstörungen (Verengung der Atemwege) sind selbst im Hochleistungssport keine Seltenheit. Bei der therapeutischen Anwendung bronchialerweiternder Medikamente bei Sportlern sind die Dopingbestimmungen zu beachten (s. Kap. 14.2).

Spiroergometrie

Durch die Spiroergometrie werden die Lungenfunktionsparameter während einer sportartspezifischen Belastung bestimmt.

- ***Atemminutenvolumen***

Für die Sauerstoffaufnahme ist das Atemminutenvolumen (AMV) die entscheidende Funktionsgröße. Das AMV ist das Produkt aus Atemfrequenz (AF) und Atemzugvolumen (AZV). In Ruhe beträgt das AMV 8 bis 12 l/min. Bei Untrainierten steigt das AMV bei maximalen Leistungsanforderungen auf etwa 100 l/min an. Ausdauerathleten erreichen durchschnittliche Werte von 150 bis 200 l/min. Bei hochleistungsfähigen Radsportlern wurden maximale AMV bis zu 250 l/min gemessen. Die Steigerung des AMV erfolgt durch die Zunahme von AZV und AF. Atemtiefe und Atemfrequenz sind wesentliche Einflussgrößen auf die Atemarbeit. Bei gleichem AMV ist die frequentere Atmung unökonomischer; die Atemmuskulatur verbraucht mehr Sauerstoff. Ausdauertrainierte haben eine höhere Ökonomie der Atmung als Untrainierte, d.h. bei einem vergleichbaren AMV findet sich ein größeres AZV und eine niedrigere AF. Bei submaximalen Belastungen kann die Atmung subjektiv beeinflusst werden. Durch eine bewusste Steuerung von Atemtiefe und Atemfrequenz kann eine ökonomischere Atmung antrainiert werden. Die bei Ausdauerathleten nachweisbare Ökonomisierung der Atmung spiegelt die Anpassungen der Atemmuskulatur und des Vegetativen Nervensystems wider. Der geringere Sauerstoffverbrauch der Atemmuskulatur des Trainierenden kommt der sportartspezifisch belasteten Arbeitsmuskulatur zugute, der Wirkungsgrad der Muskelarbeit nimmt zu.

- ***Atemäquivalent***

Das Verhältnis zwischen Atemminutenvolumen und Sauerstoffaufnahme kann sich unter Belastung in bestimmten Grenzen ändern. Diese Relation von AMV und O_2-Aufnahme wird als Atemäquivalent (AÄ) bezeichnet. Das AÄ verdeutlicht, wie viel Liter Atemluft zur Aufnahme von einem Liter Sauerstoff erforderlich sind. Je kleiner das AÄ ausfällt, desto effektiver ist die Atmung bezüglich der Sauerstoffaufnahme. Sportler haben bei vergleichbaren Belastungen ein geringeres Atemäquivalent als Untrainierte. Aufgrund der nicht linearen Dynamik des AMV mit zunehmender Belastungsintensität kann das AÄ zur Bestimmung der anaeroben Schwelle herangezogen werden (s. Kap. 4.4 und 10.5).

- ***Respiratorischer Quotient***

Bei spiroergometrischen Untersuchungen wird neben der O_2-Aufnahme auch fortlaufend die CO2-Ausscheidung gemessen. Aus CO_2-Abgabe und O_2-Aufnahme wird der Respiratorische Quotient (RQ) berechnet. Der RQ dient als Kriterium zur Beurteilung der Ausbelastung (RQ > 1). Ein Anstieg über 1 verdeutlicht Kompensationsmechanismen des Säuren-Basen-Haushalts (s. Kap. 4.1). Bei gleich bleibender Belastungsintensität kann der RQ zur Abschätzung von Anteilen des Kohlenhydrat- und Fettstoffwechsels an der Energiegewinnung herangezogen werden (s. Kap. 4.5).

Atmung und Bewegungsstruktur

In einigen Sportarten spielt die Kopplung von Atemrhythmus und sportartspezifischer Bewegung eine wichtige Rolle. Ein Schwimmer muss seinen Atemrhythmus zweckmäßig mit der Bewegungsfrequenz koordinieren. Der richtige Atemrhythmus beeinflusst auch beim Rudern und Kanusport die Leistung. Bei diesen Sportarten ist die Thoraxmuskulatur ein Teil der in die Bewegung einbezogenen Muskeln und zugleich beeinflussender Faktor der Atmung. Beim Rudern ist eine enge Kopplung zwischen Ruderbewegung und Atemzyklus nachgewiesen. Eine hochfrequente Atemregulation mit Atemfrequenzen von 70 bis 100/min vermindert infolge des hohen Atemwegswiderstandes den inspiratorischen Fluss (STEINACKER et al., 1994). Nur in extremen Belastungssituationen kann das Atmungssystem limitierend für die Ausdauerleistungsfähigkeit sein.

Zusammenfassung

Das Atmungssystem zeigt bei Sportlern komplexe, trainingsinduzierte Anpassungen. Ein Ausdauertraining kräftigt die Atemmuskulatur und erhöht die ventilatorische Kapazität als eine wesentliche Voraussetzung für die Steigerung der maximalen Sauerstoffaufnahme. Durch Training kann das maximale Atemminutenvolumen (AMV) verdoppelt werden. Ausdauertraining verbessert die Atemökonomie. Trainierte atmen tiefer und weniger frequent als Untrainierte und damit sauerstoffsparender. Normalerweise ist das Atmungssystem nicht leistungsbegrenzend für die Ausdauerleistungsfähigkeit. Eine hochfrequente Atmung (Hyperventilation) steigert den Sauerstoffbedarf der Atemmuskulatur und damit auch den Energiebedarf. Nur die tiefe und wenig häufige Atmung ist ökonomisch. Übersteigt die Atmung 70% des maximal möglichen AMV, dann kann sie subjektiv nicht mehr beeinflusst werden.

4.3 Blut und Trainingsbelastung

Das Blut erreicht durch das Gefäßsystem alle Bereiche des Körpers und verbindet aufgrund seiner Zusammensetzung und ständigen Zirkulation die Organsysteme zu einer funktionellen Einheit.

Wesentliche Aufgaben des Blutes bestehen in der Vermittlungs- bzw. Transportfunktion, Pufferfunktion und Abwehrfunktion (Abb. 1/4.3, s. S. 62).

Bestandteile des Blutes und hämatologische Parameter

Das Blut setzt sich aus zwei Hauptbestandteilen, der Blutflüssigkeit (Blutplasma) und korpuskulären Anteilen, bestehend aus den Erythrozyten, Leukozyten sowie Thrombozyten, zusammen. Das Verhältnis zwischen korpuskulären und flüssigen Anteilen liegt durchschnittlich bei 45%, d.h. es überwiegt das Blutplasma. Als Serum wird das vom Gerinnungsprotein Fibrinogen getrennte Plasma bezeichnet.

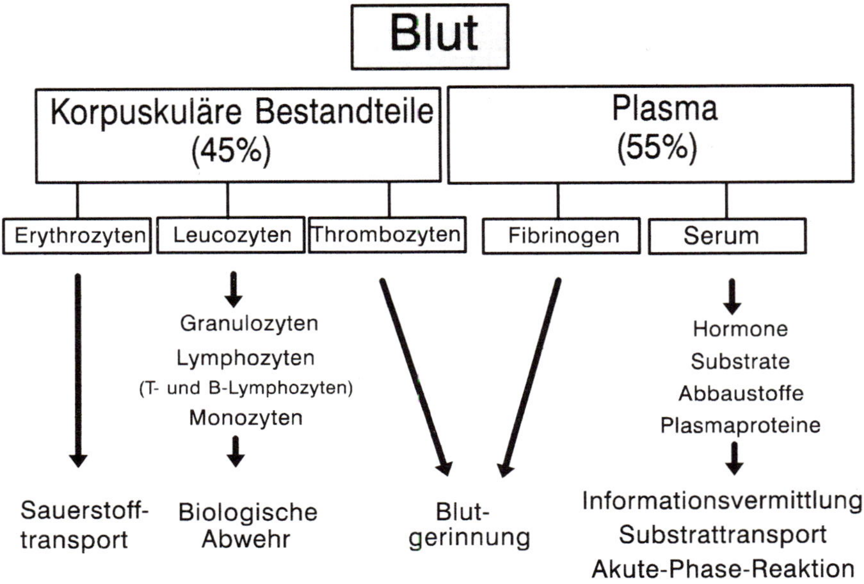

Abb. 1/4.3: Funktionen des Blutes

Um aus physikalischer Sicht die Fließeigenschaften zu verstehen, müssen die Bestandteile und Inhaltsstoffe des Blutes und ihr Lösungsverhalten betrachtet werden. Im Blutplasma sind Salze und niedermolekulare Stoffe (Glucose, freie Fettsäuren, Creatinin, Harnstoff u.a.) gelöst. Hoch- und niedermolekulare Proteine (Globuline und Albumine) liegen als kolloidale Lösung vor und dienen der Aufrechterhaltung des kolloidosmotischen Drucks im Blut. Der osmotisch wirkende Effekt, insbesondere der niedermolekularen Proteine, verhindert beim Durchströmen des Kapillarsystems den Wasseraustritt aus dem Blut ins Gewebe. Die nach einer Mahlzeit im Blut schwebenden Fetttröpfchen verleihen dem Blut zusätzlich die Eigenschaft einer Emulsion. Das Blut weist aufgrund seiner Zusammensetzung, insbesondere durch den Anteil der Blutkörperchen und der Proteine, eine 4- bis 5fach höhere Viskosität als Wasser auf.

Hämatokrit

Die Fließeigenschaft des Blutes (Viskosität) kommt im Hämatokrit (HK) zum Ausdruck. Der HK ist das Verhältnis der festen und flüssigen Bestandteile des Blutes. Der durchschnittliche HK des Mannes liegt bei 45% (40 bis 52%). Bei Frauen liegt der Wert etwas niedriger bei 41% (37 bis 47%). Durch Wasserverlust oder Ausdauerbelastungen können die korpuskulären und

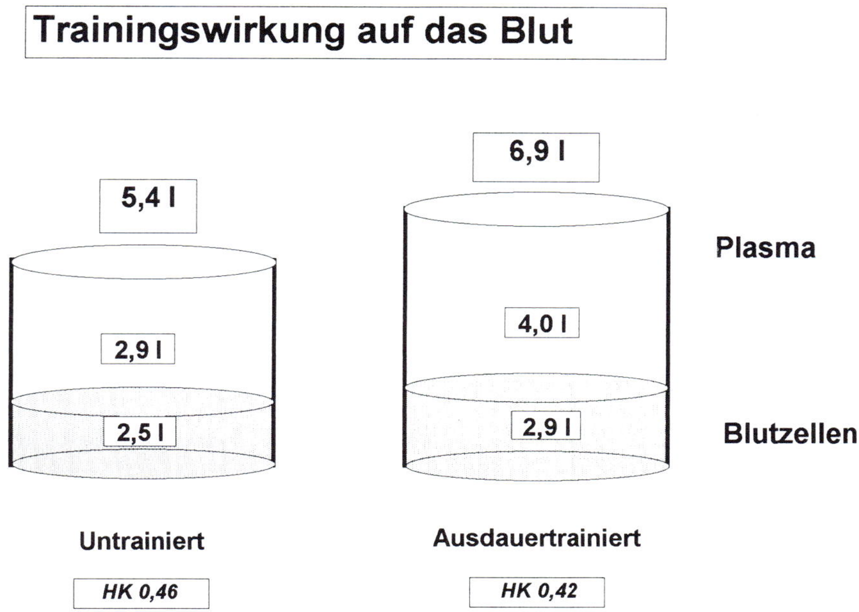

Abb. 2/4.3: Trainingswirkung auf feste und flüssige Blutbestandteile

flüssigen Anteile des Blutes verändert werden. Die Fließeigenschaften des Blutes werden beeinflusst. Bei Ausdauersportlern finden sich oft verminderte Hämatokritwerte, das Blut ist dünnflüssiger. Besonders nach extensiven Ausdauerbelastungen nimmt der HK im Sinne einer Blutverdünnung (Hämodilution) ab. Niedrigere HK-Werte begünstigen den kapillaren Gasaustausch und die muskuläre Sauerstoffversorgung. Bei sportlichen Belastungen können aber auch durch den Schweißverlust und bei unzureichender Flüssigkeitsaufnahme die HK-Konzentrationen ansteigen. Im Zustand der Dehydratation werden HK-Werte von über 50% erreicht. Ab einem HK von 53% ist infolge der Viskositätszunahme mit einer ungünstigen Beeinflussung des maximalen Herzminutenvolumens und einer Abnahme der Sauerstofftransportkapazität zu rechnen (THOMSON et al., 1982; SPRIET et al., 1986). Bei einer weiteren Zunahme des HK sind gesundheitliche Risiken nicht auszuschließen (Emboliegefahr).

Erythrozyten und Blutvolumen

Das Blut enthält ca. fünf Millionen Erythrozyten pro µl. Wichtigster Bestandteil für den Sauerstofftransport ist das Hämoglobin (Hb), der rote Blutfarbstoff. Das Hb gewährleistet über eine reversible Kopplung an Eisen eine rasche O_2-Aufnahme in der Lunge und die O_2-Abgabe im

Laborchemische Parameter/Normbereich	Ausdauersportler (n = 120)	Ausdauersportlerinnen (n = 103)
Erythrozyten m: 4,5 - 6,0 Mill/ µl w: 4,0 - 5,5 Mill/µl	5,21 ± 0,46	4,61 ± 0,39
Hämoglobin m: 14 - 18 g/dl w: 12 - 16 g/dl	16,1 ± 1,4	13,8 ± 1,3
Hämatokrit m: 40 - 52% w: 37 - 47%	0,47 ± 0,04	0,42 ± 0,04
MCV m/w: 83 - 93 fl	88,6 ± 3,0	89,1 ± 4,3
MCH m/w: 1,55 - 1,90 fmol	1,81 ± 0,10	1,82 ± 0,08
MCHC m/w: 20 - 22 mmol/l	21,1 ± 1,3	20,5 ± 1,2
Eisen m: 14,3 - 26,9 µmol/l w: 10,7 - 25,1 µmol/l	18,1 ± 7,1	17,5 ± 6,2
Ferritin m: 40 - 440 ng/ml w: 30 - 300 ng/ml (Grenzwert: 15 ng/ml)	66,2 ± 31,2	36,6 ± 22,7

MCV = mittleres korpuskuläres Volumen
MCH = mittleres korpuskuläres Hämoglobin
MCHC = mittlere korpuskuläre Hämoglobinkonzentration

Tab. 1/4.3: Hämatologische Parameter und Eisenwerte bei Ausdauersportlern und Ausdauersportlerinnen

Gewebe. Die ausreichende Verfügbarkeit von Eisen ist eine Voraussetzung dafür, dass genügend Hämoglobin gebildet wird. Durchschnittliche Hb-Werte der Männer liegen bei 15,5 g/dl (14 bis 18 g/dl) und der Frauen bei 13,8 g/dl (12 bis 16 g/dl). Das Gesamtblutvolumen ist vom Körpergewicht abhängig und beträgt etwa 75 bis 80 ml/kg. Durch Ausdauertraining nimmt das Gesamtblutvolumen zu, wobei das Verhältnis korpuskulärer und flüssiger Anteile weitgehend konstant bleibt bzw. sich tendenziell zugunsten des Blutplasmas (Abnahme des HK) verschiebt (Abb. 2/4.3, s. S. 63). Auf diese Weise erhöht sich das Gesamthämoglobin, ohne dass im Blut wesentliche Veränderungen der Erythrozyten- bzw. Hb-Konzentration nachweisbar sind.

Kontrollen der hämatologischen Werte, einschließlich der Parameter des Eisenstoffwechsels, sollten bei Sportlern Bestandteil der regelmäßigen sportmedizinischen Untersuchungen sein. In der Tab. 1/4.3 (s. S. 64) sind die hämatologischen Befunde einschließlich der Eisenwerte bei hochleistungsfähigen Ausdauersportlern zusammengefasst.

Transportfunktion des Blutes

Durch das Blut erfolgt die Versorgung des Organismus mit Sauerstoff und Nährstoffen und zugleich der Abtransport der Stoffwechselendprodukte und des Kohlendioxids. Die entscheidende Größe für den Ausdauerathleten ist dabei die Sauerstofftransportkapazität des Blutes. Pro Gramm Hämoglobin können 1,34 ml O_2 gebunden werden. Änderungen des Hb im Blut beeinflussen die Sauerstofftransportkapazität erheblich. Dieser physiologische Hintergrund ist die Basis für Methoden der unnatürlichen Manipulation des Hb (s. Kap. 14.2). Die vermittelnde Funktion des Blutes wird wesentlich durch die Wirkung der im Blut zirkulierenden Hormone unterstützt, die eine schnelles Zusammenwirken der Organe und Funktionssysteme in Abhängigkeit von den aktuellen Belastungsanforderungen gewährleisten.

Zugleich führt der Blutstrom die in der arbeitenden Muskulatur freiwerdende Wärme zur Haut ab und hat damit eine wichtige Funktion im Wärmeabtransport. Das Blut hilft, die Körperkerntemperatur zu regulieren. Diese im Dienste der Wärmeregulation notwendige, vermehrte Hautdurchblutung erfolgt auf Kosten der Muskeldurchblutung, sodass bei extremer Wärmeexposition in den Ausdauersportarten die Leistungsfähigkeit abnimmt (s. Kap. 15.1).

Pufferfunktion des Blutes

Die Puffersysteme des Blutes haben für die bei intensiven Belastungen entstehende Säuerung durch den Laktatanfall eine wichtige Bedeutung. Das Maß der Säuerung des Blutes ist die Wasserstoffionenkonzentration, der pH. Normalerweise beträgt der pH-Wert des Blutes 7,4 und liegt damit im schwach alkalischen Bereich. Bereits geringe Veränderungen der Konzentration der Wasserstoffionen können den Stoffwechsel, insbesondere den Wirkungsgrad von

Enzymen, ungünstig beeinflussen. Als Maß für den Anteil nicht flüchtiger Säuren im Blut wird neben dem pH-Wert auch der Basenüberschuss (base excess oder BE) bestimmt. Von allen Puffersystemen des Blutes spielt das Kohlensäure-Hydrogencarbonat-System (Bikarbonatpuffer) die wichtigste Rolle. Die Puffereigenschaften kommen dadurch zustande, dass die Kohlensäure als CO_2 aus diesem Puffersystem entweichen kann. Der Organismus kompensiert die durch den Laktatanstieg bedingte Übersäuerung des Blutes (metabolische Acidose) zunächst über die Atmung. Durch verstärkte Atmung (Hyperventilation) erfolgt eine größere CO_2-Abgabe mit der Ausatmungsluft, der CO_2-Partialdruck im Blut nimmt ab und führt kompensatorisch zum Ausgleich der Acidose und Stabilisierung des pH-Wertes. Der im Vergleich zur O_2-Aufnahme stärkere Anstieg des CO_2 in der Ausatmungsluft bei intensiven Belastungen spiegelt sich bei spiroergometrischen Untersuchungen in der Zunahme des Respiratorischen Quotienten (RQ) über 1,0 wider. Unmittelbar nach intensiven Belastungen kann der RQ auf Werte von 1,2 bis 1,3 ansteigen. Der RQ über 1,0 ist der Ausdruck der Respiratorischen Kompensation der metabolischen Acidose. Neben dem Bikarbonat sind auch das Hb, Plasmaproteine und Phosphate an der Pufferwirkung des Blutes beteiligt. Ist der Organismus bei intensiven Leistungsanforderungen nicht mehr in der Lage, das Säuren-Basen-Gleichgewicht zu regulieren (z.B. bei pH-Werten unter 7,2, einem BE von -15 bis -20 und $pCO_2 < 30$ Torr), dann wird die Belastung vermindert oder abgebrochen.

Abwehrfunktion des Blutes

Das Blut erfüllt eine wichtige Schutzfunktion gegenüber Krankheitserregern und Fremdkörpern. Dabei wird zunächst durch die Leukozyten eine zelluläre Abwehr des Blutes in Gang gesetzt. Akute bzw. chronische Entzündungszustände gehen mit einer Vermehrung der Leukozyten im Blut auf mehr als 10.000 pro µl (Leukozytose) einher. Die Differenzierung in die verschiedenen Leukozytenarten (Granulozyten, Lymphozyten und Monozyten) durch das sogenannte Differenzialblutbild liefert diagnostische Hinweise zum Krankheitsverlauf. Als weitere zelluläre Bestandteile des Blutes sind die Lymphozyten, speziell die T- und B-Lymphozyten, für immunologische Reaktionen bedeutsam. Unabhängig von diesen biologischen Abwehrfunktionen reagieren die weißen Blutkörperchen auf sportlichen Belastungsstress. Besonders nach langen Ausdauerbelastungen werden die Leukozyten verstärkt aus dem Knochenmark ausgeschüttet und steigen bis über 25.000 pro µl. Nach Marathonläufen ist eine reaktive Leukozytose von über 15.000 pro µl fast normal. Auch die Lymphozyten zeigen eine vorübergehende Zunahme nach Belastung (Lymphozytose). Neben dem zellulär vermittelten biologischen Schutz wirken im Blut weitere Abwehrmechanismen, so spezielle Plasmaproteine (z.B akute Phase Proteine) und Immunglobuline. Ein moderates Ausdauertraining stimuliert das Immunsystem und steigert das zelluläre und humorale Abwehrpotenzial. Chronische Überbeanspruchung im Training kann immundepressiv wirken (s. Kap. 4.6). Durch Bestimmung der Immunglobuline kann die Abwehrfunktion des Blutes kontrolliert werden (s. Kap. 4.6).

Sportleranämie

Eine Abnahme der Hb-Konzentration im Blut vermindert die Sauerstofftransportkapazität und die Ausdauerleistungsfähigkeit. Bei Ausdauersportlern werden relativ häufig verminderte Hb-Werte ohne erklärbare Ursache beobachtet. Dieser Zustand wurde als Sportleranämie gedeutet. Diese Sportleranämie beruht auf der Verdünnung des Blutes (Hämodilution). Hierbei fällt der HK ab und damit auch die Hb-Konzentration. Das Volumen der Erythrozyten bleibt aber unbeeinflusst.

Die Hämodilution wird hormonell verursacht. Nach anstrengenden Ausdauerbelastungen kommt es zum Aldosteron- und Adiuretinanstieg. Diese beiden Hormone halten das Wasser und das Natrium im Blut zurück. Ihre Wirkung hält bis zu zwei Tagen nach der Belastung an, mit dem Abfall der Hormonkonzentrationen am 3. Nachbelastungstag kommt es zu einer HK-Zunahme und deutlichem Anstieg der Harnausscheidung. Die dargestellte Regulation im Flüssigkeitshaushalt hat ihren physiologischen Sinn, sie schützt den Körper vor zu großem Wasserverlust.

Eine echte Sportleranämie, die auf Eisenmangel im Hämoglobin beruht, kann die Leistungsfähigkeit stark beeinflussen.

Im Durchschnitt bedeutet eine Abnahme des Hämoglobins um 0,1% eine Reduktion der VO_2 max um 1%. Eine Verminderung des Hb bei einem Ausdauersportler von 15,5 auf 14,0 g/dl kann zu einer Abnahme der O_2-Aufnahme und zu einem Leistungsverlust von etwa 5% (GLEDHILL, 1993). Diese Tatsache unterstreicht die Notwendigkeit regelmäßiger laborchemischer Untersuchungen bei Ausdauersportlern. Bei der Beurteilung der hämatologischen Parameter (Anzahl der Erythrozyten, Hb und Hämatokrit) muss jedoch stets berücksichtigt werden, dass es sich hierbei um Konzentrationen handelt und eine mögliche Zunahme des Gesamtblutvolumens bzw. Gesamthämoglobins anhand des Blutbildes nicht erfasst werden kann. Da die Hämoglobinsynthese von der ausreichenden Verfügbarkeit des Eisens abhängt, sind auch die Parameter des Eisenstoffwechsels (Serumeisen, Ferritin, Transferrin und gegebenfalls die Serumeisenbindungskapazität) von diagnostischer Bedeutung. Durch diese Messgrößen lassen sich Störungen der Blutbildung durch mangelnde Eisenversorgung erfassen. In einer Population hoch trainierter Ausdauerathleten fanden sich bei 3% der Sportler und bei 6% der Sportlerinnen verminderte Hämoglobinwerte und bei 5% der Sportler und 18% der Sportlerinnen subnormale Ferritinwerte (unter 15 ng/l).

Beim leistungssportlichen Training ist bei zunehmender Müdigkeit, vorzeitiger Leistungsminderung und gestörtem Befinden stets an eine Eisenunterversorgung zu denken und das Speichereisen Ferritin prüfen zu lassen. Eine regelmäßige Verabreichung von Eisenpräparaten bei Unterversorgung sollte nur auf ärztliche Indikation erfolgen. Der medikamentöse Ausgleich des Eisenmangels dauert mehrere Wochen.

Zusammenfassung:
Das Blut hat eine Vermittlerfunktion zwischen den Organen. Anpassungen des Blutes an sportliches Training sind die Zunahme des Blutvolumens, die tendenzielle Abnahme des Hämatokrits, Erhöhung von Hämoglobinmenge und Pufferkapazität sowie die Steigerung des immunologischen Abwehrpotenzials.

Regelmäßige Kontrollen der hämatologischen Werte und des Eisenstoffwechsels dienen im Leistungstraining der indirekten Überprüfung der Sauerstofftransportkapazität des Blutes und sind für die Belastbarkeitssicherung notwendig.

4.4 Sauerstoffaufnahme und Trainingsbelastung

Für den Organismus ist die ständige Sauerstoffaufnahme lebensnotwendig.

Die Energiegewinnung kann mit und ohne Sauerstoff erfolgen, d.h. aerob und anaerob. Das Gehirn ist ohne Sauerstoff nicht funktionsfähig und verträgt nur sehr kurze Zeit einen Sauerstoffmangel. Eine ähnliche Situation liegt auch in der Muskulatur vor. Mit Beginn der Muskelarbeit steigt der Sauerstoffbedarf sofort sprunghaft an. Um dennoch die Muskelarbeit aufrechtzuerhalten, werden die anaeroben Mechanismen der Energiegewinnung beteiligt. Über das Creatinphosphat (CP) gewinnt die Muskulatur ohne Laktatbildung für 10-20 s Energie. Die anaerobe Energiegewinnung muss bei Belastungsbeginn den noch nicht voll funktionierenden aeroben Energiestoffwechsel kompensieren. Das Ausmaß des genutzten anaeroben Stoffwechsels ist von der Belastungsintensität abhängig. Die anaerobe Energiegewinnung ist der aeroben stets vorgeschaltet oder läuft bei Fortführung der intensiven Belastung zusammen mit dieser ab. Die maximale Sauerstoffaufnahme ist bei Belastungsbeginn erst mit einer Verzögerung von ein bis zwei Minuten voll nutzbar. Die am Anfang jeder Belastung vorliegende „Sauerstoffschuld" wird in der Sportpraxis dadurch kompensiert, dass durch verschiedene Formen der „Vorstarterwärmung" der aerobe Stoffwechsel „angekurbelt" wird. Das ist bedeutungsvoll vor intensiven Kurzzeitbelastungen.

Der bei Belastungsbeginn oder bei der Intensitätserhöhung stark angestiegene Sauerstoffbedarf stimuliert die Atmung. Parallel mit dem ansteigenden Sauerstoffbedarf erhöht sich das Atemminutenvolumen.

Solange sich Sportler während der Belastung noch unterhalten können, ist die muskuläre Sauerstoffversorgung noch ausreichend. Steigt die Sauerstoffaufnahme auf über 70% der individuell maximal möglichen an, dann ist die Atemarbeit so stark, dass das Sprechen zunehmend schwerer fällt und schließlich unterbleibt.

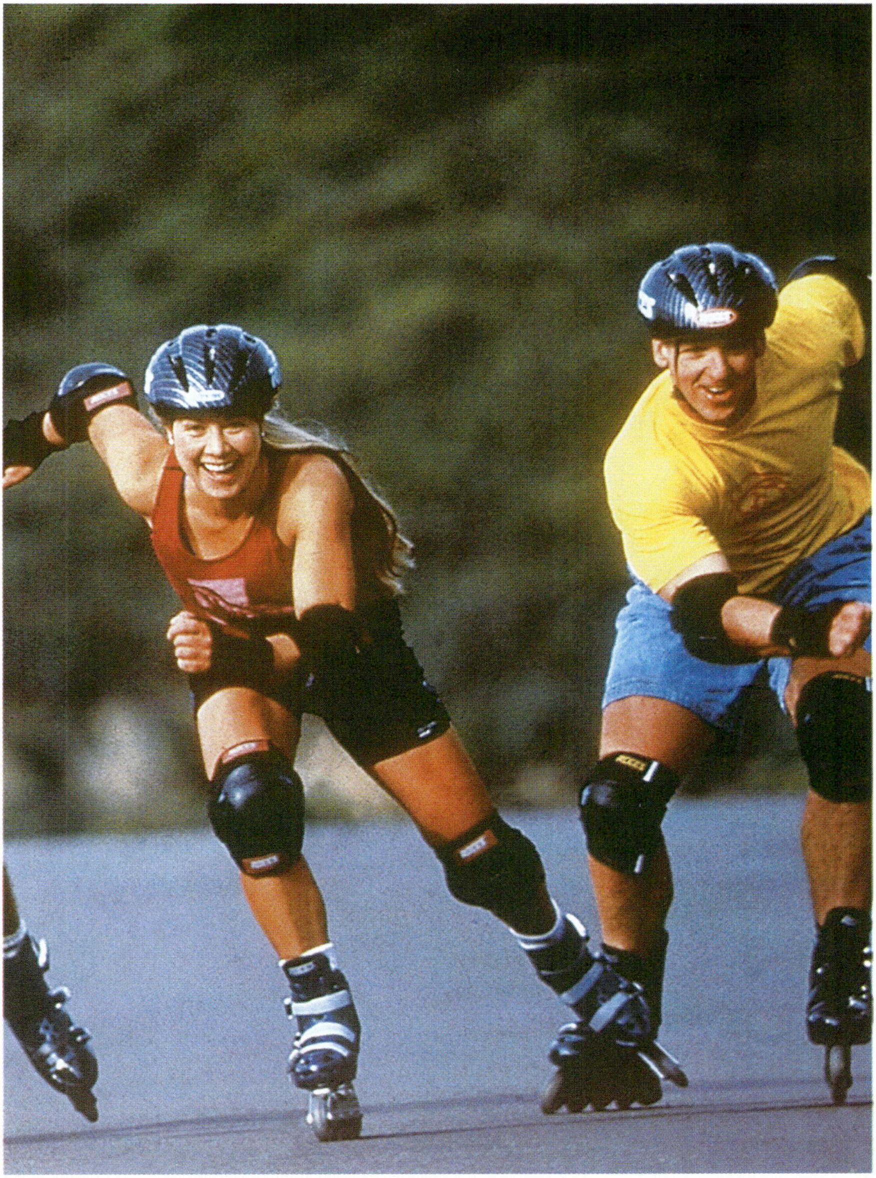

Inline-Skating wird immer beliebter. (Foto: Raquel Goldmann, Konstanz)

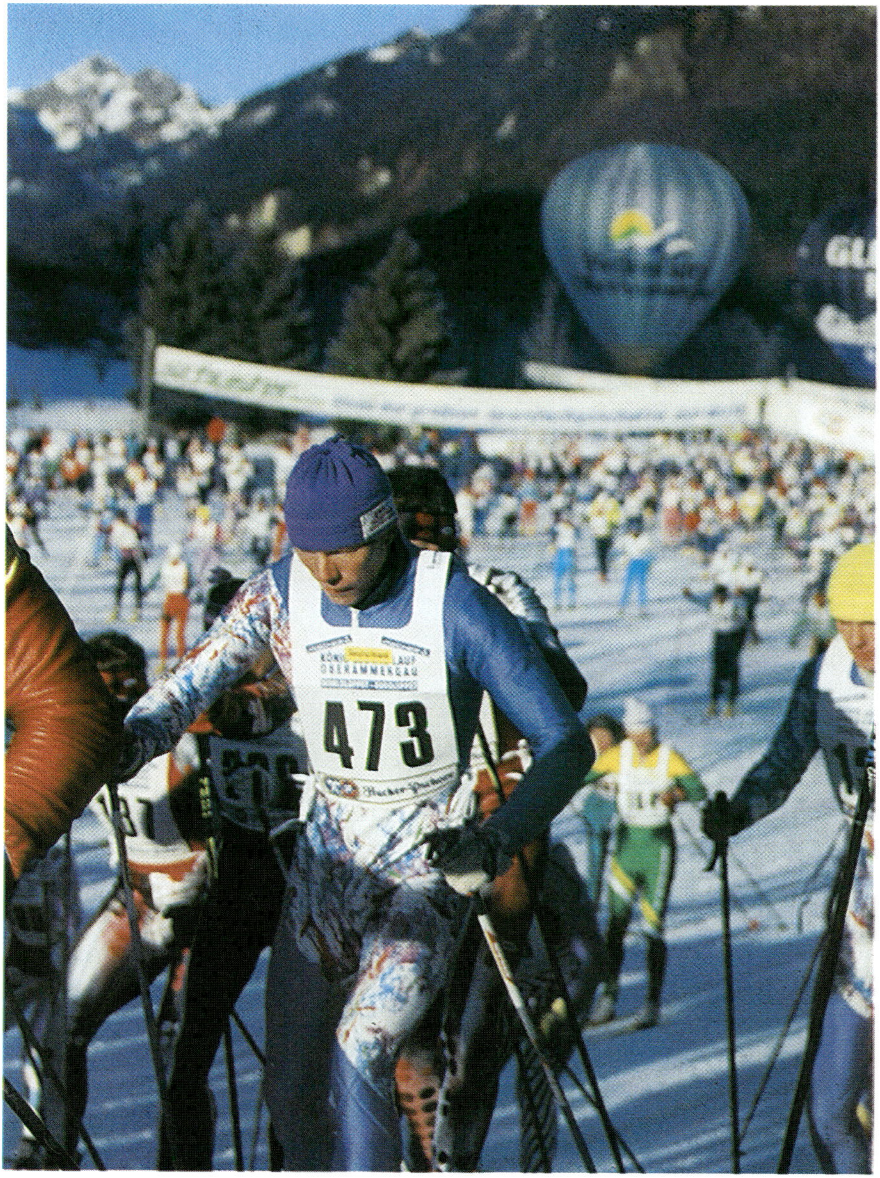

Start beim König-Ludwig-Skilanglauf in Oberammergau (Foto: Georg Neumann, Leipzig)

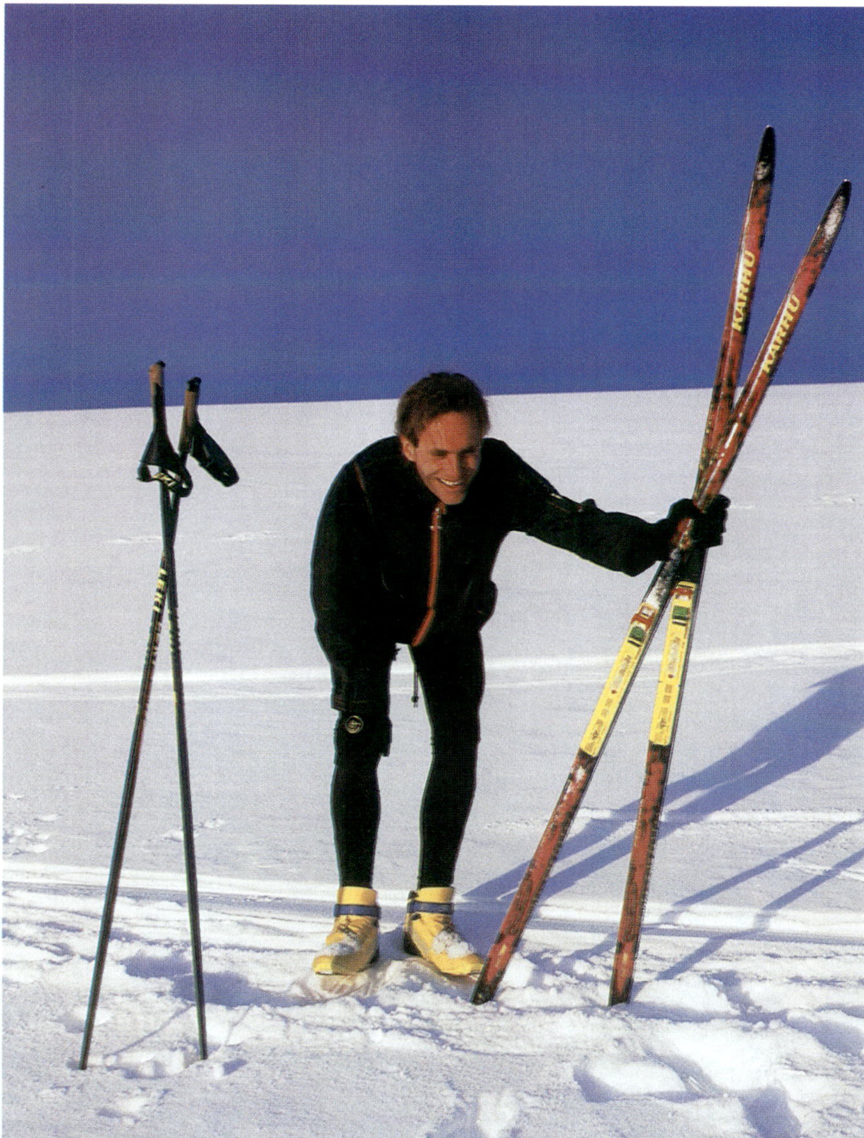

WAG´s Bild und Textagentur, Freiburg (Foto: Armin Schirmaier, Freiburg)

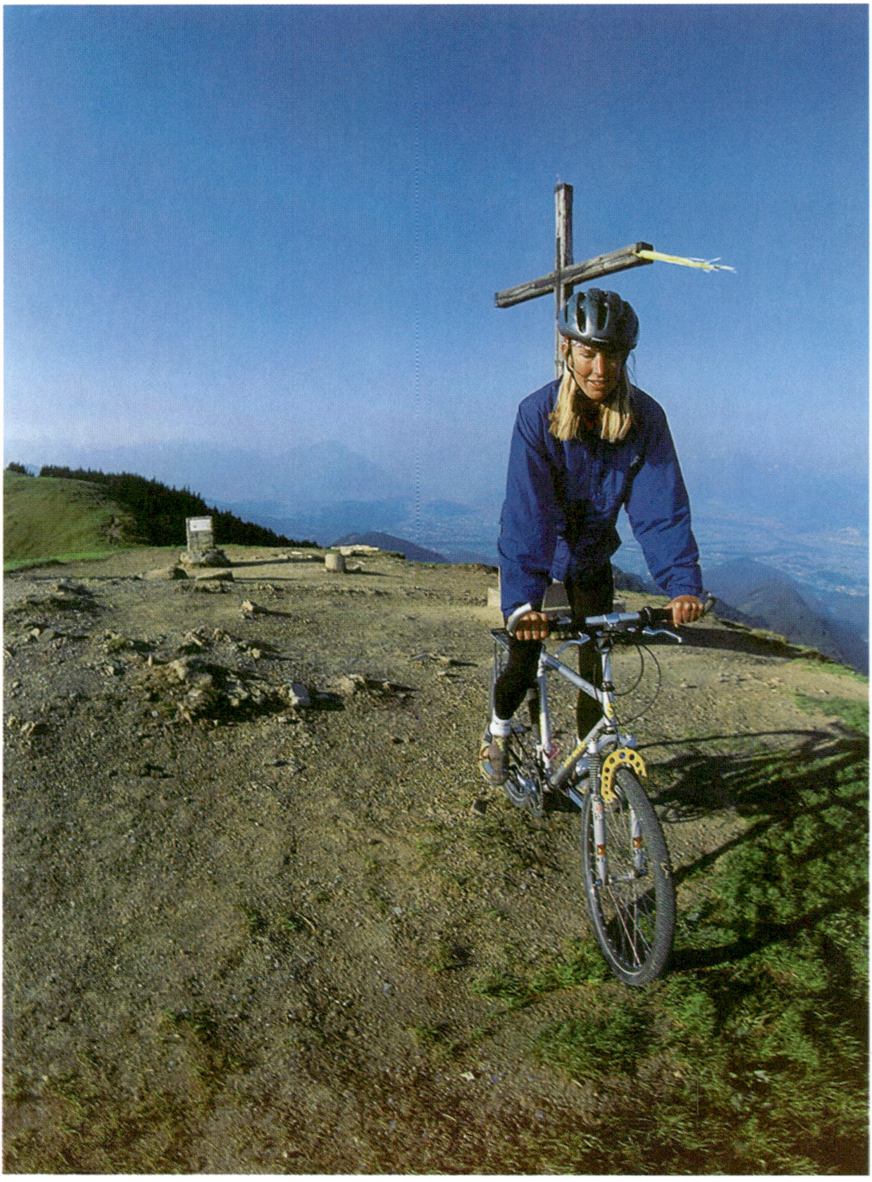

WAG's Bild und Textagentur, Freiburg (Foto: Armin Schirmaier, Freiburg)

Die maximale Sauerstoffaufnahme (VO_2max) repräsentiert die Leistungsfähigkeit der sauerstoffaufnehmenden, sauerstofftransportierenden und sauerstoffverwertenden Teilsysteme im Organismus. Damit ist die VO_2max das Ergebnis der Sauerstoffdiffusion in der Lunge, des Sauerstofftransports im Blut und der Sauerstoffaufnahme in der belasteten Muskulatur. Durch die Sauerstoffaufnahme wird die aerobe Energieflussrate im Organismus repräsentiert. Die VO_2 max ist dafür die wesentliche Messgröße.

Die VO_2max ist eine individuell begrenzte Größe. Sie gilt international als zuverlässiges Maß für die maximale aerobe Leistungsfähigkeit und wird auch, nicht ganz korrekt im physikalischen und energetischen Sinne, als Maß der aeroben Kapazität (aerobic capacity) bezeichnet.

Das Verhältnis von Sauerstoffaufnahme und Atemminutenvolumen hat leistungsdiagnostische Bedeutung und wird durch den Quotienten Atemminutenvolumen/Sauerstoffaufnahme (Atemäquivalent) zum Ausdruck gebracht.

Das Atemäquivalent (AÄ) hingegen bringt die Effektivität der Atmung bei der Belastung zum Ausdruck und zeigt an, wie viel Sauerstoff mit der eingeatmeten Luft aufgenommen wird. Der Energiestoffwechsel verlässt den Gleichgewichtszustand (Steady State), wenn bei zunehmender Belastung immer weniger Sauerstoff im Verhältnis zum angestiegenen Atemminutenvolumen aufgenommen wird. Bei normaler Belastung beträgt das AÄ 25 bis 27 und kennzeichnet eine stabile Stoffwechselsituation. Steigt während der Belastung das AÄ auf über 29 an, dann ist die Atmung deutlich erschwert und der anaerobe Anteil in der Energiewandlung nimmt zu. Der einregulierte Steady State-Zustand im Stoffwechsel wird verlassen, der Glycolyseanteil steigt. Ein AÄ über 29 zeigt das deutliche Überschreiten der aeroben Leistungsfähigkeit an und ist Kennzeichen der Sauerstoffunterversorgung während der Belastung. Der aufgenommene Sauerstoff über die Atmung reicht nicht mehr für die Leistung aus; der anaerobe Stoffwechsel muss verstärkt hinzugeschaltet werden.

Die aerobe Leistungsfähigkeit kennzeichnet die erreichte sportartspezifische Leistung oder Geschwindigkeit auf definierten submaximalen und maximalen Belastungsstufen. Die Sauerstoffaufnahme wird häufig zu bestimmten Stoffwechselmessgrößen (z.B. Laktat) in Beziehung gesetzt. Die Verbesserung der aeroben Leistungsfähigkeit ist durch die Zunahme der Stoffwechsel- und Kreislaufökonomie auf submaximalen Belastungsstufen gekennzeichnet. So können Sauerstoffaufnahme, Herzschlagfrequenz und/oder Laktatkonzentration abnehmen.

Das optimale Ausdauertraining kann sowohl zum Anstieg der submaximalen aeroben Leistungsfähigkeit als auch der maximalen führen. Die Trainingsinhalte in der ausgeübten Sportart bestimmen maßgeblich, in welche Richtung sich die Veränderung der aeroben Leistungsgrundlagen bewegt.

Mit der Zunahme der Trainingsbelastung über längere Zeiträume (Monate) steigt die aerobe Leistungsfähigkeit an. Das Anheben des Niveaus der aeroben Leistungsfähigkeit ist eine notwendige Voraussetzung für die Erhöhung der VO_2max, die ein anspruchsvolles Intensitätstraining er-

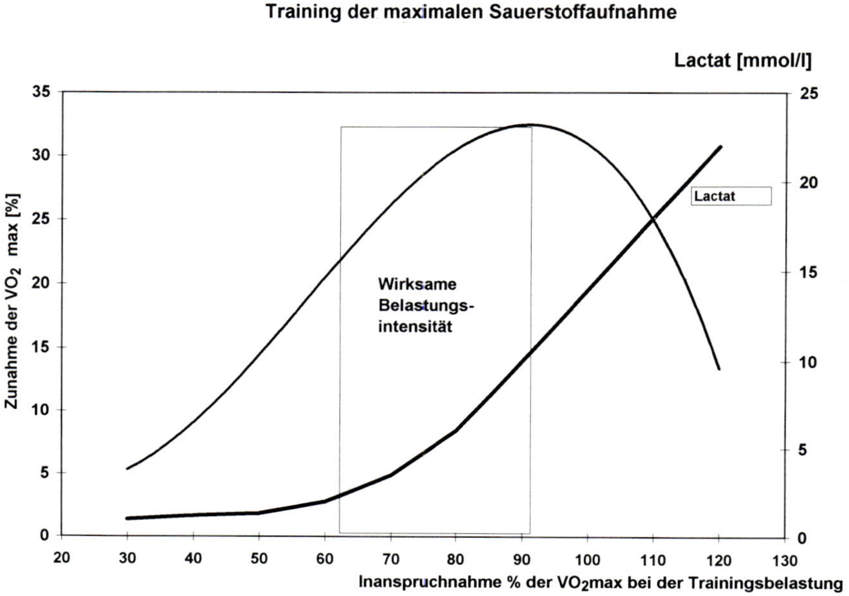

Abb. 1/4.4: Notwendige Trainingsintensität zur Entwicklung der maximalen Sauerstoffaufnahme

fordert. Damit es zur Zunahme der maximalen Sauerstoffaufnahme kommt, ist ein mehrmonatiges Training mit intensiven Inhalten notwendig (Abb.1/4.4, s. oben). Die entscheidende physiologische Grundlage für die Zunahme der VO_2max ist ein Ansteigen der muskulären Sauerstoffverwertung (Zunahme der Aktivität der Enzyme des aeroben Energiestoffwechsels) in dem langsam kontrahierenden Muskeln (STF) und die Erhöhung der Sauerstofftransportkapazität.

Die maximale Sauerstoffaufnahme und die submaximale aerobe Leistungsfähigkeit repräsentieren zusammen die aeroben Leistungsgrundlagen.

Die maximale Sauerstoffaufnahme nimmt zu, wenn die sportartspezifische Belastung so intensiv (anstrengend) ist, dass das aktuelle aerobe muskuläre Leistungsniveau überschritten und der anaerobe Stoffwechsel anteilig mit beansprucht wird. Das erste Anzeichen für das Überschreiten der aeroben Leistungsfähigkeit ist der Anstieg der Blutlaktatkonzentration auf über 2 mmol/l (Abb. 2/4.4, s. S. 75). Das Training der VO_2max erfordert höhere Trainingsreize als die Entwicklung der aeroben Leistungsgrundlagen. Erst bei einer längeren Belastung in einer aerob -anaeroben Stoffwechselsituation (Laktat über 6 mmol/l) werden ausreichend hohe Reize für die Entwicklung der maximalen Sauerstoffaufnahme gesetzt. Die 100%ige Ausnutzung der individuellen VO_2max ist nur für wenige Minuten Dauer möglich. Hochtrainierten gelingt das für 4 bis 7 min. Zeitlich längere Leistungen können nur mit unvollständiger Ausnutzung der

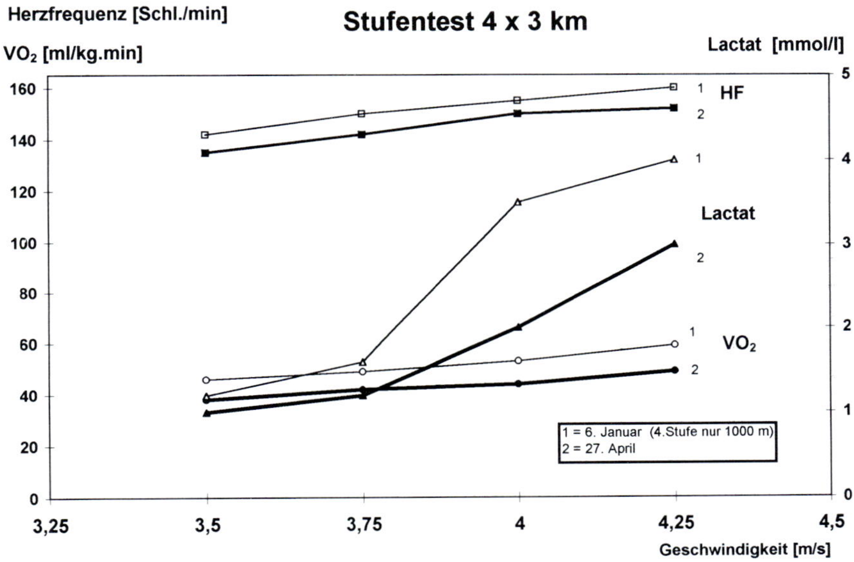

Abb. 2/4.4: Verhalten von Herzschlagfrequenz, Laktat und maximaler Sauerstoffaufnahme bei einer leistungsdiagnostischen Untersuchung auf dem Laufband. Von der ersten zur zweiten Untersuchung zeigt sich die Abnahme aller drei Messgrößen; das spricht für eine Ökonomisierung dieser Funktionssysteme.

VO_2max erbracht werden. Die Spanne der Ausnutzung der VO_2max liegt dann zwischen 85 bis 98% und ist abhängig von der Belastungsdauer, die noch bei höchstmöglicher Intensität sportartspezifisch durchgehalten werden kann.

Um die maximale sportartspezifische aerobe Leistungsfähigkeit zu entwickeln, sind mindestens 10% von der Gesamttrainingsbelastung in aerob-anaerober Wirkrichtung zu trainieren.

Die aerobe Leistungsfähigkeit von Spitzenathleten kommt dadurch zum Ausdruck, dass sie höhere Geschwindigkeiten oder Leistungen in aerober Stoffwechsellage bewältigen. So vermögen Weltklasseläufer bei 19,8 km/h (5,50 m/s) in aerober Stoffwechsellage (< Laktat 2 mmol/l) längere Strecken zurückzulegen (Abb. 3/4.4, s. S. 76). Ein Durchschnittsläufer erreicht weder diese Geschwindigkeit und wenn, dann nur mit hohem anaeroben Stoffwechselanteil.

Wenn Ausdauertrainierte weniger Sauerstoff als Untrainierte auf submaximalen Belastungsstufen verbrauchen, dann ist das Ausdruck des höheren Wirkungsgrades ihrer Muskelarbeit. Diese Feststellung gilt auch für Unterschiede im Trainingszustand zwischen besser und schlechter Trainierten in einer Sportart. Bei vergleichbarer sportartspezifischer Leistung ist der Wir-

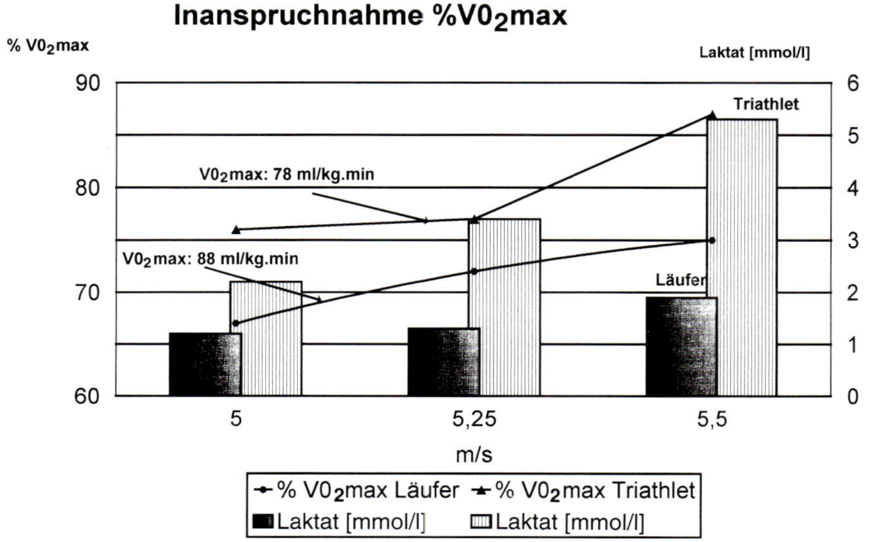

Abb. 3/4.4: Vergleich der Sauerstoffaufnahme und Laktatkonzentration zwischen einem Langstreckenläufer und Triathleten. Der Läufer hat eine deutlich höhere maximale Sauerstoffaufnahme (VO_2max) und niedrigere Laktatkonzentration als der Triathlet bei vergleichbarer Geschwindigkeit. Auch die prozentuale Inanspruchnahme der VO_2max ist bei dem Läufer niedriger.

kungsgrad der Muskelarbeit der besser Trainierten höher. Die Zunahme des Wirkungsgrades der Muskelarbeit äußert sich im abnehmenden kalorischen Äquivalent, d.h. bei einer bestimmten submaximalen Leistung ist der Energieaufwand der besser Trainierten niedriger. Die Zunahme des Wirkungsgrades ist nicht nur an der niedrigeren Sauerstoffaufnahme und am kleineren Respiratorischen Quotienten (RQ) zu erkennen, sondern auch am Regulationsverhalten der Atmung, des Herz-Kreislauf- und Stoffwechselsystems (s. Kap. 4.1, 4.2 und 10.4). Bei der Wirkungsgradverbesserung setzt der leistungsfähigere Sportler mehr Fettsäuren um, bildet weniger Laktat, reguliert mit einer geringeren Hf und Atemfrequenz und hat eine niedrigere Sauerstoffaufnahme bei vergleichbarer Leistung. Bezogen auf die Leistung (Geschwindigkeit) bei 2 mmol/l Laktat beansprucht der besser trainierte Sportler niedrigere Anteile seiner VO_2max. Hinzu kommt, dass sich der bessere Trainingszustand nicht nur in der Ökonomisierung der submaximalen Leistungsfähigkeit bemerkbar macht, sondern auch in der Zunahme der maximalen aeroben Leistungsfähigkeit. Damit äußern sich beim optimalen Leistungstraining die höheren aeroben Leistungsgrundlagen sowohl in der Wirkungsgradzunahme bei submaximaler Belastung als auch in der Funktionsverbesserung bei maximaler Belastung (Zunahme VO_2max).

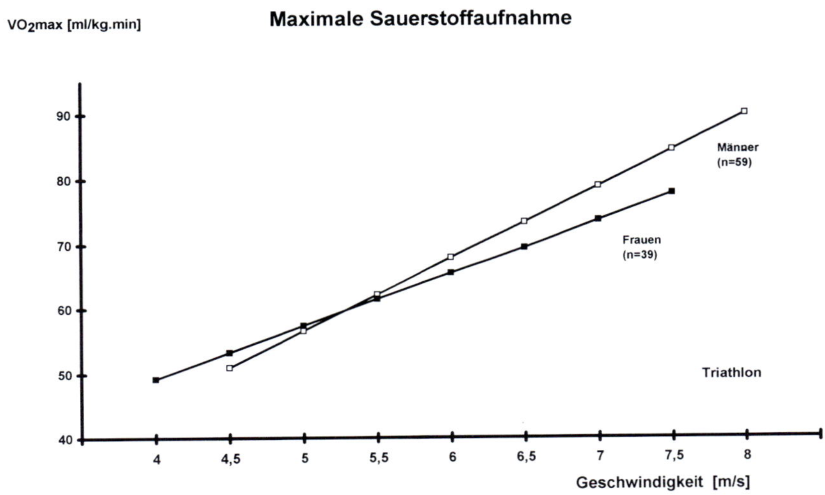

Abb. 4/4.4: Abhängigkeit der maximalen Sauerstoffaufnahme (VO_2max) von der Laufgeschwindigkeit auf dem Laufband (Kurzzeitstufentest)

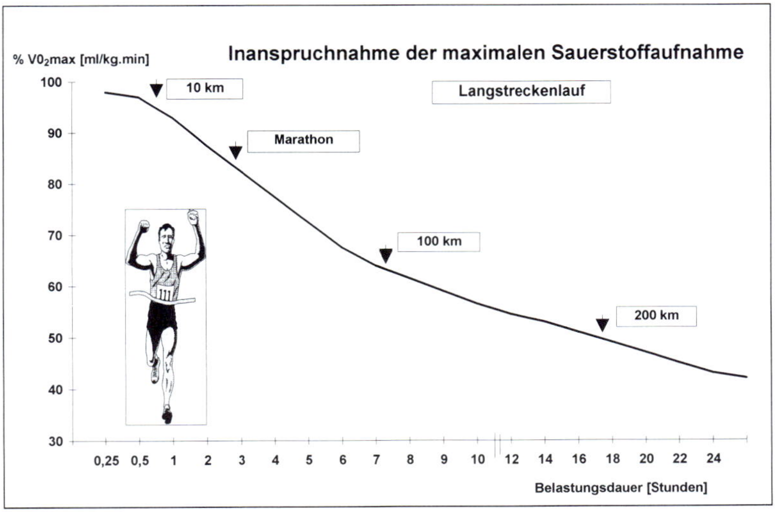

Abb. 5/4.4: Mit Zunahme der Streckenlänge nimmt die mögliche Inanspruchnahme der maximalen Sauerstoffaufnahme (VO_2max) ab. Bei Belastungen über lange Laufstrecken wird die VO_2max weniger entwickelt.

Wird die maximale Sauerstoffaufnahme im Labor bestimmt, so ist diese von der motorischen Grundleistungsfähigkeit im Laufen (Laufbandtest) oder von der maximalen Kraftausdauer Rad (Fahrradergometertest) abhängig (Abb. 4/4.4, s. S. 77).

Wenn der Sportler im Training keine höhere Geschwindigkeit oder intensivere Kraftausdauerleistung anstrebt oder erreicht, dann wird sich seine maximale Sauerstoffaufnahme nur gering entwickeln. Die Zunahme von aerober Leistungsfähigkeit verläuft oft nicht in ihren Anteilen gleichzeitig. Ihre Entwicklung ist stark von der Trainingsmethodik abhängig (s. Kap. 6). Häufiger ist die Entwicklung von nur einer aeroben Leistungskomponente nachweisbar. Daraus ist zu schließen, dass die gleichzeitige sportmethodische Entwicklung von maximaler Sauerstoffaufnahme und aerober Leistungsfähigkeit nicht so einfach ist. Dahinter verbirgt sich das sportmethodische Problem des Störeinflusses einer hohen Gesamtbelastung auf die Ausführung qualitativ hochwertiger Trainingsinhalte (Geschwindigkeiten, Kraftausdauer). Die durch einen hohen Trainingsumfang nachwirkende Restermüdung behindert die Freisetzung der motorischen Schnelligkeit oder Schnelligkeitsausdauer (s. Kap. 8, 9 und 10).

Obgleich das Phänomen der ungleichen Entwicklung der aeroben Leistungsgrundlagen bekannt ist, kann es nicht immer trainingsmethodisch optimal gelöst werden. Die aerobe Leistungsfähigkeit ist problemlos durch Verlängerung der Trainingsdistanzen (Streckenmittel) bei hohem Gesamtumfang trainierbar. Dabei kommt es aber meist unbeabsichtigt zur Abnahme von Geschwindigkeit oder Leistung, weil die intensiven Trainingsanteile zu niedrig sind.

Am Beispiel des Laufens wird deutlicht, dass es zu einer immer niedrigeren prozentualen Inanspruchnahme der VO_2max mit der Zunahme der Laufdauer kommt (Abb. 5/4.4, s. S. 77). Mit dem aeroben Basistraining wird vordergründig die Stoffwechselökonomie (Fettstoffwechsel) trainiert und nicht der erforderliche hohe Energiedurchsatz für die Entwicklung der VO_2max.

Der Trainingsreiz ist auch im Grenzbereich der aktuellen Leistungsfähigkeit bei zu langer Belastungsdauer zu niedrig für die Entwicklung der VO_2max. Auch Langzeitwettkämpfe üben keine ausreichende Reizstärke auf die Entwicklung der maximalen Sauerstoffaufnahme aus, da diese nur zu 50 bis 70% die maximale Sauerstoffaufnahme beanspruchen (s. Abb. 5/4.4).

Eine Korrektur des Intensitätsdefizits ist im Nachhinein möglich. Durch die Rücknahme der Gesamtbelastung entstehen wieder Freiräume für ein intensiveres Training. Das Intensitätstraining erfordert längere Erholungszeiträume als das Umfangstraining.

Die Entwicklung der VO_2max hat ein Training im individuellen motorischen Grenzbereich zur Voraussetzung. Damit die intensiven Trainingseinheiten wirken, muss eine bestimmte Anteiligkeit an der Gesamtbelastung erbracht werden. Als reizwirksam werden 5 bis 15% von der Gesamtbelastung an intensivem Training, mit Überschreiten der aeroben Kapazität, angesehen. Je länger die Wettkampfstrecken sind, desto größer kann, entsprechend der Leistungsstruktur, der Anteil intensiver Trainingseinheiten sein. Durch das regelmäßige Training intensiver Inhalte un-

Sportartengruppe	Männer	Frauen
Ausdauersportarten	75 - 80	65 - 70
Sportspielarten	55 - 60	45 - 52
Zweikampfsportarten	60 - 65	50 - 53
Schnellkraftsportarten	50 - 55	45 - 50
Technische Sportarten	50 - 60	45 - 50

Tab. 1/4.4: Maximale Sauerstoffaufnahme (in ml/kg.min) in den Sportartengruppen

	Spitzensport 20-35 h/Woche	Leistungssport 15-25 h/Woche	Fitnesssport 4-12 h/Woche
Langstreckenläufer	83 - 88	75 - 80	55 - 65
Skilangläufer	85 - 90	77 - 82	53 - 63
Triathleten	78 - 83	70 - 78	55 - 65
Radsportler	82 - 86	70 - 78	50 - 60
Schwimmer	70 - 75	67 - 72	45 - 50
Geher	65 - 70	55 - 63	45 - 50

Tab. 2/4.4: Abhängigkeit der maximalen Sauerstoffaufnahme (ml/kg.min) von der Trainingsbelastung in den Ausdauersportarten

terscheidet sich das Leistungs- und Hochleistungstraining eindeutig vom Fitnesssport. Im Fitnesssport wird das Grundlagenausdauertraining bevorzugt. Die intensiven Trainingsanteile ergeben sich zufällig oder werden von der Häufigkeit der Wettkampfteilnahme bestimmt.

Um den Entwicklungsstand der VO_2max bei Sportlern vergleichen zu können, wird diese auf das Körpergewicht bezogen. In Abhängigkeit von der Sportart bzw. Sportartengruppe ist die relative VO_2max unterschiedlich (Tab. 1/4.4). Die sportartspezifische Leistung im Wettkampf ist nicht direkt von der VO_2max abhängig; der Sportler verfügt noch über weitere Kompensationsmöglichkeiten wie Sporttechnik, Renntaktik, Rennerfahrung u.a. In der Sportpraxis ist die höhere Inanspruchnahme des anaeroben Stoffwechsels die übliche Kompensationsvariante bei zu niedriger VO_2max. Das Niveau der VO_2max ist in den Ausdauersportarten ein Gradmesser für den erreichten Belastungsumfang in der Sportart (Abb. 6/4.4, s. S. 80).

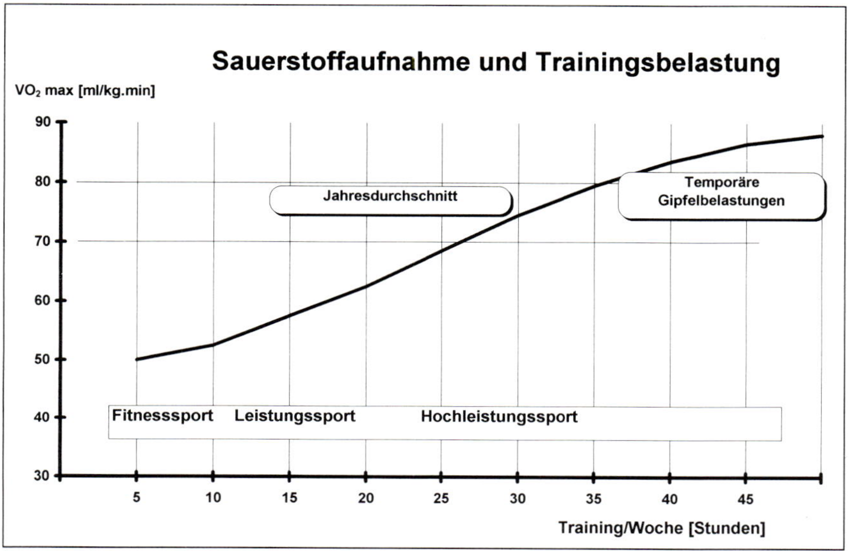

Abb. 6/4.4: Abhängigkeit der Entwicklung der maximalen Sauerstoffaufnahme (VO_2max) von der durchschnittlichen Trainingsbelastung pro Woche

Die Spitzenleistung in einer Sportart ist vom Erreichen eines bestimmten Referenzwertes in der VO_2max durch den Athleten abhängig (Tab. 2/4.4, s. S. 79). Der Referenzwert in der VO_2max muss umso höher sein, je eindeutiger die Leistung in der Sportart durch die konditionelle Fähigkeit Ausdauer beeinflusst wird. Die Ausdauersportarten Lauf, Radfahren und Skilanglauf unterscheiden sich z.B. in der Nutzung der Ausdauerfähigkeit beim Leistungsvollzug von den Sportspielarten oder Zweikampfsportarten eindeutig, sie benötigen eine höhere VO_2max. Für das Betreiben von Nichtausdauersportarten sind andere motorische sowie koordinative Anforderungen notwendig als für die Ausdauersportarten.

Zusammenfassung

Die Zunahme der maximalen Sauerstoffaufnahme (VO_2max) ist für zahlreiche Sportarten vorteilhaft, besonders für die Ausdauersportarten. Die VO_2max und die aerobe Leistungsfähigkeit auf submaximalen Belastungsstufen (z.B. Leistung oder Geschwindigkeit bei Laktat 2 mmol/l) sind die beiden wesentlichen Kennzeichen der aeroben Leistungsgrundlagen für sportartspezifische Ausdauerleistungen.

Für die Entwicklung der aeroben Leistungsgrundlagen ist eine bestimmte Gesamtbelastung (Trainingsstunden/Woche) notwendig. Das Training der VO_2max erfordert immer intensive und kurzzeitige Belastungen, die in die Trainingsbelastung einzuordnen sind und eine Anteiligkeit von 5 bis 15% an der Gesamtbelastung ausmachen. Für Vergleiche ist die relative VO_2max (VO_2/kg) eine zuverlässige Referenzgröße, insbesondere für die Beurteilung der maximalen aeroben Leistungsfähigkeit in der Sportart. Spitzenleistungen in den einzelnen Sportarten erfordern das Erreichen eines bestimmten Referenzwertes in der VO_2max. In den Ausdauersportarten muss die VO_2max den Wert von 80 ml/kg.min bei Männern und 70 ml/kg.min bei Frauen übersteigen, wenn Topleistungen erwartet werden. Der Trainingsumfang in der Sportart beeinflusst die Entwicklung der aeroben Leistungsfähigkeit entscheidend. Das Umfangstraining ist in seinen physiologischen Auswirkungen nicht durch das einseitige Intensitätstraining ersetzbar. Um stabile aerobe Leistungsgrundlagen zu entwickeln, ist ein Training sowohl für die submaximale als auch maximale aerobe Leistungsfähigkeit notwendig. Das dominante Training nur einer Seite der aeroben Leistungsfähigkeit (VO_2max oder aerobe Leistungsfähigkeit im Bereich aerob-anaerober Schwellen) führt meist zur instabilen Entwicklung der sportartspezifischen Leistungsfähigkeit. Hingegen kann ein undifferenziertes Mischtraining die Entwicklung der aeroben Leistungsfähigkeit beschleunigen, aber es wird ein zu niedriges Endniveau erreicht.

4.5 Energiestoffwechsel und Trainingsbelastung

Alle Formen der Energiegewinnung dienen der Resynthese des bei der Muskelkontraktion abgebauten Adenosintriphosphats (ATP) zu Adenosindiphosphat (ADP). Die schnelle Resynthese des bei der Muskelarbeit entstandenen ADP zu ATP ist die zentrale Problematik im Training des Energiestoffwechsels. Für das Training der zweckmäßigen ATP-Resynthese gibt es mehrere Möglichkeiten, die besonders von Intensität und Dauer der Belastung abhängen. Der durch die Belastung ausgelöste Mangel von Substraten ist zugleich der Reiz für die Zunahme dieser. Durch Training können sich die Depots von Creatinphosphat, Glycogen und Neutralfetten (Triglyceriden) in der Muskulatur vergrößern.

Bei der Muskelkontraktion wird das ATP in ADP gespalten. Hierbei entsteht Energie und anorganisches Phosphat (Abb. 1/4.5, s. S. 82). Die Resynthese des zu ADP gespaltenen ATP kann über mehrere Wege erfolgen:

1. ADP + Creatinphosphat (CP) $\longrightarrow$ ATP + Creatin
2. ADP + Glucose (Glycogen) $\longrightarrow$ ATP + Laktat
3. ADP + Glucose, Fettsäuren (Proteine) + O_2 $\longrightarrow$ ATP + CO_2

4. Energetische Notfallreaktion:

$$2\ ADP \xrightarrow{\text{Adenylatkinase}} AMP + ATP$$

$$AMP \xrightarrow{\text{AMP-Desaminase}} IMP + NH_3 \text{ (Ammoniak)}$$

(Adenosinmonophosphat = AMP; Inosinmonophosphat = IMP)

Die Reaktionen 1, 2 und 4 laufen ohne Sauerstoff ab, d.h. anaerob. Der bevorzugte Weg der Energiegewinnung ist im Sport die aerobe ATP-Resynthese aus der Glucose und aus Freien Fettsäuren (FFS). Im Notfall werden bei Kohlenhydratmangel Aminosäuren für die Energiegewinnung abgebaut.

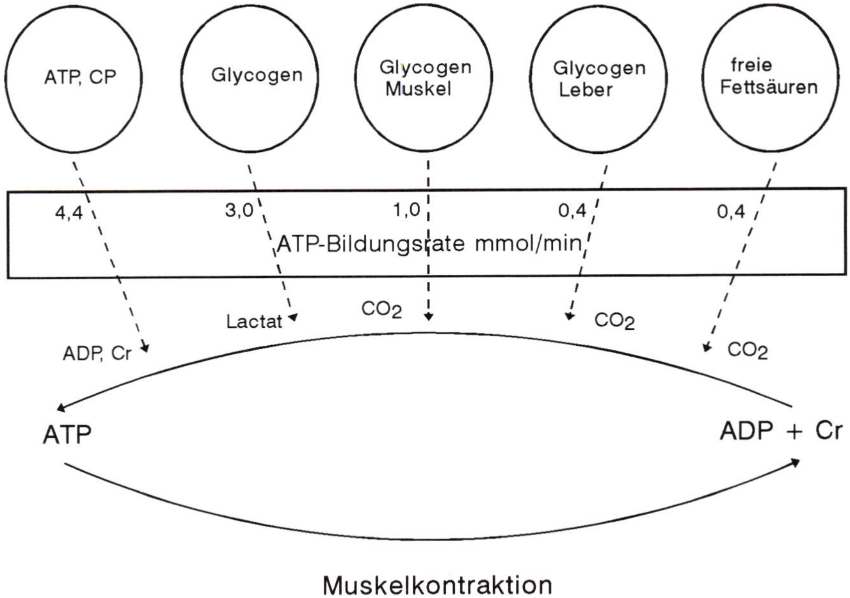

Abb. 1/4.5: Geschwindigkeit der Adenosintriphosphat (ATP)-Bildungsrate durch die Substrate. Die Resynthese des ATP aus dem ADP (Adenosindiphosphat) verläuft unterschiedlich schnell. Die schnellste ATP-Resynthese ermöglicht das Creatinphosphat (CP).

4.5.1 Energiereiche Phosphate

Zu den energiereichen Phosphaten gehören die Adeninnucleotide und das Creatinphosphat (CP).

Die Adeninnucleotide sind das ATP, ADP, Adenosinmonophosphat (AMP) und Inosinmonophosphat (IMP). Das Creatinphosphat ist für die anaerob-alaktazide Energiegewinnung das ergiebigste Substrat.

Der ATP-Speicher im Muskel beträgt 5-6 mmol/kg Feuchtgewicht (FG) und der Creatinphosphatspeicher 25 mmol/kg FG. Durch Training können sich beide Speicher vergrößern (Tab. 1/4.5.1). Die weiteren Energiedepots des Muskels sind das Glycogen und die Triglyceride (Neutralfette), die gleichfalls durch ein spezifisches Training zunehmen können. Das ATP und CP sind für den Start der Muskelarbeit und die plötzliche kurzzeitige Leistungserhöhung während der Belastung die entscheidenden Substrate. Der Energiegewinn ist auf den einzelnen Stoffwechselwegen unterschiedlich. Der ATP-Speicher ist so klein, sodass er nur für einige Muskelkontraktionen reicht. Den höchsten Energiegewinn in der Zeiteinheit liefert das Creatinphosphat (s. Abb. 1/4.5). Da aber der CP-Speicher begrenzt ist, reicht die Energie bei Belastungen mit höchster Intensität für nur 6 bis 8 Sekunden (s) und bei niedrigerer Intensität für 20 bis 30 s aus. Die zu Belastungsbeginn erfolgte Energiefreisetzung aus dem CP ist für 6 s fast alaktazid, d.h. es erfolgt keine oder nur eine sehr geringe Bildung von Laktat. Ganz korrekt ist die Kennzeichnung des alaktaziden Stoffwechsels nicht, weil bereits nach 3 s intensiver Muskelbelastung die CP-Speicher stark entleert sein können und die fehlende Energie aus dem anaeroben Stoffwechsel kommt. (Abb. 1/4.5.1, s. S. 84).

Die Begrenzung des alaktaziden Trainings auf nur 6 s Dauer erfolgt deshalb, weil die CP-Speicher hierbei überwiegend beansprucht werden. Bereits die Verlängerung der Belastung auf 8 s und darüber führt zur gleichzeitigen Beanspruchung der Glycolyse. Bei den wiederholten Serien-

Energiereiche Phosphate in Oberschenkelmuskulatur (M. vastus lateralis)		
	ATP (mmol/kg FG)	Gesamtcreatin (mmol/kg FG)
Langstreckenläufer (n = 13)	5,3 ± 0,3	25,6 ± 1,3
Sprinter Leichtathlethik (n = 11)	6,7 ± 0,2**	30,9 ± 1,1**
		** p < 0,01

Tab. 1/4.5.1: Energiereiche Phophate in Oberschenkelmuskulatur (M. vastus lateralis)

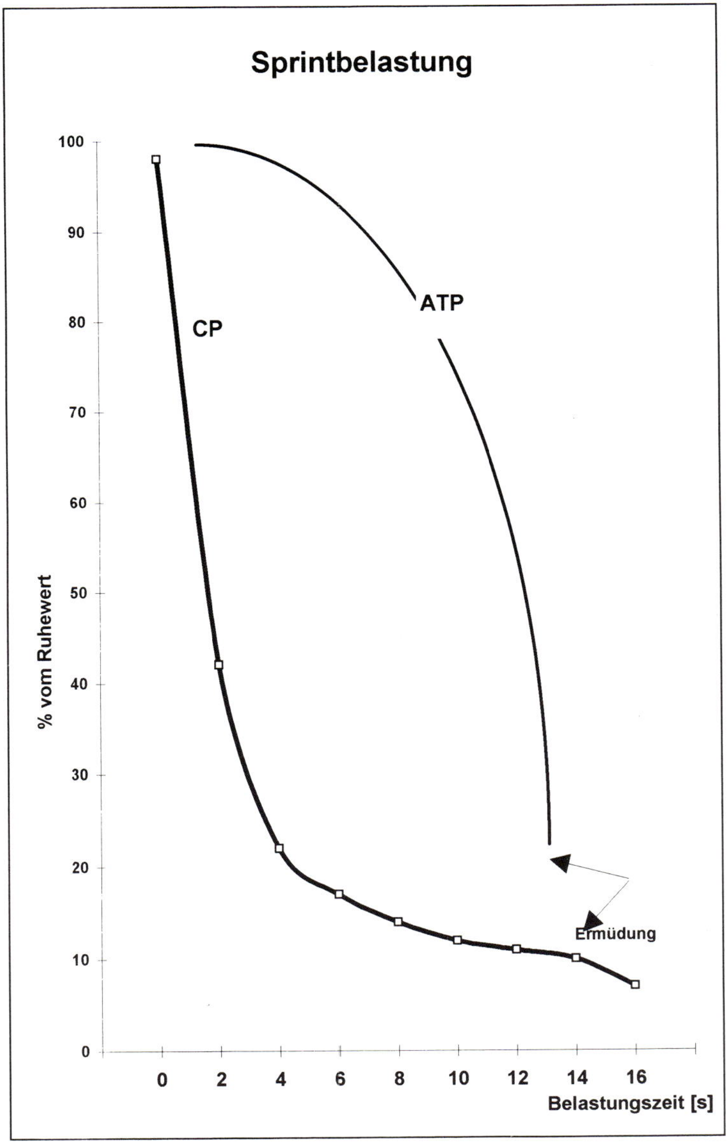

Abb. 1/4.5.1: Abnahmegeschwindigkeit des Creatinphosphates (CP) bei Sprintbelastungen. Wenn der CP-Speicher zu 70% entleert ist, ermüdet der Muskel stark. Der Energieverbrauch war höher als die Geschwindigkeit der ATP-Resynthese durch CP.

belastungen muss dann der anaerobe Stoffwechsel die unvollständige CP-Auffüllung kompensieren. Zu lange hochintensive Belastungsintervalle führen zu einem alaktazid-glycolytischen Mischtraining und entwickeln beide Seiten dieser Energiestoffwechselwege, aber nicht höchstmöglich.

Der Abbau der energiereichen Phosphate hat einen eigenen Stoffwechselweg, der als Purin-Nucleotid-Stoffwechsel bezeichnet wird. Im Purin-Nucleotid-Stoffwechsel werden ADP und AMP im Zustand größerer Energienot, z.B. bei Maximal- und Schnellkrafttraining in Serie, bis zum Hypoxanthin und Ammoniak im Muskel und dann weiter in der Leber zu Harnsäure und Harnstoff abgebaut. Der Abbau der Adeninnucleotide dauert nach hochintensiven Sprintbelastungen im Stoffwechsel über 20 min. Erst nach dieser Zeit ist die höchste Konzentration der Harnsäure im Blut messbar.

Nach hochintensiven Belastungen von 6 s bis 8 s in Serie lässt sich der Laktatanstieg nicht vermeiden, da bereits nach 1 s intensiver Belastung die Glycolyse mit gestartet wird. Die alaktazide Leistungsfähigkeit ist sportartspezifisch trainierbar.

Die nachhaltigsten Trainingsreize für den anaeroben-laktaziden Stoffwechsel sind wiederholte Intensitätsbelastungen von etwa 60 s Dauer (Intervalltraining).

Die CP-Speicher sind durch ein sportartspezifisches Kurzzeit-Intensitätstraining um etwa 20% höher als nach einem Ausdauertraining (Tab. 2/4.5.1). Die alaktazide Leistungsfähigkeit der Muskulatur ist von der Größe des Creatinphosphatspeichers abhängig. Durch zusätzliche Creatinaufnahme kann der CP-Speicher im Muskel zunehmen. Damit ist direkt keine Verbesserung der Leistungsfähigkeit verbunden, wie irrtümlich angenommen. Die Leistungsfähigkeit in diesem Kurzzeitbereich erhöht sich nur durch reizwirksames Training der Schnellkraft- und Sprintfähigkeit.

Muskelglycogen und Gesamtcreatin bei Hochleistungssportlern

Sportart	Anzahl (n)	Gesamtcreatin (mmol/kg FG)	Glycogen (g/100 g FG)	FT-Fasern (%)
Sprinter	8	132,2 ± 3,5	1,43 ± 1,2	60
Mittelstreckenläufer	24	117,0 ± 5,6	1,68 ± 0,8	30
Langstreckenläufer	23	110,9 ± 9,6	2,16 ± 5,5	20
Bahnradsportler	5	143,5 ± 11,3	2,36 ± 1,8	35
Straßenradsportler	11	130,4 ± 13,9	2,36 ± 5,0	22

** 60-85% des Gesamtcreatins können als Creatinphosphat (CP) für den Hochsleistungssportler verfügbar sein. Mit Zunahme des Anteils der FT-Fasern erhöht sich das CP-Depot. Nach NEUMANN (1990)*

Tab 2/4.5.1: Muskelglycogen und Gesamtcreatin bei Hochleistungssportlern

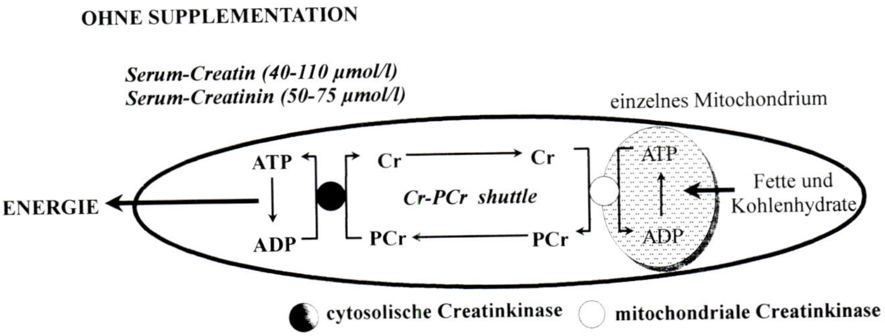

Abb. 2/4.5.1: Schematische Darstellung des erhöhten Creatinaustausches zwischen dem Zellraum und den Mitochondrien bei erhöhter Creatinaufnahme (Creatin-Creatinphosphat-Shuttle). Bei Creatinsupplementation erhöht sich der Creatinaustausch (Cr) zwischen den Zellräumen, die Bildung von Creatinphosphat (PCr) in den Mitochondrien wird dadurch gefördert. Hohe Creatinphosphatspeicher sind für alaktazide Leistungen vorteilhaft.

Nicht alle Sportler können ihre CP-Speicher bei Creatinaufnahme in der Muskulatur erhöhen. Die Ursachen dafür sind noch unklar (Abb. 2/4.5.1). Die Auffüllung der CP-Speicher ist für die Regeneration nach einem alaktaziden Training nützlich. Die zusätzliche Aufnahme von Creatin ist analog der Auffüllung der Glycogenspeicher durch gezielte Kohlenhydrataufnahme zu sehen und bewirkt keine Leistungswunder.

Zusammenfassung

Das Creatinphosphat (CP) ist vom Übergang aus der Ruhe zur intensiven Muskelleistung das entscheidende Substrat. Die CP-Speicher sind nur durch sehr kurzzeitiges, intensives Maximal- und Schnellkrafttraining von 6 s Dauer in Serien trainierbar. Das CP wird als Energie nicht nur für den Leistungsstart, sondern auch während einer ausdauerorientierten Belastung bei Zwischen- und Endspurts benötigt. Kurzzeitiges Schnellkraft- und Sprinttraining führt zur Zunahme der CP-Speicher. Der CP-Speicher kann sowohl durch Training als auch durch Aufnahme von Creatin um 20% zunehmen. Für die Entwicklung der alaktaziden Leistungsfähigkeit ist das Training entscheidend. Etwa 10% der Sportler reagieren nicht auf die Creatinaufnahme (Nonresponder).

Die im Muskel verfügbaren Creatinspeicher sind für die Regeneration nach alaktazidem Leistungstraining von Vorteil.

4.5.2 Kohlenhydrate

Die Speicherform der Kohlenhydrate ist das Glycogen, welches als Substrat bei der Muskelarbeit sowohl anaerob als auch aerob abgebaut werden kann. Das in der Muskulatur und in der Leber gespeicherte Glycogen muss erst unter Energieaufwand in Glucose umgewandelt werden, bevor es energetisch nutzbar ist. Der anaerobe Abbau des Glycogens erschöpft dieses schneller als der aerobe. Daraus leitet sich für das Trainingsziel ab, das vorhandene Glycogen möglichst sparsam zu verbrauchen. Glycogeneinsparungen können einmal über den bevorzugten aeroben Abbau und zum anderen über die höhere Fettsäurenverbrennung erreicht werden. Für längere Wettkämpfe ist der aerobe Abbau des Glycogens ökonomischer als der anaerobe, weil dadurch eine größere Stoffwechselstabilität erreicht wird. Die Wiederauffüllung entleerter Glycogenspeicher ist in der Muskulatur belastungsabhängig. Sie dauert nach normaler Trainingsbelastung 24 bis 48 Stunden. Nach einem erschöpfenden Marathonlauf oder noch längeren Ausdauerbelastungen nimmt die muskuläre Glycogendepotauffüllung fünf bis sieben Tage in Anspruch.

Anaerober Energiestoffwechsel

Das Glycogen ist die Speicherform der Glucose in der Muskulatur sowie in der Leber. Während das Muskelglycogen vorrangig den Energiebedarf des Muskels abdeckt, sorgt das Leberglycogen für die Aufrechterhaltung des Blutglucosespiegels in Ruhe und auch unter Belastung. Für den Muskel ist der Abbau des eingelagerten Glycogens energetisch ergiebiger als der Abbau der eingeschleusten Glucose. Aus 1 mol Glycosyleinheiten des Glycogens können anaerob 3 mol ATP gebildet werden. Wird die Glucose des Blutes vom Muskel aufgenommen, so werden nur 2 mol ATP freigesetzt. Das fehlende mol ATP wird für die Phosphorylierung der Glucose durch das Enzym Hexokinase benötigt (Tab. 1/4.5.2, s. S. 88).

Der Abbau von Glycogen oder von Glucose ist bis zur Stufe der Brenztraubensäure (Pyruvat) ohne Sauerstoff möglich und wird als Glycolyse bezeichnet. Als Endprodukt im anaeroben Stoffwechsel entsteht aus dem Pyruvat die Milchsäure (Laktat). Immer dann, wenn die Belastungsintensität das aerobe Leistungsniveau überfordert und ein relativer Sauerstoffmangel vorliegt, kommt es zur Laktatbildung (Abb. 1/4.5.2, s. S. 89).

Die anaerobe Energiebildung muss immer dann einsetzen, wenn der Energiebedarf in der Zeiteinheit höher ist, als er über den aeroben Stoffwechselweg erbracht werden kann. Wenn der Sportler nach der Belastung einen Anstieg des Blutlaktats über 2 mmol/l aufweist, dann hat er seine aerobe Leistungsfähigkeit überfordert.

Intensive und kurzzeitige Muskelleistungen über 10 s Dauer gehen stets mit Laktatbildung einher. Die Glycolyse erreicht nach etwa 60 s intensivster Muskelbelastung ihr Maximum (Abb. 2/4.5.2, s. S. 90). Das Ausgangssubstrat für die Laktatbildung ist das Muskelglycogen oder die über den Blutweg dem Muskel zugeführte Glucose.

Energiebildung aus der Oxidation von Glucose. ATP-Bildung aus einem Molekül Glucose		
Stoffwechselprozesse	**direkt**	**Oxidative Phosphorylierung**
	Zahl ATP-Moleküle	Zahl ATP-Moleküle
Glucoseabbau bis Brenztraubensäure (Pyruvat)	2	6
Pyruvatabbau bis Acetyl-Coenzym A	0	6
Oxidativer Abbau im Citratzyklus	2	22
Insgesamt werden aus dem Glucoseabbau 38 ATP-Moleküle gebildet. Beim Glycogenabbau sind es 39 ATP-Moleküle.		

Tab. 1/4.5.2: Energiebildung aus der Oxidation von Glucose

Die Glucoseaufnahme aus dem Blut ist für den Muskel begrenzt und kann selbst durch einen hohen Anstieg der Blutglucose nicht zunehmen. Die Zellmembran besitzt zwei Glucosetransportmechanismen, einen insulinabhängigen und einen insulinunabhängigen. Der insulinabhängige Glucosetransport erfolgt in Ruhe und bei kürzerer Muskelarbeit. Der insulinunabhängige Glucosetransport wirkt während längerer Muskelarbeit.

Das bei der Muskelarbeit entstandene Laktat ist immer ein Anzeichen für das Überschreiten der Kapazität des aeroben Glycogenabbaus. Bei Beginn der Muskelarbeit wird zuerst der anaerobe und nach einer kurzen zeitlichen Verzögerung der aerobe Glycogenabbau gestartet. Die Intensität der Belastung entscheidet, welcher Stoffwechselweg überwiegt. Die Versorgung der belasteten Muskulatur mit ausreichend Sauerstoff erfolgt erst mit einer Verzögerung von 60 bis 90 s. Das bedeutet, dass frühestens nach einer Minute Belastung (mit vorheriger Aufwärmung) die maximale Sauerstoffaufnahme erreicht werden kann. Abhilfe zur Behebung des Sauerstoffdefizits zu Belastungsbeginn wird in der Sportpraxis durch die Vorstarterwärmung geschaffen. Die lockere Auftaktbelastung lässt den aeroben Stoffwechsel bereits anlaufen.

Der anaerobe Abbau von Glycogen gleicht das bestehende Sauerstoffversorgungsdefizit zu Belastungsbeginn aus.

Bei der Glycolyse erfolgt der Abbau der Glucose bis zur Stufe des Pyruvats unter Bildung von 2 Mol ATP. Das Laktat ist ein „saures", aber kein „giftiges" Stoffwechselprodukt. Hohe Laktatkonzentrationen in den Geweben oder im Blut erhöhen die Wasserstoffionenkonzentration, (H^+-Ionen), d.h. der pH-Wert nimmt ab. Bei einer Laktatkonzentration über 20 mmol/l im Blut sinkt der pH-Wert unter 7,2 ab. Erreicht die pH-Senkung in der Muskelzelle Werte von 6,4, dann

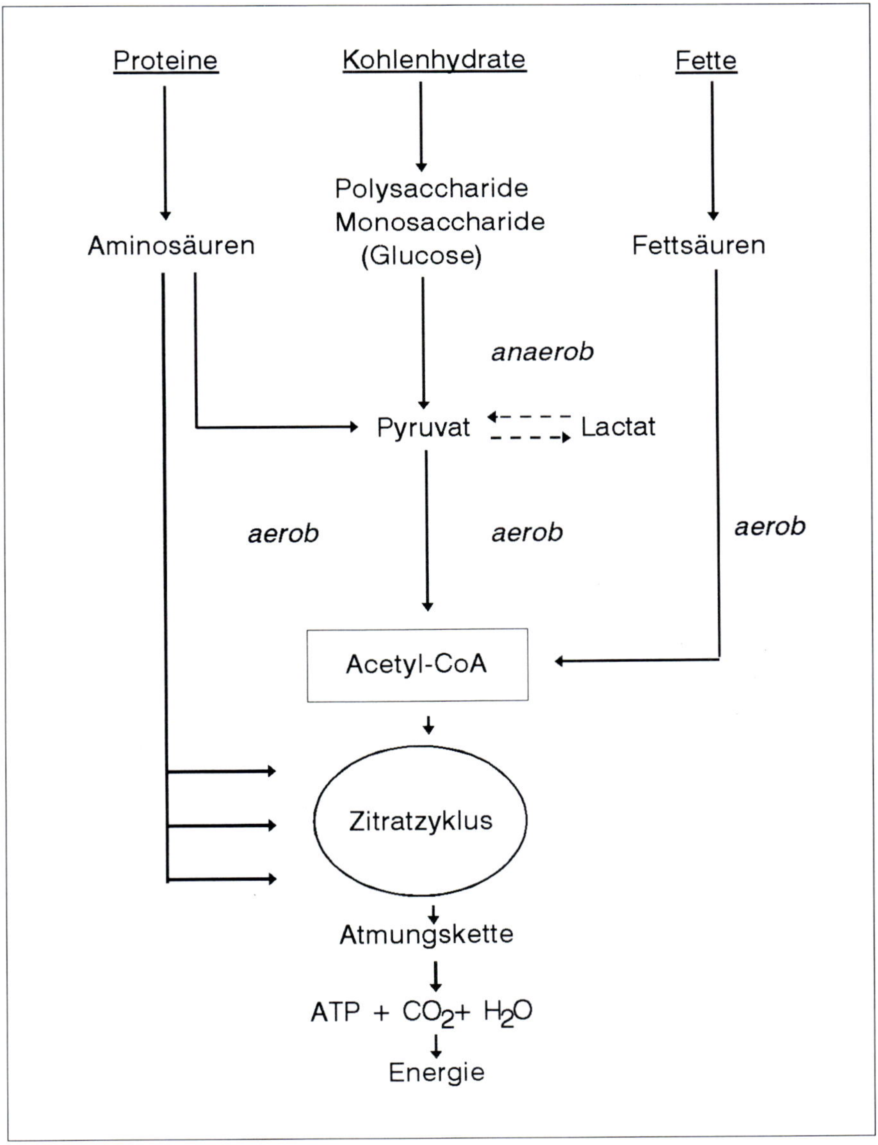

Abb. 1/4.5.2: Schema der Energiegewinnung aus den Substraten (Kohlenhydrate, Fettsäuren und Proteine). Eine zentrale Umschaltstelle im Stoffwechsel ist die Bildung von aktivierter Essigsäure (Acetyl-CoA). Sauerstoffmangel bei hohem Energiedurchsatz fördert die Laktatbildung.

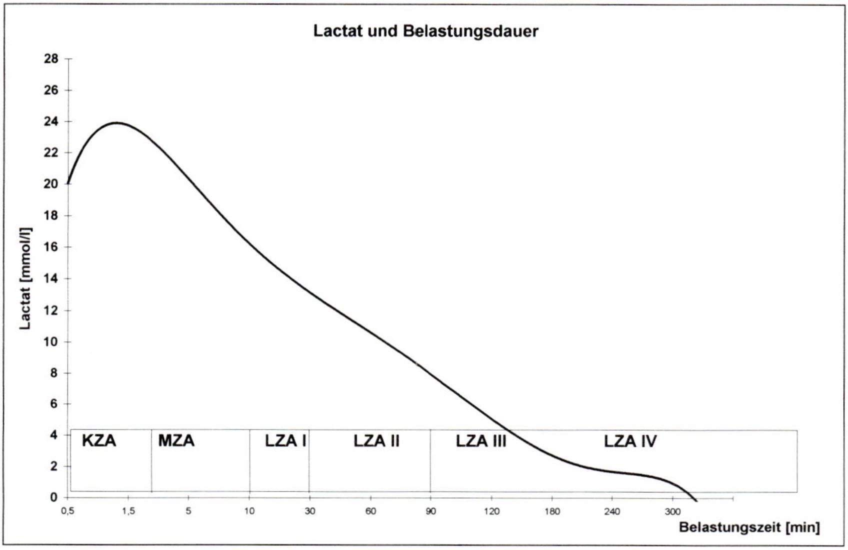

Abb. 2/4.5.2: Maximale Laktatbildung bei Wettkampfbelastungen im Bereich der einzelnen Ausdauersportartengruppen (Kurz-, Mittel- und Langzeitausdauer).

drosselt die Energiebildung sich selbst. Die Zellen werden so vor weiterer Übersäuerung geschützt. Das Schlüsselenzym der Glycolyse, die Phosphoglyceratkinase (PGK), wird bei einem niedrigen pH von 6,3 in ihrer Aktivität gehemmt.

Möglicherweise beruhen die öfter zu beobachtenden deutlichen Geschwindigkeitsabnahmen bei 800- und 1500 m-Läufern kurz vor dem Ziel auf einer muskulären Übersäuerung und damit auf einer Hemmung des Energieflusses.

Das bei längeren Belastungen in niedrigen Konzentrationen anfallende Laktat kann bereits während der Belastung wieder abgebaut werden. Das geschieht über den gluconeogenetischen Stoffwechselweg. Bei der Verstoffwechselung des Laktats wird gewissermaßen die Glycolyse rückwärts durchlaufen. Neben kurzzeitig intensiven Muskelbelastungen können auch längere Belastungen zu einer Laktatbildung führen. Nur ist bei den Langzeitbelastungen die Laktatkonzentration deutlich niedriger. Bei den längeren Belastungen stehen Bildung und Abbau von Laktat im Gleichgewicht. Der Gleichgewichtszustand des Laktats kann auf einem Niveau zwischen 2 bis 7 mmol/l erreicht werden. Mit zunehmender Belastungsdauer (Maximalbelastung) nimmt die Laktatkonzentration ab (s. Abb. 2/4.5.2). Das Erreichen hoher Laktatkonzentrationen ist vom sportartspezifischen Bewegungsprogramm abhängig und besonders von der Aktivierung der schnell kontrahierenden Muskelfasern (FTF).

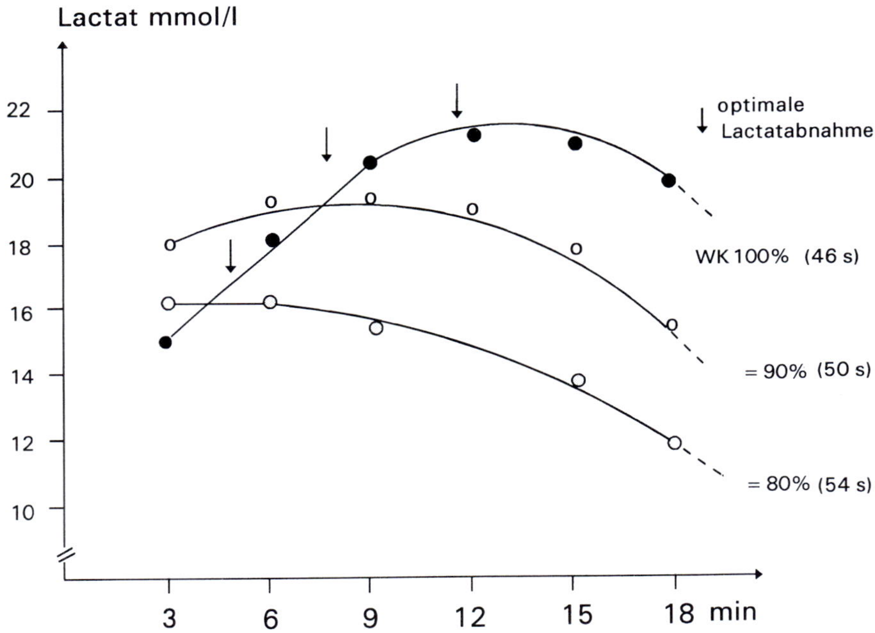

Abb. 3/4.5.2: Mittelwerte der Laktatakkumulation bei 400 m-Läufern (n = 6), welche die Distanz in unterschiedlicher Intensität zurücklegten.

Ob ein Gleichgewichtszustand in der Laktatbildung bei der Belastung vorliegt oder nicht, hat für die Wahl des Abnahmezeitpunktes von Blut nach der Belastung Bedeutung.

Bei kurzzeitigen Belastungen kommt es stets zu einer Laktatakkumulation, der Laktatpeak erscheint dann erst nach 3 min Erholungszeit, im Extremfall nach 20 min. Der Abbau des Laktats erfolgt in verschiedenen Organen und ist auch bei hohen Konzentrationen etwa 30 min nach dem Peak bei Körperruhe abgeschlossen. Die Nachbelastung fördert den Laktatabbau stärker als Ruhe. Das Kompensationstraining nach intensiven Belastungen beschleunigt den Laktatabbau und damit auch die muskuläre Regeneration. Bei Kurzzeitbelastungen ist die Laktatbildung intensitätsabhängig (Abb. 3/4.5.2, s. oben)

Die Remetabolisierung des Laktats beträgt in der Leber 50%, in der nicht belasteten Muskulatur 30% und im Herzmuskel sowie in den Nieren je 10%. In der Leber und in den Nieren findet die Gluconeogenese aus Laktat statt, indem Glucose produziert wird. In der Muskulatur wird der Laktatabbau in den Glycogenwiederaufbau umgelenkt.

Der anaerobe Stoffwechsel findet hauptsächlich in den FT-Muskelfasern statt. Da die FT-Fasern bei den einzelnen Sportlern unterschiedlich angelegt sind, ergibt sich eine stärkere Laktatbildungsfähigkeit bei den Personen mit einem hohen Anteil an schnell kontrahierenden Muskelfasern. Erfahrungsgemäß bilden die Sprinter in den einzelnen Sportarten stets mehr Laktat als diejenigen Sportler, die über die längeren Distanzen starten. Unterschiede in der Laktatmobilisation bestehen zwischen Bahn- und Straßenradsportlern, Mittel- und Langstreckenläufern sowie Kurz- und Langstreckentriathleten, Kurz- und Langstreckenschwimmern u.a.

Durch muskelbioptische Untersuchungen ist belegt, dass Leistungssportler mit über 40% FT-Fasern eine deutlich höhere Laktatbildungsfähigkeit aufweisen als Sportler, die 70 bis 80% an langsam kontrahierenden Fasern (ST-Fasern) haben.

Unabhängig von der ererbten Muskelfaserverteilung kann die Laktatbildungsfähigkeit der Muskulatur durch ein sportartspezifisches Intensitätstraining mit hoher Bewegungsfrequenz und hoher Geschwindigkeit trainiert werden. Das Gegenteil kann durch ein monotones Ausdauertraining aber auch erreicht werden, die Laktatmobilisationsfähigkeit nimmt ab.

Das anaerobe Potenzial der Muskulatur ist in kürzerer Zeit trainierbar als das aerobe (s. Kap. 5.4). Die anaerobe Energiegewinnung ist von der Zunahme der Aktivität der Schlüsselenzyme der Glycolyse in der Muskulatur abhängig, hauptsächlich von der Phosphofructokinase (PFK) und der Pyruvatdehydrogenase (PDH). Die Enzymaktivitäten von PFK und PDH nehmen durch Schnelligkeitstraining deutlich zu. Ausdruck der Wirksamkeit verschiedener Formen des sportartspezifischen Schnelligkeitstrainings ist die Zunahme der Laktatmobilisationsfähigkeit um über 1 bis 5 mmol/l.

Die Zunahme der glycolytischen Energiegewinnung hat insofern Bedeutung, weil über diesen Stoffwechselweg doppelt so viel Energie in der Zeiteinheit gebildet werden kann als beim aeroben Glucose- oder Fettsäurenabbau (s. Abb. 1/4.5). Allerdings sind beim höheren anaeroben Stoffwechsel die Glycogenspeicher schneller erschöpft.

Das bei intensiven Muskelbelastungen gebildete Laktat wird bereits während der Belastung aus der Muskelzelle ausgeschleust und gelangt über die Zellzwischenräume ins Blut. Entscheidend für den Anstieg des Blutlaktats ist die dafür zur Verfügung stehende Zeit. Die im Körper verteilte Laktatkonzentration ist stets niedriger als die in der belasteten Muskulatur. Das bedeutet, dass das Muskellaktat stets um 1-3 mmol/l höher ist als das Blutlaktat. Der Vergleich der Lactatkonzentration zwischen den Sportlern erfolgt immer über das Blutlaktat.

Unmittelbar nach kurzzeitigen intensiven Belastungen, wie einem 400 m-Lauf in 50 bis 60 s, befindet sich das gebildete Laktat noch überwiegend in der Muskulatur. Bevor es über die Zellzwischenräume vollständig in das Blut gelangt, können 10 bis 20 min vergehen (s. Abb. 3/4.5.2). Deshalb hat es keinen Sinn, sofort nach Kurzzeitbelastungen die Laktatkonzentration zu bestimmen. In den einzelnen Sportarten ist bekannt, nach welchen spezifischen Belastungen eine Laktatmessung in der Erholung zeitlich sinnvoll ist. In einigen Sportarten wird die Laktatkonzentration nach der Belastung mehrfach gemessen; dadurch erhält man Kenntnis über die Laktatabbaugeschwindigkeit und die Erholungsfähigkeit des Sportlers.

Normalerweise beträgt die Abbaurate des Laktats im Blut zwischen 0,3 und 0,5 mmol/l in einer Minute. Besser Trainierte bauen das gebildete Laktat aufgrund ihres höheren aeroben Leistungspotenzials schneller ab. Durch muskelbioptische Untersuchungen können Unterformen der Laktatdehydrogenase (LDH) bestimmt werden.

Die LDH Isoformen LDH 1-2 sind bei Mittelstreckenläufern höher als bei Langstreckenläufern. Der Anstieg von LDH 1-2 ist als bessere Laktatbildungsfähigkeit und langsameren Laktatabbau zu werten. Die bei Langstreckenläufern gefundenen höheren Isoformen LDH 4-5 sind ein Kriterium der Leistungsfähigkeit des aeroben Stoffwechselweges und schnelleren Laktatabbaus über diesen.

Die höchsten Laktatkonzentrationen erreichen 800- und 1500 m-Läufer, bei ihnen wurden bis zu 25 bis 26 mmol/l im Blut gemessen. Jedoch weisen die Kampfsportler, besonders die Ringer, noch höhere Laktatkonzentrationen auf. Die bei Ringern gemessenen Werte von 28 mmol/l Laktat beruhen auf der hohen isometrischen Kraftbelastung der Muskulatur, bei der die Blutzufuhr zur Muskulatur zusätzlich gedrosselt wird und ein lokaler Sauerstoffmangel entsteht.

Aerober Energiestoffwechsel

Das Hauptsubstrat für den aeroben Energiestoffwechsel in der Muskulatur ist das Glycogen.

Der aerobe Abbau des Glycogens ist begrenzt, weil die verfügbaren Glycogenspeicher in der Muskulatur bei Untrainierten bis 300 g und bei Trainierten bis 500 g betragen (Abb. 4/4.5.2, s. S. 94).

Der Abbau des Muskelglycogens ist der bevorzugte Weg der Energiegewinnung im Fitness- und Leistungssport. Die Glycogendepots trainierter Erwachsener ermöglichen intensive Ausdauerbelastungen bis zu 90 min Dauer. Übersteigt der Energiebedarf die Möglichkeiten der aeroben Energiefreisetzung aus Glycogen, dann erfolgt zusätzlich der Glycogenabbau anaerob.

Die aktuell in der belasteten Muskulatur zur Verfügung stehende Sauerstoffmenge entscheidet, ob der Glucoseabbau auf der Stufe des Pyruvats endet oder weiter aerob über den Citratzyklus erfolgt. Bei Sauerstoffmangel kann das Pyruvat nicht weiter in den Mitochondrien abgebaut werden, es entsteht ein Pyruvatstau und dessen Umwandlung in Laktat.

Steht ausreichend Sauerstoff zur Verfügung, dann wird das Pyruvat über den Multienzymkomplex Pyruvatdehydrogenase (PDH) in aktivierte Essigsäure (Acetyl-CoA) durch Decarboxilierung umgewandelt. Die Bildung von Acetyl-CoA durch PDH ist ein nicht mehr umkehrbarer Stoffwechselschritt. Das Acetyl-CoA wird in den Citratzyklus über das Oxalacetat eingeschleust. Für den Citratzyklus gibt es verschiedene Bezeichnungen. Die Synonyma lauten: Zitronensäurezyklus, Citratzyklus, Krebszyklus oder Tricarbonsäurezyklus. Das Acetyl-CoA entsteht nicht nur bei der aeroben Energiewandlung aus Glucose, sondern auch aus der Beta-Oxidation der

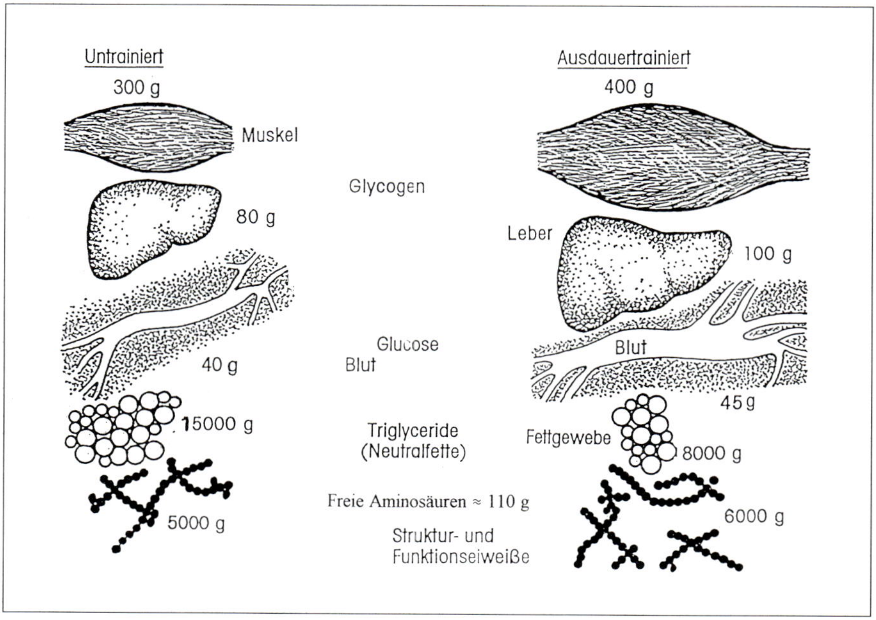

Abb. 4/4.5.2: Energiespeicher im Organismus und Beeinflussung durch Ausdauertraining. Nicht aufgeführt sind die intramuskulären Triglyceridspeicher von 50 bis 350 g.

Fettsäuren und beim Aminosäurenabbau (s. Abb. 1/4.5.2). Die Menge des gebildeten Acetyl-CoA entscheidet, wann die Umschaltung der Kohlenhydratoxidation auf einen höheren Anteil Fettsäurenoxidation stattfindet. Beide Stoffwechselwege beeinflussen sich ständig. Fällt beim Fettsäurenabbau reichlich Acetyl-CoA an, dann wird der Glycogenabbau über Pyruvat gedrosselt. Das Pyruvat kann dann nur über einen Ersatzweg in den Citratzyklus gelangen, indem es direkt zu Oxalacetat umgewandelt wird. Diese Oxalacetatbildung aus dem Glycogenabbau erhöht wiederum die Aufnahmekapazität des Citratzylus für das aus dem Fettsäurenabbau stammende Acetyl-CoA. Damit ist die gegenseitige Beeinflussung von Glucose- und Fettsäurenabbau vorgegeben. Die Feststellung, dass Fette nur im Feuer der Kohlenhydrate verbrennen, hat demnach im Energiestoffwechsel praktische Bedeutung. Auch bei geringer Belastungsintensität (unter 60% der VO_2max), bei der überwiegend die Freien Fettsäuren (FFS) verstoffwechselt werden, muss der Kohlenhydratstoffwechsel funktionieren. Ohne einen stabilen Kohlenhydratstoffwechsel wären keine Langzeitbelastungen möglich.

Die Anpassung des aeroben Energiestoffwechsels an das Training verläuft langsamer als die des anaeroben Stoffwechsels. Die Zunahme der Aktivität der Enzyme des aeroben Energiestoffwechsels benötigt mehrere Wochen. Zu den Schlüsselenzymen des aeroben Energiestoffwech-

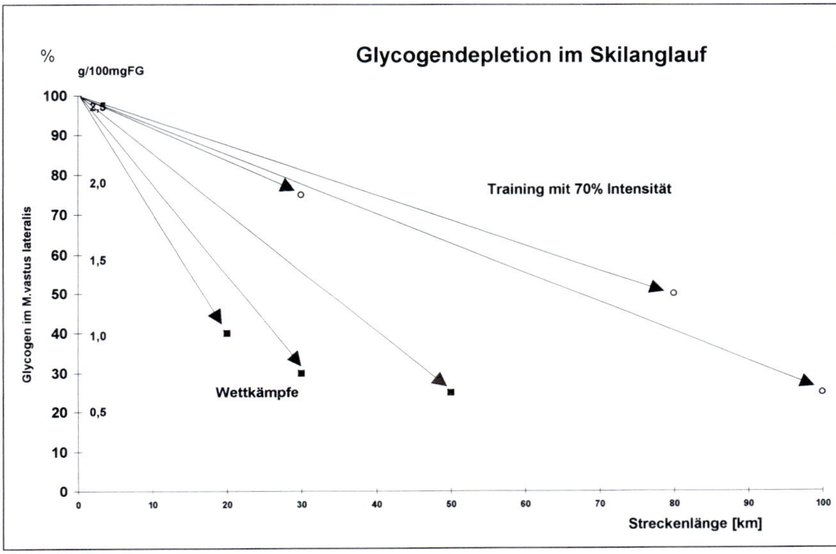

Abb. 5/4.5.2: Glycogendepletion im Skilanglauf

sels gehören die Citratsynthase, Alpha-Ketoglutaratdehydrogenase, Succinatdehydrogenase, Malatdehydrogenase u.a. Nur ihr Aktivitätsanstieg garantiert eine stabile aerobe Leistungsfähigkeit. Die Schlüsselenzyme des aeroben Stoffwechsels begrenzen die maximale Sauerstoffaufnahme in der jeweiligen Sportart kapazitativ.

Glycogenspeicher

Die Größe der Glycogenspeicher hat für den Leistungssport eine wichtige Voraussetzungsfunktion. Die Glycogenspeicher können sowohl durch Training als auch durch bestimmte Diäten vergrößert werden. Die Angaben zur Größe der Glycogenspeicher schwanken, weil deren Füllungszustand von der Ernährung und von der Trainingsbelastung abhängig ist. Das tägliche Training erfolgt nur mit der Hälfte der Glycogenspeicher. Die ständige Wiederbelastung verhindert die volle Auffüllung. Der Vorteil ist, dass durch die unvollständig aufgefüllten Glycogendepots die FFS erhöht umgesetzt werden können.

Der Abbau des Glycogens erfolgt nur in der tatsächlich beanspruchten Muskulatur, das Glycogen kann nicht umgelagert werden.

Am Beispiel des Triathlons wird deutlich, dass es nach dem Schwimmen ohne Probleme möglich ist, die Rad- und Laufbelastung auszuführen. Noch eindeutiger ist, wenn der Wechsel von der Rad- zur Laufbelastung erfolgt. Wäre nach dem 180 km-Radfahren beim Langtriathlon kein Glycogen mehr in der Laufmuskulatur, dann könnte der anschließende Marathonlauf nicht mit relativ hohem Tempo durchgehalten werden. Nach Wettkampfbelastungen sinkt der Glycogenspiegel schneller ab als nach Trainingsbelastungen bei 70% der VO_2max (Abb. 5/4.5.2, s. S. 95).

Das Leberglycogen sorgt für die Aufrechterhaltung der Blutglucosekonzentration. Die Blutglucose darf bei Ausdauerbelastungen einen Wert von etwa 3,5 mmol/l (60mg/dl) nicht unterschreiten, damit es nicht zum Nachlassen des motorischen Bewegungsantriebes durch das Großhirn kommt. Bei Glycogenmangel erfolgt die Glucoseneubildung aus Aminosäuren und Glycerin in der Leber. Die Einbeziehung der Aminosäuren in den Belastungsstoffwechsel äußert sich im Anstieg des Serumharnstoffs. Die Gluconeogenese wird hormonell durch Cortisol, Glucagon und Wachstumshormone sowie metabolisch durch verstärkte Bildung von Ketonkörpern stimuliert. Zusätzlich muss der Kohlenhydratmangel bei Belastung durch eine ständige Kohlenhydrataufnahme ausgeglichen werden.

Der Untrainierte hat in 23 bis 28 kg Muskulatur insgesamt 300 g Glycogen gespeichert. Diese Menge kann durch ständiges glycogenerschöpfendes Ausdauertraining und gezielte Kohlenhydratdiät auf 500 bis 600 g erhöht werden. Diese Glycogensuperkompensation ist der Sonderfall in der Füllung der Glycogenspeicher. Der normale Glycogenspiegel ist im Leistungstraining deutlich kleiner und liegt bei etwa 10g/kg Muskelmasse.

Die Leber speichert bei Untrainierten etwa 80 g Glycogen. Bei Leistungssportlern erhöht sich der Leberglycogenspeicher auf etwa 120 g (s. Abb. 4/4.5.2, s. S. 94). Somit kann die Blutglucose bei Dauerbelastungen länger stabil gehalten werden. Wenn dem Leistungssportler etwa 500 g Glycogen für die Energiegewinnung zur Verfügung steht, entspricht das einem möglichen Energiegewinn von 2095 kcal.

Zusammenfassung

Der Abbau der Glucose bzw. deren Speicherform, das Glycogen, kann über den anaeroben und aeroben Stoffwechselweg erfolgen. Entscheidend dafür ist die gewählte Belastungsintensität und der Trainingszustand. Bei Energienot während der Belastung muss der Sportler bei der gewählten Leistung (Geschwindigkeit) auf aerober Grundlage den anaeroben Stoffwechsel hinzuschalten. Der anaerobe Abbau des Muskelglycogens liefert in der Zeiteinheit mehr Energie als der aerobe.

Allerdings ist durch den anaeroben Abbau das Muskelglycogen schneller erschöpft. Für den Leistungssportler ist der aerobe Weg der Energiegewinnung für Trainingsbelastungen ökonomischer. Beim anaeroben Glycogenabbau steigen die Konzentrationen von Pyruvat und besonders Laktat im Blut an. Die Glycogenvorräte sind begrenzt und können durch Ausdauertraining in Muskulatur und Leber deutlich zunehmen. Auch durch spezielle Diätmaßnahmen ist eine Glycogensuperkompensation bei Leistungssportlern erreichbar. Diese ist bei Untrainierten kaum möglich, weil die enzymatischen Voraussetzungen dafür (Glycogensynthetase) geringer sind.

Vergrößerte Muskelglycogenspeicher ermöglichen eine höhere Leistungsstabilität. Die Glycogendepots von Muskulatur und Leber erlauben Wettkampfleistungen in der aerob-anaeroben Stoffwechsellage von etwa 90 min Dauer ohne Nahrungsaufnahme. Erst bei zeitlich längeren Wettkämpfen müssen während der Belastung regelmäßig Kohlenhydrate aufgenommen werden. Mit der Kohlenhydrataufnahme wird die Abnahme der Blutglucosekonzentration verhindert. Die Glycogenspeicher sind in der sportartspezifisch beanspruchten Muskulatur unter der Voraussetzung trainierbar, dass die Belastung zu einer wiederholten starken Glycogendepletion führt. Kurzzeitige Belastungen mit mäßiger Intensität erhöhen die Glycogenspeicher kaum.

4.5.3 Fettsäuren

Bei Belastungsintensitäten unter 60% der VO_2max und bei zunehmender Belastungsdauer sind die Freien Fettsäuren (FFS) die dominanten Energielieferanten (Abb.1/4.5.3, s. S. 98).

Die Resynthese des bei der Muskelkontraktion abgebauten ATP zu ADP erfolgt über den Fettstoffwechsel im Vergleich zu den anderen Energieträgern am langsamsten (s. Abb. 1/4.5). Nach neueren Untersuchungen ist die ATP-Resynthese aus den FFS aber ähnlich schnell wie aus dem Leberglycogen. Im Gesamtenergiegewinn ist der Fettstoffwechsel den anderen Stoffwechselwegen überlegen. Während aus dem Abbau von 1 g Glycogen 4,1 kcal freigesetzt werden, sind es aus 1 g Fettsäuren 9,3 kcal. Die Fettspeicher im Unterhautfettgewebe, Körperorganen und in der Muskelzelle selbst sind so groß, dass sie praktisch nicht erschöpfbar sind. Der aerobe Abbau der FFS liefert die meiste Energie (Tab. 1/4.5.3, s. S. 98).

Bei allen mehrstündigen Belastungen sind die FFS das entscheidende Substrat für die Energiegewinnung. Ausdruck der Beteiligung der FFS am Energiestoffwechsel ist der Anstieg der FFS-Konzentration im Blut. Die Konzentration der FFS steigt in Abhängigkeit von der Belastungsdauer kontinuierlich an (s. Abb.1/4.5.3). Die höchste FFS-Konzentration wird nach etwa

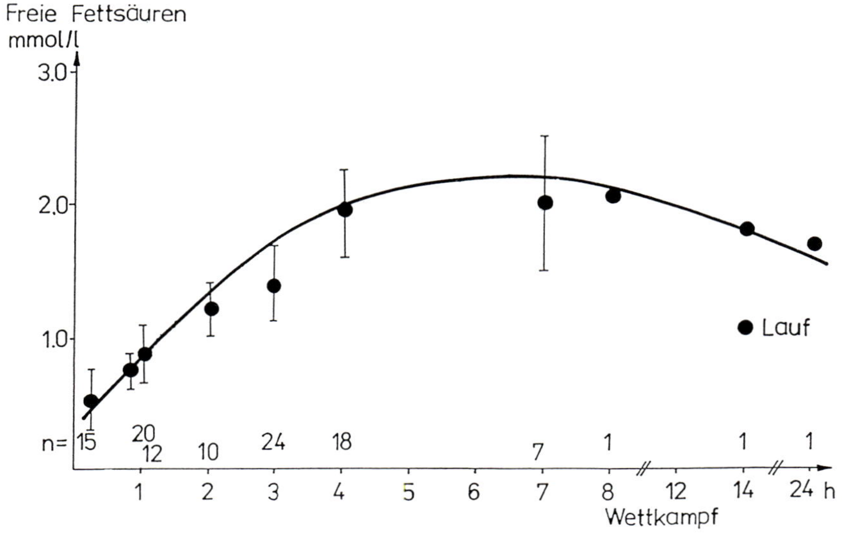

Abb. 1/4.5.3: Konzentration der Freien Fettsäuren (FFS) nach zeitlich unterschiedlichen Wettkampfbelastungen im Lauf. Die FFS steigen bei der Belastung bis zu acht Stunden an. Der nachfolgende Abfall beruht wahrscheinlich auf der Geschwindigkeitsabnahme.

Energiebildung aus der Oxidation von Freien Fettsäuren (FFS). ATP-Bildung aus einem Molekül Palmitinsäure		
Stoffwechselprozesse	**direkt**	**Oxidative Phosphorylierung**
	Zahl ATP-Moleküle	Zahl ATP-Moleküle
Aktivierung der FFS und Einschleusung in Mitochondrien		-2
Beta-Oxidation der FFS		35
Oxidativer Abbau im Citratzyklus	2	88
Insgesamt werden 129 ATP-Moleküle gebildet.		

Tab. 1/4.5.3: Energiebildung aus der Oxidation von Freien Fettsäuren (FFS)

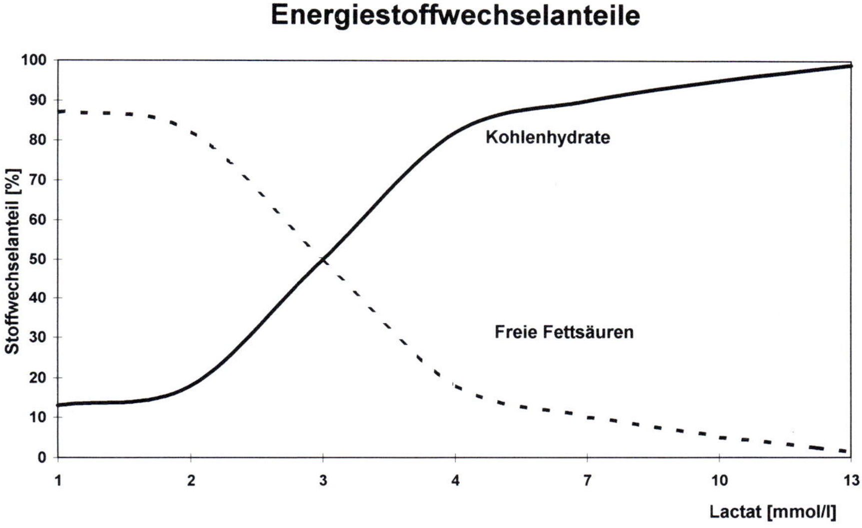

Abb. 2/4.5.3: Anteile der Kohlenhydrate (KH) und Fettsäuren (FFS) am Energiestoffwechsel in Abhängigkeit von der Blutlaktatkonzentration. Bereits Konzentrationen von 4 mmol/l Laktat vermindern den Fettstoffwechsel bei Belastung und führen zum dominanten Kohlenhydratumsatz.

acht Stunden Ausdauerbelastung erreicht. Bei zeitlich noch längeren Belastungen sinkt die Fortbewegungsgeschwindigkeit und damit auch der Energieumsatz, die Konzentration der FFS im Blut nimmt ab. Das Fettstoffwechseltraining erfolgt nur in aerober Stoffwechsellage (Abb. 2/4.5.3, s. oben). Der Fettstoffwechsel ist durch Langzeitausdauertraining über zwei Stunden Dauer und einer Intensität unter 60% der VO_2max trainierbar. Das Fettstoffwechseltraining führt zur Zunahme der Enzyme der Fettverwertung. Die Aktivität der Lipoproteinlipasen in den Fettzellen des Körpers und in der Muskulatur erhöht sich. Wenn der Umsatz der Fettsäuren durch das Ausdauertraining ansteigt, verkleinern sich die Körperfettspeicher. Bei den Leistungssportlern, die ihr Körpergewicht ohne Sportgerät transportieren, gibt es keine Übergewichtigen. Durch die Einlagerung von Neutralfetten, unmittelbar neben den Mitochondrien, ist der Extremausdauersportler vor energetischen Engpässen geschützt.

Der Fettstoffwechsel kann nur durch längere Trainingsbelastungen erhöht werden. Voraussetzung dafür ist, dass die muskulären Glycogenspeicher aufgebraucht werden und dadurch eine Energienot entsteht. Die Voraussetzungen für das Fettstoffwechseltraining im Leistungssport sind bei Ausdauerleistungen über 90 min oder bei Trainingsbelastungen mit 70 bis 80% der VO_2max über 120 min Dauer gegeben. Natürlich werden auch bei kürzeren Belastungen, an-

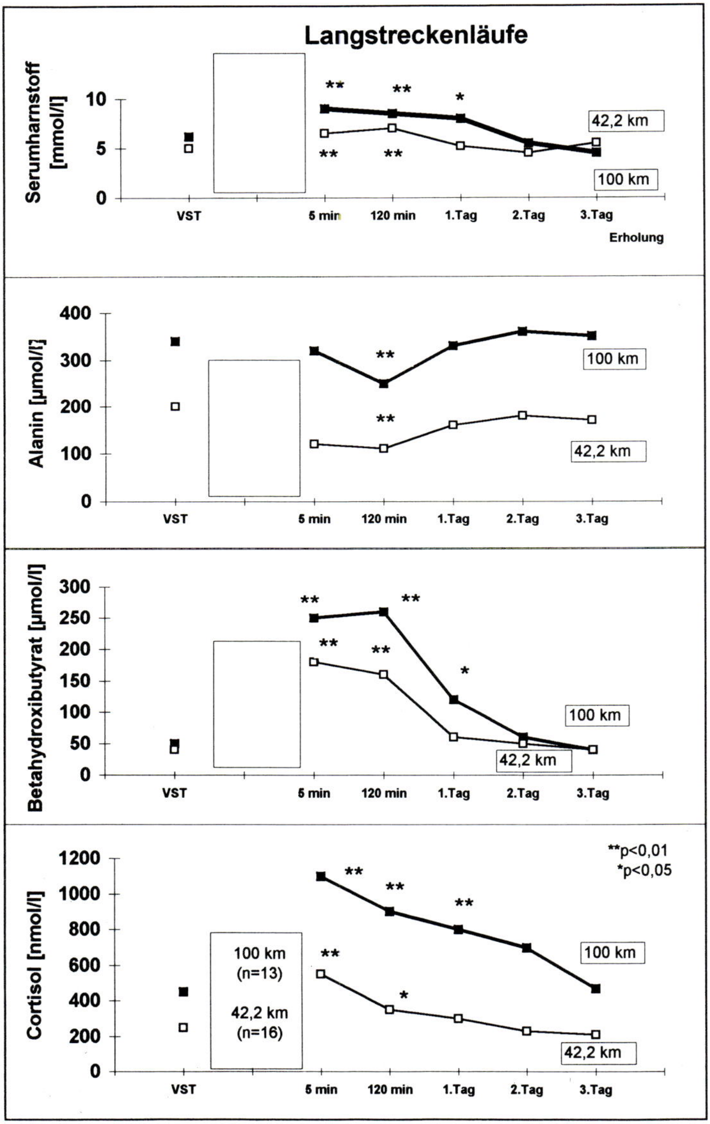

Abb. 3/4.5.3: Verhalten von Serumharnstoff, Alanin, Betahydroxibutyrat (BHB) sowie Cortisol vor und nach Läufen über 42,2 km und 100 km. Nach dem 100 km-Lauf ist das BHB als Zeichen des Glycogenmangels für mehrere Tage noch erhöht.

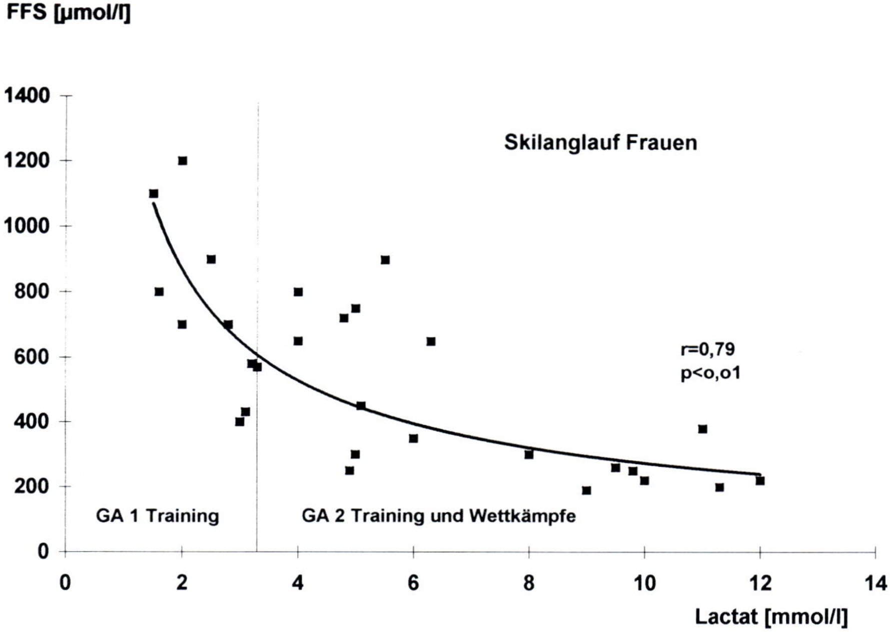

Abb. 4/4.5.3: Beziehung zwischen der gleichzeitig gemessenen Konzentration von Freien Fettsäuren (FFS) und Laktat bei Wettkampf- und Trainingsbelastungen im Skilanglauf. Erst bei einem Laktat unter 3 mmol/l steigen die FFS an.

teilig zum Glycogen, die FFS mit umgesetzt. Solange aber intensive und kürzere Trainingsbelastungen energetisch durch reichlich verfügbares Glycogen zu sichern sind, findet kein adäquates Fettstoffwechseltraining statt.

Der Umsatz der FFS kann durch bestimmte Wirkstoffe unterstützt werden. Hierzu gehört besonders das L-Carnitin. Die Einschleusung von lang- und mittelkettigen Fettsäuren in den Mitochondrialraum ist nur über das L-Carnitin möglich. Bei vegetarischer Ernährung kommt es zu einer Unterversorgung mit L-Carnitin, der Fettsäurenumsatz wird behindert. Die körpereigene L-Carnitinbildung reicht bei Leistungssportlern, die sich vegetarisch ernähren, nicht aus. Nur die kurzkettigen Fettsäuren können ohne L-Carnitin den inneren Mitochondrialraum erreichen und energetisch verwertet werden.

Eine gesundheitsfördernde Nebenwirkung des erhöhten Fettsäurenumsatzes durch Training ist, dass die im Blut zirkulierenden Fett-Protein-Komplexverbindungen (Lipoproteine) in ihrer Zusammensetzung verändert werden. Die Lipoproteine niedriger Dichte (LDL- und VLDL-Cholesterol) und die Triglyceride nehmen ab und die Lipoproteine hoher Dichte (HDL-Cholesterol) steigen an. Das HDL-Cholesterol zählt zu den gefäßschützenden Lipoproteinen. Die HDL-Konzentration ist von der

Höhe der wöchentlichen Trainingsbelastung abhängig. Die Marathonläufer haben aufgrund ihres größeren Trainingsumfangs eine deutlich höhere HDL-Konzentration als die Freizeitläufer oder Untrainierte und damit einen stabilen Gefäßschutz und ein geringeres Arterioskleroserisiko.

Der Anteil der Fettsäuren am Energieumsatz kann durch Nüchternbelastungen oder Training mit entleerten Glycogenspeichern (intensive Vorbelastung über 30 min Dauer) erhöht werden.

Ketonkörper

Die Ketonkörper Betahydroxibutyrat (BHB), Acetacetat und Aceton entstehen bei der Beta-Oxidation der FFS unter der Bedingung des Kohlenhydratmangels. Ein Kohlenhydratmangel der Muskulatur liegt im Hungerzustand, während längerer Ausdauerbelastungen oder bei der Zuckerkrankheit (Diabetes mellitus) vor. Die Ketonkörper Aceton, Acetacetat und hauptsächlich BHB, die von der Leber gebildet werden, steigen bei abnehmender Verfügbarkeit von Glucose während Langzeitbelastungen um das Mehrfache der Ruhekonzentration an. Ihre Konzentration kann bei verzögerter Regeneration für mehrere Tage erhöht bleiben (Abb. 3/4.5.3). Die Ketonkörper werden bei Acetyl-CoA-Defizit aus dem Pyruvatabbau in der Leber gebildet und an das Blut abgegeben. Die Ketonkörper sind für das Gehirn und die Nervenzellen ein verwertbares Substrat und werden als Ersatzkohlenhydrat verstoffwechselt. Im Energiemangelzustand kann das Betahydroxibutyrat etwa 5-7% des Energiebedarfs absichern.

Laktatwirkung auf die Fettsäuren

Eine völlig andere Beeinflussung des Fettstoffwechsels ist die Übersäuerung des Muskels durch Laktat. Wenn die Laktatkonzentration im Blut durch intensive Belastungen auf 7 mmol/l und darüber ansteigt, wird der Umsatz der FFS deutlich unterdrückt. Die energetische Sicherung der Leistung erfolgt dann nur über den Glycogenabbau (Abb. 4/4.5.3). Das Laktat entfaltet eine antilipolytische Wirkung. Die Unterdrückung des Fettstoffwechsels durch Laktat ist eine reale Einflussgröße auf den Energiestoffwechsel. Bei hoher Laktatkonzentration wird der Fettsäurenumsatz gedrosselt und die Energie über dem Glycogenabbau gewonnen. Alle intensiven Trainingsformen mit erhöhter Laktatbildung unterdrücken den Fettstoffwechsel und steigern den Kohlenhydratumsatz. Bei vermindertem Fettumsatz verliert die aerobe Leistungsfähigkeit an Stabilität.

Zusammenfassung

Für längere Belastungen sind die Freien Fettsäuren (FFS) das hauptsächliche Substrat zur Energiegewinnung. Das Ausdauertraining erhöht die Anteile der FFS am Energieumsatz. Durch Training vermindern sich die Fettvorräte im Körper; in den Ausdauersportarten sind kaum übergewichtige Sportler anzutreffen.

Der Umsatz der FFS ist nur durch aerobe Belastungsformen zu erhöhen, welche die Glycogenspeicher in der Muskulatur stark ausschöpfen. Hierzu gehören intensive Belastungen über 90 min Dauer und Training bei etwa 70% der VO_2max über zwei Stunden Dauer. Ein wirkungsvolles Fettstoffwechseltraining setzt immer mehrstündige Belastungen in aerober Stoffwechsellage voraus. Durch ein extremes Langstreckentraining kommt es zur Zunahme der Triglyceridspeicher (Neutralfette) direkt in den Muskelzellen. Damit sind die Triglyceride, neben dem Muskelglycogen, die entscheidende Energiereserve für die Mitochondrienfunktion bei Extrembelastungen. Bei Kohlenhydratmangel während Langzeitbelastungen erfolgt die Beta-Oxidation der FFS in der Leber unvollständig und es entstehen verstärkt Ketonkörper, besonders das Betahydroxibutyrat. Die Ketonkörper sind für das Gehirn und die Nervenzellen ein „Ersatzkohlenhydrat". Auch die Muskulatur kann in geringen Mengen die Ketonkörper verwerten. Nach Beendigung von Ausdauerbelastungen führt der Fettsäurenstau in der Leber zu einem mehrstündigen Ketonkörperanstieg.

Die Laktatkonzentration über 7 mmol/l im Blut unterdrückt den Umsatz der FFS vollständig. Intensive und kurzzeitige Trainingsbelastungen entwickeln demnach nicht den Fettstoffwechsel.

4.5.4 Proteine

Der Organismus hat eine kleine Reserve an Proteinen, die ihm in Form von etwa 110 g Freien Aminosäuren zur Verfügung steht. Dieser Pool kann theoretisch 450 kcal liefern. Der Hauptteil der Proteine ist fest in Strukturen eingebaut und hat eine Masse in der Muskulatur von etwa 5 bis 6 kg. Proteinstrukturen sind während der Belastung abbaubar.

Bei Langzeitbelastungen können zwischen 3,8 und 9,6 g Aminosäuren pro Belastungsstunde oxidiert werden (POORTMANS, 1988). Nach Marathonläufen wurden Verminderungen des Aminosäurenpools von 30 g und nach 100 km-Läufen von 90 g errechnet (NEUMANN/STEINBACH, 1990). Insbesondere werden bei mehrstündigen Belastungen Alanin und die verzweigtkettigen Aminosäuren (Valin, Leucin, Isoleucin) als Stickstofflieferanten (NH_2) zur Glucoseneubildung herangezogen. Somit kommt es bei energetischen Engpässen während Langzeitbelastungen stets zum Aminosäurenabbau für die Energiegewinnung.

In welchem Ausmaß die in die Muskelstruktur eingebauten Proteine im Notfall metabolisiert werden, ist noch unklar. Alle extremen Ausdauerbelastungen (ab Marathon aufwärts) führen zu Mitochondrien- und/oder Muskelfaserstrukturzerstörungen. Die Regeneration dauert mehrere Tage bis Wochen. Der Anstieg des zellständigen Enzyms Creatinkinase (CK) im Blut ist noch

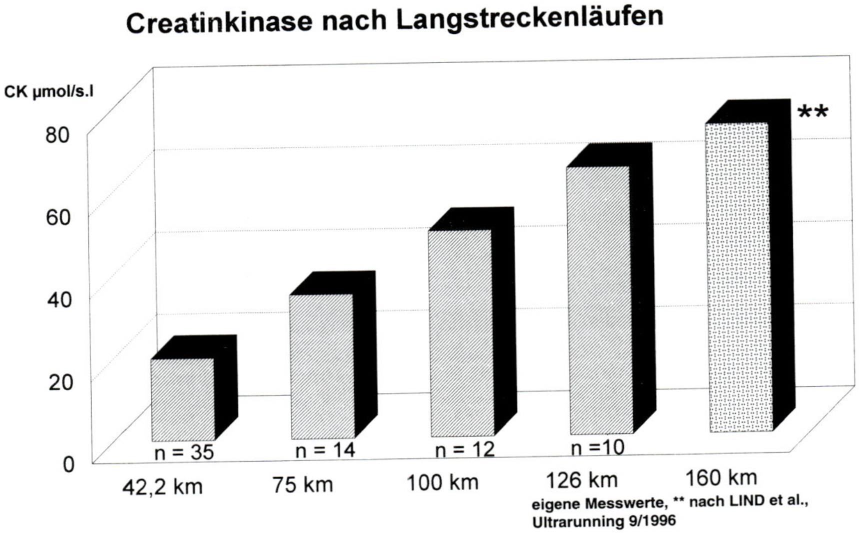

Abb. 1/4.5.4: Mittelwerte der Creatinkinase (CK) im Blut von repräsentativen Sportlergruppen, die unterschiedliche Wettkampfstrecken absolvierten. Umgerechnet entspricht eine CK-Einheit in µmol/s.l. gleich 60 U/l.

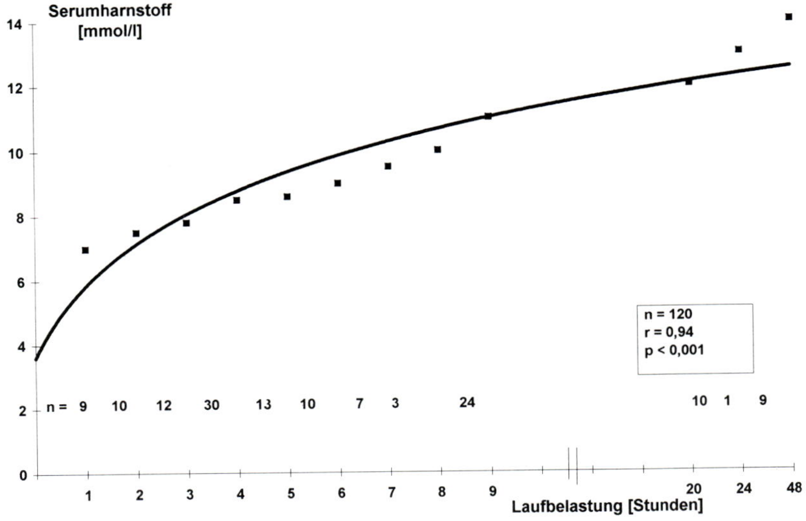

Abb. 2/4.5.4: Mittelwerte des Anstiegs der Serumharnstoffkonzentration nach Laufbelastungen unterschiedlicher Dauer

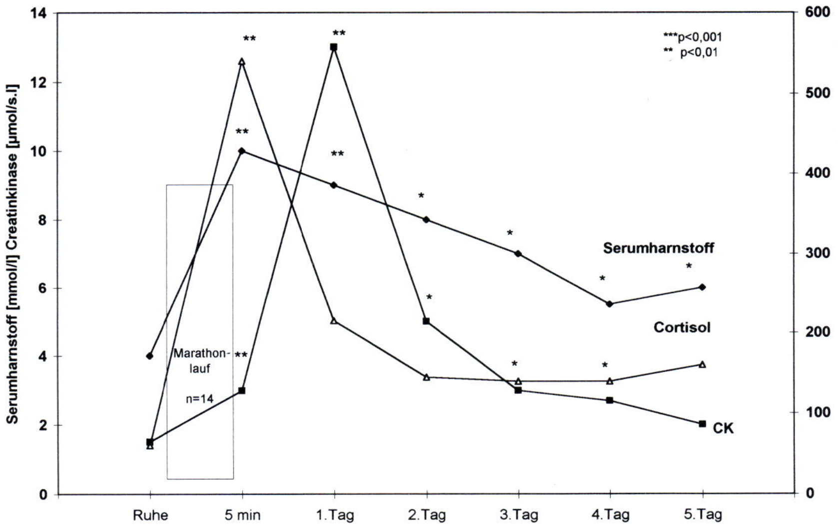

Abb. 3/4.5.4: Verhalten der Serumharnstoffkonzentration, der Creatinkinase (CK) und des Cortisols vor und nach einem Marathonlauf. Die Serumharnstoffkonzentration ist als Zeichen des noch anhaltenden Proteinkatabolismus erhöht.

kein sicherer Beleg für das Ausmaß der muskulären Strukturzerstörung. Normalerweise steigt die CK im Leistungssport auch bei energetisch bedingter Zellstrukturüberforderung an. Die Aktivitätszunahme der CK erfolgt zeitlich verzögert, weil das aus dem Zellinnenraum ausgetretene Enzym erst über die Lymphbahn in das Blut gelangt (Abb. 1/4.5.4, s. S. 104).

Alle mehrstündigen Belastungen (über die Marathondistanz) benötigen längere Regenerationszeiten. Die verzögerte Regeneration äußert sich hauptsächlich in der Verminderung des muskulären Kraft- und Kraftausdauerpotenzials. Der Organismus schützt sich so vor einem weiteren Proteinabbau bei zu zeitiger Wiederbelastung. Die Proteinsynthese ist noch gedrosselt, die Reparaturen am zerstörten Muskel beginnen frühestens sechs bis zehn Stunden nach Belastungsende. Mit der Aufhebung der Proteinsynthesehemmung setzt der Muskelaufbau verstärkt ein.

Der höhere Proteinumsatz und Proteinabbau während und nach Langzeitbelastungen führt zum Ansteigen der Serumharnstoffkonzentration im Blut. Durch die Harnstoffbildung wird der Proteinstickstoff entgiftet und über die Nieren ausgeschieden. Mit zunehmender Belastungsdauer steigt die Serumharnstoffkonzentration an (Abb. 2/4.5.4, s. S. 104). An der Höhe der Serumharnstoffkonzentration kann das Ausmaß des Proteinab- und -umbaus abgeschätzt werden. Mit zunehmender Ausdauerleistungsfähigkeit vermindert sich der Proteinabbau während der

Belastung. Die Abnahme des Proteinkatabolismus ist die Folge einer stabileren Energieversorgung und besonders des höheren Fettsäurenumsatzes während der Belastung. Der erhöhte Fettsäurenumsatz schont den Glycogenabbau und auch die Einbeziehung der Aminosäuren zur Energiegewinnung.

Um die bei den Trainingsbelastungen abgebauten Proteine zu ersetzen, muss die tägliche Proteinaufnahme im Leistungstraining höher sein als bei Untrainierten. Der tägliche Proteinbedarf übersteigt bei Ausdauersportlern 1,5 g/kg und bei Kraftsportlern 2 g/kg der Körpermasse. Die Proteinaufnahme der Leistungssportler ist objektiv höher als bei Untrainierten, einfach deshalb, weil die beanspruchte Muskulatur ständig umgebaut wird und in 50 Tagen durch den Aminosäurenaustausch erneuert ist. Muskelwachstum und Muskelkraft sind nur durch eine ausgeglichene sportartspezifische Proteinbilanz längerfristig zu sichern. Die hohen Trainingsumfänge von 20 bis 35 Stunden/Woche, die Belastungsanforderungen bei Radrundfahrten oder andere Etappenleistungen, engen die Regenerationszeiten stark ein und erhöhen die Muskelfaserzerstörung auf molekularer Ebene. Hohe Muskelbelastungen behindern die Proteinsynthese.

Der nach intensiven Langzeitbelastungen nachschwingende höhere Proteinumbau ist am mehrtägigen Anstieg des Serumharnstoffs kenntlich (Abb. 3/4.5.4, s. S. 105).

Zusammenfassung

In der Muskulatur der Sportler sind etwa 5-6 kg Proteine strukturell eingebaut. Aufgrund der größeren aktiven Muskelmasse sind es etwa 1-2 kg mehr als bei Untrainerten. Die Speicher an Freien Aminosäuren sind klein und betragen insgesamt 110 g. Der höhere Proteinbedarf ist im Leistungssport vom Trainingsinhalt abhängig. Er erhöht sich durch die belastungsbedingte katabole Stoffwechsellage bei Ausdauersportlern auf über 1,5 g/kg und bei Kraftsportlern auf über 2,5 g/kg Körpermasse. Mit dieser Menge können die trainingsbedingten Altproteine ersetzt und ein Zuwachs an Muskelmasse erreicht werden. Im energetischen Notfall, besonders bei Langzeitausdauerbelastungen, werden die Aminosäuren direkt zur Energiebildung (Gluconeogenese) herangezogen. Das betrifft die verzweigtkettigen Aminosäuren (Valin, Isoleucin und Leucin) sowie das Alanin. Der erhöhte Proteinumsatz und Proteinabbau (Katabolismus) führt zu einer Erhöhung der Serumharnstoffkonzentration. Die Veränderungen in der Höhe des Serumharnstoffs kennzeichnen sowohl den Anpassungszustand an die Belastung als auch die Beanspruchung durch die Trainingsbelastung. Damit eignet sich der Serumharnstoff zur Belastungssteuerung und insbesondere zur Beurteilung der Belastungsverträglichkeit. Mehrtägig anhaltende Serumharnstoffkonzentrationen über 10 mmol/l sind im Leistungstraining Anlass zur Belastungsverminderung oder Trainingspause, weil sonst die Adaptation verzögert abläuft oder ausbleibt.

4.6 Immunsystem und Trainingsbelastung

Das durch Training erreichte Anpassungsniveau steht mit dem Gesundheitszustand in einem engen Zusammenhang. Zu den die Gesundheit maßgeblich beeinflussenden zentralen Funktionssystemen gehört das Immunsystem; es steht im Spannungsfeld zwischen aeroben Grundlagentraining, aerob-anaeroben Training, Wettkämpfen und Summationsbelastungen (Abb. 1/4.6, s. S. 108). Die größte immunologische Toleranz wird durch das aerobe Grundlagentraining (GA) erreicht. Das GA-Training macht 60 bis 75% der Gesamtbelastung im Ausdauertraining aus. Die Beteiligung des Immunsystems an der Belastungs-Stress-Reaktion ist eine normale Mitreaktion und in ihrer Stärke vom Gesamtbelastungsmaß abhängig. Zum anderen ist die erhöhte Mitreaktion des Immunsystems beim Training eine Schutzmaßnahme gegenüber eindringenden Erregern.

Die Mitreaktion des Immunsystems besteht in einem immunspezifischen und -unspezifischen Anteil. Sie ist eine normale physiologische Reaktion im Leistungstraining, genauso wie der Laktatanstieg bei intensiven Belastungen oder der Serumharnstoffanstieg beim Proteinabbau.

Wissenschaftlich gesichert ist, dass ein moderates aerobes Training zu einer Stärkung der immunologischen Abwehr führt und damit die gesundheitliche Stabilität erhöht. Nach Untersuchungen von NIEMAN (1994) kann der Einfluss des Trainings auf das Gesundheitsrisiko in Form einer J-Kurve dargestellt werden (Abb. 2/4.6, s. S. 109). Die Höhe der Trainingsbelastung in aerober Stoffwechsellage ist nicht unbedingt ein gefährdendes Element für das Immunsystem. Vielmehr sind es die intensiven Belastungsreize in anaerober Stoffwechsellage und der hohe psychophysische Leistungsdruck.

Gegenwärtig ist es noch nicht möglich, ein individuell verträgliches Belastungsmaß festzulegen, welches gesundheitsförderlich ist und zugleich die Leistungsfähigkeit in persönliche Grenzregionen erhöht. Die in der Praxis zugängigen Messgrößen des Immunsystems ermöglichen keine quantifizierten Aussagen zum Gesundheitszustand und zur sportlichen Belastbarkeit. Das bedeutet nicht, dass der immunologische Grundzustand nicht beurteilbar wäre.

Das immunologische Geschehen ist sehr komplex. Die nach einer hohen sportlichen Anstrengung zu beobachtende Abwehrschwäche ist nicht gleichbedeutend mit einer Erkrankung. Nach einer hohen psychophysischen Belastung besteht für etwa vier bis acht Stunden ein sogenanntes offenes Fenster („Open-window-Phänomen"). Dieses kennzeichnet die erhöhte Anfälligkeit der betroffenen Person gegenüber eindringenden Erregern (PEDERSEN et al., 1989). Eine Identität mit der Erkrankung besteht nicht. Zur Erkrankung gehört das Haften von pathogenen Keimen, meist im Zustand der verminderten Abwehr. Die bei Leistungssportlern gegenüber Untrainierten postulierten gesundheitlichen Instabilitäten gegenüber Erkältungkrankheiten stehen wahrscheinlich mit der belastungsbedingten Verminderung der Immunabwehr im Zusammenhang. Die Erkrankungen bei den Sportlern sind meist auf die oberen Atemwege begrenzt. Die

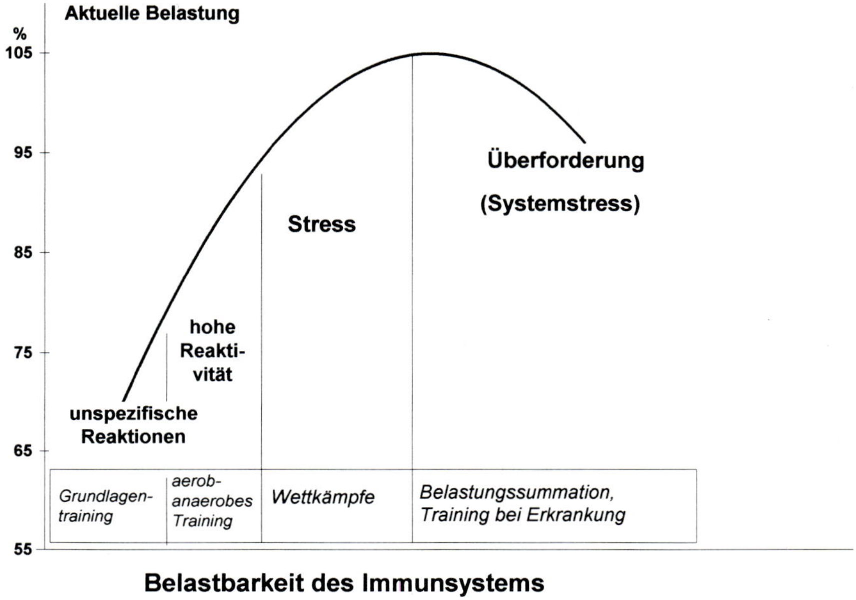

Abb. 1/4.6: Schematische Vorstellung der möglichen Belastbarkeit des Immunsystems durch Training

Spitzen der Infekthäufigkeit sind im Frühjahr und Winter und betreffen bis zu 19% der Leistungssportler (WEIß, 1994). Wenn der Jahresdurchschnitt der Infektionen der oberen Luftwege etwa 5% beträgt, dann kann geschätzt werden, dass die Leistungssportler eine Verdoppelung der Infektrate gegenüber Untrainierten aufweisen. Das hängt auch damit zusammen, dass im Leistungssport witterungsunabhängig trainiert wird. Abhilfe kann nur eine engmaschige sportmedizinische Betreuung, ein nach wissenschaftlichen Kriterien gestütztes Training und das Einhalten von immun-prophylaktischen Maßnahmen schaffen.

Befragungen und Beobachtungen an Hochleistungsathleten ergaben, dass diese nur etwa alle zwei Jahre an einem Infekt erkranken. Sie gehen vorsichtiger mit ihrem Gesundheitszustand um und vermeiden Störfaktoren im Training (Tab. 1/4.6, s. S. 110).

Die Schwierigkeit der objektiven Erfassung des immunologischen Zustandes von Athleten besteht darin, dass die im Blut bestimmbaren Zellzahlen (Lymphozyten- und Leukozytensubpopulationen), Plasmaproteinkonzentrationen, Mediatorsubstanzen (Interleukine), Antikörper (Immunglobuline) u.a. nur einen „Schnappschuss" darstellen und das sich schnell ändernde funktionelle immunologische Geschehen nicht ausreichend repräsentieren.

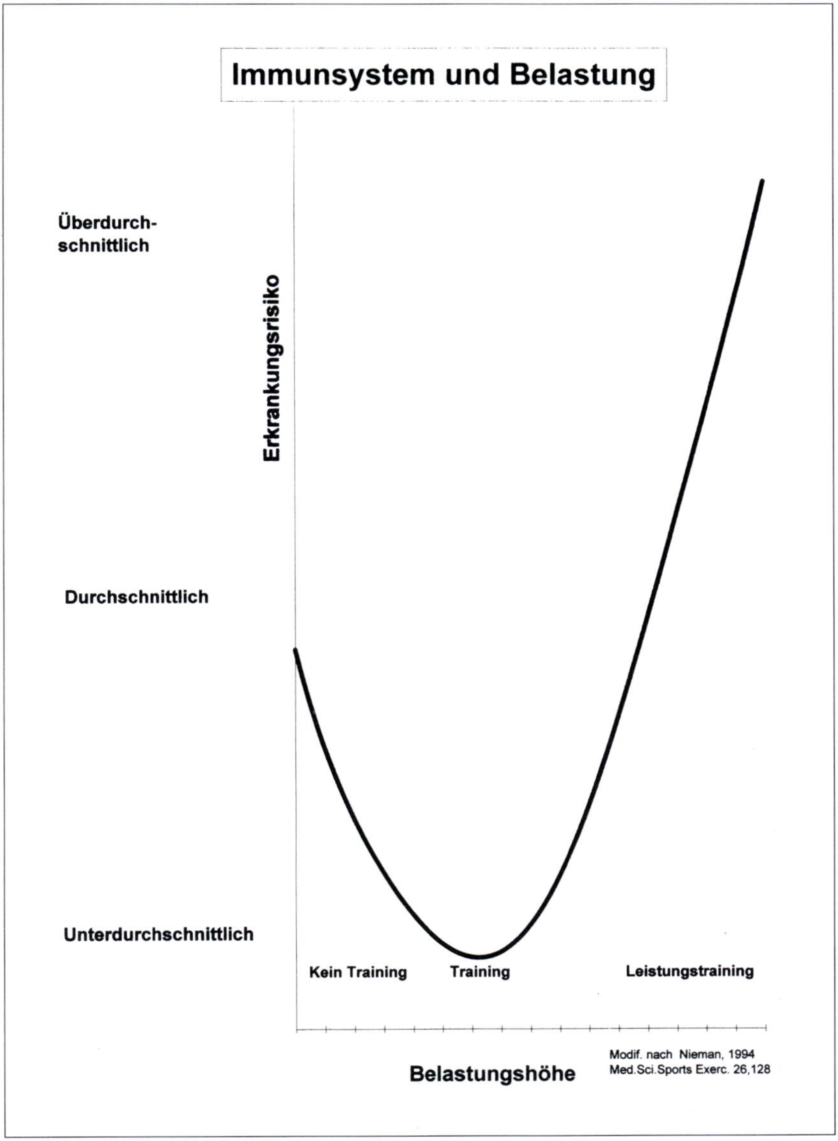

Abb. 2/4.6: Beziehung zwischen Belastungshöhe und Erkrankungsrisiko. Das sogenannte J-Phänomen nach NIEMAN (1994)

Möglichkeiten der Infektprophylaxe im Hochleistungssport
• Ausschluss der Standard-Gefährdungssituationen, die durch allgemeine und lokale Unterkühlung bei durchnässter und verschwitzter Bekleidung entstehen. (Vorplanung von Bekleidungswechsel, Kopfschutz und Körperwärmeerhalt. • Vermeidung von nicht sportabhängigen Stresssituationen (psychische Stresseinflüsse). • Einengung drastischer Zeitzonen- und Klimaumstellungen (gezielte Planung der Reisetätigkeit im Zusammenhang mit Wettkämpfen). • Meiden von Kontakten mit unbekannten und potenziellen Infektquellen (öffentliche Verkehrsmittel, große Personenansammlungen in Räumen, Präsentationstermine). • Direkten Kontaktpersonen in der Familie gleichfalls Infektprophylaxe empfehlen. • Strikte Einhaltung von Entlastungszeiträumen (psychophysische Regeneration, Schlaf). • Gezielte Supplementation mit Vitaminen, Mineralien und Immunstimulantien. Physioprophylaxe (Sauna). • Rechtzeitige Sanierung von Entzündungsherden.

Tab. 1/4.6: Möglichkeiten der Infektprophylaxe im Hochleistungssport

Immunsystem im Leistungssport
• Die enge funktionelle und morphologische Verknüpfung des Immunsystems mit dem Zentralnervensystem führt zu einer gemeinsamen Stressbeantwortung. • Hoher Belastungsstress kann das Immunsystem über mehrere Tage deprimieren. • Im Leistungstraining sind Phasen planmäßiger Entlastung zur Erhaltung der Funktionalität und Stabilität des Immunsystems notwendig. Die Belastung und Entlastung ist im Rhythmus 3:1 (Tage, Wochen) notwendig. • Regelmäßiges sportliches Training adaptiert das Immunsystem und verbessert den immunologischen Funktionszustand. Individuelle Belastbarkeitsgrenzen können mit Messgrößen des Immunsystems noch nicht erfasst werden. • Die Belastungsintensität hat gegenüber der Belastungsdauer einen größeren Einfluss auf die Aktivierung des humoralen und besonders zellulären Immunsystems. • Bahnen sich im Leistungstraining Infekte an, dann ist die Belastung deutlich zu vermindern oder zu unterbrechen. Durch die Trainingsentlastung kann die Abwehrleistung des Immunsystems gefördert werden.

Tab. 2/4.6: Immunsystem im Leistungssport

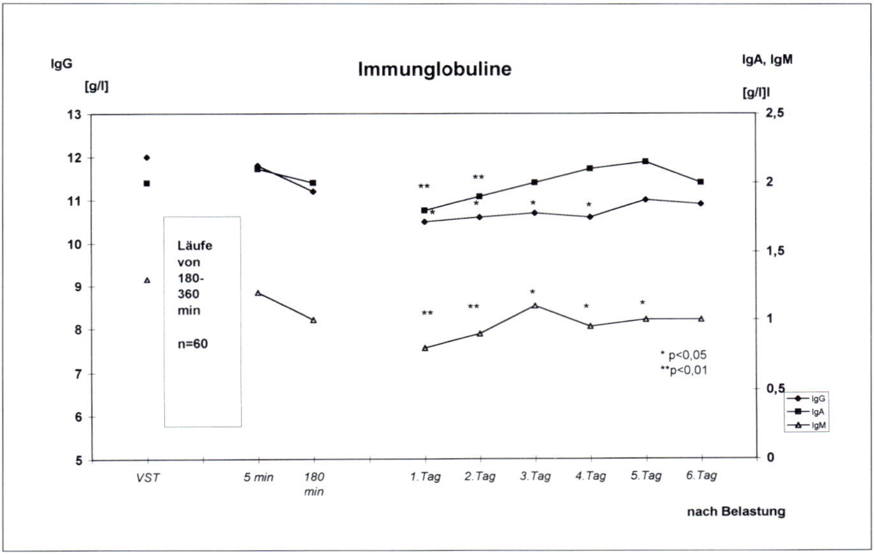

Abb. 3/4.6: Veränderungen der Immunglobulinkonzentration (IgG, IgA und IgM) nach Langzeitausdauerläufen. In den ersten Erholungstagen kommt es zu einer Abnahme der Immunglobulinkonzentration, die einen Zustand verminderter Abwehr darstellt.

Die Nachwirkungen im Immunsystem sind nach einem moderaten Training geringer als nach persönlichen Extremleistungen. Die regelmäßige Belastungsverminderung im Leistungstraining hat bezüglich der Stärkung der natürlichen immunologischen Abwehr eine große Bedeutung.

Auf eine weitere bedeutende Aufgabe des Immunsystems im Leistungssport ist hinzuweisen. Das betrifft die trainingsbedingten Strukturzerstörungen im Muskel, die in ihrer milden Form als Muskelkater bekannt sind. Die bei Muskelüberlastung freigesetzten Proteinbruchstücke rufen eine aseptische Entzündung hervor und müssen vom Immunsystem als eigen („Selbst") oder fremd („Nichtselbst") identifiziert sowie neutralisiert werden. Das Immunsystem „bekämpft" die Produkte des Zellzerfalls und Zellabbaus mit denselben Mitteln wie eingedrungene Fremdstoffe (DUFAUX, 1989). Damit befindet sich das Immunsystem der Sportler in einem ständigen Training beim Abbau muskulärer Zerfallsprodukte. Die für Aufräumarbeiten eingesetzte Kapazität steht natürlich für die Abwehr insgesamt nicht zur Verfügung. Sehr starke Abwehrleistungen von „Muskeltrümmern" bedingen, dass das biologische Abwehrpotenzial gegenüber eindringenden Keimen geschwächt sein kann (Tab. 2/4.6, s. S. 110). Zu den besonders die Muskelfunktion störenden Reizen gehören die exzentrischen Belastungen (Bergablauf) und alle Formen ungewohnter kurzzeitiger hoher Intensitätsbelastung.

Die Aktivierung des humoralen und zellulären Immunsystems ist mehr von der Höhe der intensiven Belastungsreize abhängig als von der Belastungsdauer. Aerobes Ausdauertraining ist immunologisch verträglicher als die Formen anaerob-aerober Belastung.

Fasst man die komplizierte Mitreaktion des Immunsystems beim Training zusammen, so ist zu folgern, dass mit hoher Wahrscheinlichkeit nach großen psychophysischen Beanspruchungen, in Form von Wettkämpfen, Wettkampfserien, Trainingslagern u.a., in den zwei nachfolgenden Tagen eine Schwachstelle für das Ansiedeln von Krankheitserregern vorliegt. Das ist auch an der Abnahme der Konzentration der Immunglobuline (spezifische Antikörper) nachvollziehbar (Abb. 3/4.6, s. S. 111).

Zusammenfassung

Das Immunsystem ist eng mit dem Zentralnervensystem verknüpft und kann deshalb mit diesem gemeinsam die Stresseinwirkungen abwehren. Hoher sportlicher Belastungsstress vermindert für einige Tage das immunologische Abwehrpotenzial. Daher gewinnen Vorsorgemaßnahmen durch Entlastung an Bedeutung. Zur Erhaltung der funktionellen Leistungsfähigkeit des Immunsystems ist die regelmäßige Entlastung im Leistungstraining notwendig. Die Belastungsintensität hat gegenüber der Belastungsdauer einen größeren Einfluss auf die Aktivierung von Teilen des Immunsystems. Individuelle Belastbarkeitsgrenzen können noch nicht sicher mit den Messgrößen des Immunsystems erfasst werden.

Bahnen sich im Leistungstraining Infekte an, dann ist die Belastungsverminderung (oder Pause) die wirksamste Maßnahme. Trainingsentlastung sichert die Integrität des Immunsystems und fördert die immunologische Abwehrleistung.

4.7 Muskel- und Trainingsbelastung

Die Muskulatur muss aufgrund ihres Aufbaus ständig belastet werden. Ihr Nichtgebrauch führt zum Muskelschwund (Muskelatrophie) mit deutlichem Kraftverlust. Das hat sich vor allem beim Aufenthalt in der Schwerelosigkeit im Kosmos bemerkbar gemacht. Der Aufenthalt von 28 Tagen im All (Skylab) ergab einen ebenso hohen Verlust der Beinstreckkraft (20%) wie 30 Tage Bettruhe (CONVERTINO, 1991). Die Muskelatrophie ist bei verletzungsbedingter Ruhigstellung, längerer Bettruhe und bei Bewegungsmangel bekannt und betrifft Sportler oft stärker als Untrainierte. Das größere Auf- und Umbaupotenzial des trainierten Muskels steht im Zusammenhang mit dem höheren Abbaupotenzial bei Nichtgebrauch oder deutlicher Belastungsverminderung. Bereits Belastungspausen von zehn Tagen sind für den trainierten Muskel die äußerste Grenze zum Erhalt des Zustandes.

Von allen Organen ist die Muskulatur mit 23 bis 28 kg Masse das größte. Die Muskulatur ist das Organ, an dem die Trainingswirkung vordergründig beurteilt bzw. gemessen wird. Die Veränderungen von Funktion und Struktur des Muskels sind die Orientierungsgrößen für die Anpassungen im Leistungstraining.

Abhängig vom Inhalt der Trainingsreize spricht die Muskulatur auf Schnelligkeits-, Kraft- und Ausdauerbeanspruchungen in spezifischer Weise an. Die Muskelleistung ist in Richtung Schnelligkeit, Genauigkeit und Zuverlässigkeit (Ausdauer) trainierbar. Das erfordert nicht nur ein Training des Energiestoffwechsels, sondern auch der nervalen Ansteuerung der Muskulatur. Die Anpassungen vollziehen sich sowohl in den motorisch-koordinativen Funktionen als auch im Energiepotenzial des Muskels. Von IKAI (1967) wurde ein Schema erarbeitet, in dem die Eigenständigkeit der Entwicklung der konditionellen Fähigkeiten Kraft, Schnelligkeit und Ausdauer in den einzelnen Sportarten zusammengestellt wurde. Hervorgehoben wurde die unterschiedliche Nutzung dieser Fähigkeiten bei der Ausübung der einzelnen Sportarten. Diese Überlegungen wurden später muskelbioptisch durch PIEPER/SCHARSCHMIDT (1981) bestätigt (Abb.1/4.7, s. S. 114). Für die Ausdauersportarten wurde ein Modell der unterschiedlichen Beanspruchung der Kraftausdauer- und der Schnelligkeitsfähigkeiten bei Kurz-, Mittel- und Langzeitausdauerbelastungen im Wettkampf erarbeitet (NEUMANN, 1991; s. Kap. 7).

Bahnbrechend für die Beurteilung der Veränderungen der Muskulatur durch Training war die Einführung der Nadelbiopsie der Muskulatur durch BERGSTRÖM (1962). Durch diese Untersuchungstechnologie war es möglich, sich detaillierte Vorstellungen über Muskelfaserverteilung, Muskelfaserfläche, Kapillarisierung, Stoffwechselverhalten, Substrathaushalt, Enzymaktivität und Ultrastruktur in der Muskulatur, in Abhängigkeit vom Training, zu machen.

Muskelfaserverteilung

Die Muskelfasern können über histochemische Färbemethoden in schnell und langsam kontrahierende eingeteilt werden. Die schnell kontrahierenden Muskelfasern (fast twitch fibres) werden als FTF und die langsam kontrahierenden Muskelfasern (slow twitch fibres) als STF bezeichnet. Die Muskelfaserverteilung ist an drei Muskelgruppen bestimmbar, hierzu gehören der Deltamuskel (M. deltoideus), der seitliche Oberschenkelmuskel (M. vastus lateralis) und der Wadenmuskel (M. gastrocnemius). Die Muskelfaserverteilung ist individuell festgelegt, d.h. vererbt, und kann durch Training nicht verändert werden. Für Vergleiche der Muskelfaserverteilung zwischen den Sportarten wird der seitliche Oberschenkelmuskel bevorzugt (Abb. 2/4.7, s. S. 115).

Die Mehrzahl der Untrainierten weist ein ausgeglichenes Verhältnis von STF und FTF auf. Die Muskelfaseranlage ist mit vorbestimmend, in welcher Sportart der Jugendliche später erfolgreich sein wird. Generell haben Sprinter hohe Anteile an FTF und Ausdauersportler hohe Anteile

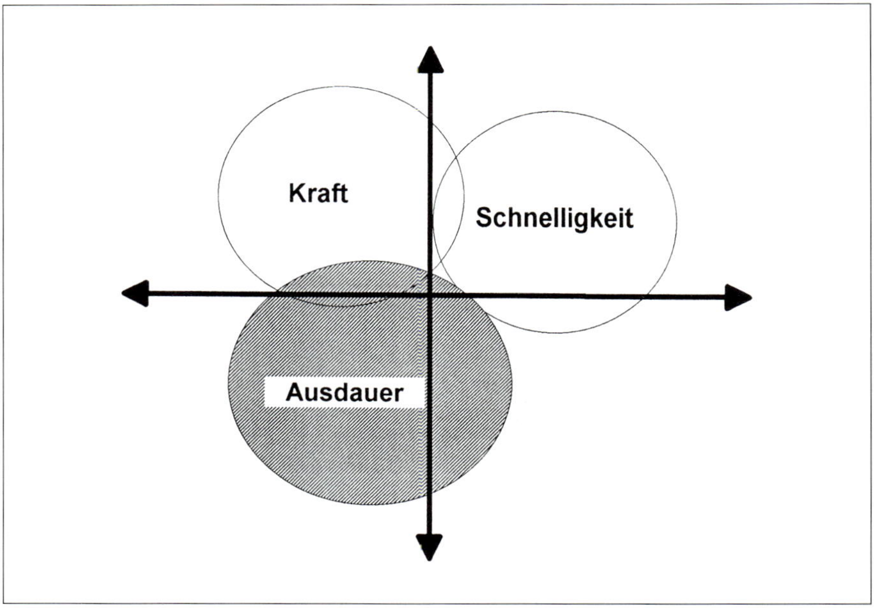

Merkmale	Schnelligkeitssportler (n = 50)	Kraftsportler (n = 96)	Ausdauersportler (n = 124)
Körpergewicht (kg)	65	79	65
VO_2max (l/min)	3,3	4,5	4,2
ST-Fasern (μm^2)	6500	7000	6700
FT-Fasern (μm^2)	7600	8600	7100
STF-Fläche (%)	51	53	72
Citratsynthetase (µmol/s.kg FG)	340	475	430
Phosphoglyceratkinase (mmol/s.kg FG)	4,5	4,1	2,1

Abb. 1/4.7: Darstellung der konditionellen Fähigkeiten Kraft, Schnelligkeit und Ausdauer und ihr Bezug zu den biologischen Grundlagen Körpermasse, Sauerstoffaufnahme, Muskelfaserflächen und Enzymen des aeroben und anaeroben Stoffwechsels pro kg Feuchtgewicht (FG). Nach PIEPER/SCHARSCHMIDT (1981)

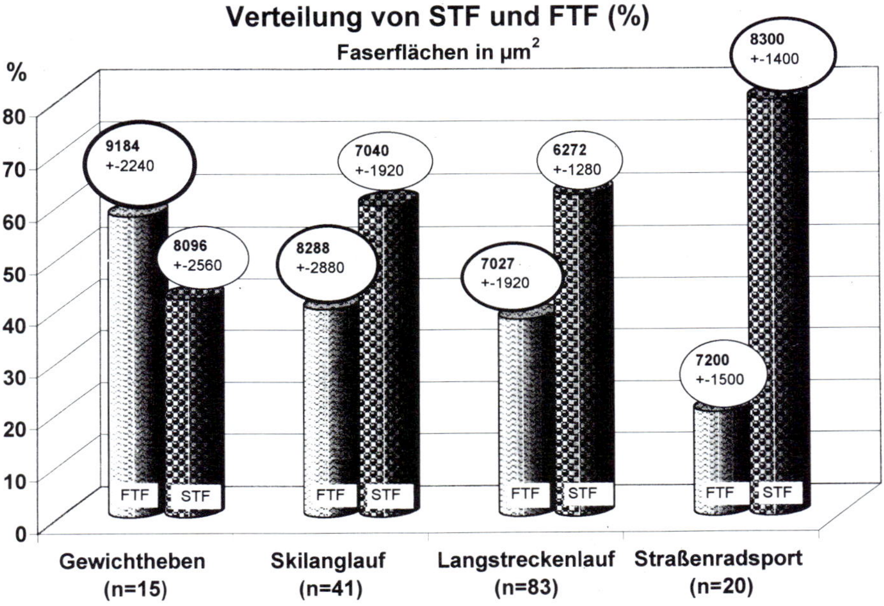

Abb. 2/4.7: Verteilung der schnell- und langsam kontrahierenden Muskelfasern (STF bzw. FTF) und der Faserfläche bei Leistungssportlern der DDR

an STF. Ausdauersportler haben durchschnittlich 65 bis 85% STF und Sprinter sowie Schnellkraftsportler 60 bis 70% FTF (COSTILL et al., 1976). Obgleich das Vorhandensein von hohen Anteilen an FTF die Sportler für die Schnelligkeit prinzipiell prädestiniert, ist das keine Garantie für Spitzenleistungen. Hierzu gehört immer das gezielte sportartspezifische Schnelligkeitstraining bei hohen FT-Muskelfaseranlagen.

Muskelfaserfläche

Durch widerstandsbetontes Training, d.h. Kraft- und Kraftausdauertraining, kann die Muskelfaser an Stärke zunehmen, sie hypertrophiert. Bleibt der Widerstandsreiz aus und wird nur die Ausdauerfähigkeit trainiert, dann verkleinert sich das Faservolumen. Dieser Zustand kann trainingsmethodisch sinnvoll sein, weil er einen besseren Energieaustausch ermöglicht. Die Ausdauerbelastung kann nicht ins Extreme gesteigert werden, weil die Sportler durch die Geschwindigkeitsmonotonie zu langsam werden. Für die Ausdauersportarten ist die Entwicklung der aeroben Kraftausdauer eine Leistungsreserve, denn nur diese garantiert die Zunahme der Vortriebsleistung (Abb. 3/4.7). Die Sportler haben gegenüber Untrainierten allgemein eine größere Muskelfaserfläche; diese ist die wesentliche Voraussetzung für die Erhöhung der Kraftfähigkeit. Auch die geringere Muskelfaserfläche der Frau bedingt die durchschnittlich um 20% niedrigere Kraftfähigkeit gegenüber dem Mann.

Die Muskelfaserstärken (Flächen) der STF und FTF sind unterschiedlich groß. Das Faservolumen der FTF ist meist größer als das der STF, das optimale Verhältnis beträgt im Leistungstraining 1,3 zu 1,0. Die Abnahme der Fläche der FTF bedeutet Kraftverlust. Die überwiegend einwirkenden Trainingsformen beeinflussen über die zentralnervale Ansteuerung die Ausprägung der Muskelfaserstärke. Durch das Krafttraining nehmen bevorzugt die FTF und durch das Ausdauertraining bevorzugt die STF zu. Die Hypertrophie der Muskelfasern beruht auf der Zunahme der Menge der Kontraktionsproteine (Aktin, Myosin, Troponin). Erhöhte Muskelkraft muss sich nicht vordergründig in der äußerlich vergrößerten Muskulatur darstellen. Mit zunehmendem Krafttraining in der Sportart nehmen die FTF an Fläche zu (Tab. 1/4.7 s. S. 117). Lässt der Trainingswiderstandsreiz auf den Muskel nach, dann bildet sich die Faserhypertrophie und damit die Kraftfähigkeit rasch wieder zurück. Das betrifft auch den Wechsel im Trainingsinhalt der Sportart. Wenn ein Bahnradsportler zum Straßenradsport wechselt, wird sich sein spezifisches Kraftpotenzial, welches er für den Antritt braucht, wieder zurückbilden. Auf der anderen Seite wird durch Bahnradsportler das Straßentraining zur Entwicklung ihrer Ausdauerfähigkeit genutzt.

Muskelfaserkapillarisierung

Das Training erhöht die muskuläre Durchblutung. Voraussetzung dafür ist, dass die eine Muskelfaser umgebenden Kapillaren in der Zahl zunehmen. Durch ein Ausdauer-, aber auch Krafttraining nimmt die muskuläre Durchblutung zu. Die bessere Blutversorgung der Muskelfasern ist für die Zunahme der Stabilität der Ausdauerleistungsfähigkeit notwendig. Durchschnittlich werden die FTF von vier und die STF von drei Kapillaren versorgt. Das Ausdauertraining führt zur Zunahme des Kapillarisierungsgrades um 40%. Unter den physiologischen Bedingungen des Trainings werden wahrscheinlich die Reservekapillaren eröffnet und keine Kapillaren neu gebildet. Der trainierte Muskel wird bei Belastung besser durchblutet. Der auslösende Reiz für die bessere Durchblutung des Muskels ist der belastungsbedingte Energiemangel.

Enzymaktivitäten in Muskelfasern

Durch das Training ändern sich die Stoffwechseleigenschaften in den Muskelfasern. Die ererbte Verteilung von STF und FTF bleibt aber durch das Training unbeeinflusst. Je nach Trainingsinhalt kann sich der anaerobe Glycogenabbau (Glycolyse) oder der aerobe Kohlenhydrat- und Fettstoffwechsel stark verändern. Voraussetzung dafür ist, dass sich die Schlüsselenzyme dieser Stoffwechselwege an die entsprechenden Trainingsreize adaptieren. Eindeutig gerichtete Trainingsbelastungen führen nachhaltiger zu Stoffwechselveränderungen in der Muskulatur als mittelmäßiges Mischtraining.

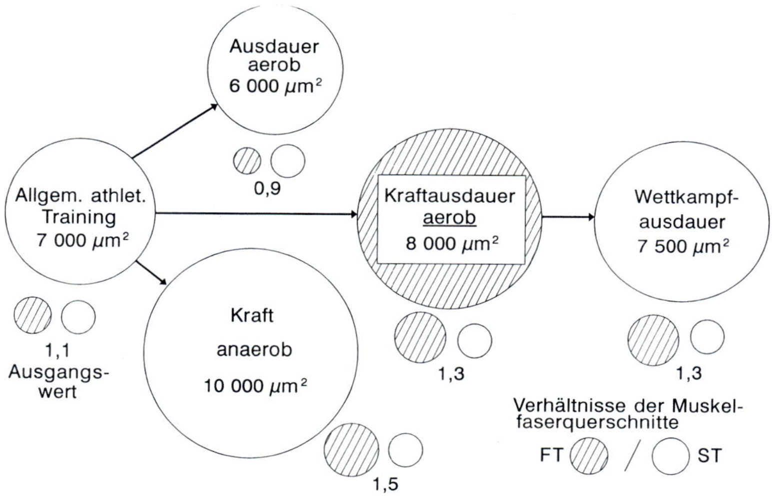

Abb. 3/4.7: Von realen muskelbioptischen Befunden abgeleitete Modellvorstellung der Notwendigkeit des Trainings einer Vorhalteanpassung in der Kraftfähigkeit vor Ausdauerwettkämpfen

Maximale Sauerstoffaufnahme, Muskelfaserverteilung und Muskelfaserflächen von Eliteradsportlern der DDR 1988						
Sportart	**Anzahl**	**VO_2max (ml/kg.min**	**ST-Fasern (%)**	**FT-Fasern (%)**	**Faserfläche STF (µm²)**	**Faserfläche FTF (µm²)**
Sprinter/ Bahn	5	64	65	35	9.000	13.500
1000 m-Bahnfahrer	5	66	72	28	8.500	12.000
4000 m-Bahnfahrer	10	76	78	22	8.000	10.000
Straßenrad-fahrer	78	78	80	20	7.000	8.000

Tab. 1/4.7: Maximale Sauerstoffaufnahme

Enzymaktivität im Radsport					
Enzyme µmol/kg FG	Straßenradsportler n = 19		Bahnradsportler n = 12		Signifikanz p <
	x	±s	x	±s	
Glycogensynthetase	**127**	23	68	35	0.002
Phosphoglyceratkinase x 1000	2.90	0.80	**4.27**	1.0	0.001
Pyruvatkinase x 1000	1.72	0.36	**2.88**	0.8	0.001
Laktatdehydrogenase	3.82	1.20	**6.50**	1.90	0.001
Citratsynthetase	**717**	189	488	169	0.005

Tab. 2/4.7: Enzymaktivitäten im Radsport

Beispielsweise führt das intensitätsbetonte Bahnradtraining zu anderen Enzymveränderungen auf muskelzellulärer Ebene als das ausdauerbetonte Straßenradsporttraining (Tab. 2/4.7). Aus der Tab. 2/4.7 ist ersichtlich, dass bei den Straßenradsportlern die Enzyme des aeroben Stoffwechsels (Citratsynthetase) und bei den Bahnradsportlern die des anaeroben Stoffwechsels (Phosphoglyceratkinase, Laktatdehydrogenase) deutlich erhöht sind. Die Zunahme der Laktatbildung ist nur möglich, wenn das glycolytische Schlüsselenzym Phosphoglyceratkinase (PGK) ansteigt. Andererseits nimmt durch Ausdauertraining die Aktivität der PGK ab und damit auch die Laktatbildung. Der Ausgleich kommt durch die Zunahme des aeroben Energiestoffwechsels, z.B. kenntlich am Anstieg der Citratsynthetase (CS). Die CS kann sich bei Ausdauertrainierten gegenüber Untrainierten verdoppeln.

Die maximale Sauerstoffaufnahme kann nur zunehmen, wenn die Schlüsselenzyme des aeroben Stoffwechsels (CS, Succinatdehydrogenase u.a.) in ihrer Aktivität ansteigen und damit zu einer erhöhten zellulären Verwertung des mit dem Blut antransportierten Sauerstoffs führen. Die Bestimmung der maximalen Sauerstoffaufnahme ist eine wiederholbare Messung für die Beurteilung des muskelzellulären aeroben Anpassungspotenzials bzw. der aeroben Enzymkapazität.

Energievorräte

Auf muskulärer Ebene gibt es drei Formen der Energievorräte, die kleinen Reserven von ATP, ADP und AMP nicht eingerechnet. Zur Sicherung der Sofortleistung der Muskulatur dient das Creatinphosphat (s. Kap. 4.5.1). Mit dieser Reserve kann der Muskel maximal 6 s bis 10 s arbei-

Energiespeicher bei 70 kg Körpergewicht				
Kohlenhydrate				
	Untrainiert		Trainiert	
Leberglycogen	80 g	328 kcal	120 g	492 kcal
Muskelglycogen	250 g	1025 kcal	400 g	1640 kcal
Glucose (Körperflüssigkeiten)	15 g	62 kcal	18 g	74 kcal
Fette				
Unterhautfett	8.000 g	74.400 kcal	6.000 g	55.800 kcal
intramuskulär	50 g	465 kcal	200 - 300 g	1.860 - 2.790 kcal
Proteine				
Aminosäurenpool	100 g	410 kcal	110 g	451 kcal
Strukturproteine (Muskel)	6.000 g		7.000 g	

Tab. 3/4.7: Energiespeicher bei 70 kg Körpergewicht

ten. Der Creatinphosphatspeicher ist trainierbar, er ist bei Sprintern größer als bei Ausdauersportlern. Die trainingsbedingte Zunahme beträgt 20%. Der bedeutendste Energiespeicher des Muskels ist das Glycogen. Durch Ausdauertraining kann sich dieser Speicher nahezu verdoppeln. In Ruhe beträgt der Glycogengehalt des Muskels 1,5 bis 2,0 g/100 g Muskelfeuchtgewicht (FG). Das entspricht 15-20 g/kg FG oder bei 10 kg eingesetzter Muskelmasse 150 bis 200 g.

In Ruhe und bei betonter Kohlenhydrataufnahme kann der Glycogenspeicher im Muskel auf 3g/kg FG ansteigen. Die unterschiedlichen Angaben zur Größe dieses Speichers beruhen auf der Schätzung der bei der Belastung eingesetzten Muskelmasse. Das Glycogen nimmt nur in den Muskelgruppen zu, die trainiert wurden. Insgesamt erhöhen sich die Glycogenspeicher in der trainierbaren Muskulatur von etwa 300 g auf 500 g (Tab. 3/4.7). Bei intensiver Belastung (Wettkampf) sind die Glycogenspeicher früher entleert als bei Trainingsbelastungen mit 70% der VO_2max (s. Abb. 5/4.5.2).

Eine Glycogensuperkompensation durch hohe Kohlenhydrataufnahme ist nur möglich, wenn die Aktivität des glycogenaufbauenden Enzyms, die Glycogensynthetase, durch Training erhöht ist. Neben Creatinphosphat und Glycogen hat die Muskulatur noch einen dritten Energiespeicher. Dieser ist das Neutralfett (Triglyceride), welches neben den Mitochondrien eingelagert wird. Die Angaben zu diesem Speicher sind sehr unterschiedlich. Seine Größe schwankt von 50 g bis 350 g. Die höchsten Mengen an muskulären Triglyceriden haben die Extremausdauersportler aufzuweisen. Diese große Fettenergiereserve hat ihre Ursache im Extremausdauertraining. Der ausdauertrainierte Muskel verfügt damit über stabile Energiereserven unmittelbar neben den Mitochondrien. Aus dem muskulären Fettspeicher könnten theoretisch 4.500 kcal an Energie gewonnen werden.

Ultrastruktur

Die eigentlich energiebildenden Strukturen sind in der Muskulatur die Mitochondrien. Ihr Nachweis erfolgt elektronenmikroskopisch. Das Ausdauertraining führt zur Vergrößerung von Volumen und Dichte der Mitochondrien sowie zur Oberflächenzunahme der gefalteten inneren Mitochondrienmembran. Die Zunahme des Mitochondrienvolumens steht in einem engen Zusammenhang mit der maximalen Sauerstoffaufnahme (HOPPELER et al., 1990). Die innere Oberfläche der Mitochondrienmenmembran erhöht sich von 1,88 m^2 bei Untrainierten auf 2,77 m^2 bei Ultralangstreckenläufern (HOWALD, 1982). Damit ist die morphologische Grundlage für eine größere Sauerstoffaufnahme und Energiegewinnung gegeben.

Zusammenfassung

Die durch den sportartspezifischen Bewegungsablauf nerval angesteuerten Muskelfasern passen sich auf die Erfordernisse der Energiegewinnung, der Zuverlässigkeit der Arbeitsweise (Ausdauer), der Schnelligkeit in den Kontraktionsfolgen sowie der Widerstandsüberwindung (Kraftentfaltung) an. Das sportliche Training erhöht die Kontraktionsgeschwindigkeit der in ein Bewegungsprogramm einbezogenen Muskelgruppen, die Vortriebsleistung (Kraft- und Kraftausdauer) sowie die Ermüdungsresistenz (längere Beanspruchbarkeit). Damit verbunden sind ein höherer Energieumsatz, die Zunahme der Substratspeicher, die stärkere Durchblutung und die Vergrößerung des Arbeitsraumes (Muskelfaserhypertrophie). Je nach Trainingsinhalt können sich die Anteile der aeroben und anaeroben Energiegewinnung auf muskelzellulärer Ebene verändern. Die Muskelfaserverteilung ist vererbt und nicht durch Training veränderbar. Größere Anteile an schnell kontrahierenden Muskelfasern (FTF) begünstigen die Schnelligkeits- und Kraftleistung; hingegen ermöglichen höhere Anteile langsam kontrahierender Muskelfasern (STF) eine stabile Ausdauerleistungsfähigkeit.

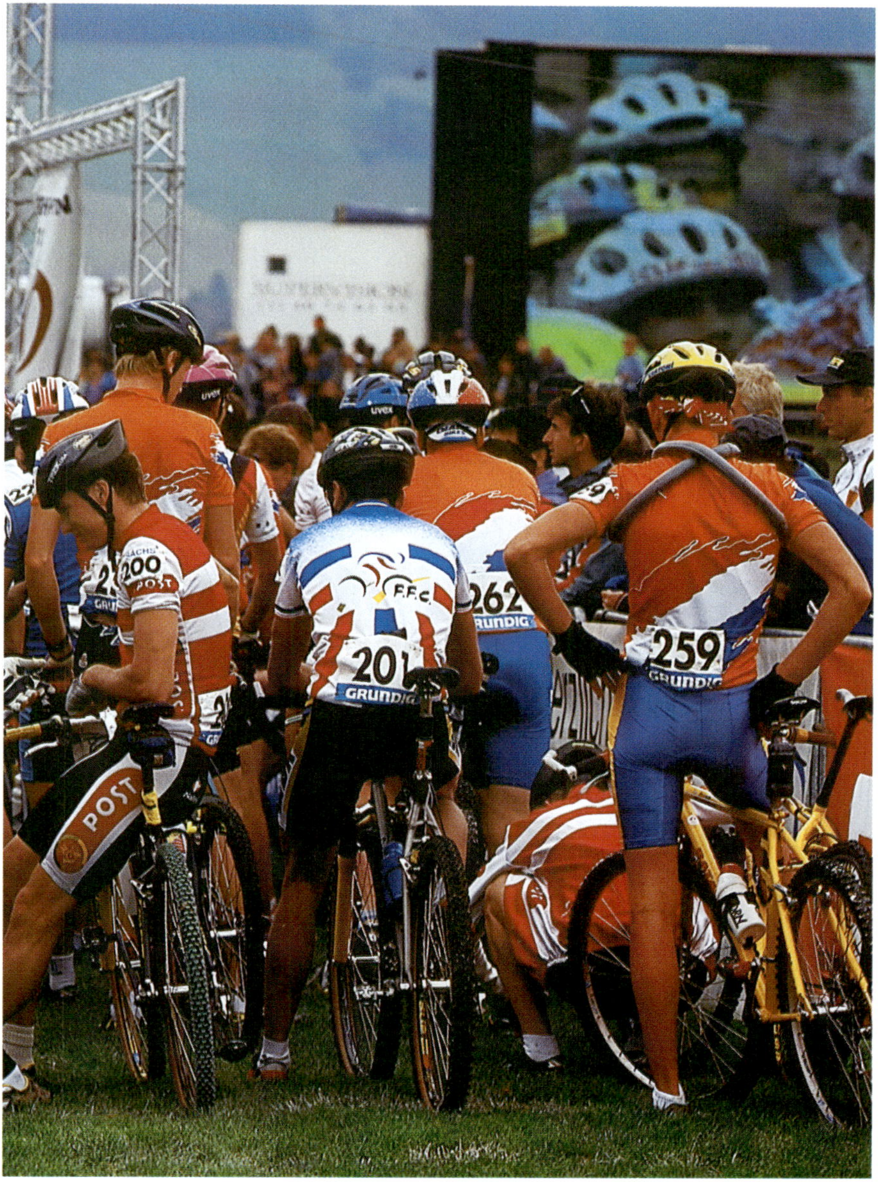

WAG's Bild und Textagentur, Freiburg (Foto: Armin Schirmaier, Freiburg)

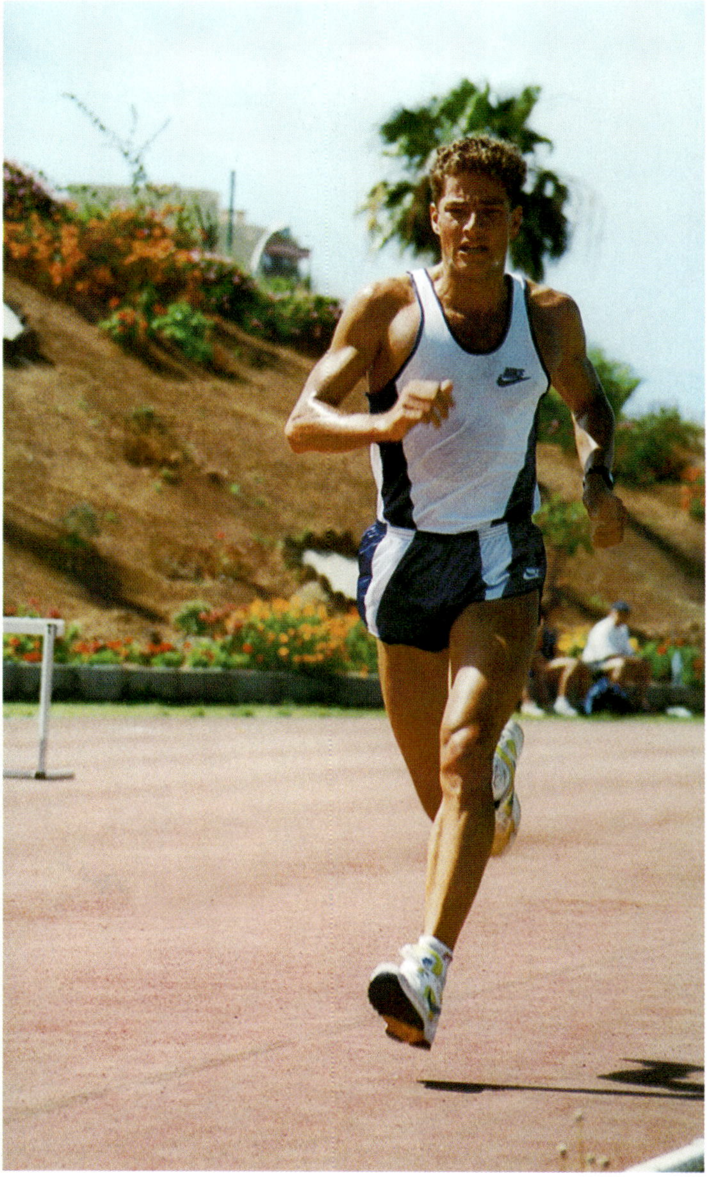

Toptriathlet Lothar Leder beim Intervalltraining (Foto: Georg Neumann, Leipzig)

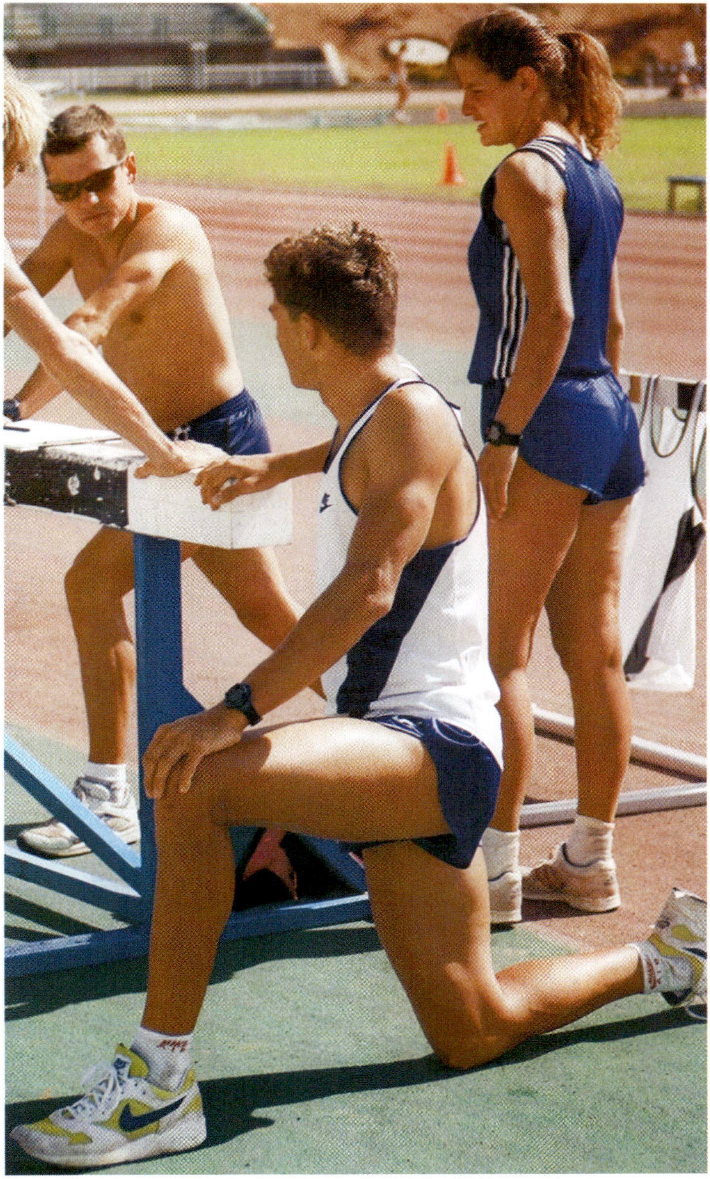

Toptriathleten Lothar Leder, Thomas Hellriegel und Katja Meyer beim Aufwärmen vor dem Intervalltraining (Foto: Georg Neumann, Leipzig)

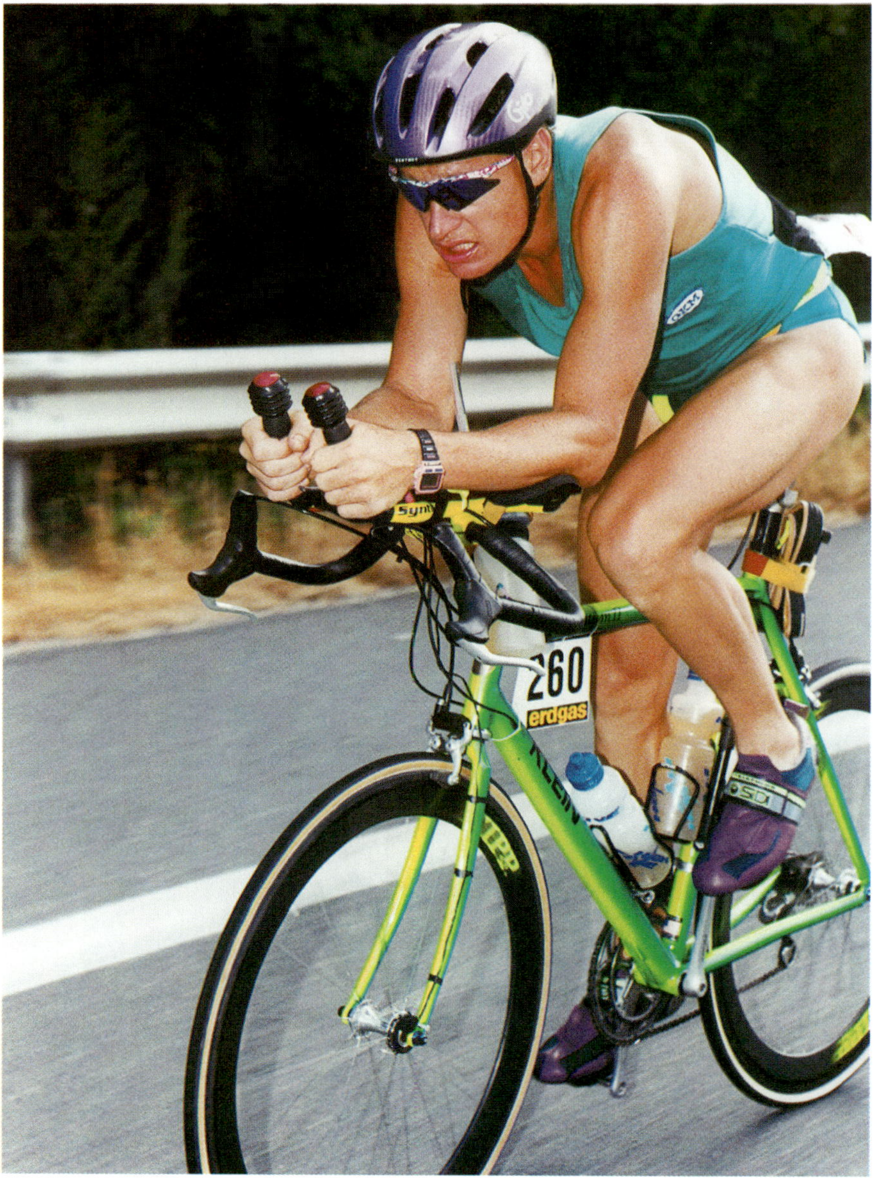

Triathlet der AK 30 beim Wettkampf (Foto: Georg Rombach, Ladenburg)

5 Leistungsziel und Trainingsbelastung

Das Gesamtbelastungsmaß im Jahr entscheidet maßgeblich über das Erreichen des Leistungszieles. Ein Training nach Gefühl gehört in allen Sportarten der Vergangenheit an, vor allem, wenn Höchstleistungen beabsichtigt sind. Um internationale Spitzenleistungen in den Ausdauersportarten zu erreichen und längere Zeit zu halten, kann auf eine wissenschaftlich gestützte, sportartspezifische Trainingsmethodik nicht verzichtet werden. Das Training muss professionell gestaltet werden. Diejenigen Sportler, die niedrigere Leistungsziele haben, müssen sich aber auch nach den Grundprinzipien des Leistungstrainings belasten. Jedoch lässt das Training im Freizeit- oder Fitnesssport auf niedrigem Belastungsniveau viele Varianten in der Gestaltung von Belastungs- und Entlastungsrhythmen zu.

5.1 Leistungskategorien

In den Ausdauersportarten lassen sich je nach Leistungsziel und möglichem Trainingsumfang drei Kategorien von Sporttreibenden deutlich unterscheiden (Abb. 1/5.1, s. S. 126).

Fitnesssportler (Freizeitsportler)

Der Fitness- oder Freizeitsportler übt meist mehrere Sommer- und/oder Wintersportarten aus. Beim Üben und Trainieren ist er vielseitig. Die Trainingsmotive sind der Erhalt der Leistungsfähigkeit über lange Lebenszeiträume und die Steigerung der Leistungsfähigkeit im Rahmen der Altersklasse. Der Trainingsaufwand liegt unter 300 Stunden im Jahr und entspricht einer wöchentlichen Belastung von vier bis sechs Stunden. Die Teilnahme an Wettkämpfen ist nicht obligat, sie wird vom Erlebniswert mit bestimmt. Der Gesundheitserhalt ist ein wünschenswerter Nebeneffekt des Trainings.

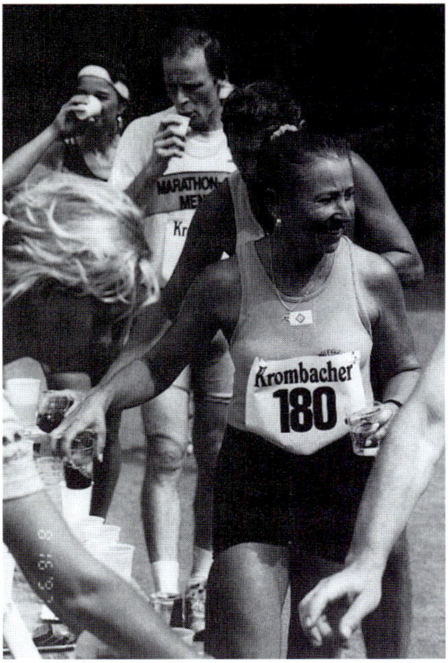

An der Verpflegungsstelle bei einem Langstreckenlauf (Foto: Georg Neumann, Leipzig)

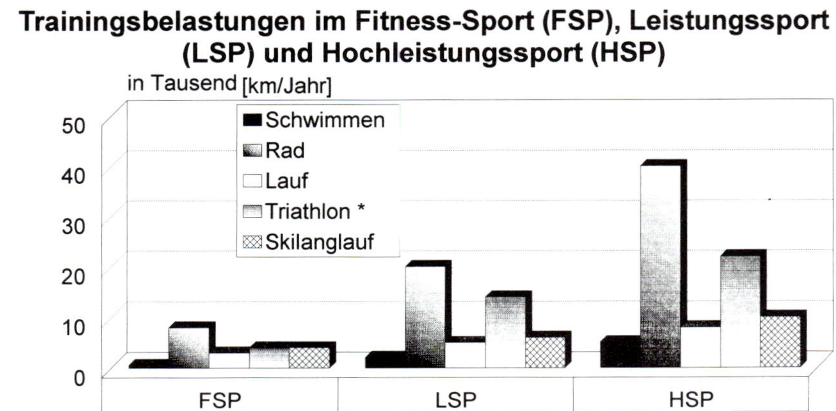

	FSP	LSP	HSP
Schwimmen	0,6	1,5	3
Rad	8	20	40
Lauf	3	5	8
Triathlon *	4	14	22
Skilanglauf	4	6	10

* Summe aller Disziplinen

Abb. 1/5.1: Vergleich der Trainingsbelastungen in ausgewählten Ausdauersportarten im Jahr in den drei Kategorien der sporttreibenden Männer.

Leistungssportler

Diese trainieren in der Freizeit neben ihrem Beruf und betreiben einen Trainingsaufwand von über 300 Stunden im Jahr in einer oder benachbarten saisonalen Sportart. Sie erreichen Spitzenwerte im Training von bis zu 1.000 Stunden im Jahr. Die wöchentliche Trainingszeit beträgt zehn bis fünfzehn Stunden und wird von der Vorbereitung auf ausgewählte Wettkämpfe in ihrer Höhe aktuell beeinflusst. Die Belastungsgrenze zum Hochleistungssport ist bei einigen Sportlern klein, insbesondere wenn Spitzenleistungen in der Altersklasse angestrebt werden. Die Steigerung der Belastung wird durch berufliche und soziale (familäre) Einflüsse begrenzt. Für kürzere Zeiträume sind Belastungen von 20 Stunden/Woche bei voller Berufstätigkeit möglich. Über längere Zeit lösen die Doppelbelastungen Konflikte aus und es kommt zur Minderung in einer der beiden Tätigkeiten. Ein fehlendes Umfeld an Betreuung begünstigt Fehlbelastungen oder Übertraining.

Hochleistungs- oder Spitzensportler

Sie trainieren unter professionellen Bedingungen und erreichen Belastungsumfänge von 1.000 bis 1.600 Stunden im Jahr. Der Trainingsaufwand pro Woche beträgt 20 bis 35 Stunden. Spitzenbelastungswochen von bis zu 50 Stunden sind wiederholt möglich. Grundlage des Hochleistungstrainings ist das Sporttalent und die Möglichkeit sozialer und materieller Anerkennung der Leistungen. Der Belastungsrhythmus ist auf die Teilnahme an internationalen Wettkämpfen ausgerichtet.

Die Spitzenleistungen haben gegenwärtig folgende Merkmale:
1. Die Trainingsgeschwindigkeit wurde unter aeroben und aerob-anaeroben Stoffwechselbedingungen auf ein deutlich höheres Niveau angehoben und beim Wettkampf entsprechend umgesetzt.
2. Das Ausdauer- und Kraftausdauerpotenzial der unmittelbar am Vortrieb beteiligten Muskelgruppen wurde so entwickelt, dass ein größerer Zyklusweg resultiert und stabil im Wettkampf durchgehalten wurde.
3. Über die gesamte Wettkampfdistanz kann die Leistung stabil und variabel gestaltet werden und auch bei Ermüdung ist noch eine optimale Bewegungstechnik möglich.
4. Die Regulationsbreite der Bewegungsfrequenzen schließt Tempoerhöhungen ein, entsprechend den taktischen Anforderungen auf allen Streckenabschnitten.

Zusammenfassung
In Abhängigkeit von der Höhe der Trainingsbelastung lassen sich drei Gruppen von Sporttreibenden kennzeichnen. Diese sind der Fitness- oder Freizeitsport, der Leistungssport und der Hochleistungssport. Die zahlenmäßig stärkste Gruppe sind die Fitness- oder Freizeitsportler. Werden in den einzelnen Altersklassen hohe Leistungen angestrebt, dann beginnt bei Belastungen von über 10-15 Stunden/Woche der Leistungssport. Steigt die Belastung auf regelmäßig über 20 Stunden/Woche an, dann sind Voraussetzungen für den Hochleistungssport gegeben. Über den Erfolg entscheidet nicht die Belastung allein, sondern auch das Talent.

5.2 Wirksamkeit des Trainings

Den stärksten Einfluss auf die Ergebnisse im Leistungs- und Spitzensport haben die Trainingssysteme. Die Optimierung des Trainingssystems bestimmt das Niveau der Leistungsentwicklung. Analysen des Leistungstrainings, Expertenurteile sowie Sportlerbefragungen führten zu folgenden Meinungen bezüglich des Erreichens von Weltklasseleistungen in Elitefeldern oder in der Altersklasse:
- Das Zentralglied im Hochleistungssport ist die Steigerung der Trainingsbelastung auf mindestens 25-30 Stunden/Woche oder 1.000 bis 1.500 Stunden im Jahr.

- Die Trainingsbelastung ist eindeutig auf eine Leistungsstruktur zu orientieren; der Start bei Wettkämpfen erfolgt in festgelegten Zeitbereichen. Das bedeutet z.B. für den Lauf, dass ein Training für persönliche Spitzenleistungen in einer Spanne von 5000 m bis Marathon wenig effektiv sein dürfte. Das betrifft nicht den Fitnesssport.
- Die Belastungssteigerung muss stets mit wirksamen Regenerationsmaßnahmen sportmethodischer und sportmedizinischer Art verbunden sein.
- Der Trainingsaufbau ist im Jahr auf ausgewählte Leistungshöhepunkte zu konzentrieren. Dabei sind durch Doppelperiodisierung zwei Höhepunkte möglich.
- Durch ständiges allgemein-athletisches Training, gezielten Sportartenwechsel, Physiotherapie und andere regenerationsfördernde Maßnahmen ist die Belastbarkeit für höhere sportartspezifische Trainingsreize zu sichern.
- Für die Ausprägung der spezifischen Belastungsreize ist der Wettkampf das wirksamste Trainingsmittel.
- Die individuellen Entwicklungspotenzen und die zu ihrer Freilegung notwendigen Trainingsmethoden, Trainingsformen und Trainingsmittel bestimmen immer stärker den Leistungsfortschritt.

In den Trainingskonzepten weltbester Athleten steht die Optimierung des Grundlagen- und Kraftausdauertrainings im Mittelpunkt. Das Training in mittleren Höhen wird zunehmend Trainingsbestandteil, besonders zur Erhöhung der Sauerstofftransportkapazität.

Vor Beginn der ersten Wettkämpfe müssen die aeroben oder aerob-anaeroben Leistungsgrundlagen stabil ausgeprägt sein. Nur sie garantieren die Wettkampfstabilität in der Saison. Einigkeit besteht darüber, dass außergewöhnliche Leistungen und Leistungsfortschritte auch außergewöhnliche Belastungsreize erfordern. Das Training kann innerhalb eines Jahres und auch im Verlaufe von mehreren Jahren erhöht werden. Um das Ziel zu erreichen, ist die Einhaltung regenerationsfördernder Maßnahmen notwendig. Auf die stabile Begleitung durch ein erfahrenes Betreuerteam sollte nicht verzichtet werden. Oft glauben Athleten, die sich von einer festen Betreuung losgesagt haben und Erfolge hatten, es künftig wieder allein zu schaffen. Diese Verhaltensweise ist auf längere Sicht wenig innovativ. Der potenzielle Spitzenathlet muss sein Training und seine Betreuung professionell, d.h. berufsmäßig betreiben; das schließt Wechsel im Team nicht aus.

Zu den leistungsfördernden Faktoren zählen:

1. Hohe Trainingsbelastungen in normaler Höhe (unter 1500 m).
2. Mehrmaliges Höhentraining im Jahr (Höhentrainingsketten).
3. Häufiger Klimawechsel, besonders in den Übergängen der Jahreszeiten.

4. Dichte Folge hochrangiger Wettkämpfe in der Saison, die aber zahlenmäßig begrenzt sind.
5. Belastungsorientierte Ernährung und Supplementation von physiologischen Wirkstoffen.
6. Ausschöpfung der Möglichkeiten der Trainingssteuerung.
7. Regelmäßige sportärztliche Untersuchungen und Durchführung belastbarkeitssichernder vorbeugender Maßnahmen.

Zusammenfassung

Die Wirksamkeit des Trainings beruht auf mehreren Faktoren. Das Zentralglied ist die Höhe der regelmäßigen Trainingsbelastung. Der Trainingsaufbau sollte auf den grundlegenden Erkenntnissen der interdisziplinären Sportwissenschaft erfolgen. Für die Freilegung individueller Entwicklungspotenzen sind wirksame Trainingsmethoden, Trainingsformen und Trainingsmittel wesentlich. Außergewöhnliche Leistungen und Leistungsfortschritte verlangen außergewöhnliche Belastungssteigerungen. Die Wirksamkeit der Belastungssteigerung ist von der Nutzung physiologischer Leistungsreserven abhängig.

5.3 Trainingsumfang

Mehrjährige Analysen der Leistungsentwicklung und des Trainings von Weltspitzenathleten zeigen, dass die Trainingsbelastung nach wie vor die zentrale Kategorie in den Trainings- und Wettkampfsystemen ist. Auf der Grundlage der Leistungsstruktur der Sportart sollten Trainingskennziffern entwickelt werden, die im Jahres- und Mehrjahresaufbau eine individuelle und zweckmäßige Gesamtbelastung ermöglichen. Damit sind Gesamtbelastungen von bis zu 1.500 Stunden im Jahr möglich. Im Rahmen dieser hohen Gesamtbelastung können bis zu 1.000 Stunden im Jahr speziell in der Sportart trainiert werden. Für Weltklasseleistungen sind diese hohen Belastungsmaße eine grundlegende Voraussetzung. Über Sieg oder Niederlage entscheiden dann sowieso das Talent oder die Taktik. Das beste Talent versagt, wenn es nicht bereit ist, sich der für die Sportart üblichen Belastungsnorm im Weltmaßstab zu stellen.

Gegenwärtig sind keine Grenzen in der Steigerung der Trainingsbelastung abzusehen. Die Probleme ergeben sich in der individuellen Begrenzung der Belastbarkeit. Die Erhöhung der allgemeinen und sportartspezifischen Belastbarkeit ist eine eigenständige methodische Kategorie im Rahmen der Steigerung der Gesamtbelastung. Hart kann nur derjenige trainieren, der seinen Organismus durch geeignete Anpassungen im Stütz- und Bewegungssystem, im Zentralnervensystem und im Stoffwechsel längerfristig darauf vorbereitet. Die individuelle Begrenzung der Belastbarkeit hat meist biologische Ursachen.

Über Sinn und Unsinn von ausdauerorientierten Extrembelastungen kann man sich streiten. Objektiv ist aber, dass diejenigen Personen, die die Grenzen ihrer Belastbarkeit sehr hoch angesetzt haben, für den Leistungssport neue Belastungsdimensionen erschlossen haben.

Immer wieder wird in der Trainingspraxis versucht, den zeitraubenden Umfangsfaktor zu umgehen oder abzukürzen. Als Argumente dafür werden die Begriffe „Intensivierung", „Effektivierung" oder „ Qualitätserhöhung" angeführt. Diese Konzepte haben in den wenigsten Fällen zu einem echten Leistungsfortschritt geführt. Organisatorische Zwänge für die Umsetzung einer progressiven Belastungserhöhung sind kein Freibrief zur Intensivierung und gleichzeitigen drastischen Umfangsverminderung. Sie sind höchstens ein riskanter Kompromiss.

Wenn gesicherte Erkenntnisse und Erfahrungen hinsichtlich des notwendigen Gesamtumfangs an Trainingszeit ignoriert werden, dann sind instabile Leistungsausprägungen programmiert.

Zusammenfassung

Der Trainingsumfang ist das maßgebliche Glied im Leistungstraining der Ausdauersportarten. Das individuell verträgliche Belastungsmaß ist inzwischen bei etwa 1.600 Trainingsstunden im Jahr im Hochleistungssport angelangt. Die höchsten zeitlichen Belastungen sind in den Kombinationssportarten, wie Triathlon, möglich. Der gezielte Sportartenwechsel im Trainingsjahr ist der entscheidende Zugang zur Steigerung der Gesamtbelastung und Beherrschung der Regeneration.

5.4 Trainingsfehler

Die Stagnation der Leistungsfähigkeit und der Leistungsrückgang haben oft komplexe Ursachen. In der Mehrzahl liegen diese in der Verminderung von Leistungs- und Trainingsmaßstäben sowie in einer unprofessionellen Trainingsorganisation. Die Ursachen oder Tendenzen für das Nichterreichen der Trainingsziele oder ungenügender Leistungszuwachsraten sind folgende:

- Der Trainingsumfang wird gegenüber bereits bewältigten Größenordnungen vermindert.
- Die Intensivierung des Trainings wird auf der Grundlage unzureichenden Basistrainings durchgeführt.
- Für die Steigerung der Trainingsqualität werden nicht die notwendigen organisatorischen und trainingsmethodischen Voraussetzungen geschaffen.
- Die Frequenz der Wettkampfteilnahme entfernt sich häufig von den physiologischen Möglichkeiten ihrer Bewältigung (zu viele Wettkämpfe und Wettkämpfe über zu lange Zeiträume).

- Die Trainingsbelastung wird nicht systematisch im Verlaufe des Trainingsjahres gesteigert und periodisiert.
- Die Belastungsspitzen im Training liegen zu nahe (1-2 Wochen) oder zu lange (2-4 Monate) vor dem Leistungshöhepunkt.
- In der Nutzung des Wettkampfreglements und in der aktiven Gestaltung von situationsgebundenen Wettkampfstrategien liegen individuelle Mängel vor.
- Unzureichende mentale Wettkampfvorbereitung und Einstellung auf veränderte Anforderungen.
- Die Belastungs- und Trainingssteuerung wird nicht beherrscht. Die Trainingsempfehlungen basieren auf einer einseitigen und meist sportartunspezifisch durchgeführten Funktionsdiagnostik, bei der die reale Belastung im Training wenig berücksichtigt wird.
- Die mangelhafte Trainingsdokumentation behindert die Beurteilung von Erfolg oder Misserfolg.

Zusammenfassung

Trainingsfehler haben oft komplexe Ursachen und sind ohne zuverlässige Dokumentation des Trainings kaum aufzuklären.

Die Steigerung der intensiven Anteile der Trainingsbelastung auf der Grundlage unzureichender aerober sportartspezifischer Leistungsfähigkeit oder starker Verminderung der Gesamtbelastung sind die Hauptfehler für instabile Leistungen. Ausbleibende Steigerung der Trainingsbelastung im Trainingsjahr und zu lange Abstände der Belastungsspitzen zum Leistungshöhepunkt behindern die Ausprägung individueller Höchstleistungen. Das Missachten von Belastungs-Entlastungs-Zeiträumen mindert die Trainingsqualität deutlich und damit auch das Anpassungsniveau. Zu dichte Wettkampffolgen, die leistungsphysiologisch ohne dazwischenliegendes Training nicht verkraftet werden, verkürzen den individuellen Hochleistungszeitraum im Trainingsjahr.

6 Training konditioneller Fähigkeiten im Ausdauersport

In den Ausdauersportarten werden längere Trainings- und Wettkampfleistungen durch zunehmende Ermüdungsprozesse begrenzt. Die Fähigkeit, eine zuverlässige Dauerbeanspruchung des Organismus in einer Sportart auszuführen, wird als Ausdauer bezeichnet. Die Ausdauer ist immer an konkrete Bedingungen der Bewegungshandlung sowie an energetische Leistungsvoraussetzungen gebunden (SCHNABEL et al., 1995). Das Ausüben der Ausdauersportarten setzt ein differenziertes konditionelles Fähigkeitsspektrum voraus, das von der Grundlagen- und Kraftausdauer, der wettkampfspezifischen Ausdauer bis hin zu allgemeinen Leistungsvoraussetzungen reicht (Tab. 1/6). Die Ausdauerfähigkeit wird im Wesentlichen von der Grundlagenausdauerfähigkeit, der wettkampfspezifischen Ausdauerfähigkeit und den allgemeinen Leistungsgrundlagen bestimmt. In diesen trainierbaren Komplexen lösen sich die einzelnen konditionellen Fähigkeiten Ausdauer, Kraft, Schnelligkeit und Koordination auf (Abb. 1/6 und 2/6).

6.1 Grundlagenausdauerfähigkeit

Die Grundlagenausdauerfähigkeit (GA-Fähigkeit) ermöglicht das Durchhalten längerer Streckenlängen in aerober Stoffwechsellage. Sie ist die wesentlichste Voraussetzung für das Betreiben der Ausdauersportarten. Die Erhöhung der Wettkampfleistung steht in einem gesicherten Zusammenhang mit dem Niveau der Grundlagenausdauerfähigkeit (NEUMANN et al., 1995). Das Entwicklungsniveau der GA-Fähigkeit wird sportmethodisch als Grundlagenausdau-

Fähigkeitsentwicklung im Ausdauertraining		
Fähigkeiten	**Trainingsformen**	**Intensitätsbereiche (%)**
Wettkampfausdauer (WA)	Wettkampftraining	100
Schnelligkeitsausdauer (SA)	Schnelligkeitsausdauertraining	95-120
Kraftausdauer (KA)	Kraftausdauertraining	85-95
Grundlagenausdauer 2 (GA 2)	Grundlagenausdauertraining 2	90-95
Grundlagenausdauer 1 (GA 1)	Grundlagenausdauertraining 1	75-90
(Kompensation/Regeneration)	*(Kompensationstraining)*	*< 70*

Tab. 1/6: Fähigkeitsentwicklung im Ausdauertraining

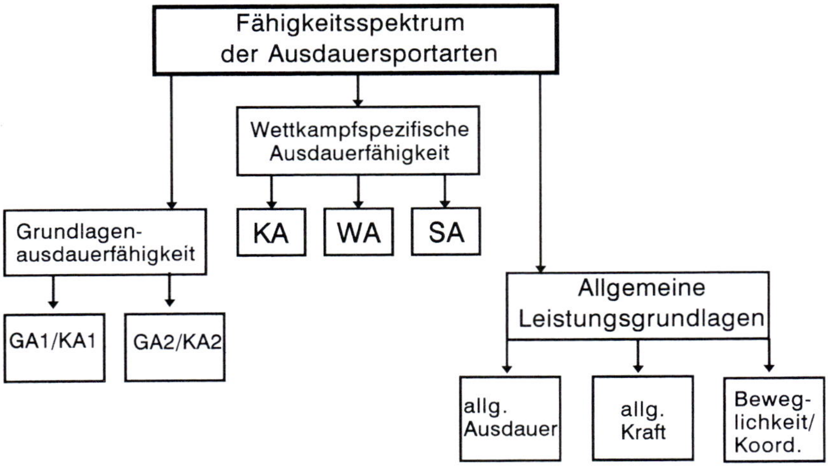

Abb. 1/6: Übersicht über das Spektrum der Ausdauerfähigkeit, deren hauptsächliche Komponenten die Grundlagenausdauerfähigkeit (GA), die wettkampfspezifische Ausdauerfähigkeit (WA) und die allgemeinen Leistungsgrundlagen sind.

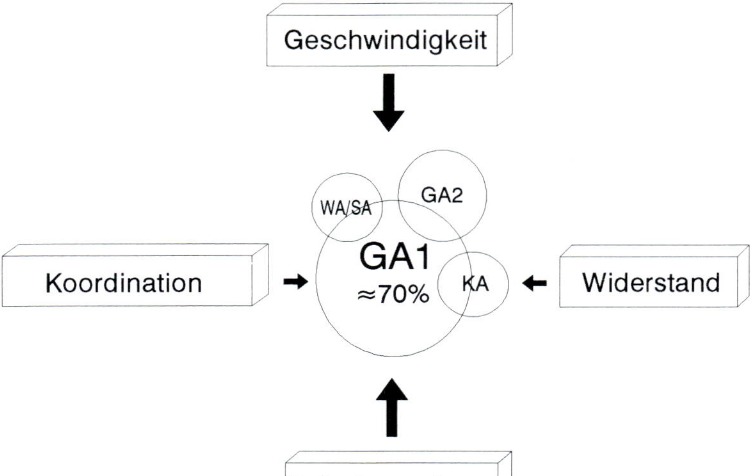

Abb. 2/6: Durch das Training wirken auf den Muskel die Belastungsdauer, der Widerstand, die Schnelligkeit und die sportartspezifische Umsetzung (Koordination) ein. Keine Fähigkeit ist isoliert trainierbar.

er (GA) bezeichnet. Mit dem Begriff der Grundlagenausdauer wird die Anpassung des Organismus auf der Ebene motorischer Grundfunktionen, der Energiewandlung, der Substratbereitstellung und auch der mentalen Stabilität zur Ausdauerbewältigung zum Ausdruck gebracht. Das Beurteilungskriterium für die GA ist die erreichte Geschwindigkeit oder Leistung im submaximalen Belastungsbereich. Leistungsphysiologisch ist die GA auch in ihrem Stoffwechsel-, Atmungs- und Kreislaufverhalten zu kennzeichnen. Eingebürgert haben sich dafür die Begriffe der aeroben und anaeroben Stoffwechselschwellen, meist beurteilt am Laktat (NEUMANN/SCHÜLER, 1994). Die Grundlagenausdauer bzw. die Grundlagenausdauerfähigkeit wird mit den Varianten des Grundlagenausdauertrainings entwickelt.

Grundlagenausdauertraining

Die Entwicklung der Grundlagenausdauer hat im Trainingsprozess der Ausdauersportarten eine Schlüsselstellung. Die GA-Fähigkeit hat eine Voraussetzungsfunktion für die Bewältigung immer höherer Geschwindigkeiten im Wettkampf. Mit einem Anteil von 60-85% am Gesamttrainingsumfang ist das GA-Training der entwicklungsbestimmende Schwerpunkt.

Das GA-Training hat drei entscheidende Qualitäten aufzuweisen:

1. Das GA-Training ist auf **Dauer** orientiert.
2. Das GA-Training ist **geschwindigkeitsorientiert**.
3. Das GA-Training beinhaltet **Widerstandskomponenten**.

Grundlagenausdauer 1-Training (GA 1)

Das GA 1-Training erfordert einen hohen Trainingsumfang pro Woche. Damit ist die Dauer der entscheidende Belastungsreiz. Die Trainingsstreckenlänge wird so gewählt, dass die Belastung in stabiler aerober Stoffwechsellage ausgeführt werden kann. Die Geschwindigkeit beim Training bewegt sich zwischen 75-85% der individuellen Leistungsfähigkeit. Dieser Trainingsbereich wird zu über 80% in der methodischen Gestaltung durch die vorgegebenen Streckenlängen ausgeschöpft (s. Kap. 6.5). Die beste Methode für das GA 1-Training ist die Dauermethode. Mit dieser Methode werden sowohl Glycogen als auch Fettsäuren in aerober Stoffwechsellage zur energetischen Sicherung der Leistung umgesetzt.

Grundlagenausdauer 2-Training (GA 2)

Das GA 2-Training erfordert höhere Geschwindigkeiten und ist nicht vordergründig dauerorientiert. Mit der Zunahme der Geschwindigkeit im GA 2-Training ist das Überschreiten der aktuellen aeroben Leistungsfähigkeit beabsichtigt. Dafür sind stets relativ höhere Geschwindigkeiten und kürzere Streckenlängen notwendig. Der Trainingsumfang im GA 2-Training sollte nur 10-25% am Gesamtbelastungsumfang ausmachen. Da die Streckenlängen kürzer als im GA 1-Trai-

Allgemein genutztes Fähigkeitsspektrum in Ausdauersportarten		
Fähigkeiten	**Bezeichnung**	**Stoffwechsellage**
Grundlagenausdauer Kraftausdauer	GA 1 KA 1	aerob aerob
Grundlagenausdauer Kraftausdauer	GA 2 KA 2	aerob-anaerob aerob-anaerob
Wettkampfausdauer	WA	anaerob-aerob
Schnelligkeitsausdauer Kraft/Schnelligkeit	SA K/S	anaerob anaerob
Kompensation und Regeneration	KB	aerob

Tab. 1/6.1: Allgemein genutztes Fähigkeitsspektrum in Ausdauersportarten

ning sind, muss die Intensität auf 85-95% der individuellen Leistungsfähigkeit ansteigen. Mit der höheren Geschwindigkeit im GA 2-Training wird die wettkampfspezifische Ausdauerleistungsfähigkeit vorbereitet.

Geeignete Methoden für das GA 2-Training sind das intensive und variable Dauertraining sowie extensive Formen des Intervalltrainings.

Kraftausdauertraining 1 und 2 (KA 1 und 2)

Das Krafttraining ist in den Ausdauersportarten in erster Linie ein Ausdauertraining gegen erhöhte Widerstände. Bezugspunkt ist der mittlere im Wettkampf zu erbringende Widerstand. Davon abzugrenzen sind die Widerstandserhöhungen in der Start-, Strecken-, Zwischen- und Endspurtphase.

Durch den Einsatz von zusätzlichen Widerstandsanforderungen im Rahmen des GA 1- und GA 2-Trainings sind die Voraussetzungen für das KA 1- und KA 2-Training gegeben (Tab. 1/6.1). Erfahrungen in Ausdauersportarten besagen, dass bis zu 50% des GA-Trainings widerstandsbetont durchgeführt werden sollte (REIß, 1992). Im Straßenradsport ist es inzwischen Norm, stundenlang mit erhöhten Widerständen zu fahren (z.B. Alpenpässe mit hohem Gang).

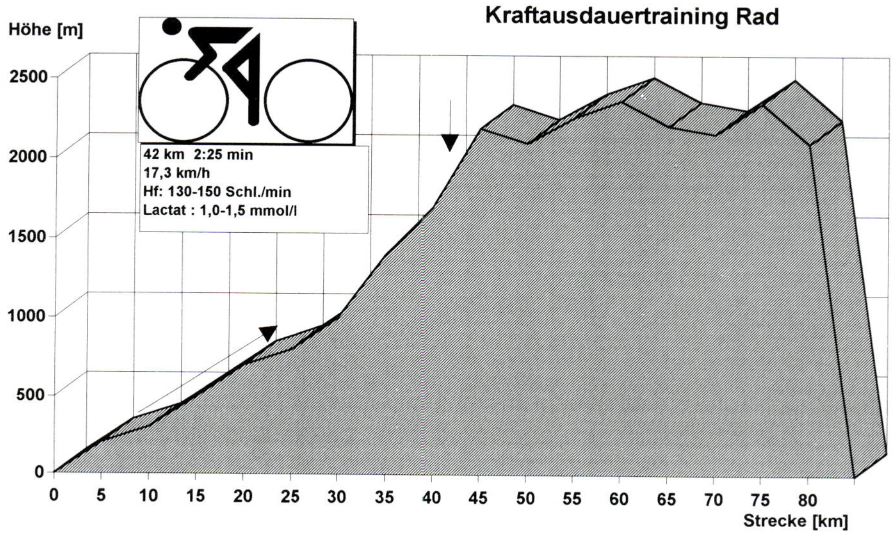

Abb. 1/6.1: Beispiel der Gestaltung des Kraftausdauertrainings Rad durch längeres Berganfahren mit niedriger Geschwindigkeit und in aerober Stoffwechsellage

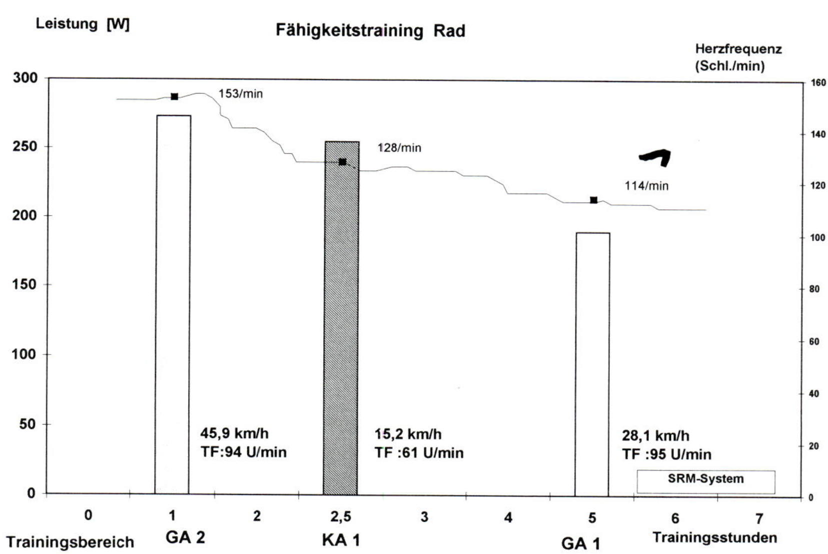

Abb. 2/6.1: Differenziertes Fähigkeitstraining auf dem Rad, bei einem Sportler, dessen Leistung mit dem SRM-System(Schoberer Rad Meßsystem) direkt am Rennrad gemessen wurde.

Biologisch übt das KA-Training einen stärkeren Hypertrophiereiz auf die Muskulatur aus als das GA-Training. Diese Reizsetzung ist im Sinne einer Vorhalteanpassung notwendig, denn unter der widerstandsarmen Ausdauerbelastung vergrößert sich das Kraftpotenzial der sportartspezifischen Muskulatur kaum (s. Abb. 3/4.7).

Das dauerbetonte KA-Training sollte Widerstände aufweisen, welche die Wettkampfanforderungen übersteigen (Abb. 1/6.1, s. S. 136). Längere Strecken sind zu bevorzugen, auch wenn das KA-Training in Intervallform erfolgt. Die Stoffwechsellage sollte aerob sein. Untersuchungen an Läufern ergaben, dass zur Einhaltung der Trainingsbereiche im KA-Training ein Zugwiderstand von 2 kp eine Geschwindigkeitsreduzierung von 0,25 bis 0,5 m/s gegenüber dem normalen Geschwindigkeitsprogramm ohne Zugwiderstand (GA-Training) erfordert. Bei dieser Geschwindigkeitsverminderung unter Zugwiderstandstraining im Lauf veränderte sich die Schrittfrequenz nicht und die aeroben sowie aerob-anaeroben Stoffwechselbereiche konnten eingehalten werden (REIß et al., 1994).

Die Trainingsstrecken (Belastungsdauer) sind beim KA-Training kürzer als beim vergleichbaren Ausdauertraining (Abb. 2/6.1, s. S. 136). Starke muskuläre Säuerung ist beim KA-Training zu vermeiden. Im Zweifelsfall sollte die Belastungsdauer für den Widerstandsreiz verlängert werden, damit die aerobe Stoffwechsellage nicht verlassen wird.

Zusammenfassung

Die Grundlagenausdauerfähigkeit (GA-Fähigkeit) ist das Vermögen, eine längere Distanz in aerober Stoffwechsellage zu bewältigen. Die GA ist die entscheidende Voraussetzung für Ausdauerleistungen, denn 60-80% des Trainings werden zur Entwicklung der GA-Fähigkeit aufgebracht. Die GA besteht aus einer extensiven und intensiven Komponente, der GA 1 und GA 2. Die GA 1 wird mit 75-85% der individuellen Leistungsfähigkeit trainiert, die GA 2 mit 85-95% dieser. Das Ausdauertraining kann auch mit erhöhten Widerständen ausgeführt werden. Die dabei entwickelte Fähigkeit wird als Kraftausdauer (KA-Fähigkeit) bezeichnet. Die KA-Fähigkeit wird analog zur GA-Fähigkeit in Form des KA 1- und KA 2- Trainings entwickelt. Das widerstandsbetonte Ausdauertraining kann bis zu 50% des GA-Trainings ausmachen und sollte in aerober Stoffwechsellage durchgeführt werden.

6.2 Wettkampfspezifische Ausdauerfähigkeit

Die Wettkampfspezifische Ausdauerfähigkeit (WSA) sichert die maximale Wettkampfgeschwindigkeit über unterschiedliche Streckenlängen. Dies erfolgt durch Inanspruchnahme des aerob-anaeroben Energiestoffwechsels und die Einbeziehung der schnell kontrahierenden Muskelfasern (FTF) in das Bewegungsprogramm. Die Wettkampfspezifische Ausdauerfähigkeit beim Training zu entwickeln bedeutet, dass ein immer größerer Zyklusweg (Vortrieb) pro Zeiteinheit im einzelnen Bewegungszyklus erreicht wird. Im Wettkampf muss dann diese Fähigkeit in einer hohen Variationsbreite

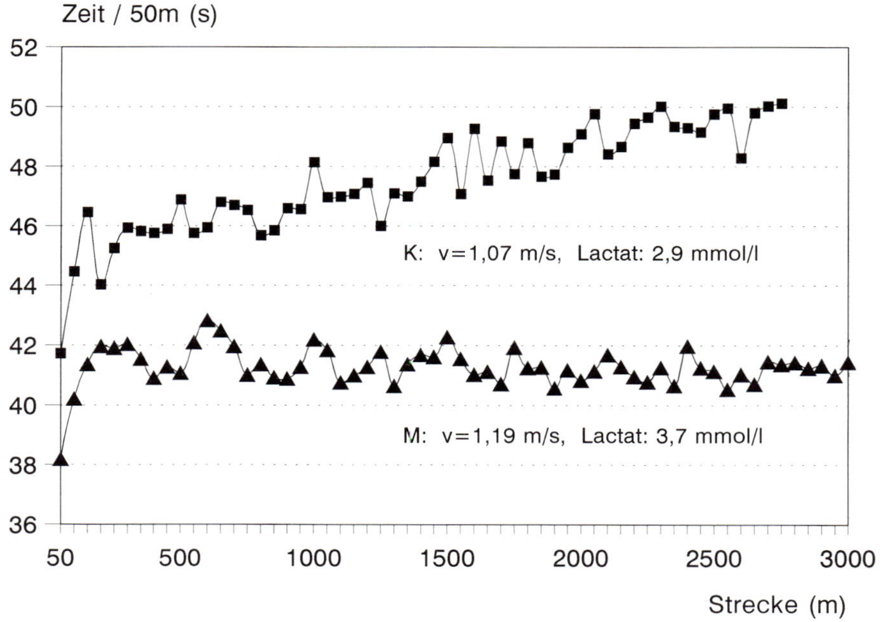

Abb. 1/6.2: Vergleich der Schwimmtrainingsleistung über 3000 m, die in unterschiedlichen Teilstreckenzeiten von zwei Triathletinnen absolviert wurde. K. hatte ihre Leistungsfähigkeit anfangs überschätzt und wurde immer langsamer und stand die Vorgabe nicht durch.

der Zykluszeit (Bewegungsfrequenz) abrufbar sein. Das setzt aus der Sicht des Stoffwechsels in der jeweiligen Sportart hohe aerobe und anaerobe (glycolytische) Energieflussraten voraus. Ein Kennzeichen der WSA ist die Zunahme der maximalen Sauerstoffaufnahme (VO_2max). Das entscheidende Bindeglied für die Ausprägung der Wettkampfspezifischen Ausdauerfähigkeit ist das Erlernen neuer Ansteuerungsmuster zur sportartspezifischen Vortriebsmuskulatur. Dafür ist der Wettkampf selbst das beste Trainingsmittel. Aus sportmethodischer Sicht gehören in das Repertoire zur Entwicklung der Wettkampfspezifischen Ausdauerfähigkeit die Bewältigung von Starts, Zwischen- und Endspurts, Anstiegen und Abfahrten. Das für die WSA notwendige Schnelligkeits- und Krafttraining leitet sich von den Kraft-Zeit-Verläufen, den Kraft-Weg-Verläufen, dem Verhältnis von aktiven und passiven Phasen im Bewegungszyklus, der Variabilität beim Technikeinsatz und der Erholungsfähigkeit innerhalb des Wettkampfes ab. Beurteilt wird die Ausbildung der WSA durch den Geschwindigkeitsverlauf im Wettkampf und durch die Bewegungsstruktur (Abb. 1/6.2).

Die Wettkampfspezifische Ausdauerfähigkeit wird analog zur GA-Fähigkeit durch eine entsprechende Trainingsform entwickelt. Diese Trainingsform ist das Wettkampfspezifische Ausdauertraining, dem das GA 1- und GA 2-Training mit Prognosezeitvorgaben vorgelagert werden sollte (Tab. 1/6.2).

		Grundlagenausdauertraining		Wettkampfspezifisches Ausdauertraining	
	Messgrößen	GA 1	GA 2	SA 1	Prognose WA-Komplex
Schwimmen	Strecke (m) Zeit Geschwindigkeit (m/s) Herzfrequenz (Schl./min) Laktat (mmol/l)	3000 400 m in 4:56 min 1,35 140-150 3-4	5 x 400 400 m in 4:45 min 1,40 160-180 4-6	15 x 100 100 m in 1:02 min 1,6 180-190 6-9	1500 100 m in 1:08 min 1,47 170-180 5-7
Rad	Strecke (km) Zeit Geschwindigkeit (km/h) Herzfrequenz (Schl./min) Laktat (mmol/l)	150 5 h 31 120-140 1-2	4 x 10 10 km in 14:17 min 42 150-170 2,5-5	6 x 2 2 km in 2:30 min 48 160-180 5-8	40 10 km in 13:30 min 44,4 170-180 4-5
Lauf	Strecke (km, m) Zeit Geschwindigkeit (m/s) Herzfrequenz (Schl./min) Lakat (mmol/l)	20 km 1000 m in 4:00 min 3,80 130-160 1,5-2,5	10 x 1000 m 1000 m in 3:16 min 5,10 170-180 3-4	20 x 400 m 400 m in 1:10 min 5,70 180-190 4-10	1000 m 1000 m in 3:05 min 5,38 170-190 5-7

Tab. 1/6.2: Prognoseorientierte Trainingsanforderungen Triathlon Olympische Distanz/Männer (Ausgewählte Trainingsstandards)

Das **Wettkampfspezifische Ausdauertraining (WSA-Training)** enthält mehrere Inhalte und stellt einen Komplex zur Entwicklung von mindestens drei Fähigkeiten dar. Die drei Hauptbestandteile des WA-Trainings sind:

1. Wettkampfausdauer (WA)
2. Sportartspezifische Schnelligkeitsausdauer (SA)
3. Sportartspezifische Kraftausdauer (KA)

Durch das Training in entsprechenden Geschwindigkeiten und Widerständen wird die notwendige Variabilität für den Wettkampf vorbereitet. Das Trainingsziel ist die Entwicklung der wettkampfspezifischen Leistungsfähigkeit in einer größeren Bandbreite. Diese Bandbreite zeichnet sich durch das Beherrschen von Unterdistanz- und Überdistanzanforderungen, bezogen auf die jeweilige Rennstrecke, aus (REIß/ERNST/GOHLITZ, 1996).

Das dient dem Renntempo auf der Vorzugsdistanz. Der Beleg für diese methodischen Anforderungen sind die gewaltigen Geschwindigkeitssteigerungen in der Spanne von 400 m bis 1.500 m oder sogar über 5.000 m z.B. innerhalb eines 10.000 m-Laufs, die zu neuen Rekorden führten.

Die Ergebnisse von Untersuchungen und Erfahrungen von VERCHOSHANSKIJ (1992), MADER (19924), REIß et al. (1994) belegen, dass die Wirksamkeit des WSA-Trainings entscheidend vom erreichten Niveau der GA-, der KA- und SA-Fähigkeit abhängt.

Die Wettkampfausdauerfähigkeit differenziert sich in die Kurz-, Mittel- und Langzeitausdauer (s. Kap. 7). Diese Fähigkeiten wirken aufgrund ihrer biologischen Grundlagen unabhängig von der Sportart und werden vom Wechselverhältnis der Belastungsdauer und Intensität beeinflusst.

Wettkampfausdauertraining (WA)

Der Trainingswettkampf selbst ist die beste Form des WA-Trainings. Diese sportartspezifische Trainingsform sollte in der Variationsbreite der Wettkampfleistungen entwickelt werden. Das Training erfolgt nach der Kontroll- und Wettkampfmethode in wettkampfnahen Geschwindigkeiten und Distanzen. Der Trainingsumfang liegt im WA-Training bei weniger als 5% des Gesamttrainingsumfanges. Die Geschwindigkeit sollte, abhängig von der Streckenlänge, bei 95-105% der individuellen Leistungsfähigkeit liegen.

Schnelligkeitsausdauertraining (SA)

Das Schnelligkeitsausdauertaining ist das Lerntraining für die Entwicklung der Wettkampfausdauer. Mit dem SA-Motoriktraining wird eine Vorhalteanpassung in der individuellen Schnelligkeit angestrebt. Die Schwerpunkte des SA-Trainings orientieren sich auf die Zielgeschwindigkeit im Wettkampf (Prognoseleistung), auf die zu erreichende Bewegungsfrequenz und den notwendigen Bewegungsvortrieb. Die eingesetzten Trainingsmethoden sind intensive Formen des Intervalltrainings. Der laktazide Anteil der Energiebereitstellung ist höher als im Originalwettkampf. Der Trainingsumfang des SA-Trainings liegt bei nur 2-3% des Gesamttrainingsumfanges. Das Spektrum der Trainingsgeschwindigkeiten reicht von 100-120%, bezogen auf die Zielstrecke.

Kraftausdauertraining (KA)

Das typische Krafttraining im Rahmen der WSA ist der schnellkräftige Krafteinsatz im einzelnen Bewegungszyklus und seine vielfache Wiederholung. Hinzu kommt die Entwicklung der maximalen Mobilisationsfähigkeit für Start-, Zwischen- und Endspurtsituationen. Das Krafttraining wird in seiner Wirkung stets disziplinspezifisch umgesetzt und in Form der disziplinspezifischen Kraftausdauer, Schnellkraftausdauer und Maximalkraft entwickelt.

Nur über eine bestimmte sportartspezifisch antrainierte Muskelfaserhypertrophie ist ein höherer Bewegungsvortrieb physiologisch möglich.

Zwischen den Sportarten differiert die Entwicklung der notwendigen Kraftfähigkeiten, entsprechend den Wettkampfanforderungen und der Streckenspezifik.

Die sportartspezifischen Formen des KA-Trainings, welche unter anaerob-aeroben Stoffwechselbedingungen ablaufen, werden nach der Intervall- oder Wettkampfmethode gestaltet. Die Kraftimpulse im Einzelzyklus sollten über den durchschnittlichen Kraftimpulsen der Einzelzyklen der Bewegungen im Wettkampf liegen. Das KA-Training beinhaltet Wiederholungszahlen, die den Teilabschnitten des Wettkampfes entsprechen sowie wettkampfähnliche Technikanforderungen unter erhöhten Widerständen. Die Trainingsgeschwindigkeiten sind am Wettkampf- und Schnelligkeitsausdauertraining orientiert. Der Trainingsumfang des KA-Trainings liegt, wie beim SA-Training, bei 2-3% des Gesamttrainingsumfanges.

Zusammenfassung

Die Wettkampfspezifische Ausdauerfähigkeit (WSA) repräsentiert einen Komplex von Fähigkeiten, der es ermöglicht, eine Distanz mit höchstmöglicher Geschwindigkeit in einer Sportart zu bewältigen. Aus physiologischer Sicht erfordert die wettkampfspezifische Ausdauerfähigkeit, entsprechend den Anforderungen der Leistungsstruktur, die Inanspruchnahme aller Stoffwechselwege, einschließlich der bevorzugten Ansteuerung und Rekrutierung von hohen Anteilen der schnell kontrahierenden Muskelfasern (FTF), in das sportartspezifische Bewegungsprogramm. Die Methoden zur Entwicklung dieser Komplexfähigkeit sind der Wettkampf selbst sowie das Schnelligkeits- und Kraftausdauertraining. Stabile Wettkampfleistungen sind in der Mehrzahl der Ausdauersportarten nur mit hohen aeroben Leistungsgrundlagen zu erzielen und zu wiederholen.

6.3 Grundlegende Leistungsvoraussetzungen

Das Training grundlegender Leistungsvoraussetzungen ist für die Entwicklung der spezifischen Leistungsfähigkeit und für ein stabileres Niveau aerober Ausdauer- und Kraftfähigkeiten, Schnelligkeitsfähigkeiten sowie technisch-koordinativer Grundlagen erforderlich.

Grundlegende Leistungsvoraussetzungen oder die allgemeine Trainiertheit sind zur Erhöhung der Belastbarkeit des Organismus und zur Optimierung der Wiederherstellung bedeutsam.

Durch die Anwendung von allgemeinen und semispezifischen Trainingsmitteln sind die für die Sportart (Disziplin) notwendigen Wirkungen im Bereich der allgemeinen Ausdauer-, Kraft-

und Schnelligkeitsgrundlagen zu erzielen. Die allgemeine Ausdauer ist an den Ausbau der aeroben, aerob-anaeroben und alaktaziden Energiepotenziale gebunden. Die allgemeinen Kraftgrundlagen sind in den für die jeweilige Disziplin bedeutendsten Muskelgruppen zu entwickeln. Gezielte neuromuskuläre Ansteuerung, Anforderungen an die Reaktionsfähigkeit und motorische Umschaltfähigkeit fördern die Entwicklung der allgemeinen Schnelligkeitsgrundlagen. Darüber hinaus kommt es im Bereich der allgemeinen Gewandtheit insbesondere auf das Erreichen der notwendigen Beweglichkeit, Dehn- und Lockerungsfähigkeit für die sportartspezifischen Belange an.

Deshalb sollten im langfristigen sowie mehrjährigen Leistungsaufbau die allgemeinen Leistungsgrundlagen immer wieder auf ein neues Niveau gehoben und das Training mit allgemeinen Mitteln auf die spezifischen Erfordernisse ausgerichtet werden.

Zusammenfassung
Die grundlegenden Leistungsvoraussetzungen repräsentieren die allgemeine und vielseitige Trainiertheit. Für die Leistungsfähigkeit in der Sportart und Belastbarkeit sind Gewandtheit, Beweglichkeit, Dehn- und Lockerungfähigkeit wichtige Voraussetzungen. Diese können mit unspezifischen und semispezifischen Trainingsmitteln entwickelt werden und sind permanenter Bestandteil der Grundleistungsfähigkeit auf einem für die Sportart notwendigen Niveau.

6.4 Zusammenhang von Kraftfähigkeit und Technik

Die Bewegung des Sportlers kommt nur durch die abgestimmte Wirkung von Muskelkräften zustande. Sie erfordert Kraftübertragungen in Form von Brems- und Beschleunigungskräften, statischen Kräften und Hubkräften. Zusätzlich wirken Trägheits-, Reibungs- und Strömungskräfte. Es gibt keine Technik ohne Krafteinsatz und umgekehrt keinen Krafteinsatz ohne Technik. Jede sportartspezifische Bewegungsweise ist an einen typischen Kraftverlauf gebunden. Das biomechanische Leitbild orientiert auf den jeweils effektivsten Krafteinsatz und ist mit Hilfe moderner Videotechnik objektivierbar. Der Krafteinsatz kann gegenwärtig nur nach äußeren Wirkungen beurteilt werden. Kommt es beim Wettkampf zu veränderten äußeren Bedingungen, dann ist eine gewisse Variabilität der Technik erforderlich. Sie muss entsprechend der Bandbreite der Einflüsse variabel verfügbar sein. Für die Ausübung einiger Sportarten ist ein ständiges Repertoire zusätzlicher Bewegungsweisen notwendig, so im Skilanglauf. Die unterschiedlichen Streckenprofile erfordern diese Fähigkeiten oder Fertigkeiten zu ihrer Bewältigung.

In den Ausdauersportarten erfolgt auf dem größten Teil der jeweiligen Wettkampfstrecke der Krafteinsatz dosiert und ist der Bewegungsdauer angepasst.

Das wichtigste Trainingsmittel ist der originale Wettkampf oder wettkampfnahes Training in der spezifischen Bewegungsweise und dem dazugehörenden Technikeinsatz. Im Ermüdungszustand ändert sich das technische Leitbild der Fortbewegung.

Zusammenfassung
Die Sporttechnik ist an spezifische Kraftfähigkeiten gebunden. Der Krafteinsatz muss sich stets an die Veränderung der Technik anpassen. Zum effektiven Krafteinsatz sind in den Sportarten biomechanische Leitbilder entwickelt worden, die mit der Videotechnik objektivierbar und beurteilbar sind. Die Beherrschung der Sporttechnik offenbart sich im Wettkampf und besonders bei zunehmender Ermüdung.

6.5 Trainingsbereiche

Das Training zur Entwicklung differenzierter Ausdauerfähigkeiten vollzieht sich in Trainingsbereichen (Intensitätsbereichen). In der Trainingspraxis werden sechs Trainingsbereiche unterschieden (Tab. 1/6.5, s. S. 144). Für die komplexe Fähigkeitsentwicklung können folgende Trainingsbereiche abgegrenzt werden:

- Das Wettkampfspezifische Ausdauertraining (WSA-Training),
- das Grundlagenausdauertraining 2 (GA 2-Training),
- das Kraftausdauertraining 2 (KA 2-Training),
- das Grundlagenausdauertraining 1 (GA 1-Training),
- das Kraftausdauertraining (KA 1-Training)
- und das Kompensationstraining (KB-Training).

Die Bezeichnungen für die Trainingsbereiche sind in den einzelnen Sportarten historisch gewachsen und noch unterschiedlich (Tab. 2/6.5, s. S. 145).

Eine Vereinheitlichung der Trainingsbereiche wäre für die Verständigung von Athleten, Trainern und Sportwissenschaftlern förderlich. Schwierigkeiten in der Vereinheitlichung würden nicht bestehen, weil der physiologische Hintergrund für die unterschiedlichen methodischen Begriffe in der Sportart unabhängig davon funktioniert (NEUMANN et al., 1995). In den Ausdauersportarten kann man sich über ein allgemein notwendiges Fähigkeitsspektrum verständigen, welches anteilig unterschiedlich genutzt wird und den Stoffwechsel differenziert beansprucht. Die Intensitätsbereiche sind von der Wettkampfleistung abgestufte Geschwindigkeitskategorien (Tab. 3/6.5, s. S. 145). Das Einhalten bestimmter Proportionen (Anteile) der Bela-

	WSA-Training	GA 2-Training	KA 2-Training	GA 1-Training	KA 1-Training	KOMP-Training
ZIEL	Ausprägung der wettkampfspezifischen Ausdauerfähigkeit	• Entwicklung der Grundlagenausdauerfähigkeit • Erhöhung der aerob/anaeroben Leistungsfähigkeit	• Entwicklung der aerob/anaeroben Kraftausdauerfähigkeit	• Stabilisierung und Entwicklung der Grundlagenausdauerfähigkeit • Erhöhung der aeroben Leistungsfähigkeit	• Entwicklung und Stabilisierung der aeroben Kraftausdauerfähigkeit	• Unterstützung der Wiederherstellung • Erhöhung der Belastbarkeit für nachfolgendes intensives Training
METHODE	• Wettkampfmethode • intensive Intervallmethode • Wiederholungsmethode	• extensive Intervallmethode • Fahrtspielmethode • wechselhafte Dauermethode	• intensive Intervallmethode • Wiederholungsmethode • Fahrtspielmethode	• Dauermethode • Fahrtspielmethode	• Dauermethode • wechselhafte Dauermethode • extensive Intervallmethode	• kürzere Dauermethode
INTENSITÄT	• hoch bis sehr hoch • Laktat: über 6,0 mmol/l Herzfrequenz (Hf) > 90% der Hf max	• mittel – hoch • Laktat: 3,0-6,0 mmol/l • Hf 80-90% der Hf max	• hoch • Laktat: 4,0-7,0 mmol/l • Hf 75-95% der Hf max	• niedrig – mittel • Lakat: 1,5-2,5 mmol/l • Hf 65-80% der Hf max	• mittel • Laktat: 2,0-3,0 mmol/l • Hf 75-85% der Hf max	• sehr niedrig • Laktat: unter 2,0 mmol/l • Hf 60-70% der Hf max

(KOMP: Regenerations- und Kompensationstraining;
GA. Grundlagenausdauertraining;
WSA: Wettkampfspezifisches Ausdauertraining;
KA: Kraftausdauertraining)

Tab. 1/6.5: Zusammenfassung von Zielen, Methoden und Intensitäten für das Training in Trainingsbereichen der Ausdauersportarten

Intensität der Belastung	Triathlon	Schwimmen	Rad	Lauf	Skilanglauf
niedrig	GA 1	GA 1	G 1	GA 1-DL	SB
mittel	GA 1/GA 2	GA 1/GA 2	G 2	GA 2-DL	SB/EB
hoch	GA 2	GA 2	EB	GA 2-TL	EB
sehr hoch	WA	WA	WA	WA	WSA
sehr hoch	SA	SA	SB	SA	GB

SB Stabilisierungsbereich, GA Grundlagenausdauer, G Grundlagenausdauer, DL Dauerlauf, EB Entwicklungsbereich, GA 2 Grundlagenausdauer 2, TL Tempolauf, WSA Wettkampfspezifische Ausdauer, WA Wettkampfausdauer, SA Schnelligkeitsausdauer, SB Spitzenbereich, GB Grenzbereich.

Tab. 2/6.5: Gegenüberstellung der Trainingsbereiche in ausgewählten Ausdauersportarten.

Diziplinen	SA	WA	GA 2	GA 1
Schwimmen	1,8 m/s	1,50 m/s	1,4 m/s	1,25 m/s
Rad	15 m/s (54 km/h)	12,5 m/s (45 km/h)	11,7 m/s (42 km/h)	8,6 m/s (31 km/h)
Lauf *	6,6 m/s 110-120%	5,4 m/s 95-105%	5,2 m/s 90-95%	4,3 m/s 70-90%

* abgeleitet von 10 km Zielleistung

Tab. 3/6.5: Geschwindigkeitsvorgaben zur Fähigkeitsentwicklung für das Erreichen von Spitzenleistungen im Triathlon oder Durchschnittsleistungen für Spezialisten in den Einzelsportarten

Trainingsformen	Sportarten	Trainingseinheiten (km)	Serien (km)	Frequenz (1/min)	Herzfrequenz (1/min)	Laktat (mmol/l)
Wettkampfspezifische Ausdauer (WSA)	Schwimmen	1 - 2	10 - 20 x 100 m	40 - 46 *	maximal	7 - 12
	Rad	20 - 40		90 - 140 U/min	maximal	6 - 8
	Lauf	3 - 10			maximal	6 - 10
	Ski	1 - 15	10 - 15 x 1		maximal	8 - 12
Grundlagenausdauer 2 (GA 2)	Schwimmen	1,5 - 3	5 - 10 x 300 m	35 - 41	170 - 180	5 - 7
	Rad	30 - 75	5 - 10 x 6	90 - 120 U/min	160 - 170	3 - 6
	Lauf	4 - 15	8 - 10 x 1		165 - 175	3 - 6
	Ski	5 - 20	8 - 10 x 2		160 - 170	3 - 6
Grundlagenausdauer 1 (GA 1)	Schwimmen	3 - 8	4 - 8 x 400 m	30 - 36 *	130 - 140	2 - 4
	Rad	50 - 200		90 - 100 U/min	120 - 130	2 - 2,5
	Lauf	10 - 45			130 - 140	2 - 2,5
	Ski	15 - 50			130 - 150	2 - 3
Kompensation (KOMP)	Schwimmen	1 - 2			< 120	< 2
	Rad	20 - 50		80 - 90 U/min	< 100	< 1,5
	Lauf	5 - 10			< 120	< 1,5 - 2
	Ski	5 - 15			< 130	< 2

Tab. 4/6.5: Belastungsmöglichkeiten in vier Trainingsbereichen ausgewählter Ausdauersportarten, gesteuert mit sportmethodischen Vorgaben und biologischen Messgrößen (Bewegungsfrequenz Freistil von 400-1500 m)*

stung in den einzelnen Trainingsbereichen ist das eigentliche Geheimnis des erfolgreichen Leistungstrainings. Dahinter verbirgt sich die gemachte Erfahrung, wie die Trainingsreizsetzung in bestimmten Zeiträumen individuell anspricht (Tab. 4/6.5 s.o.).

Ein wirkungsvolles Ausdauertraining hängt davon ab, wie es gelingt, den richtigen Maßstab für die Belastung zu finden (MARTIN et al., 1997). Bei Nichteinhaltung der Geschwindigkeiten bei der Absolvierung der Trainingsbelastungen sind Unter- oder Überbeanspruchungen des Organismus möglich, besonders dann, wenn zu intensiv über längere Distanzen trainiert wird. Fehlanpassungen oder Leistungsabfall sind die Folge. Die Einhaltung bestimmter Proportionen in den Trainingsbereichen ist abhängig von der Gesamtbelastung. Bei niedriger Gesamtbelastung, wie sie im Fitness- oder Leistungssport üblich ist, wird meist intensiver trainiert (Abb. 1/6.5, s. S. 147). Im Leistungssport sollten, unabhängig von der Gesamtbelastung, bewährte Proportionen der Trainingsbereiche in den jeweiligen Sportarten eingehalten werden (PFÜTZNER, 1995; FRANZ/PFÜTZNER, 1997). Für die Teilnahme an zahlreichen Wettkämpfen hat der Umfang im GA-Training eine Schlüsselfunktion (Abb.2/6.5, s. S. 148). Die Zahl der Wettkämpfe ist in den Ausdauersportarten unterschiedlich (Abb. 3/6.5, s. S. 149).

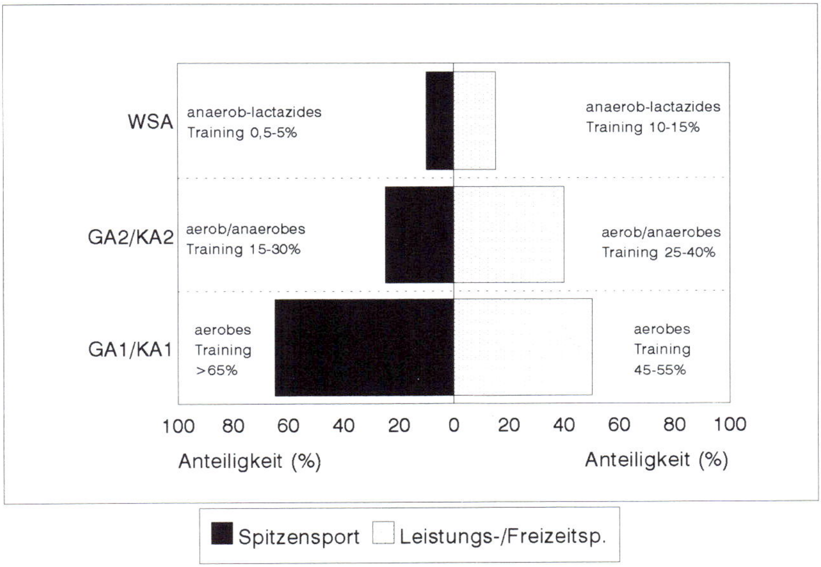

Abb. 1/6.5: Vergleich der Anteile des Wettkampfspezifischen Ausdauertrainings (WSA), des Grundlagenausdauer-(Kraftausdauer-) Trainings 2 (GA 2/KA 2) sowie des Grundlagenausdauer-(Kraftausdauer-) Trainings 1 (GA 1/KA 1) bei Spitzensportlern und durchschnittlichen Leistungs- bzw. Freizeitsportlern. Durch die niedrigere Gesamtbelastung wird im Leistungs- bzw. Fitnesssport stets intensiver trainiert.

Zusammenfassung

Die Trainingsbereiche sind festgelegte Regulationsbereiche für die Entwicklung leistungsbestimmender Funktionssysteme. Der Bezug ist die individuelle maximale Leistungsfähigkeit entweder als Zielgröße oder als aktueller Leistungszustand. Da in den Trainingsbereichen die Belastung in abgestuften Intensitäten erfolgt, werden sie auch als Intensitätsbereiche bezeichnet. Die mögliche Spanne im Training sportartspezifischer Geschwindigkeiten berücksichtigt den Umstand, dass das Training mit Restermüdung erfolgt und in seiner Wiederholung die reale Leistungsfähigkeit tiefer liegt. Das intensive Training oder die Teilnahme an Wettkämpfen ist immer vom absoluten Grundlagenausdauer (GA)-Trainingsumfang abhängig. Je höher der GA-Trainingsumfang ist, desto mehr Wettkämpfe sind möglich. Das Anheben der Trainingsintensität oder häufige Wettkampfteilnahme ohne ein zuvor ausreichend durchgeführtes aerobes Basistraining (GA-Training) ist stets riskant.

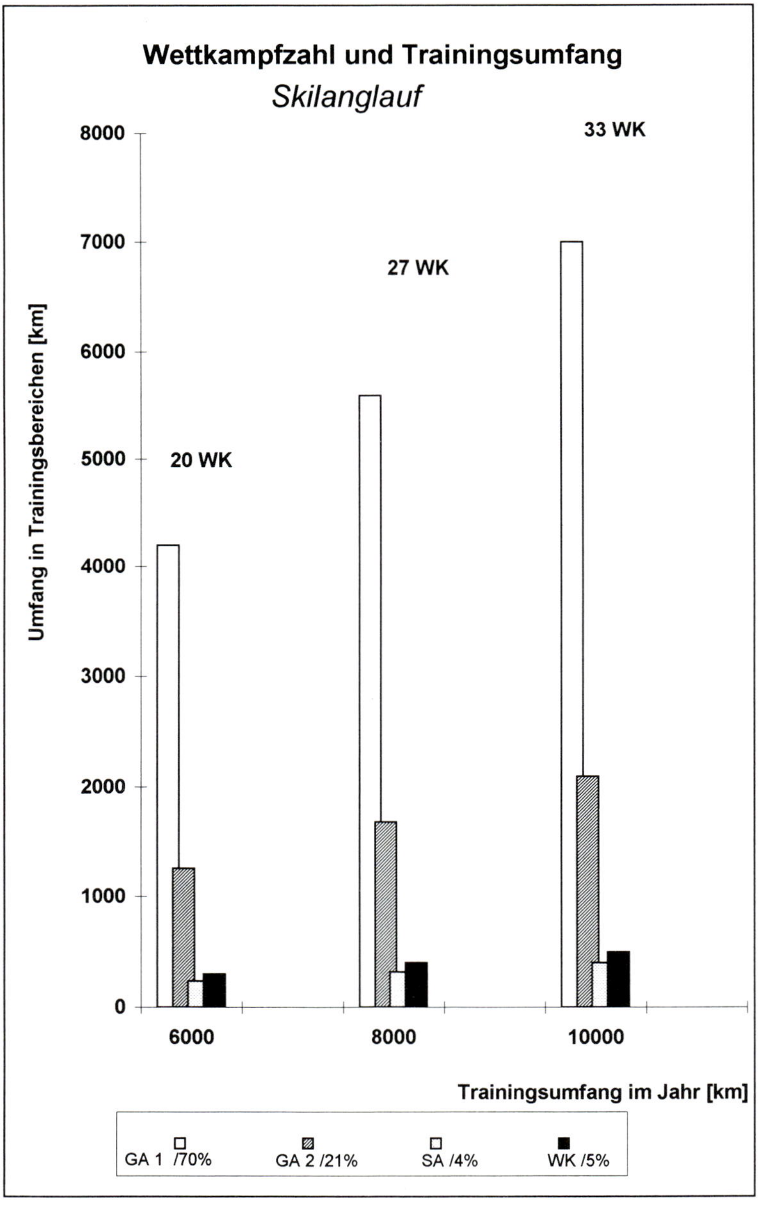

Abb. 2/6.5: Abhängigkeit der Wettkampfhäufigkeit vom Trainingsgesamtumfang im Skilanglauf

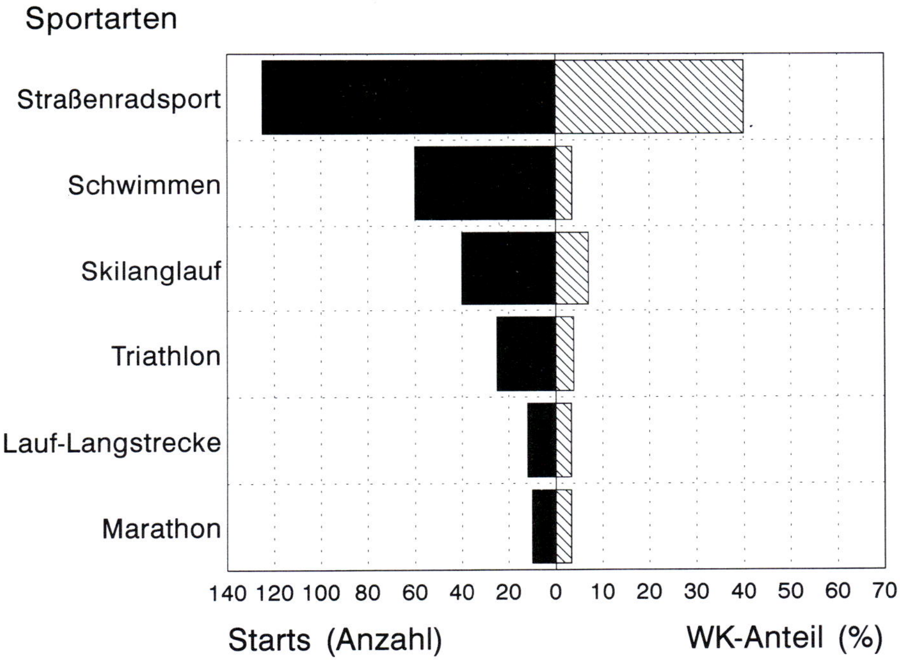

Abb. 3/6.5: Anzahl der möglichen Wettkampfstarts in verschiedenen Ausdauersportarten und ihr prozentualer Anteil am Gesamttrainingsumfang

6.6 Geschwindigkeit im Ausdauertraining

Die Festlegung von Zielgrößen für die Entwicklung der Wettkampfleistung und der Hauptleistungsfaktoren auf der Grundlage von Wettkampfanalysen bildet die Grundlage für die Fähigkeitsentwicklung (Tab. 1/6.6, s. S. 150). Die Fähigkeitsentwicklung sollte in den Ausdauersportarten durch eine ganzjährige Anwendung des Prinzips des Geschwindigkeitstrainings erfolgen (PFÜTZNER/REIß, 1996).

Das Training in den sportartspezifisch notwendigen Geschwindigkeiten ist ein wesentliches Trainingsprinzip. Das Konzept geht davon aus, dass die Erhöhung der Schwimm-, Rad-, Lauf- und Skilanglaufgeschwindigkeit auf der jeweiligen Wettkampfstrecke die gleiche Erhöhung des Geschwindigkeitsniveaus auf der entsprechenden Trainingsstrecke voraussetzt. Ohne höhere Trainingsgeschwindigkeiten ist eine Verbesserung der Wettkampfleistung kaum möglich (REIß/ PFÜTZNER, 1993; REIß et al., 1996). Die Geschwindigkeitsvorgaben für die Fähigkeitsentwicklung sind zugleich die Grundlage für die Gestaltung der entsprechenden Trainingsstandards, sie sind die wesentlichen Steuergrößen (s. Tab. 1/6.2).

Teildisziplin	SA/S (m/s)	km/h	WA (m/s)	km/h	GA 2 (m/s)	km/h	GA 1 (m/s)	km/h
Schwimmen	1,8	6,5	1,5	5,4	1,4	5,0	1,25	4,5
Rad	13,3	48,0	12,5	45,0	11,7	42,0	8,6	31,0
Lauf	6,6	23,8	5,4	19,4	5,2	18,7	4,2	15,1

Tab. 1/6.6: Zielgrößen der Fähigkeitsentwicklung für das Erreichen von Spitzenleistungen im Triathlon der Olympischen Distanz

Deshalb besteht eine Grundforderung im Training darin, dass insbesondere bei der Absolvierung von Trainingseinheiten im GA 2-, SA- und WA-Bereich auf vermessenen Strecken zu trainieren ist.

Das Ausdauertraining vollzieht sich prinzipiell, abhängig von der Geschwindigkeit, in zwei Fähigkeitsgruppen. Zur ersten Fähigkeitsgruppe gehören das Grundlagenausdauer- und Kraftausdauertraining und zur zweiten Gruppe das Wettkampfspezifische Ausdauertraining. Beide Fähigkeitskomplexe sind eng miteinander verbunden und bedingen sich gegenseitig.

Zusammenfassung

Das Ausdauertraining sollte stets in festgelegten oder angestrebten Geschwindigkeiten erfolgen. Dazu gehören exakt vermessene Trainingsstrecken oder Hilfsmittel der Leistungsanalyse. Das Dokumentieren des Leistungstrainings nach Stunden ist nicht ausreichend, denn es ermöglicht keine Urteile zur Belastungsqualität. Die Entwicklung der Wettkampfspezifischen Ausdauerfähigkeit kann auf diese Art durch zu niedrige oder hohe Geschwindigkeiten gefährdet sein.

6.7 Trainingskennziffern und Trainingsprinzipien

Die „hohe Schule" der Fähigkeitsentwicklung besteht in den Ausdauersportarten darin, für die jeweilige Sportart/Disziplin ein Trainingskennziffernsystem zu entwickeln, das die Voraussetzung für individuelle Trainingspläne ist. Die Pläne dienen zur Entwicklung von differenzierten Fähigkeiten. Das Training der Fähigkeiten erfolgt auf der Grundlage von sportartspezifisch angepassten Trainingsprinzipien. Die Trainingsprinzipien sind Anweisungen für die Planung und Durchführung des Trainings und erheben den Anspruch, für die Mehrheit der Sportarten und auch bei unterschiedlicher Leistungsfähigkeit der Athleten gültig zu sein. Gegenwärtig existiert eine verwirrende Zahl von Trainingsprinzipien (SCHNABEL et al., 1995). In der nachfolgenden Übersicht werden Trainingsprinzipien aufgeführt, die im engeren Sinne im Zusammenhang mit der „methodischen Gestaltung des Trainings" stehen (PFÜTZNER, 1990).

Wichtige Trainingsprizipien für die optimale Gestaltung des Ausdauertrainings sind:

1. Prinzip der Ausrichtung des sportlichen Trainings auf die angestrebte sportliche Leistung und ihre Struktur

Der Vollzug der geplanten sportlichen Leistung gelingt nur, wenn eine Übereinstimmung von Leistungs- und Trainingsstruktur besteht. Das erfordert die konsequente Ableitung aller Teilziele, Inhalte und Strukturen des Trainings in den einzelnen Ausbildungsetappen aus den Anforderungen der Leistungsstruktur der Sportart (s. Kap. 7).

2. Prinzip der rechtzeitigen und zunehmenden Spezialisierung

Für das Erreichen hoher sportlicher Leistungen in der Sportart/Disziplin ist das zunehmend spezielle Training auf der Grundlage einer hohen motorischen Leistungsfähigkeit und Belastungsverträglichkeit aufzubauen.

3. Prinzip der Periodisierung und Zyklisierung

Die Entwicklung der sportlichen Leistungsfähigkeit beruht auf einem Jahres- und Mehrjahresaufbau. Die Trainingsabschnitte unterscheiden sich durch inhaltliche sowie methodische Belastungsgestaltungen und wiederholen sich auf einem immer höheren Niveau.

4. Prinzip der Folgerichtigkeit und Abgestimmtheit in der Ausbildung der Leistungsvoraussetzungen

Die zielgerichtete Entwicklung der sportlichen Leistungsfähigkeit ist nur durch eine Verflechtung mit weiteren sportartspezifischen Leistungsvoraussetzungen möglich, die unter Berücksichtigung ihrer wechselseitigen Beziehungen in einer Trainingseinheit oder in einem Mikrozyklus trainiert werden müssen.

5. Prinzip der Akzentuierung und Kontinuität

Beim Aufbau der sportlichen Leistungsfähigkeit sind in der Gestaltung der Fähigkeitsentwicklung und im Einsatz von Trainingsmitteln und -methoden zeitweise Akzente zu setzen. Dabei ist zu beachten, dass die kontinuierliche Leistungsentwicklung und Belastungszunahme nicht längere Zeit unterbrochen wird.

6. Prinzip der progressiven (allmählich/sprunghaft/variierend) Belastungssteigerung

Wenn die sportliche Leistungsfähigkeit längerfristig erhöht werden soll, dann muss die Trainingsbelastung systematisch gesteigert werden. Durch zunehmende Beanspruchung der leistungsrelevanten Organsysteme mit nachfolgender Wiederherstellung werden die erforderlichen Anpassungen ausgelöst.

7. Prinzip der permanenten Trainingssteuerung

Zur Sicherung eines optimalen Verlaufs des Trainingsprozesses ist die Wirkungskette von Trainingsplanung, Leistungsdiagnostik, Wettkampfanalyse und Trainingsanalyse zur Anwendung zu bringen. Daraus sind weitere Ableitungen für die Gestaltung des Trainings zu treffen. Einseitige Bewertungen des Trainings und von Leistungszuständen nützen im Leistungssport wenig.

Eine wichtige Voraussetzung für das leistungsorientierte Training ist die jährliche Belastungssteigerung (s. Abb. 2/8, S. 180). Die individuelle Festlegung des Gesamtbelastungsmaßes erfolgt in Form der Trainingszeit. Dabei spielt der optimal gestaltete, langfristige Leistungsaufbau unter Berücksichtigung des Hochleistungsalters eine entscheidende Rolle. Im Hochleistungstraining Triathlon wird z.B. ein Minimum von 1.000 Stunden sportartspezifischen Trainings vorausgesetzt. Dabei können die Trainingskennziffern normal oder akzentuiert realisiert werden (Tab. 1/6.7, s. S. 153). Das akzentuierte Training schafft einen höheren Belastungsreiz. Im Jahresverlauf ist durch quantitative und qualitative Veränderungen in den Trainingseinheiten (höherer Widerstand, Verlängerung des Streckenmittels) sowie die Erhöhung des Anteils der Belastung im aerob-anaeroben Übergangsbereich (GA 2-Training) die Belastungswirkung zu erhöhen. Dabei hat das GA 2-Training eine Schlüsselfunktion zwischen dem aeroben Basistraining und der Vorbereitung der wettkampfspezifischen Leistungsfähigkeit.

Trotz Zunahme der Disziplinspezifik im Jahresaufbau sowie Akzentuierung in den Etappen auf der Grundlage einer standardisierten zyklischen Gestaltung sollte auf einen vorübergehenden Sportartenwechsel nicht verzichtet werden (Tab. 2/6.7, s. S. 153). Der Sportartenwechsel hat den Vorteil, dass im Anschluss daran der spezifische muskuläre Reiz stärker wirkt und keine Trainingsverluste in der allgemeinen Herz-Kreislauf- und Stoffwechselfunktion eintreten.

Das Belastungs-Erholungs-Verhältnis wurde in mehreren Trainingslehrgängen untersucht und gefunden, dass die Proportion von 3 : 1 im Mikro- und Mesozyklus optimal ist. Individuell verträgliche Proportionen leiten sich vom Trainingsalter ab und sind veränderbar. Mit zunehmender Intensivierung kann die Proportion auf 2 : 1 verändert werden. Hingegen sind bei aerobem Aufbautraining im Radsport auch Proportionen von 4 : 1 möglich.

Trainingsinhalt	Schwimmen		Rad		Lauf		Gesamt
	(km)	(h)	(km)	(h)	(km)	(h)	(h)
„Normal"	20 - 25	8 - 10	300 - 350	10 - 12	70 - 80	5 - 6	23 - 28
Akzent Schwimmen	50 - 60	18 - 21	200 - 250	7 - 9	80 - 100	6 - 7	31 - 37
Akzent Rad	10 - 15	4 - 6	800 - 1.000	27 - 33	50 - 60	4 - 5	35 - 44
Akzent Lauf	15 - 20	6 - 8	200 - 250	7 - 9	140 - 160	10 - 12	23 - 29

Tab. 1/6.7: Akzentuierte Fähigkeitsentwicklung und Trainingskennziffern/Woche im Triathlon Olympische Distanz (Männer)

Spezialsportart	Triathlon	Skilanglauf	Duathlon	Radsport	Schwimmen	Leichtathletik Lauf	Inline-Skating
Triathlon		xx	xxx	xxx	xxx	xx	xx
Skilanglauf	xx		xxx	x	xx	xx	xx
Duathlon	xxx	xx		xxx	x	xxx	xx
Radsport	xxx	xx	xxx		x	x	xx
Schwimmen	xx	xx	x	x		x	x
Leichtathletik Lauf	xx	xx	xxx	x	x		xx

x = geringe Bedeutung
xx = mittlere Bedeutung
xxx = hohe Bedeutung

Tab. 2/6.7: Möglichkeiten des Sportartenwechsels für ausgewählte Spezialsportarten

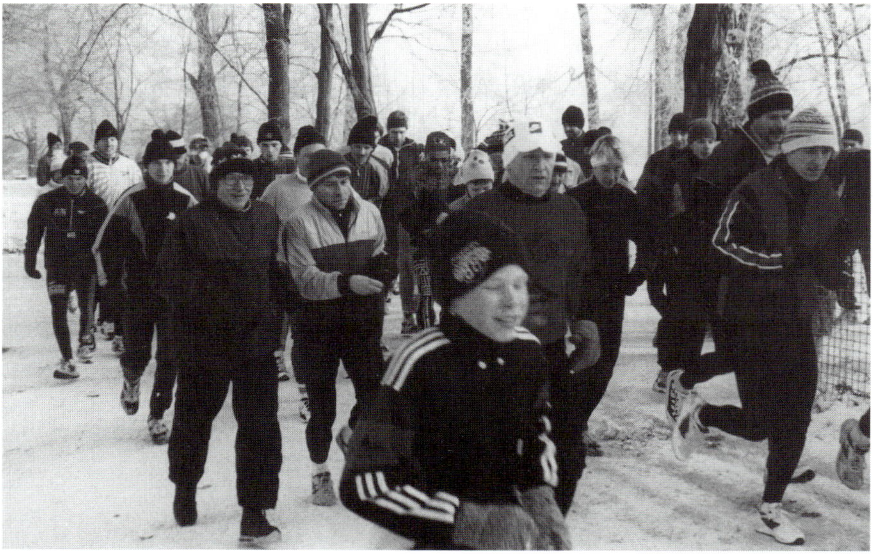

Volkssportlauf im Winter (-15°C) (Foto: Georg Neumann, Leipzig)

Die Gipfelbelastungen sind am zweckmäßigsten in Trainingslehrgängen durchzuführen, auf alle Fälle dort, wo die günstigsten Trainingsbedingungen, einschließlich des Umfeldes, vorliegen. Die Entwicklung der sportartspezifischen Grundlagen- und Kraftausdauer auf der Basis von Belastungsgipfeln und unter der Anwendung des Höhentrainings kann bis in die unmittelbare Wettkampfvorbereitung (Taperphase) erfolgen.

In der Sicherung der Belastbarkeit hat das ganzjährige Training mit allgemeinen und semispezifischen Mitteln eine wichtige Voraussetzungsfunktion. Nichtsportartspezifisches Training ist deshalb notwendig, damit höchste spezifische Trainingsbelastungen nachfolgend besser verarbeitet werden können. Auch kann mit einer stabilen Allgemeinathletik das Verletzungsrisiko klein gehalten werden.

In der Kombinationssportart Triathlon haben sich folgende Methoden zur Belastungssteigerung bewährt:

1. Systematischer Trainingsmittelwechsel von allgemeinen zu speziellen Mitteln (Ski, Schwimmen, Cross, Mountainbike, Lauf, Rad, Koppeltraining, Duathlon, Triathlon).
2. Ständige Zunahme des Anteils an wettkampfspezifischem Training im Jahr.
3. Konsequente Anwendung der Zyklusmethoden in der Belastungsgestaltung, wie Bündelung der Trainingsreize (Belastungsgipfel in Trainingslagern), strikte Einhaltung der Belastungs- und Entlastungsrhythmen u.a.

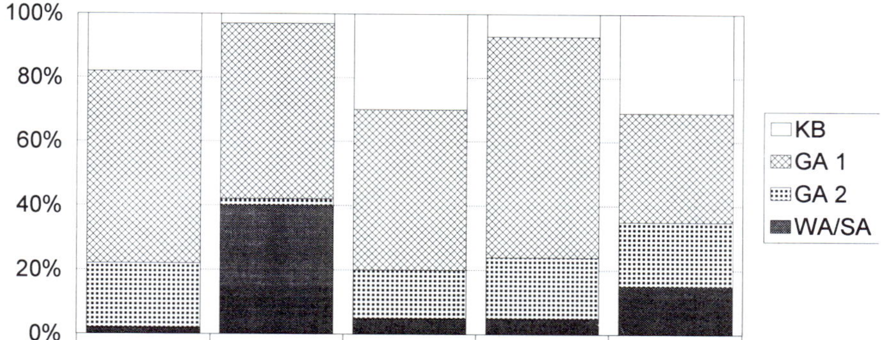

	Schwimmen	Rad	Lauf	Triathlon	Skilanglauf
KB	18	3	30	7	31
GA 1	60	55	50	69	34
GA 2	20	2	15	19	20
WA/SA	2	40	5	5	15
km/Jahr	**3000**	**40000**	**9000**	**20800**	**10000**

Abb. 1/6.7: Belastungsproportionen in der Fähigkeitsentwicklung ausgewählter Ausdauersportarten bei hoher Gesamtbelastung

4. Akzentuierung der Belastungskomponenten Umfang, Intensität und Häufigkeit der Trainingseinheiten (Reizdichte).
5. Allmähliche Zunahme intensiver Anteile im Grundlagenausdauertraining; vorsichtiger Übergang vom GA 1- zum GA 2-Training bei Wahrung der Proportionalität.
6. Gezielter Einsatz spezieller Reizfaktoren, wie Höhentraining, Lehrgangstraining und Messplatztraining.
7. Stetige Zunahme der Belastungswiderstände über längere Dauer für die spezifisch beanspruchte Muskulatur, bei Bevorzugung des aeroben Kraftausdauertrainings.

Trainingsproportionen

Die Konzipierung der Proportionen der Fähigkeitsentwicklung in den einzelnen Ausdauersportarten ist eine komplizierte Aufgabe der Trainingsplanung. Die Proportionen werden von der Leistungsfähigkeit des Sportlers, vom Trainingsumfang, von der Trainingsperiode, Trainingsetappen sowie von den individuellen Voraussetzungen der Muskelfaserstruktur bestimmt. Die Belastungsproportionen unterscheiden sich von Sportart zu Sportart (Abb. 1/6.7). Entsprechend den Anforderungen der Leistungsstruktur sind zur Verarbeitung der Trainingsreize Veränderungen in den Intensitätsproportionen notwendig.

Während Läufer und Skilangläufer höhere Anteile an Kompensationstraining nötig haben, müssen Radsportler und Triathleten weniger kompensieren. Durch das Windschattenfahren kann sich z.B. der Athlet seine notwendige Kompensation selbst organisieren.

Zusammenfassung

Der Trainingsplan ist eine Zusammenstellung von Trainingskennziffern und zugleich der Ausdruck der komplexen Organisation von sportartspezifischen organismischen Anpassungen. Sportartspezifische Leistungsentwicklung ist nur möglich, wenn die Trainingsstruktur mit den Anforderungen der Sportart übereinstimmt. Vom leistungsphysiologischen Hintergrund abgeleitet, haben sich in der Sportmethodik einige Prinzipien durchgesetzt, die Grundlage der Effektivität des Leistungstrainings sind. Zusammengefasst sind es Folgende:

Prinzip der Spezialisierung,
Prinzip der Zyklisierung,
Prinzip der akzentuierten Fähigkeitsentwicklung,
Prinzip der Abgestimmtheit und Folgerichtigkeit in der Fähigkeitsentwicklung,
Prinzip von Belastung und Erholung,
Prinzip der allmählichen und sprunghaften Belastungserhöhung und
Prinzip der effektiven Trainingssteuerung.

Die angeführten Prinzipien haben komplexen Charakter und erfordern für die Zielstellung ein ausreichend hohes Belastungsmaß. Das Trainingskonzept sollte sich insgesamt auf das Erreichen von Spitzenleistungen in der Altersklasse des jeweiligen Athleten orientieren.

7 Leistungsstruktur von Ausdauersportarten

Die Leistungsstruktur wird aus sportmethodischer Sicht als das innere Gefüge beim Zustandekommen der sportlichen Leistung aufgefasst. Sie wird durch mehrere Faktoren und ihre Wechselbeziehung untereinander beeinflusst. Zu den wesentlichen, die Leistungsstruktur beeinflussenden Faktoren gehören die Persönlichkeitsstruktur des Sportlers, die Wettkampfbedingungen, der Einfluss des sportlichen Gegners, die Trainingsstruktur und der von der Anpassung abhängige Zustand der sportartspezifischen Leistungsfähigkeit (NEUMANN, 1990, 1991b; NEUMANN et al., 1995).

Im Wettkampf werden festgelegte Strecken in kürzester Zeit bewältigt, es sei denn, taktische Varianten bewegen den Sportler zu abweichendem Verhalten. Zur Sicherung der Wettkampfleistung sind bestimmte Voraussetzungen im Training, im Materialsektor sowie in der Organisation nötig. Das Bedingungsgefüge im Training und die Wechselwirkung der Einflussfaktoren beim Zustandekommen der Wettkampfleistung sind Teilfaktoren der Leistungsstruktur. Trainingskonzepte sind immer auf die Anforderungen der Leistungsstruktur der Sportart auszurichten. Kriterium der Bewältigung der Anforderung der Leistungsstruktur der Sportart oder Disziplin ist das Wettkampfergebnis (Siegleistung, ansprechende Platzierung) zum vorgeplanten Leistungshöhepunkt.

In der Sportpraxis ist es nicht unerheblich, ob z.B. 100 m oder 800 m geschwommen, ob 800 m oder 10.000 m gelaufen, ob 4.000 m oder 120 km Rad gefahren oder ob 5 km oder 50 km Ski gelaufen werden. Die trainingsmethodischen Voraussetzungen und die biologischen Beanspruchungen sind für die kürzeren oder längeren Distanzen in einer Sportart unterschiedlich. Dabei geht es nicht so sehr um die Gesamtbelastung, sondern um die Verteilung intensiver und extensiver Trainingsinhalte. Die Gesamtbelastung ist das zentrale Element im Training, welches über das Leistungsgrundniveau entscheidet. Im Spitzensport haben sich auf der Grundlage einer hohen Gesamtbelastung eindeutig Spezialisten für die einzelnen Distanzen entwickelt. Die Grenzen für die unterschiedlichen leistungsstrukturellen Anforderungen im Training liegen oft dicht beieinander, wie z.B. für das 200 m- oder 400 m-Schwimmen oder für den 800 m- und 1.500 m-Lauf. Sportler in hervorragender Form können auch in benachbarten Leistungsstrukturen, d.h. auf kürzeren oder längeren Strecken erfolgreich sein. In der Vorbereitung auf die Leistung zum Jahreshöhepunkt wird aus trainingsmethodischen Gründen in Über- oder Unterdistanzen gestartet.

Die Leistungsstruktur unterliegt ständigen methodischen und technologischen Einflüssen. Werden diese nicht oder unzureichend beachtet, dann sind Leistungsrückstände die Folge (Tab. 1/7, s. S. 158).

Sportarten	Elemente
Schwimmen	Delfinbewegung – Rückenschwimmen
Radsport	Strömungsgünstige Sitzposition
Lauf	Höhere Qualität von Zwischen- und Endspurts
Gehen	Schnelles Gehen bei Einhaltung der Regel 192
Triathlon	Aufhebung der Windschattenregel
Kanu/Rudern	Individuelle Anpassung von Paddel und Paddelflächen
Skilanglauf	Modifizierte Freistiltechniken
Biathlon	2-Sekunden-Schießrhythmus
Eisschnelllauf	Einsatz des Klappschlittschuhs

Tab. 1/7: Neue Elemente der Leistungsstruktur in den Ausdauersportarten

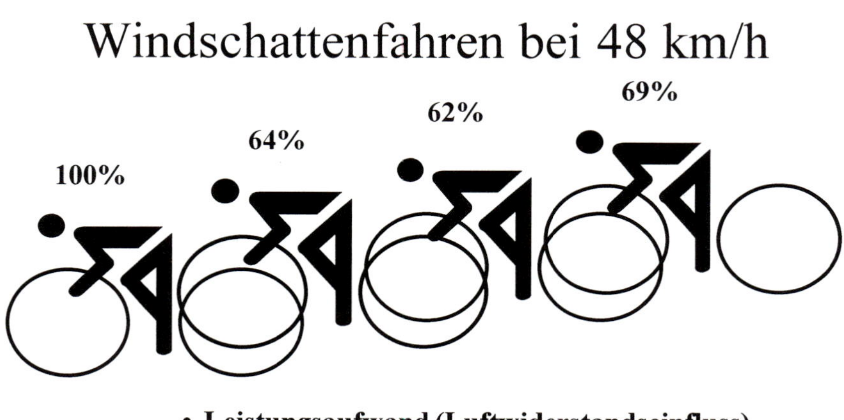

Abb 1/7: Veränderter Leistungsaufwand beim Windschattenfahren

Die Unterdistanz wird zur Entwicklung der sportartspezifischen Schnelligkeit gewählt und die Überdistanz zur Stabilisierung der Ausdauergrundlagen für die Spezialstrecke. Im Bahnradsport werden in der Vorbereitung auf die Spezialstrecke anstrengende Radrundfahrten absolviert. Um den Weltrekord über die 4.000 m-Einzelverfolgung auf der Bahn in 4:11 min aufzustellen, hatte der Engländer Boardman zuvor an der Tour de France 1996 teilgenommen. Mit dieser ungewöhnlichen Rundfahrtvorbelastung von fast 4.000 km wurde eine sehr hohe aerobe Basisleistungsfähigkeit entwickelt, die für die nachfolgende Intensivierung der Geschwindigkeit ausgenutzt wurde. Die Vorbelastung erfolgte demnach in einer anderen Leistungsstruktur, wobei durch Windschattenfahren viel Energie zu sparen ist (Abb. 1/7).

Die Leistungsstruktur der Sportarten wird aus der Sicht einzelner Fachdisziplinen unterschiedlich beschrieben. Die Leistungsstruktur ist nicht nur in ihrem sportmethodischen Inhalt, sondern auch in ihren biologischen (leistungsphysiologischen) Grundlagen zu erfassen. Objektive Daten liefert hierfür die komplexe Leistungsdiagnostik (s. Kap. 10.4).

Von den Anforderungen der Leistungsstruktur werden die wesentlichen Inhalte des Trainings, die Trainingsstruktur abgeleitet (NEUMANN/ PFÜTZNER, 1992). Die Ausdauersportarten sind in den Anforderungen eine sehr inhomogene Sportartengruppe und werden deshalb in Kurz-, Mittel- und Langzeitausdauersportarten unterteilt. Zur Kurzzeitausdauer (KZA) werden Wettkampfbelastungen von 35 s bis zu 2 min Dauer gerechnet. Die Mittelzeitausdauer (MZA) repräsentiert Sportarten mit einer Wettkampfzeit von über 2 min bis zu 10 min Dauer. Sehr differenziert sind die Anforderungen an die Langzeitausdauer (LZA). Alle Wettkampfleistungen über 10 min repräsentieren die Langzeitausdauer. Die Dominanz der aeroben Leistungsvoraussetzungen ist für die LZA typisch. Sie verschieben sich innerhalb der LZA in ihrer Anteiligkeit beträchtlich. Mit zunehmender Belastungsdauer nimmt der Umsatz der Kohlenhydrate ab und von Fettsäuren zu (s. Kap. 4.5). Der Wechsel der Energieträger bei längerer Belastung führt zur allmählichen Abnahme der Wettkampfgeschwindigkeit. Die höchsten Geschwindigkeiten in den Ausdauersportarten werden durch den aeroben und anaeroben Glycogenabbau erreicht. An den Schnittstellen, an denen die Energieträger zur Leistungssicherung deutlich wechseln, wird die LZA weiter unterteilt. Entsprechend den leistungsphysiologischen Besonderheiten der Wettkampfleistungen werden eine LZA I, II III und IV unterschieden (NEUMANN; 1990 und 1991). Die physiologischen Grundlagen der Leistungsstruktur in ausgewählten Sportarten werden nachfolgend dargestellt.

7.1 Lauf

Im leichtathletischen Lauf werden Wettkämpfe in einer großen zeitlichen Spanne ausgeführt. Die Läufe im Bereich der KZA und MZA belasten im Wettkampf das kardiopulmonale Funktionssystem am oberen Anschlag (Tab. 1/7.1, s. S. 161). Bereits die 400 m-Laufstrecke wird zu 50% auf aeroben Grundlagen abgesichert. Beim 400 m-Lauf liegt eine leistungsstrukturelle

Grenzsituation vor, weil er sowohl von der Sprintseite (200 m) oder von der schnellen Ausdauerseite (800 m) trainingsmethodisch vorbereitet werden kann. Entscheidend für die Wahl des sportmethodischen Weges sind die muskulären Schnelligkeits- oder Ausdaueranlagen des Athleten.

Das andere Extrem sind die Läufe über sehr lange Distanzen. Längst ist der Marathonlauf nicht mehr die Krönung des Trainingszieles. Wenn Topathleten es bei drei Marathonstarts im Jahr in hervorragender Zeit (unter 2 h 10 min bei Männern und unter 2 h 30 min bei Frauen) bewenden lassen, brachte es ein deutscher Arzt durch ungewöhnliche Logistik fertig, in einem Jahr an 111 ! Marathonläufen teilzunehmen. Die Laufzeit spielte bei ihm eine untergeordnete Rolle.

Die längeren Laufstrecken erfreuen sich bei den „langsameren" Läufern zunehmender Beliebtheit und sind Ausdruck eines hohen Trainingsfleißes und stabiler Motivation im Lebensvollzug. Das Sammeln von Teilnahmebescheinigungen an Ultraläufen (Marathonlauf und länger) wird bei einigen Läufern zum Trainingsmotiv. Natürlich ist die entscheidende Voraussetzung dafür, dass das Stütz- und Bewegungssystem die häufigen sportartspezifischen Belastungen verträgt und zeitliche Freiräume für die Erholung zwischen den Langzeitwettkämpfen gegeben sind. Immerhin weist der weltbeste „Sammler" von Ultraläufen (H.P. aus Hamburg) bis 1997 über 730 Starts auf. Gegenwärtig sind Grenzen der Belastbarkeit in Ausdauersportarten nicht absehbar. Das Laufen ist Bestandteil von Kombinationssportarten, wie Triathlon, Duathlon, Winterorientierungslauf oder Moderner Fünfkampf.

Obgleich beim Lauf vergleichbare Geschwindigkeiten durch die Kombinationssportarten erreicht werden, ergibt die leistungsstrukturelle Analyse deutliche Unterschiede (Tab. 2/7.1, s. S. 162).

Das schnelle Laufen gehört zu den anstrengendsten Fortbewegungen innerhalb der Ausdauersportarten. In der Gesamtbelastung rangieren die Läufer mit 6.000 bis 8.000 km/Jahr oder 150 bis 250 km/Woche hinter den Radsportlern, Triathleten oder Schwimmern. Bei einem Tempo von 13 km/h würden bei einer reinen Trainingszeit von 20 Stunden/Woche etwa 260 km zu schaffen sein. Möglicherweise ist dieses der Grund dafür, dass viele Läufer ihr Training bei voller Berufstätigkeit einzeln bestreiten und damit notwendige professionelle Randbedingungen zur Sicherung der Belastbarkeit und Anpassung (Physiotherapie, Ernährung, Gruppentraining, Höhentraining, Sportartenwechsel u.a.) vernachlässigen. Die Folgen unzureichender Betreuung sind häufige muskuläre Verletzungen, die den Trainingsaufbau stören. Das „Nachholtraining" nach Trainingsunterbrechungen wird dann zu intensiv und ohne ausreichende Pausen gestaltet. Die Folgen sind beschleunigte Leistungsentwicklung mit hoher Instabilität bei der Leistungsfreisetzung und das Ausbleiben von Spitzenleistungen.

Die Laufgeschwindigkeit ist von den jährlich trainierten Umfängen in der Spezialsportart und der durchschnittlichen Trainingsgeschwindigkeit abhängig. Wenn Läufer im Jahr 8.000 km trainieren und Triathleten bei nur 3.000-4.000 km/Jahr um 0,5 m/s langsamer laufen, so führt

Leistungsstruktur Lauf (Wettkampf)						
Messgrößen:	**KZA** **35 s – 2min** 400 m, 800 m	**MZA** **> 2 min–** **10 min** 1.000 m, 1.500 m, 3.000 m, 3.000 mH	**LZA I** **> 10 min –** **30 min** 5.000 m, 10.000 m	**LZA II** **> 30 min –** **90 min** 12 km- 25 km	**LZA III** **> 90 min –** **360 min** 42,2 km- 80 km	**LZA IV** **> 360 min** 100 km, 160 km, 24 h, 48 h
Herzfrequenz (Schläge/min)	190-205	190-205	180-195	175-190	120-180	100-150
Sauerstoffaufnahme (% VO_2max)	95-100	97-100	88-96	85-93	60-85	50-65
Energiegewinnung **% aerob** **% anaerob**	 47-60 53-40	 70-80 20-30	 75-80 20-25	 85-90 10-15	 97-99 1-3	 99 (1)
Energieverbrauch* **kcal/min** **kcal/gesamt**	 59 50-100	 45 100-350	 34-38 400-800	 24-27 850-2.200	 18-23 3.100- 6.480	 14-17 6.800-12.000 (24 h)
Laktat (mmol/l)	18-25	16-22	8-14	8-12	1-3	1-2
Freie Fettsäuren (mmol/l)	0,400 **	0,400 **	0,800	0,900	1,2-2,5	1,8-3,0
Serumharnstoff (mmol/l)	5-6	5-6	6-7	6-8	8-10	9-16
Cortisol (nmol/l)	200-400 **	200-400**	200-500	400-800	500-1.000	800-1.200

* abhängig von Geschwindigkeit und Körpergewicht
** Stresslipolyse (Adrenalinstress)

Tab. 1/7.1: Leistungsstruktur Lauf (Wettkampf)

Bewegungsanalyse von Langstreckenläufern und Triathleten im Hochleistungsbereich (n = 26)										
Laufgeschwindigkeit (m/s)		Vertikalgeschwindigkeit (m/s)		Flugzeit (ms)		Schrittlänge (m)		Schrittfrequenz (1/s)		
		Läufer	Triathlet	Läufer	Triathlet	Läufer	Triathlet	Läufer	Triathlet	
4,5	x	0,67	0,49	105	77	1,52	1,48	2,97	3,03	
	±s	0,22	0,15	30	19	0,09	0,09	0,21	0,19	
5,0	x	0,64	0,47	112	88	1,65	1,61	3,05	3,11	
	±s	0,23	0,18	28	15	0,10	0,08	0,18	0,17	
5,5	x	0,63	0,45	117	96	1,76	1,72	3,14	3,21	
	±s	0,23	0,13	26	14	0,10	0,08	0,19	0,16	

Tab. 2/7.1 Vergleich der Bewegungsanalyse von Läufern und Triathleten (GOHLITZ, 1994)

dieser Trainingsunterschied zu Veränderungen in der Leistungsstruktur des Laufes. Vergleiche ergaben, dass die Laufgeschwindigkeit bei 2 mmol/l Laktat um 0,9 km/h (0,25 m/s) von Triathleten niedriger lag. Um mit dem Läufer bei 19 km/h mitzuhalten, muss der Triathlet ständig 1 mmol/l Laktat mehr bilden, 2-4 ml/kg.min Sauerstoff zusätzlich aufnehmen und die Hf um 7-10 Schläge/min höher regulieren als der Läufer. Die Schrittlänge des Spitzenläufers ist zwischen 4,5 bis 5,5 m/s um 4 cm länger als die des Toptriathleten (GOHLITZ, 1994). Der biologische Aufwand ist beim Laufen der Triathleten deutlich höher als von Langstreckenläufern. Hingegen führte die hohe Gesamtbelastung des Triathleten zur identischen Stoffwechselregulation (Fett- und Kohlenhydratstoffwechsel) und einem größeren Herzvolumen (s. Kap. 4.4). An diesem Beispiel wird deutlich, dass die Leistungsstruktur, unabhängig von der Sportart, an eine hohe Spezifität des Trainings gebunden ist.

7.2 Rad

Ähnlich dem Lauf, ist die Spanne der möglichen Belastung mit dem Fahrrad (Rennrad für Straße und Bahn, Mountainbike) groß. Die Radbelastung ist ein wesentliches Element in Kombinationssportarten (Duathlon, Triathlon).

Bei Wettkampfbelastung bis zu 90 min Dauer erfolgt die aerobe Energiegewinnung überwiegend aus dem Glycogenabbau (Tab. 1/7.2, s. S. 164). Nach Erschöpfung der Glycogenspeicher wird der Fettstoffwechsel der hauptsächliche Energielieferant (s. Kap. 4.5.2 und 4.5.3). Für den Radsport ist typisch, dass auf den kürzeren Strecken (Bahnradsport) eine hohe Beanspruchung des anaeroben Stoffwechsels erfolgt.

Beim Straßenradsport liegt ein ähnlicher Trend wie beim Lauf vor, die Bewältigung langer und überlanger Distanzen nimmt zu. Die klassischen langen Radrundfahrten (Tour de France, Giro d'Italia u.a.) sind ein Bewährungselement für die Profis und erfreuen viele Zuschauer. Neben den Rundfahrten entwickelt sich ein Extremausdauersport. Bekannt sind die Querung der USA auf dem Rad oder durch Lauf (4.700 km), Schwimmen durch den Ärmelkanal (40-50 km bei 15-16°C Wassertemperatur) oder die Umrundung der Erde (etwa 20.000 km Radstrecke in 80 Tagen, erstmals realisiert 1997 durch Hubert Schwarz). Kennzeichen dieser Extreme ist eine niedrige Durchschnittsgeschwindigkeit bei langer Fahrdauer (etwa 500 km/Tag). Einzelradrennen werden über 560 km (Trondheim-Oslo) mit einem Schnitt von über 35 km/h (über 16 Stunden) absolviert.

Das besondere Problem im Radsport ist die Einordnung des Trainings in die Intensitätsbereiche. Durch den Gruppenfahreffekt (Windschatten) benötigt der zweite und dritte Fahrer etwa 30% weniger an Energie oder Kraftausdauer (s. Abb. 1/7). In einem großen Fahrerfeld ist die Beanspruchung noch geringer. Das hat Bedeutung für die Einordnung des Radtrainings in die Belastungsbereiche. Der Radwettkampf ist in seiner biologischen Wirkung nur zu etwa 1/3 ein echter Einzelwettkampf. Die weiteren zwei Drittel sind Formen des qualitativ hochwertigen GA 1- und GA 2-Trainings. Profis und Leistungssportler nutzen deshalb gezielt Radrundfahrten zur qualitativen Anhebung ihrer Trainingsbelastung. Sie haben dabei variable Belastungsmöglichkeiten im Gruppen- und Einzeltraining.

Das Radtraining ist eine schonende Belastung für das Stütz- und Bewegungssystem und ermöglicht dadurch Belastungen von über 40 Stunden/Woche oder über 1.000 km/Woche. Daraus resultiert eine mögliche Jahresbelastung von 40.000 bis 55.000 km.

7.3 Schwimmen

Im Schwimmen ist der Trend zu beobachten, dass sowohl kürzere als auch längere Distanzen das bisherige Programm der Spitzenschwimmer bereichern. Demnach werden viele Möglichkeiten der Stoffwechselbeanspruchung im Schwimmen genutzt (Tab. 1/7.3, s. S. 165). Das betrifft das Schwimmen über die Kurzstrecke (50 m) und über längere Strecken (5 und 25 km), das mit der Vergabe von internationalen Titeln (Europa- und Weltmeisterschaft) anerkannt wird. Unabhängig davon nimmt das Extremschwimmen zu. Hierzu gehören die spektakulären Kanalquerungen, das Flussschwimmen (bis 80 km) oder das 24-Stunden-Schwimmen. Schwimmen ist Grundlage von Kombinationssportarten wie im Triathlon, Flossenschwimmen und Tauchen. Die Schwimmleistung ist von der Beherrschung der Schwimmtechnik entscheidend abhängig. Wenn im optimalen motorischen Lernalter (6 bis 10 Jahre) das Schwimmen nicht technisch sauber erlernt wurde, besteht mit zunehmenden Lebensalter nur noch eine geringe Chance für das Erlernen der effektiven Schwimmtechnik. Die Sportler in den Kombinationssportarten, die nicht aus dem Schwimmerlager kommen, gelten als die „schlechten" Schwimmer.

Leistungsstruktur Rad (Wettkampf)						
Messgrößen:	KZA 35 s – 2min	MZA > 2 min – 10 min	LZA I > 10 min – 30 min	LZA II > 30 min – 90 min	LZA III > 90 min – 360 min	LZA IV > 360 min
	1.000 m Bahn, Radsprint	3.000 m Frauen, 4.000 m Männer (Einzel, Mannschaft), Keirin, MB-Downhill	Bergzeitfahren, Punktefahren	30-60 km Zeitfahren, 40 km Triathlon, 30-50 km MB	60-80 km Zeitfahren, 80-250 km Straße, 180 km Lang-Triathlon, 55-70 km MB	> 250 km Straße, Mehrfachtriathlon, Extremrennen < 500 km
Herzfrequenz (Schläge/min)	185-205	190-210	180-195	175-190	140-180	100-150
Sauerstoffaufnahme (% VO_2max)	95-100	97-100	90-95	80-95	60-85	40-55
Energiegewinnung % aerob % anaerob	50 50	80 20	85 15	95 5	98 2	99 (1)
Energieverbrauch** kcal/min kcal/gesamt	55-60 60-70	40-45 150-230	22-28 280-660	20-25 750-1800	12-20 1.800-9.900	8-12 8.600-12.000 24 h und mehr
Laktat (mmol/l)	14-18	16-22	12-14	8-12	1,5-4	1,0-2,0
Freie Fettsäuren (mmol/l)	0,5*	0,5*	0,8	0,9-1,0	1,2-2,0	1,5-3,0
Serumharnstoff (mmol/l)	6	6	7	7-9	8-10	9-15
Cortisol (nmol/l)	200-400 **	200-400**	200-450	400-800	500-900	600-1.200

* Stresslipolyse (Adrenalinstress)
** abhängig von Geschwindigkeit und Körpergewicht

Tab. 1/7.2: Leistungsstruktur Rad (Wettkampf)

Leistungsstruktur Schwimmen (Wettkämpfe)						
Messgrößen	KZA 35 s - 2min	MZA > 2 min - 10 min	LZA I > 10 min - 30 min	LZA II > 30 min - 90 min	LZA III > 90 min - 360 min	LZA IV > 360 min
Schwimmstrecken	50 m, 100 m (200 m)	200 m, 400 m	800 m, 1.500 m	5 km-	25 km-	> 30 km
Herzfrequenz (Schläge/min)	180-200	180-195	170-185	150-160	120-140	100-130
Laktat (mmol/l)	13-16	10-13	8-10	4-8	2-4	1-2
Energiewandlung % **aerob** **anaerob (alaktazid)**	 20 80 (20)	 40 60 (10)	 80 20	 90 10	 95 5	 98 2
Energieverbrauch** **kcal/min** **kcal/gesamt**	 60-80 50-160	 45 90-450	 30 450-870	 25 870-2.250	 20-25 2.250-6.120	 15-20 > 6.120
Freie Fettsäuren (mmol/l)	0,4– 0,5*	0,4 - 0,5	0,6 - 0,9	0,6 - 1,4	0,7 - 1,9	0,8 - 2,0
Serumharnstoff (mmol/l)	4-6	4-6	4-6	5-8	6-9	7-11
Cortisol (nmol/l)	150-250	150-250	400-700	400-800	400-900	500-800

* Stresslipolyse (Adrenalinstress)
** abhängig von Geschwindigkeit und Körpergewicht

Tab. 1/7.3: Leistungsstruktur Schwimmen (Wettkämpfe)

Leistungsstruktur Triathlon (Wettkampf)						
Messgrößen	**LZA II > 30 min - 90 min** Sprint-Triathlon (750 m S, 20 km R, 5 km L)	**LZA III > 90 min - 360 min (105 - 180 min)** Kurztriathlon (1,5 km S, 40 km R, 10 km L)	**(LZA III) (240 - 300 min)** Mitteltriathlon (2 km S, 80 km R, 20 km L)	**LZA IV > 360 min (8-15 h)** Langtriathlon (3,8 km S, 180 km R, 42,2 km L)	**(LZA IV) (22-30 h)** Doppel-Langtriathlon (7,6 km S, 360 km R, 84,4 km L)	**(LZA IV) (33-57h)*** Dreifach-Langtriathlon (11,4 km S, 540 km R, 126,6 km L)
Herzfrequenz (Schläge/min)	180-195	160-190	140-160	120-150	110-140	100-130
Sauerstoffaufnahme (% VO_2max)	85-95	80-90	70-80	60-70	55-65	40-60
Energiegewinnung **% aerob** **% anaerob**	 90 10	 95 5	 98 2	 99 1	 99 (1)	 99 (1)
Energieverbrauch* **kcal/min** **kcal/gesamt**	 25 1.500	 20 2.400-3.600	 15-18 4.320-6.480	 11-15 7.200-9.900	 10-12 12.000-16.000	 8-10 19.800-25.000
Laktat (mmol/l)	8-12	5-9	2-4	1-2	1-2	1-2
Freie Fettsäuren (mmol/l)	0,800	1,000-1,400	1,300-1,900	2,0-2,5	2,0-2,7	2,0-3,0
Serumharnstoff (mmol/l)	5-7	7-9	8-10	9-12	9-14	9-16
Creatinkinase (µmol/s.l)	10	10-25	10-30	10-60	20-70	20-70
Cortisol (nmol/l)	400	300-600	400-600	600-1.000	800-1.000	800-1.200

** abhängig von Geschwindigkeit und Körpergewicht*
*** Unterbrechung durch Schlaf*

Tab. 1/7.4: Leistungsstruktur Triathlon (Wettkampf)

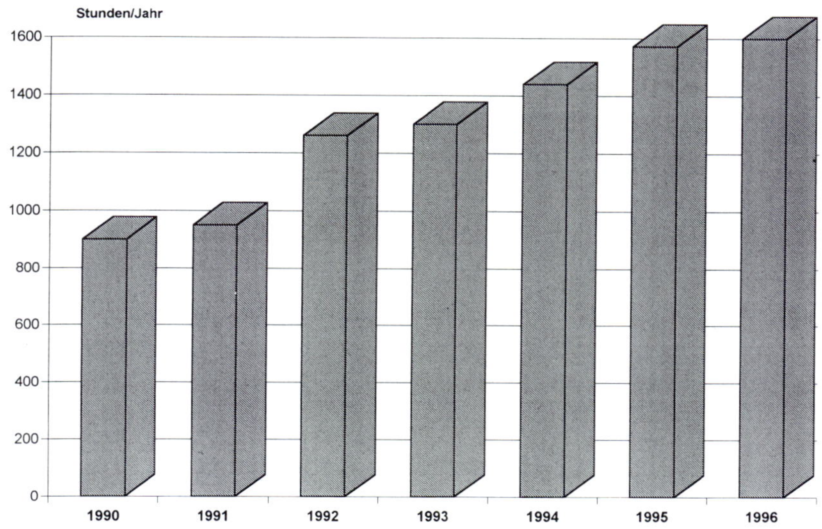

Abb. 1/7.4: Steigerung der Trainingsgesamtbelastung über sieben Jahre eines Topathleten im Triathlon

Die Schonung des Stütz- und Bewegungssystems durch das Schwimmen macht es möglich, das täglich bis zu 20 km oder über 120 km/Woche geschwommen werden. Durch das Umfangsschwimmen nimmt aber die spezifische Schnelligkeit ab. Deshalb ist das Serientraining über kürzere Strecken und kurze Pause das typische Trainingsprinzip im Leistungsschwimmen.

7.4 Triathlon

Die Sportart Triathlon ist eine typische Langzeitausdauersportart mit sehr unterschiedlicher Beanspruchung der Funktionssysteme (Tab. 1/7.4, s. S. 166).

Der Triathlonsport vereinigt beliebte Ausdauersportarten. Diese Sportart hat in den zwanzig Jahren ihrer Existenz weltweite Verbreitung gefunden. Durch die Notwendigkeit des Trainings in drei Sportarten konnte ein ungewöhnlich hohes Belastbarkeitsniveau sowohl von Triathleten im Fitnesssport als auch im Leistungssport erreicht werden. Im Triathlon wird das Prinzip der sportartspezifischen Belastung und Entlastung von Muskelgruppen geradezu in idealer Weise praktiziert. Die Spezifität der muskulären Belastung in der Sportart kommt beim Wechsel vom Radfahren zum Laufen besonders zum Ausdruck (PFÜTZNER et al., 1994). Wenn z.B. beim Langtriathlon nach dem Radfahren über 180 km, der Sportler noch in der Lage ist, Marathon zu laufen, dann ist dieses Phänomen nur durch die Entleerung der Glycogendepots in den radspezifisch belasteten Muskeln erklärbar. Das Radtraining beansprucht andere Beinmuskelgruppen als das Laufen.

Die geforderte Vielseitigkeit in der muskulären Belastung und auch möglichen Belastbarkeit wurde geradezu exemplarisch im Triathlon verwirklicht. Durch den Wechsel der Sportarten in beliebiger Folge (Schwimmen, Laufen, Radfahren) sind die Grenzen der Belastbarkeit im Training hoch. Neben den Straßenradsportlern sind die Toptriathleten mit etwa 1.600 Trainingsstunden im Jahr die Spitzenreiter in der Belastung unter den Ausdauersportlern (Abb. 1/7.4, s. S. 167).

Leistungsstruktur Skilanglauf (Wettkampf)				
Messgrößen	**LZA I > 10 min -30 min 5 km K 10 km K, F**	**LZA II > 30 min - 90 min 15 km F, K 30 km F**	**LZA III > 90 min -360 min 50 km F, k bis 100 km**	**LZA IV > 360 min > 100 km**
Herzfrequenz (Schläge/min)	180-200	170-195	140-175	110-140
Sauerstoffaufnahme (% VO_2max)	90-95	80-90	50-85	40-60
Energiegewinnung % aerob % anaerob	 80-90 10-20	 90-95 5-10	 90-98 2-10	 95-99 1-5
Energieverbrauch* kcal/min kcal/gesamt	 25-30 500-800	 20-25 800-1.800	 16-20 1.800-5.760	 14-16 5.760-12.000 (24 Stunden)
Glycogendepletion (Beinmuskulatur %)	40-50	50-60	70-80	85-95
Laktat (mmol/l)	12-16	10-14	2-8	1-2
Freie Fettsäuren (mmol/l)	0,4-0,6	0,6-0,8	0,8-1,0	1,2-2,0
Serumharnstoff (mmol/l)	5-7	7-8	7-10	8-13
Cortisol (nmol/l)	400-500	600-700	600-900	700-1.200

* abhängig von Geschwindigkeit und Körpergewicht

Tab. 1/7.5: Leistungsstruktur Skilanglauf (Wettkampf)

Das Training in drei Sportarten, welches muskulär gut toleriert wird, ermöglicht die Durchführung des Langtriathlon in der Mehrfachversion. Während der Dreifach-Langtriathlon bereits offizieller Wettkampf ist, haben Extremtriathleten bereits mehrfach die Zehnfachversion (38 km Schwimmen, 1.800 km Rad und 422 km Lauf) in Mexiko bewältigt. Diese Belastungen wären nicht möglich, wenn die muskuläre Belastbarkeit und die energetische Sicherung durch fortlaufende Nahrungsaufnahme es nicht zulassen würde.

7.5 Skilanglauf

Auch im Skilanglauf ist der Trend zu beobachten, dass die im internationalen Leistungsvergleich bisher üblichen Strecken von 5 bis 50 km verlängert werden. Damit sind die Zeitbereiche bisheriger Wettkampfbelastungen von 15 bis 100 min bei Frauen und 25 bis 135 min bei Männern auf den Einzelstrecken deutlich in den Mehrstundenbereich verlagert. Die Zunahme der Starter bei den Langstreckenwettbewerben (z.B. Vasalauf) bestätigt den Trend (s. Abb. 4/1). Die Massenskilangläufe sind deshalb so beliebt, weil sie ohne größere Vorbereitung und Risiken durchstehbar sind. Zudem gehört der Skilanglauf zu den schonenden Fortbewegungsmöglichkeiten mit hoher muskulärer Gesamtkörperbelastung. Verbesserungen im Skimaterial und Wachs führen zu immer höheren Durchschnittsgeschwindigkeiten auf allen Strecken und Leistungsebenen. Die Skilanglaufgeschwindigkeit ist abhängig von den Gleitbedingungen auf Schnee und ist somit ein unzuverlässiger Gradmesser für das erreichte Niveau. Um den Entwicklungsstand der konditionellen Fähigkeiten im Skilanglauf zu beurteilen, sind die biologischen Kontrollmöglichkeiten der Belastungssteuerung besonders wichtig (s. Kap. 10.4 und 10.5). Kennzeichen der Leistungsstruktur im Skilanglauf ist, dass die aeroben Leistungsgrundlagen das dominierende Element sind (Tab. 1/7.5, s. S. 168). Dem entsprechen auch die Auswahlkriterien für den Skilanglauf, indem die erfolgreichen Skilangläufer eine Anteiligkeit von 60 bis 80% an langsam kontrahierenden Muskelfasern (STF) aufweisen. Im Skilanglauf sind Mehrfachstarts in dichter Folge möglich. Bei internationalen Wettkampfwochen werden von einzelnen Frauen insgesamt 65 km und einzelnen Männern insgesamt 115 km absolviert. Die Doppel- und Mehrfachstarts werden von den Athleten wahrgenommen, die über eine stabiles Grundlagenausdauervermögen und hohe motorische Variabilität verfügen sowie den Wechsel von der Freistiltechnik zur klassischen Lauftechnik problemlos beherrschen. Die Ausnutzung persönlicher Stärken (Freistil oder klassisches Laufen) führt zur Herausbildung von Spezialisten über bestimmte Strecken.

Die Leistungsfähigkeit auf dem Skiroller im Sommer und Herbst stimmt nur grob mit der nachfolgenden Leistung auf Schnee überein. Während für die Skirollerleistung eine hohe Ausdauergrundkondition mit begrenzter Technik ausreicht, benötigt der Lauf auf Schnee eine höhere Stufe der Fortbewegungstechnik. Der klassische Skilanglauf ist durch das kurzzeitige Finden des Abdruckpunktes anspruchsvoller als der zeitlich länger dauernde Abdruck beim Freistil.

Von Interesse sind Leistungsvergleiche von Skilangläufern mit den Biathleten. Letztere haben eine eindeutig andere Leistungsstruktur beim Skilanglauf, die durch das ständige Unterbrechen des Laufs durch das Schießen gekennzeichnet ist. Das Durchlaufen von Strecken ohne Pausen in hoher Geschwindigkeit fällt den Biathleten schwer, sie könnten das Tempo von Skilanglaufspezialisten nicht durchhalten. Damit werden die differenzierten Anforderungen der Leistungsstruktur, die durch das Training vorbereitet wurden, sichtbar. Niemandem würde es einfallen, den Geher gegen den Läufer starten zu lassen.

Zusammenfassung

Das Bedingungsgefüge im Training und die Wechselwirkung der Einflussfaktoren beim Zustandekommen der Wettkampfleistung werden als Leistungsstruktur bezeichnet. Die Trainingskonzepte in den Sportarten sind immer auf die Anforderungen der Leistungsstruktur der Sportart auszurichten. Kriterium der Bewältigung von Anforderungen der Leistungsstruktur einer Sportart oder Disziplin ist immer das Wettkampfergebnis zum vorgeplanten Leistungshöhepunkt. Die Leistungsstruktur einer Sportart ist einem ständigem Wechsel unterlegen, der sich aus den veränderten Wettkampfregeln, den verkürzten oder verlängerten Wettkampfstrecken, der Zunahme des Schwierigkeitsgrades u.a. technologischen Einflussfaktoren ableitet. Die Vorausschau der Leistungsentwicklung in einer Sportart ist die Prognoseleistungsstruktur.

8 Langfristiger Leistungsaufbau

Der langfristige Leistungsaufbau beinhaltet den mehrjährigen Trainingsprozess, der von Kindheit an beginnt. Jede Sportart hat ein anderes Startalter für das leistungsorientierte Training im Kindesalter. In den Ausdauersportarten läuft das Training systematisiert ab und umfasst vier Stufen. Diese sind das Grundlagen-, Aufbau-, Anschluss- und Hochleistungstraining (Tab. 1/8, s. S. 172). Zuvor nimmt das Kind an einer allgemeinen Grundausbildung in der Sportart teil. In diesem Zeitraum wird sportartenübergreifend und vielseitig trainiert; die Bewegungsschulung steht im Vordergrund (MARTIN/ ROST, 1996).

Die Talente für den Ausdauersport können sowohl im Grundlagen- als auch Aufbautraining erkannt werden (Tab. 2/8, s. S. 172). Die Spanne des Einstieges in die Sportart ist groß. Am zeitigsten erfolgt das Training im Schwimmen und am spätesten im Rudern.

In der langfristigen Leistungsentwicklung sind zwei Wege möglich. Der erste beinhaltet, dass der Heranwachsende von Anfang an in der Sportart trainiert, d.h. vom Kindesalter bis zum Hochleistungsalter. Der zweite Weg ist durch einen gezielten Sportartenwechsel möglich (HOTTENROTT/ BETZ, 1995).

Das sind die Quereinsteiger in der Sportart. Dieser Weg wird besonders in Kombinationssportarten wie Duathlon, Triathlon, Biathlon u.a. genutzt.

Bei der Analyse des Hochleistungsalters fällt auf, dass es weder eine Verjüngungstendenz noch eine Überalterung gibt. Ab dem 20. Lebensjahr sind in den Ausdauersportarten Spitzenleistungen möglich (Abb. 1/8, s. S. 177). Alle späteren Sieger haben acht bis zwölf Jahre kontinuierlich trainiert, im Durchschnitt zehn Jahre. Noch ist unklar, wie lange diese Athleten die Spitze halten können. Hier gibt es viele Einflüsse. Erstaunlich ist, dass sich die individuelle Höchstleistungsgrenze bis zur Mitte des 30.Lebensjahres strecken lässt (Tab. 3/8, s. S. 177). In den Langzeitausdauersportarten liegt zwischen dem 28. und 32. Lebensjahr bei beiden Geschlechtern das Hochleistungsalter.

Im langfristigen Leistungsaufbau muss der Einsatz der Trainingsinhalte, d.h. Trainingsmittel und Methoden, sehr differenziert erfolgen.

Grundlagentraining

Das Grundlagentraining beginnt nach einer allgemeinen und vielseitigen motorischen Grundausbildung. Im Grundlagentraining wird das Ziel verfolgt, den Kindern die Sporttechnik beizubringen und vorerst die für die Sportart notwendigen koordinativen Fähigkeiten auszubilden. Die konditionellen Fähigkeiten werden auf breiter Grundlage und nicht vordergründig sportartspezifisch entwickelt. Das Kind muss die Motivation für das Training erlernen und sich vorerst für eine Sportart entscheiden.

Sportart/Altersstufe*	Schwimmen männl. (Jahre)	weibl.	Rad (Jahre)	Lauf (Jahre)	Triathlon (Jahre)	Ski-langlauf (Jahre)	Ausdauer-sportarten insgesamt (Jahre)
Grundlagentraining	9 - 11	8 - 10	10 - 14	11 - 13	11 - 14	12 - 14	8 - 14
Aufbautraining	12 - 14	11 - 13	15 - 16	14 - 15	15 - 16	15 - 17	12 - 17
Anschlusstraining	15 - 19	14 - 17	17 - 18	16 - 18	16 - 18	18 - 20	14 - 20
Hochleistungstraining	> 20	> 18	> 19	> 19	> 19	> 20	18 - 30

** Je nach Entwicklung (biologisches Alter), den Geschlechtsunterschieden und den sportartspezifischen Erfordernissen sind Abweichungen von ein bis drei Jahren möglich.*

Tab. 1/8: Langfristiger Leistungsaufbau in ausgewählten Audauersportarten

Indikatoren zur Erkennung von Ausdauertalenten	
Grundlagentraining (Zeitraum vielseitiger Grundausbildung in Sportarten)	**Aufbautraining** (Zeitraum der Entwicklung der sportartspezifischen Leistungsfähigkeit)
• **Talentiert für Ausdauersportarten** (Freude am Laufen, Radfahren, Schwimmen, Skilanglauf)	• **Auffallend gute Leistungsfähigkeit in Sportart** (stabile Dauerleistung bis 60 min)
• **Bewegungsdrang für längere Leistungen** (vielseitige Beweglichkeit, Durchhaltevermögen bis 30 min)	• **Überdurchschnittliche Leistungen in der Schnelligkeitsmotorik für Sportart** (Spritzigkeit, Tempovariabiliät)
• **Anlagen zur Schnellligkeitsmotorik** (Sprintschnelligkeit, Umschaltfähigkeit, Reaktionsschnelligkeit)	• **Hervorragende Testergebnisse bei Prüfung der Ausdauerleistungsfähigkeit**
• **Koordinative Fähigkeiten für Sporttechnik** (Lauf, Schwimmen, Radfahren)	• **Hohe Belastbarkeit des Stütz- und Bewegungssystems** (stabile Gesundheit, wenig Fehlbelastungsfolgen)
• **Grundvoraussetzung zum Sportartenwechsel** (Lauf, Rudern, Skilauf)	• **Wettkampfmotivation** (Steigerungsfähigkeit, offensive Leistungsfreisetzung, Wettkampftyp)

Tab. 2/8: Indikatoren zur Erkennung von Ausdauertalenten. Modifiziert nach REIß et al. 1993.

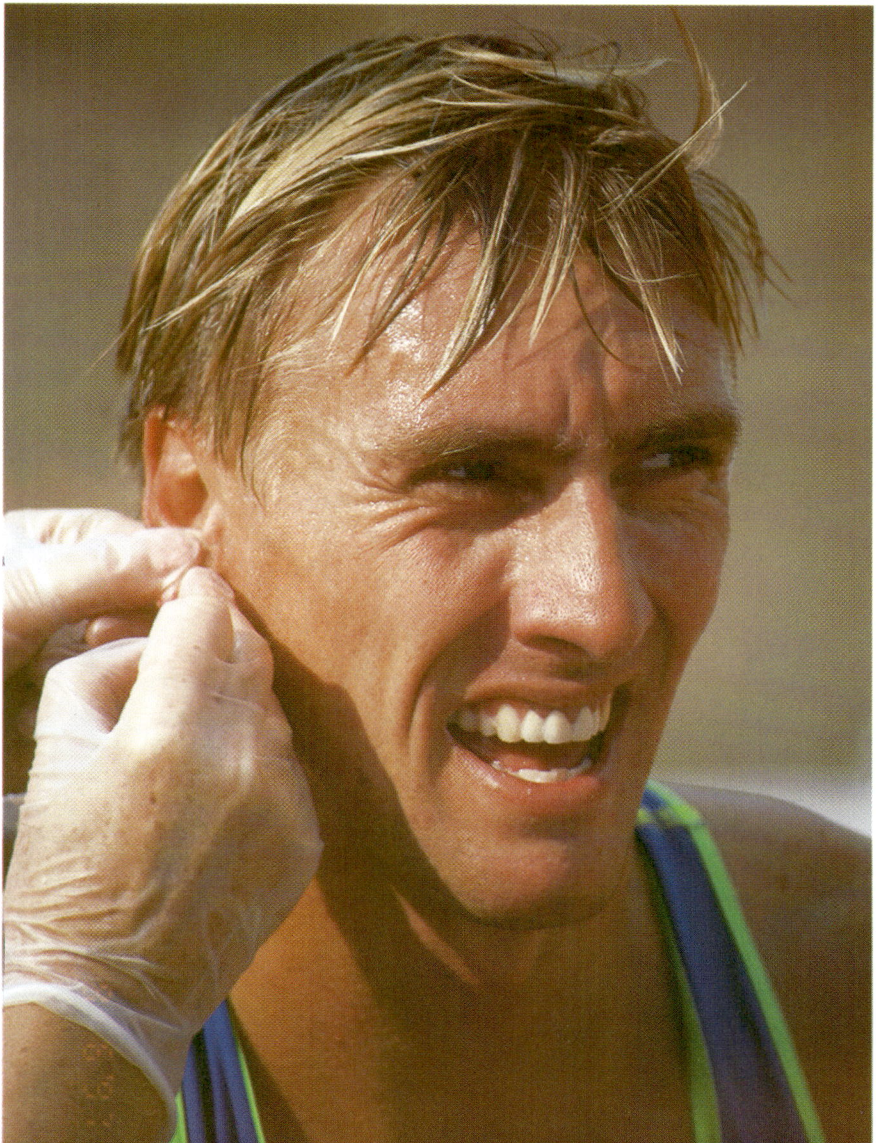

Blutabnahme zur Laktatbestimmung (Foto: Georg Neumann, Leipzig)

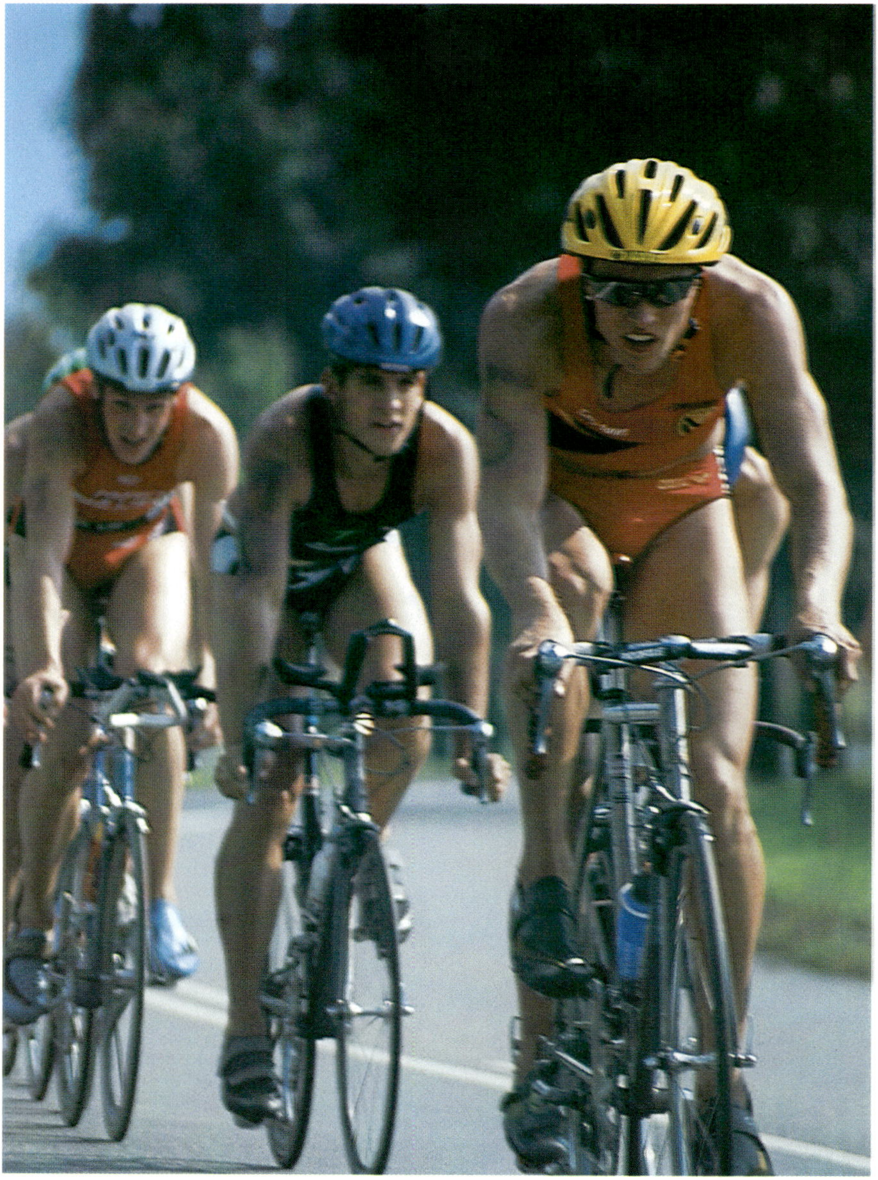

Windschattenfahren im Triathlon (Foto: Georg Neumann, Leipzig)

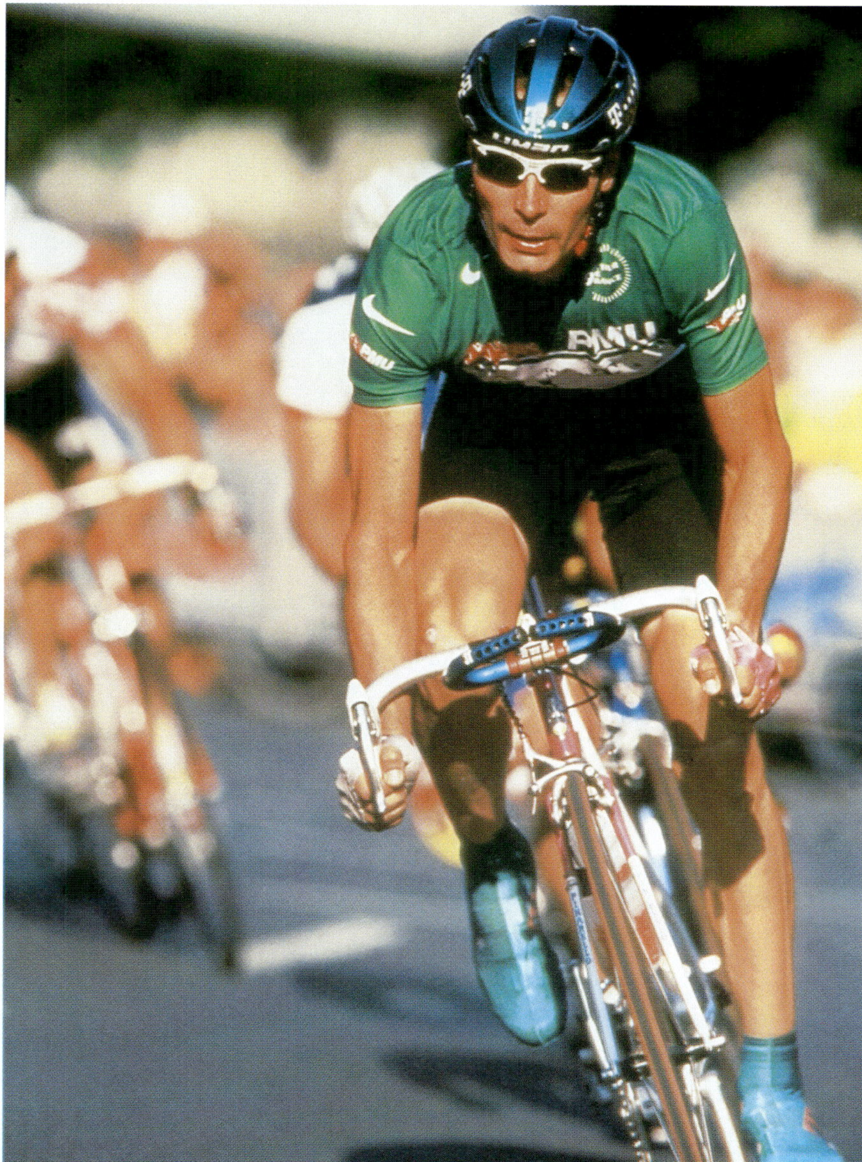

(Foto: Polar Electro GmbH)

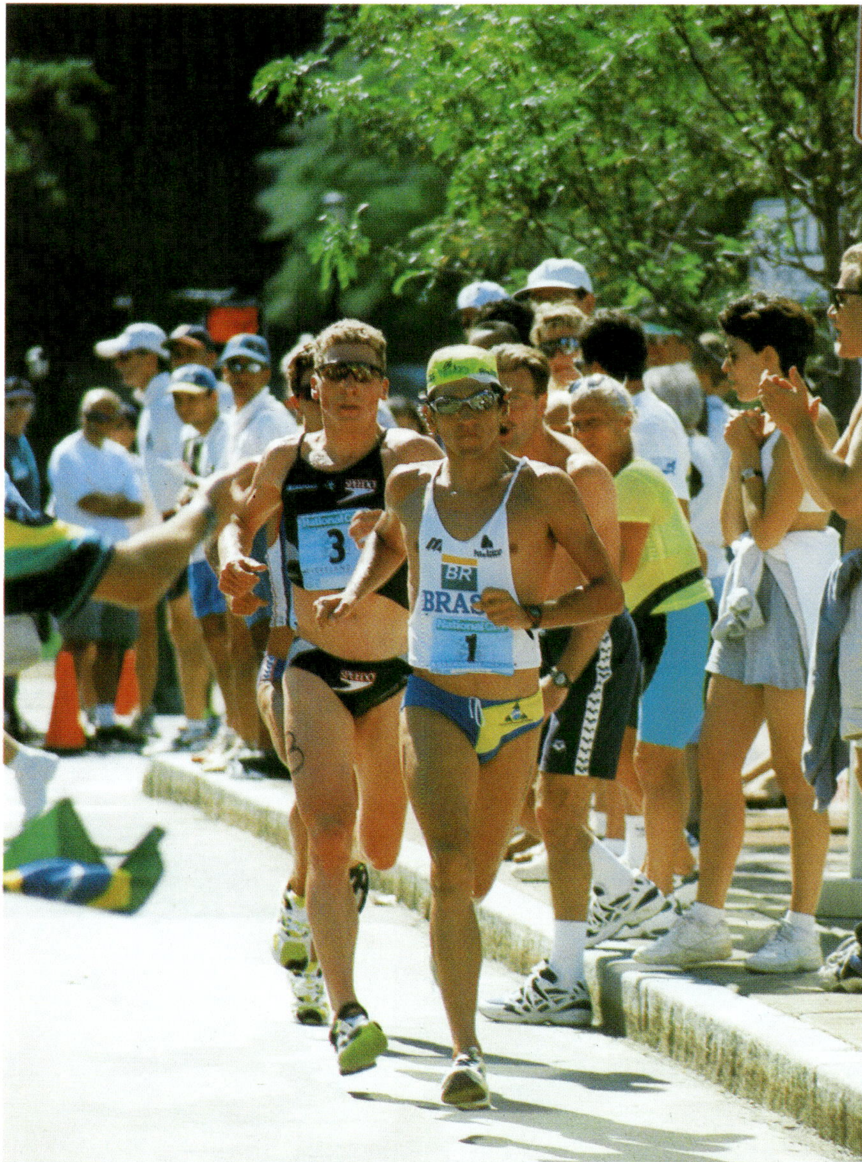

Triathlonwettkampf bei Hitze (Foto: Georg Neumann, Leipzig)

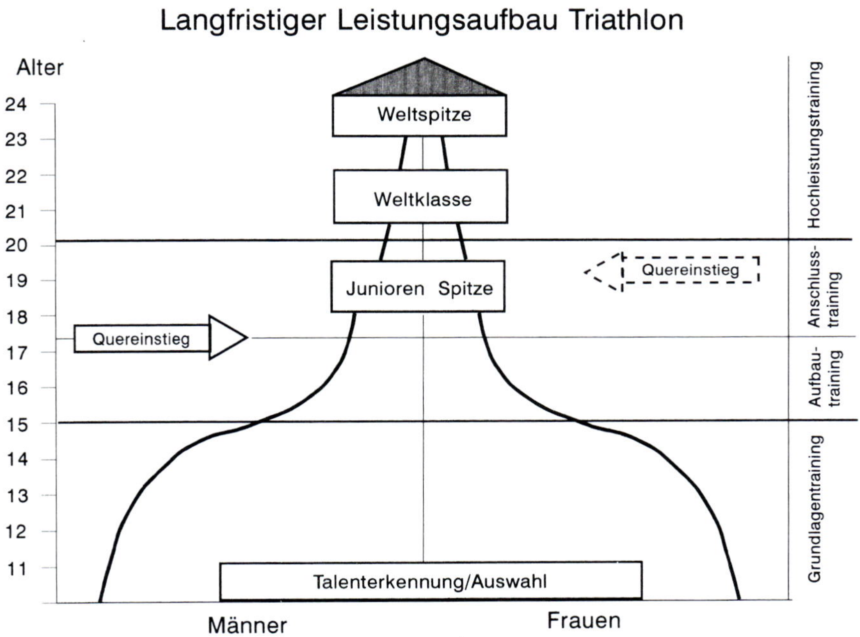

Abb. 1/8: Pyramidensystem im langfristigen Leistungsaufbau und Kennzeichnung der Möglichkeit des Quereinstieges in den Ausdauersportarten

	Weltmeisterschaften		Europameisterschaften	
Platz	**Männer**	**Frauen**	**Männer**	**Frauen**
1-3	31 ± 3	28 ± 3	24 ± 3	25 ± 4
4-10	27 ± 6	26 ± 4	25 ± 4	28 ± 3
11-20	26 ± 3	27 ± 5	26 ± 3	26 ± 4
1-20	28 ± 4	28 ± 4	25 ± 4	27 ± 3

Tab. 3/8: Hochleistungsalter im Triathlon/Olympische Distanz (Angabe in Jahren). Mittelwerte aus Wettkampfergebnissen des Zeitraums 1990-1996)

Aufbautraining

Das Aufbautraining ist die Fortsetzung des Grundlagentrainings in einer Sportart und ist gekennzeichnet durch eine vielseitige Entwicklung der sportlichen Leistung. Der Belastungsumfang erhöht sich im konditionellen Bereich und es erfolgt ein erstes, widerstandsbetontes Training. Die Gewichte oder Widerstände sollen dabei nicht die eigene Körpermasse des Jugendlichen übersteigen. Die sportartspezifische und allgemeine Schnelligkeit muss weiter austrainiert werden. Die Sporttechnik wird in Verbindung mit der Feinkoordination und motorischen Variabilität weiterentwickelt. Das Ausdauertraining auf Vorrat ist unzweckmäßig und würde zudem den Sportler „langsam" machen (NEUMANN et al., 1990; NEUMANN, 1991c). Die Ausdauerfähigkeit ist nicht speicherbar. Die Erhöhung des Trainingsumfanges sollte erst am Ende des Juniorenalters eingeleitet werden.

Anschlusstraining

Das Anschlusstraining ist der letzte Abschnitt vor Eintritt in das Hochleistungstraining. Der Übergang dauert auch für die erfolgreichen Junioren 2-4 Jahre. Die Männerleistung ist in den einzelnen Sportarten so hoch, dass dieser Zeitraum eingeplant werden muss. Frühestens nach 2-3 Jahren Training ist in der Männerklasse mit ersten Anschlussleistungen zu rechnen. Der Schwerpunkt im Anschlusstraining ist die deutliche Zunahme des Trainingsumfangs insgesamt. Das Vertragen eines hohen Trainingsumfangs ist das erste Trainingsziel. Darauf können nach 1-2 Jahren qualitative Elemente des Ausdauertrainings aufgebaut werden. Versäumtes aerobes Basistraining ist in diesem Zeitraum schwer nachtrainierbar. Der Schwerpunkt des Anschlusstrainings ist das Erreichen einer hohen Belastungsverträglichkeit. In den einzelnen Sportarten werden Normen für die Leistungsentwicklung mit zunehmendem Lebensalter (Altersklassen) vorgegeben (Tab. 4/8, s. S. 179).

Hochleistungstraining

Im Zeitraum des Hochleistungstrainings werden Spitzenleistungen angestrebt. Die Trainingsbedingungen werden zunehmend professioneller. Der verfügbare zeitliche Rahmen sollte das Training nicht stören. Entscheidungen zur Fortführung oder Aussetzung der Berufsfähigkeit werden notwendig. Beides gleichwertig fortzusetzen, führt bald zu Konfliktsituationen. Das Hochleistungstraining hat drei Stufen, die von Alter und Erfolg abhängen.

1. Stufe des Hochleistungstrainings

Das Hochleistungstraining beginnen die erfolgreichen Junioren und Juniorinnen im Alter von 20 bis 21 Jahren. Sie haben etwa drei Jahre Zeit, um Anschluss an die Weltspitze in der Sportart herzustellen. In diesem Zeitraum ist der konditionelle Leistungsfaktor auf ein persönliches Höchstmaß zu entwickeln, damit es zur gewünschten Steigerung der Vortriebsleistung kommt (Tab. 5/8, s. S. 179). Die Entwicklung der aeroben Energieflussraten (VO_2max) benötigt mindestens drei Jahre bis zum individuellen Maximum.

	Schwimmen 400 m		Radfahren 20 km		Laufen 5 km	
Alter	**Männer**	**Frauen**	**Männer**	**Frauen**	**Männer**	**Frauen**
18 Jahre	4:35	5:00	28:00	30:00	16:00	18:00
19 Jahre	4:25	4:50	27:00	29:30	15:30	17:30
20 Jahre	4:20	4:45	26:30	29:00	15:00	17:00
	Schwimmen 1.500 m		**Radfahren 40 km**		**Laufen 10 km**	
Alter	**Männer**	**Frauen**	**Männer**	**Frauen**	**Männer**	**Frauen**
18 Jahre	18:15	19:15	57:00	62:00	34:00	37:00
19 Jahre	17:45	18:45	55:30	60:00	33:00	36:00
20 Jahre	17:30	18:30	54:00	59:00	32:00	35:00
21 Jahre	17:15	18:15	52:30	57:30	31:00	34:00
22 Jahre	16:45	17:45	51:30	56:30	30:30	33:30
23 Jahre	16:30	17:30	50:30	55:00	30:00	33:00

Tab. 4/8: Alterbezogene Leistungsprognose (min, s) im Triathlon (Schwimmen: 50 m-Bahn; Rad: Einzelzeitfahren flach, windstill; Laufen; 400 m-Rundbahn)

Laufstruktur
Im mehrjährigen Lauftraining verändern sich die Bewegungsmuster
• Leistungsverbesserung im mehrjährigen Training geht immer mit der Zunahme der Schrittlänge einher.
• Im Training ist die Erhöhung der Schrittlänge und die Abnahme der Schrittfrequenz immer von der deutlichen Zunahme konditioneller Leistungsgrundlagen abhängig.
• Höhere Schrittfrequenz und Abnahme der Schrittlänge sind Anzeichen deutlicher Abnahme konditioneller Leistungsgrundlagen.
• Beim Anstieg nimmt die Schrittlänge ab und die Schrittfrequenz zu.
• Repräsentativ für Veränderungen sind 40 gemessene Laufzyklen, d.h. etwa 80% der zurückgelegten Distanz auf 100 m.

Tab. 5/8: Laufstruktur

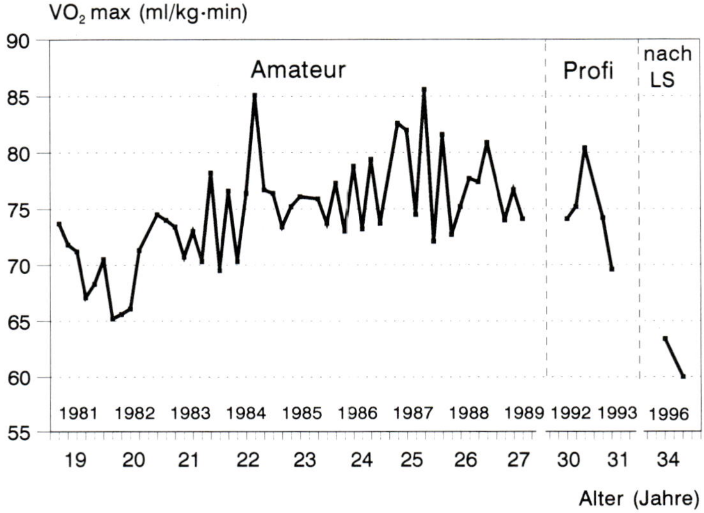

Abb. 2/8: Entwicklung der maximalen Sauerstoffaufnahme (VO_2max) bei einem erfolgreichen Straßenradsportler (Weltmeister). Die VO_2max unterliegt trainingsabhängigen Schwankungen im Jahr. LS = Leistungssport

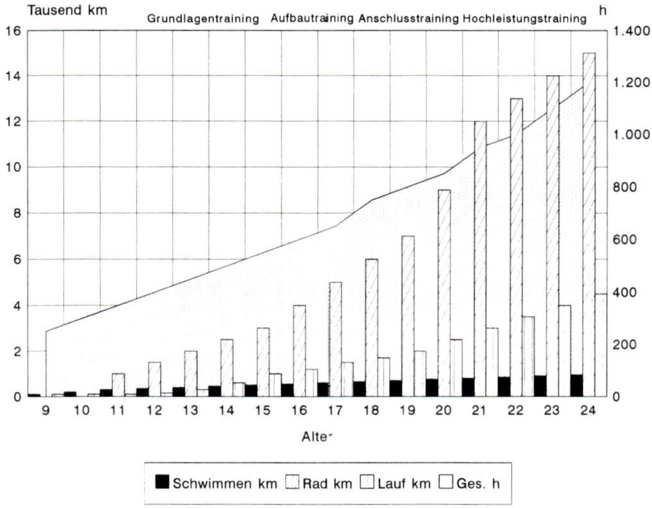

Abb. 3/8: Anforderungen an die Trainingsbelastung im Schwimmen, Radfahren und Laufen beim langfristigen Leistungsaufbau Triathlon

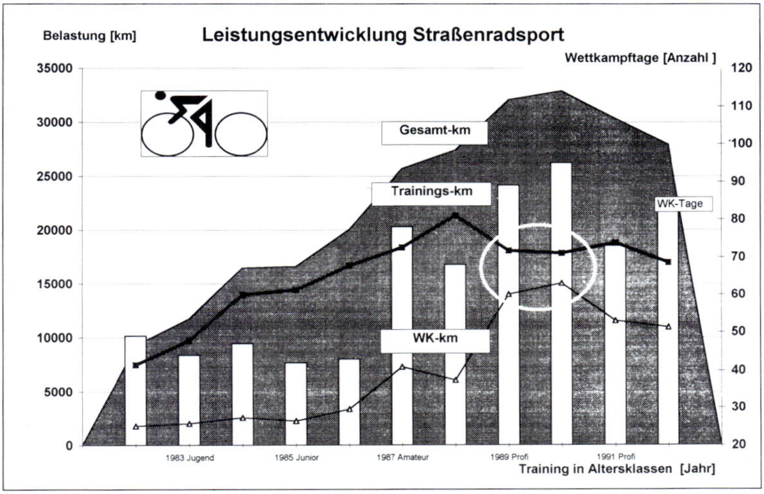

Abb. 4/8: Belastungskennziffern eines Radsportlers, der es als Talent bis zum Rad-Profi schaffte. Nach Überwiegen der Wettkämpfe und Nachlassen des Ausdauertrainings kam es zur Leistungsstagnation und baldigem Karriereabbruch.

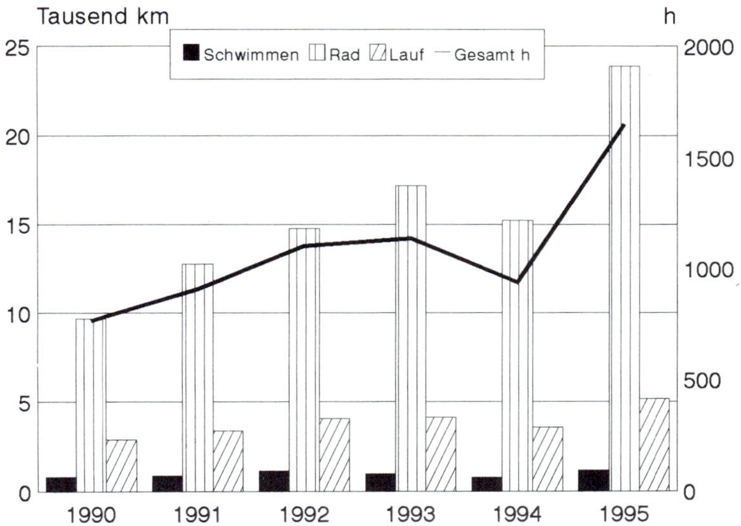

Abb. 5/8: Belastungskennziffern eines erfolgreichen Kurz- und Langtriathleten ab dem Juniorenalter.

2. Stufe des Hochleistungstrainings

In diesem Trainingsabschnitt ist mit etwa 24 Jahren der Anschluss zur Weltspitze herzustellen oder auszubauen. Ist die Spitze erreicht, so muss der Trend der steten Leistungszunahme in den Trainingsjahren mitgemacht werden. Das bedeutet, dass das Training immer wirkungsvoller zu gestalten ist. Im Training müssen alljährlich neue Reize gesetzt werden. Zunehmend werden die physiologischen Leistungsreserven in das Training, wie mittlere Höhe, Klimatraining oder Wettkampfserien u.a. eingesetzt. Nicht immer gelingt es, ein einmal erreichtes aerobes Leistungsniveau über mehrere Jahre zu halten oder zu reproduzieren (Abb. 2/8, s. S. 180). Talentierte Sportler schaffen es, sich etwa fünf Jahre und teilweise darüber, in der Weltspitze zu behaupten.

3. Stufe des Hochleistungstrainings

Nach jahrelangem Training wird die Spitze nicht mehr erreicht, vordere Platzierungen bleiben aus. Die sozialen Interessen des Sportlers beginnen sich am Anfang des 30. Lebensjahres umzuorientieren. Sportartspezifisch wird der Sportler langsamer und weicht in der Sportart auf längere Distanzen aus. Aus 10.000 m-Läufern werden Marathonläufer, aus Kurztriathleten werden Langtriathleten oder aus Skilangläufern werden Teilnehmer an Massenskilangläufen.

Für den langfristigen Leistungsaufbau hat jede Sportart Belastungskennziffern und Leistungsnormen aufgestellt. Diese dienen als Rahmengrößen für das Training (Abb. 3/8, s. S. 180).

Zwischen der Belastungszunahme und der Leistung besteht im Mehrjahresleistungsaufbau eine grundsätzliche Beziehung, es sei denn, es wurden eklatante methodische Fehler gemacht.

Solange der Grundzusammenhang zwischen Training und der Wettkampfhäufigkeit stimmt, entwickelt sich die Leistung positiv. Werden diese elementaren Grundregeln der Leistungsentwicklung verletzt, dann setzen Stagnation und Leistungsrückgang ein. Das ist besonders dann der Fall, wenn durch hohe Wettkampfdichte das aerobe Basistraining vernachlässigt wird (Abb. 4/8, s. S. 181). Kommerzielle Verlockungen im Profisport setzen die physiologischen Gesetzmäßigkeiten der individuellen Belastungsverträglichkeit nicht außer Kraft. Wenn die Belastungs-Entlastungs-Rhythmen nicht stimmen, dann nutzt das beste Sporttalent nichts. Auch Talente benötigen planmäßige Entlastungen im Training. Die Belastungszunahme muss im Leistungstraining des Juniors oder jungen Sportlers nicht immer linear ansteigen, auch Zwischenjahre mit vorübergehender Belastungsminderung hindern den weiteren Leistungzuwachs nicht (Abb. 5/8, s. S. 181).

Zusammenfassung

Der Leistungssport lebt von den frühzeitig erkannten Sporttalenten, die langfristig in einer Sportart gefördert wurden. Die frühzeitige Talentsichtung und Talentförderung ist ein entscheidendes Stellglied im langfristigen Leistungsaufbau. Die markanten Entwicklungsstufen im langfristigen Leistungsaufbau sind Grundlagentraining, Aufbautraining, Anschlusstraining und Hochleistungstraining. Das Lebensalter in diesen Trainingsetappen kann zwischen den Ausdauersportarten stark schwanken. In der Regel sind zehn Jahre Training für das Erreichen von Spitzenleistungen notwendig. Das Hochleistungsalter liegt in den Ausdauersportarten zwischen dem 25. und 30. Lebensjahr. Im langfristigen Leistungsaufbau sollte immer die Weltspitze in der Sportart als der Grundmaßstab für das Training angesehen werden. Erfolgreiches Hochleistungstraining ist nur unter professionellen Bedingungen länger durchzustehen.

9 Zyklische Trainingsgestaltung

Die Entwicklung der sportartspezifischen Leistungsfähigkeit vollzieht sich in kürzeren und längeren Abschnitten des Trainings, die auch als Zyklen bezeichnet werden. Der Inhalt der Zyklen stellt eine Folge von Belastungs-Beanspruchungs-Regulationen dar, die von Wiederherstellungszeiträumen unterbrochen werden. Nur der planmäßige Wechsel von Belastung und Erholung ermöglicht die Ausschöpfung des individuellen Anpassungspotenzials. In den Ausdauersportarten beeinflusst die Wettkampffolge eindeutig die Zyklisierung der Trainingsbelastung. Damit das Training überschaubar wird, erfolgt eine sportmethodische Untergliederung des Trainingsjahres in Abschnitte unterschiedlicher Dauer (Zyklen) und Inhalte.

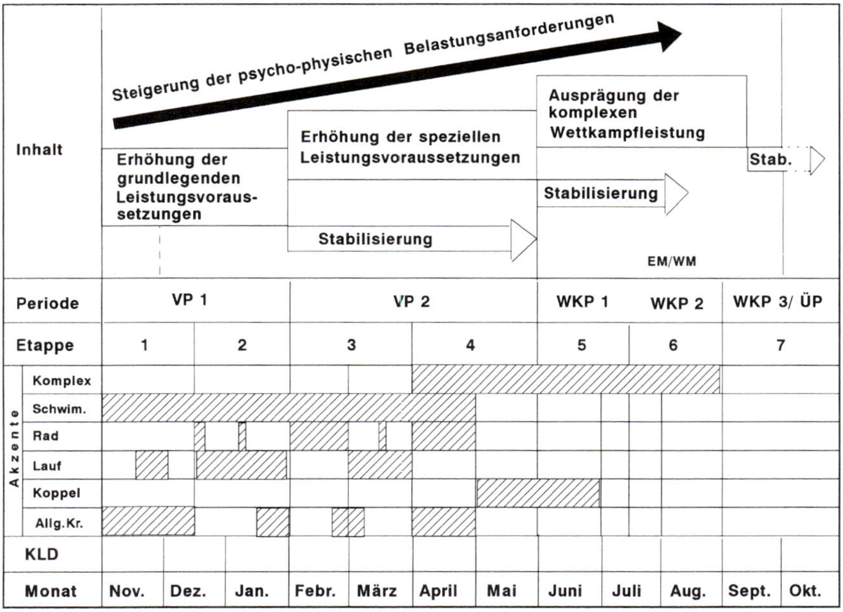

Abb. 1/9.1: Strukturierung des Trainings in Perioden. Der Leistungsaufbau erfolgt über die Vorbereitungsperioden (VP 1 und 2) und Wettkampfperioden (WKP). Den Trainingsabschluss bildet die Übergangsperiode (ÜP).

9.1 Jahreszyklus

Der Jahresaufbau des Trainings wird als Jahreszyklus bezeichnet, der über mehrere Jahre unterschiedlich gestaltet wird. Um Höchstleistungen zu erreichen, unabhängig von Leistungskategorien und Alter, ist ein Trainingsprozess zu planen und zu gestalten.

Das Training sollte immer auf einen Jahresleistungshöhepunkt ausgerichtet werden.

Für den systematischen Leistungsaufbau im Jahr wird das Training in Perioden strukturiert, die ein Kalenderjahr überschreiten können (Abb. 1/9.1, s. S. 184).

Die Sommer- und Wintersportarten haben eine unterschiedliche zeitliche Periodisierung. Die Vorbereitungsperiode (VP) beginnt bei den Sommersportarten im Oktober und dauert bis zum Mai des nächsten Jahres. Bei den Wintersportarten dauert die VP von April bis November. Im Anschluss daran folgen die Wettkampfperioden, d.h. von Juni bis September für die Sommer- und von Dezember bis März für die Wintersportarten.

Die Periodisierung kann einfach oder mehrfach erfolgen. In den Saisonsportarten überwiegt die Einfachperiodisierung und in den Hallensportarten die Doppel- oder Mehrfachperiodisierung. Der Trainingsjahreszyklus besteht überwiegend aus:

drei Vorbereitungsperioden,
einer Wettkampfperiode und
einer Übergangsperiode.

Für die detaillierte Planung werden diese Perioden noch in Etappen unterteilt (Tab. 1/9.1, s. S. 186). Die trainingsmethodischen Inhalte sind in den einzelnen Perioden für die 52 Wochen im Jahr unterschiedlich, insbesondere verschieben sich die Intensitätsanteile und die Anwendung von Trainingsmitteln (Abb. 2/9.1, s. S. 187).

Vorbereitungsperiode 1 (VP 1)

In der VP 1 erfolgt das Training grundlegender (allgemeiner) Fähigkeiten für die Sportart. Grundlegende Leistungsvoraussetzungen sind: allgemeine Ausdauer, allgemeine Kraft und allgemeine Motorik. Hinzu kommen Übungen für die Beweglichkeit, Dehn- und Entspannungsfähigkeit der Muskulatur. Das Training erfolgt weitgehend sportartunspezifisch, bei Bevorzugung allgemeiner und semispezifischer Trainingsmittel. Auch Wettkämpfe in einer „fremden" Sportart sind möglich.

Vorbereitungsperiode 2 (VP 2)

Ziel der VP 2 ist die Entwicklung spezieller Leistungsvoraussetzungen im engen Zusammenhang mit der Ausprägung der sportlichen Technik und unter möglichst disziplinspezifischen Trainingsbedingungen. Der Anteil semispezifischer Trainingsmittel erhöht sich, bei Zunahme der Gesamtbelastung.

Periode	Etappe	Wochen	WA/SA (%)	GA 2 (%)	KA (%)	GA 1 (%)	KB (%)
VP 1	1	4	3	14	11	67	5
VP 1	2	9	3	14	5	73	5
VP 2	3	9	3	15	2	70	10
VP 3	4	8	5	19	2	62	12
WP 1	5	6	10	17	2	51	20
WP 2	6	7	4	19	2	66	9
ÜP	7	9	3	10	3	80	4

Trainingskennziffern Schwimmen (Woche)

Periode	Etappe	Wochen	WA/SA (%)	GA 2 (%)	KA (%)	GA 1 (%)	KB (%)
VP 1	1	4	2	5	4	85	4
VP 1	2	9	3	8	18	68	3
VP 2	3	9	3	7	14	73	3
VP 3	4	8	1	6	22	66	5
WP 1	5	6	9	4	7	69	11
WP 2	6	7	4	5	10	74	7
ÜP	7	9	1	2	9	81	9

Trainingskennziffern Rad (Woche)

Periode	Etappe	Wochen	WA/SA (%)	GA 2 (%)	KA (%)	GA 1 (%)	KB (%)
VP 1	1	4	3	4	7	72	14
VP 1	2	9	4	17	13	55	11
VP 2	3	9	4	19	11	52	14
VP 3	4	8	8	16	5	54	17
WP 1	5	6	13	4	3	57	23
WP 2	6	7	11	16	4	50	19
ÜP	7	9	2	8	5	73	12

Tab. 1/9.1: Trainingskennziffern Schwimmen, Rad, Lauf / Woche

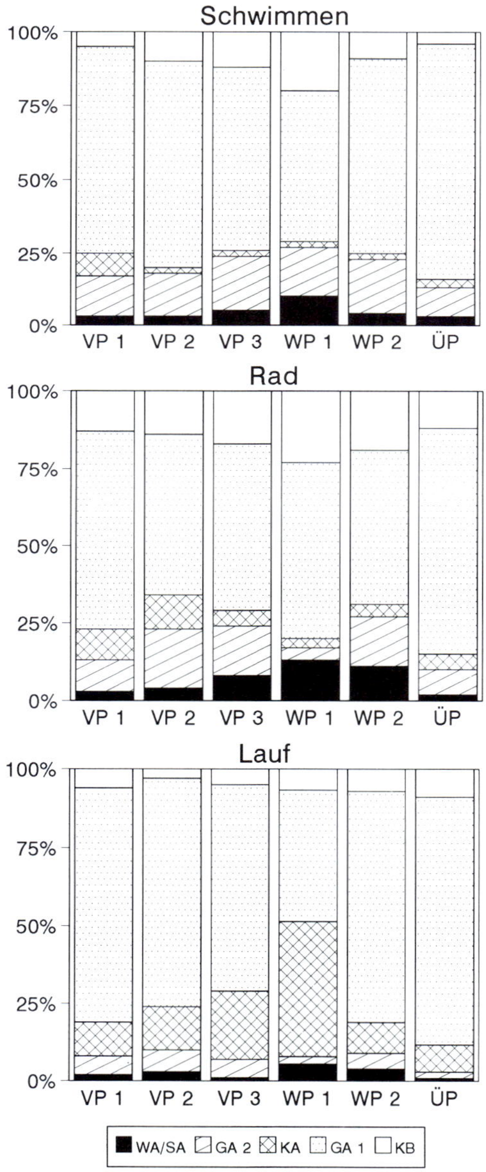

Abb. 2/9.1: Verteilung und Veränderung der Trainingsbereiche innerhalb der Vorbereitungs- und Wettkampfperioden in drei Teilsportarten im Triathlon

Vorbereitungsperiode 3 (VP 3)

In der VP 3 werden die wettkampfspezifischen Leistungsvoraussetzungen entwickelt. Zum Einsatz kommen wettkampfspezifische Trainingsformen und Aufbauwettkämpfe. Die semispezifischen Trainingsmittel werden zunehmend durch spezifische ersetzt. Der Gesamttrainingsumfang erreicht das Jahreshöchstmaß.

Vorbereitungsperiode 4 (VP 4)

Die VP 4 ist eine Sonderform und kommt bei Doppelperiodisierungen zur Anwendung. Mit der VP 4 können gleichzeitig Klima- und Höhentrainingslager verbunden sein, die zur unmittelbaren Vorbereitung der nachfolgenden zweiten Wettkampfserie dienen.

Wettkampfperiode 1 (WK 1)

Die Wettkampfperiode ist meist saisonal begrenzt. Durch mehrere Wettkämpfe (WK) wird die Wettkampfleistungsfähigkeit ausgeprägt. Ziel ist dabei, zum Höhepunkt die persönliche Höchstleistung zu erbringen. Die WK-Leistung ist davon abhängig, mit welchem Eingangsniveau aus der VP 3 gestartet wurde. Die Stabilität der aeroben Grundleistungsfähigkeit, die gewissermaßen auf Vorrat in der VP 3 trainiert wurde, entscheidet maßgeblich über die Erfolge bei den nachfolgenden Wettkämpfen. Bei zu niedrigem Ausgangsniveau wird bereits nach dem 3. Wettkampf kann die Steigerungsfähigkeit ausbleiben. In der WK-Periode muss der Trainingsumfang sinken, in der Regel um 10-15% gegenüber der VP 3. Zwischen den Wettkämpfen erfolgt zur Kompensation und zum Formerhalt ein GA-Training. Dieses wird meist vernachlässigt.

Wettkampfperiode 2;3 (WK 2;3)

In dieser Periode wird die wettkampfspezifische Leistungsfähigkeit stabilisiert. Dies erfolgt durch ausgewählte Wettkämpfe. Um zu einer Topleistung zu kommen, wird die Leistung zum Höhepunkt durch eine unmittelbare Wettkampfvorbereitung (UWV) besonders sorgfältig vorbereitet. Die Zeitdauer der UWV beträgt im klassischen Sinn 4-6 Wochen, sie wird zunehmend durch vertragliche Wettkampfteilnahmen aufgelöst. Damit werden geplante individuelle Spitzenleistungen im Ergebnis unsicher. In der normalen UWV sind die Grundelemente des Jahresleistungsaufbaus verkürzt zu trainieren. Entscheidende Voraussetzung für die UWV ist, dass der Gesamtbelastungsumfang um 20 bis 30% gesenkt wird. Die Belastungsrücknahme ist leistungsphysiologisch notwendig, damit keine große Restermüdung vorliegt und es zu einer Art Superkompensation in der Leistungsfreisetzung kommt.

Nachwettkampfperiode, Beginn der Übergangsperiode

Hier finden Wettkämpfe zum Ende der Saison ohne bestimmten Leistungsdruck statt. Die sportartspezifische Leistungsfähigkeit wird gestreckt und nimmt allmählich ab. Starts auf den kürzeren Strecken sind in den Ausdauersportarten üblich.

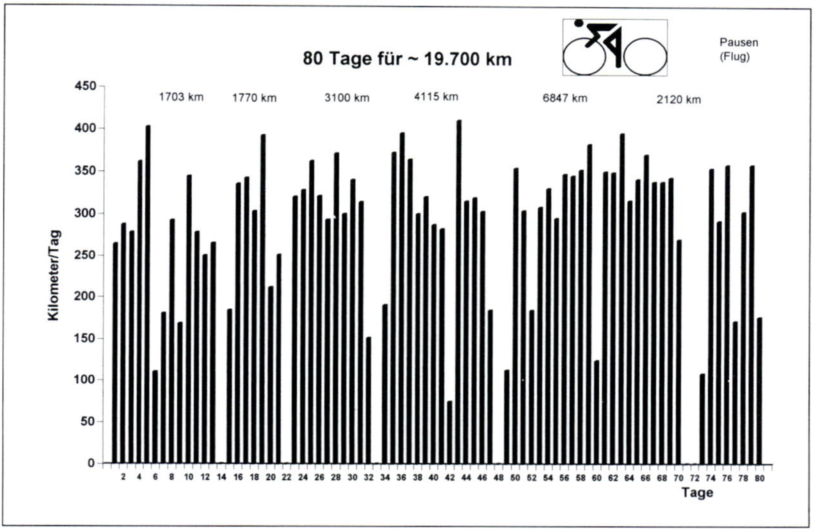

Abb. 3/9.1: Extremer-Makrozyklus von etwa 19.700 km Radfahrt in 80 Tagen rund um die Erde (Hubert Schwarz 1997)

Übergangsperiode (ÜP)

Die ÜP wird fließend nach dem letzten Wettkampf eingeleitet. Sie kann auch als Urlaub beginnen. Sie dient anfangs der psychischen Erholung und Einleitung von Rehabilitationsmaßnahmen. Die Belastung wird mit allgemeinen Trainingsmitteln begonnen, oft wird in einer anderen Sportart trainiert.

Das Prinzip der Periodisierung genügt nicht für die exakte Gestaltung der Beziehung von Belastung und Entlastung (Regeneration). Deshalb wurde noch ein nach Zyklen aufgebautes, sportmethodisches Ordnungsprinzip eingeführt. Die Zyklen im Trainingsjahresaufbau werden als Makrozyklus, Mesozyklus und Mikrozyklus bezeichnet. Der **Makrozyklus** ist der größte Trainingszyklus und umfasst ein Trainingsjahr oder 2-3 größere Zeitabschnitte innerhalb eines Jahres. Ein extremer Makrozyklus wurde durch Hubert Schwarz bei seiner Radfahrt 1997 rund um die Welt in 80 Tagen praktiziert (Abb. 3/9.1).

9.2 Mesozyklus

Der Mesozyklus (MEZ) umfasst einen Zeitraum von mehreren Wochen (2-4 Wochen). In ihm vollziehen sich entscheidende Anpassungen an die Trainingsbelastung. Inhaltlich wird er noch in Mikrozyklen unterteilt, die den Zeitraum von einer Woche umfassen. Im Zeitbereich des MEZ vollziehen sich Abschnitte von Belastung und Erholung und damit ist ausreichend Zeit vorhanden, die sportartspezifischen Fähigkeiten im Komplex herauszubilden. Sportmethodisch hat es sich bewährt, die Abfolge von Meso- und Mikrozyklen zu standardisieren, da sie die kleinere und noch überschaubare Reihung von Trainingseinheiten hintereinander darstellen. Folgende Fähigkeitskomplexe werden im Mesozyklus trainiert:

MEZ zur Herausbildung allgemeiner Leistungsgrundlagen,
MEZ zur betonten Entwicklung der GA- und KA-Fähigkeiten,
MEZ zur komplexen Fähigkeitsentwicklung und Ausprägung der WSA (Abb. 1/9.2).

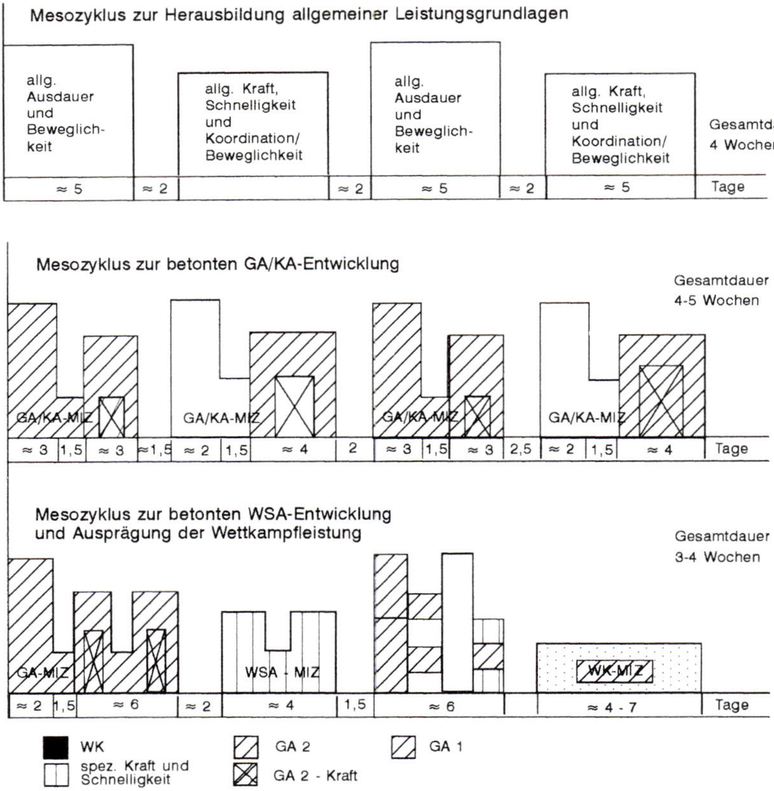

Abb. 1/9.2: Beispiele inhaltlich unterschiedlich gestalteter Mesozyklen (MEZ). Oben MEZ zur Entwicklung allgemeiner Leistungsgrundlagen. Mitte MEZ bei Grundlagenausdauer- (GA) und Kraftausdauer- (KA)-Training. Unten MEZ zur Herausbildung der Wettkampfspezifischen Ausdauer (WSA). Mehrere inhaltlich gleiche Trainingstage werden als Mikrozyklus (MIZ) zusammengefasst.

Die MEZ zur Entwicklung der Grundlagen- und/oder Kraftausdauerfähigkeit bestehen aus folgender inhaltlichen Reihung von Trainingseinheiten:

1. **Woche: GA 1- und KA 1-Training**
2. **Woche: GA 2- und KA 2-Training**
3. **Woche: Komplexes Motoriktraining (GA 1, WA und SA).**
4. **Woche: Belastungsverminderung zur Regeneration und Kompensation.**

9.3 Mikrozyklus

Der Mikrozyklus (MIZ) ist der kleinste Trainingszyklus. Er besteht aus mehreren Trainingseinheiten (TE) und wird meist als Wochenzyklus geplant. Der betonte Einsatz eines Trainingsmittels steht im Mittelpunkt des Wochentrainings. Im MIZ treffen Reihungen hoher Belastung und nachfolgender Ermüdung eng aufeinander und müssen sportmethodisch gelöst werden. Der aktuelle Leistungszustand entscheidet, in welcher Folge Belastung und Entlastung sich abwechseln. (Abb.1/ 9.3, s. S. 192). Der bevorzugte Belastungsrhythmus ist der 3 : 1- Rhythmus. Bei intensiver Belastung kann auch ein 2 : 1- Rhythmus zur Anwendung kommen.

Die Mikrozyklen sind, wie bereits erwähnt, die Bausteine für die MEZ und repräsentieren meist das Training innerhalb einer Woche. Entsprechend werden MIZ zur Entwicklung der Ausdauer (GA 1 und GA 2), Kraftausdauer (KA) und Wettkampfspezifischen Ausdauer (WSA) unterschieden (Abb. 2/9.3, s. S. 193). Mischungen sind möglich.

Im Mikrozyklus kommt es zu individuellen Grenzbelastungen, die sich summieren. Zur Reizverarbeitung sind Entlastungen, die in bestimmten Rhythmen vorzuplanen sind, besonders notwendig. Die Sportler unterschätzen oft die Notwendigkeit der Entlastung, auch zu Zeitpunkten, wo sie sich körperlich noch wohl fühlen. Das subjektive Urteil zur Notwendigkeit der Entlastung trügt oft. Nach unterlassener Belastungsverminderung folgt meist ein plötzlicher Leistungszusammenbruch, der dann längere Pausen zur Überwindung benötigt. Dadurch sinkt die Gesamtbelastung, der Leistungsaufbau wird unterbrochen.

Die MIZ, die einen höheren Leistungszustand vorbereiten helfen sollen, werden als Transformationsmikrozyklen bezeichnet. Durch sie wird die energetische Superkompensation vorbereitet, indem eine deutliche Entlastung stattfindet. Vom gewohnten Gesamtumfang erfolgen Belastungsminderungen von 30 bis 50%. Die Belastungsintensität ist davon nicht betroffen.

9.4 Unmittelbare Wettkampfvorbereitung (UWV)

Die unmittelbare Wettkampfvorbereitung, als Kürzel UWV bekannt, ist eine historisch entstandene, methodische Kategorie. Sie diente dazu, die besten organisatorischen Bedingungen für das Training zu schaffen, damit, befreit vom psychischen Druck, eine individuelle Spitzenleistung trainingsmethodisch vorbereitet werden konnte.

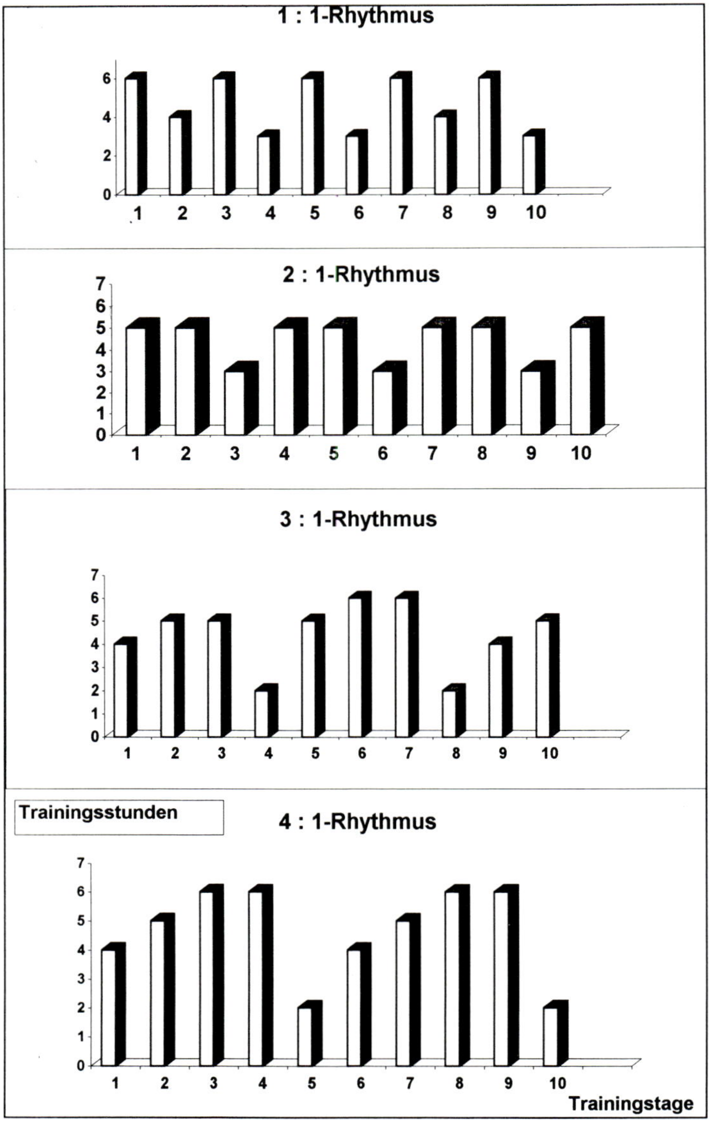

Abb. 1/9.3: Beispiele für die Gestaltung von Belastungs-Entlastungs-Rhythmen in einer Trainingswoche (Mikrozyklus)

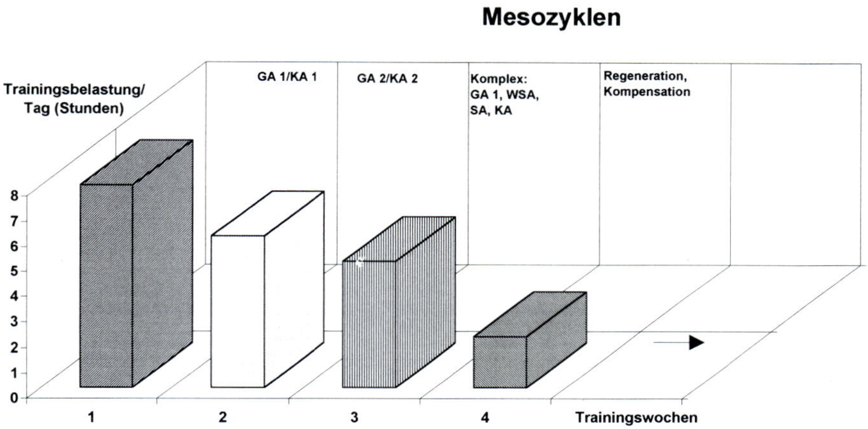

Abb. 2/9.3: Inhaltlich unterschiedliche Gestaltung von Mikrozyklen im 3:1-Wochenrhythmus im Rahmen eines Mesozyklus

Der Grundgedanke der UWV hat sich gehalten. Die Gestaltungsinhalte mussten sich neuen sportartengebundenen Bedingungen anpassen.

Gültige Prinzipien der UWV sind:

1. Erreichen der höchsten Gesamtbelastung bis etwa drei Wochen vor dem Leistungshöhepunkt.
2. Beginn der UWV mit hoher Eingangsleistung.
3. Steigerung der Belastung im intensiven WSA-Bereich.
4. Einhalten eines Vorbereitungszeitraumes von 4-6 Wochen.
5. Nutzung des Höhentrainings in der ersten UWV-Hälfte.
6. Die zeitliche Folge des MEZ zur komplexen Fähigkeitsentwicklung ist vom 1. Wettkampfdatum an zurückzurechnen.

Wenn in der UWV der höchste adaptative Belastungsreiz des Jahres gesetzt wird, dann muss dieser etwa drei Wochen vor dem ersten Wettkampf enden. Die verbleibende Trainingszeit ist zur Verarbeitung der Belastungsspitze und zur Ausprägung der komplexen Leistungsfähigkeit für den Wettkampf notwendig. Der Trainingsreiz wird transformiert. Daher auch die Bezeichnung des Transformations-MIZ. Der erste Start nach einer Gipfelbelastung oder nach einem Höhentrainingslager sollte frühestens nach dem 10. Tag erfolgen. In der Zwischenzeit ist die Leistungsinstabilität zu hoch, sie kann bis zu 70% der Sportler treffen. Das bedeutet, die Mehrzahl der Sportler reproduziert nicht die persönliche Bestleistung. In der UWV ist die Trainingsbelastung stark zu dynamisieren und sollte im Leistungstraining mit biologischen Messgrößen begleitet werden (Abb. 1/9.4, s. S. 194).

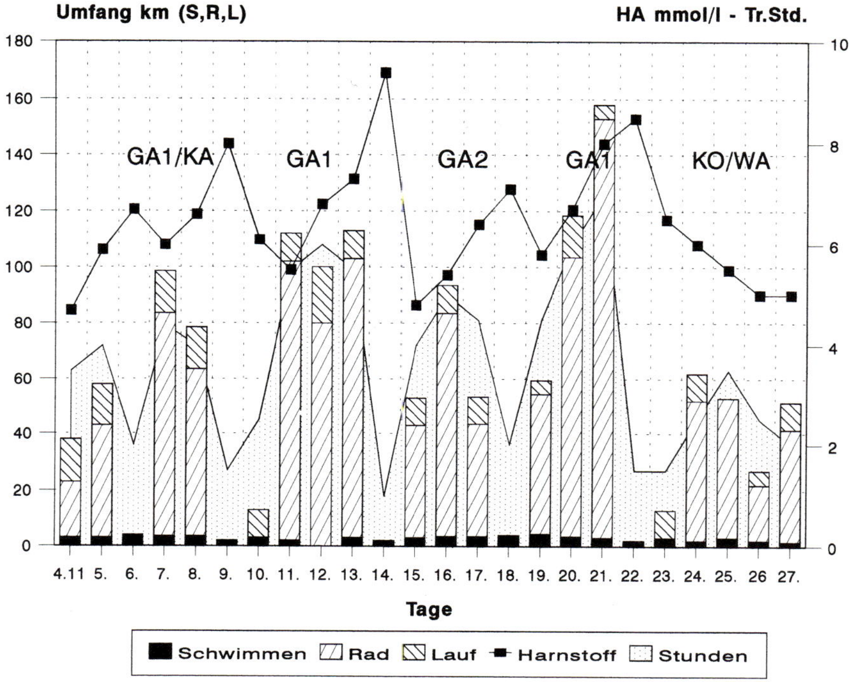

Abb. 1/9.4: Unterstützung der Belastungssteuerung in der unmittelbaren Wettkampfvorbereitung (UWV) mit Hilfe morgendlicher Bestimmung der Serumharnstoffkonzentration (HA). Der HA reagiert immer einen Tag versetzt auf den Trainingsreiz. Mittelwerte des HA von sechs Kader-Triathleten in einem Höhenlager

Zusammenfassung

Der Jahresaufbau des Trainings erfolgt in Zyklen. Unterschieden werden Makro-, Meso- und Mikrozyklus. Im Trainingsjahr wird außerdem die Belastung in Perioden vorgegeben, wie Vorbereitungsperiode, Wettkampfperiode und Übergangsperiode. Die Perioden können noch in einzelne Trainingsetappen unterteilt werden. Bei einem Leistungshöhepunkt im Jahr erfolgt eine Einfachperiodisierung im Trainingsaufbau. Mehrfachperiodisierungen sind in Abhängigkeit von den Hauptwettkämpfen möglich.

10 Steuerung der Trainingsbelastung im Ausdauertraining

Das Training ist durch die Reihung von Trainingseinheiten nach sportmethodischen Vorgaben oder empirischen Vorstellungen gekennzeichnet. Kriterien hierfür sind Dauer, Geschwindigkeit, Intensitätsbereiche sowie Belastungs- und Entlastungs-Rhythmen. Die sportmethodische Belastungsvorgabe ist nicht immer zutreffend, besonders dann nicht, wenn durch Witterungseinflüsse, Streckenprofil, Reibungswiderstand und andere Faktoren die Gestaltung der Belastungsintensität unsicher wird. Durch den Einsatz biologischer Messgrößen kann die Intensität der Belastung bzw. ihre Reizwirksamkeit zusätzlich und mit größerer Sicherheit beurteilt werden. Sowohl die Zunahme der Leistungsfähigkeit als auch eine nachwirkende Restermüdung können sich unterschiedlich auf die Trainingsbelastungen auswirken. Die Anwendung biologischer Steuergrößen ist für die Erfassung dieser Zustände nützlich.

Der Einsatz biologischer Messgrößen ersetzt nicht die Trainingsplanung und die Trainingsanalyse. Eine Schwachstelle im gegenwärtigen Leistungstraining ist das Vernachlässigen der exakten Trainingsprotokollierung und Auswertung. Neben der Trainingsanalyse hat die Wettkampfanalyse eine große Bedeutung, denn sie ermöglicht Rückschlüsse auf die Trainingswirkung (Abb. 1/10, s. S. 196).

10.1 Trainingsplanung

Der Ausgangspunkt aller Überlegungen zur Leistungsentwicklung besteht in der Trainingsplanung. Neben der Erfassung und Einordnung der Leistungsfähigkeit eines Sportlers sind für ihn auch Leistungsziele zu prognostizieren und das erforderliche Programm für das Training und die Wettkämpfe festzulegen.

Folgende Arbeitsschritte sind bei der Trainingsplanung zu beachten:

1. Charakterisierung der Ausgangssituation
2. Formulierung des Leistungszieles und der Teilziele
3. Festlegung der Trainings- und Wettkampfgestaltung
4. Erarbeitung des Trainingsplanes auf der Grundlage von Trainingskennziffern und
5. Maßnahmen zur Organisation des Trainings.

Ausgangspunkt der Planung sind das reale Leistungsniveau und das Trainingsalter sowie die objektiv für das Training verfügbare Zeit. Die Leistungsentwicklung wird in abgegrenzten Regulationsbereichen angestrebt, die sportmethodisch als Trainingsbereiche definiert sind.

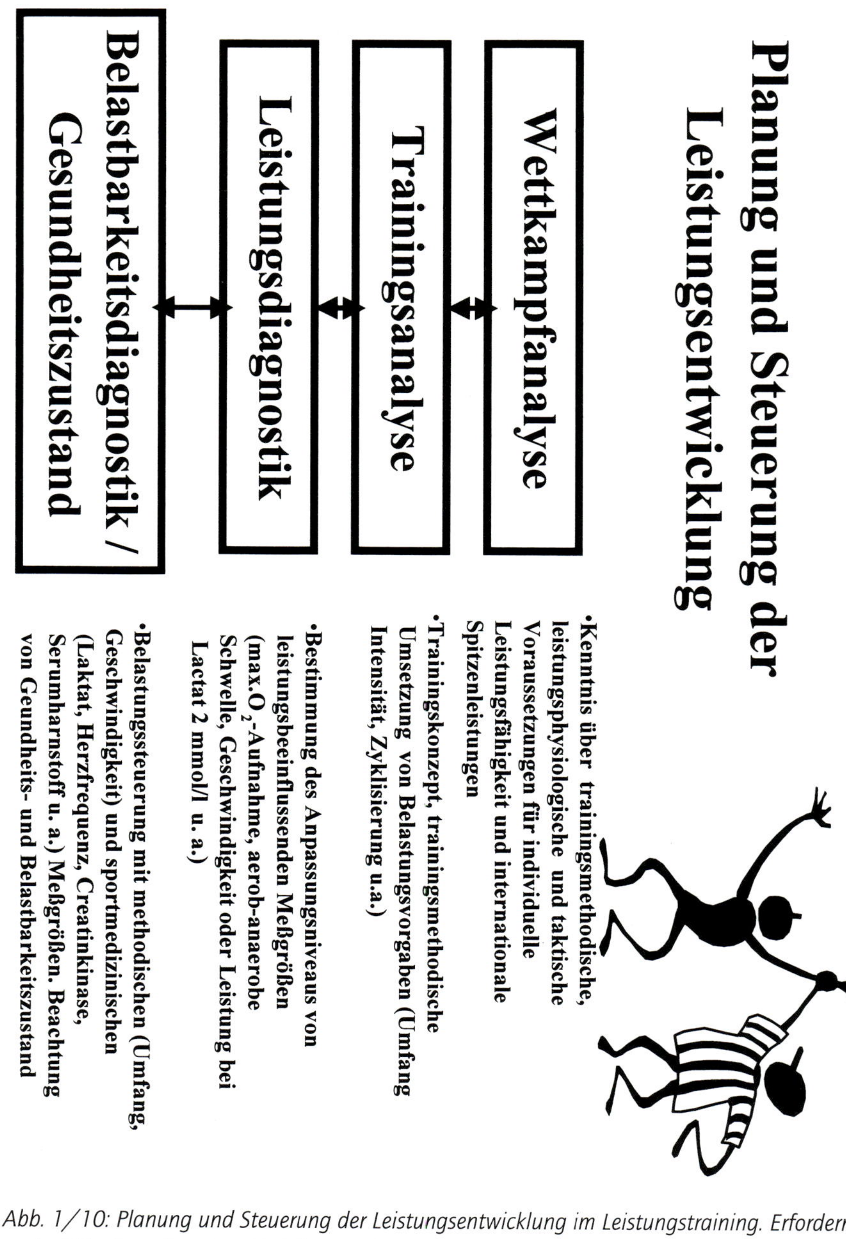

Abb. 1/10: Planung und Steuerung der Leistungsentwicklung im Leistungstraining. Erfordernisse sind Wettkampfanalyse, Trainingsanalyse, Leistungsdiagnostik und Gesundheitskontrollen.

Zusammenfassung
Der Trainingsplan ist ein Instrument zur Vorbereitung der Leistungssteigerung in festgelegten Zeiträumen. Die Inhalte des Trainingsplanes bauen auf den Belastungserfahrungen in den Sportarten auf, die als Trainingskennziffern vorgegeben werden. Die Belastung erfolgt in Trainingsbereichen und kann in der Ausführungsqualität mit methodischen und biologischen Messgrößen überprüft werden.

10.2 Trainingsanalyse

Das Aufdecken der Ursachen für das Zustandekommen sportlicher Leistungen erfordert die Kenntnis der Inhalte des absolvierten Trainings. Eine Voraussetzung dafür ist die Dokumentation des Trainings, d.h. die Widerspiegelung des realisierten Trainings in Form von Trainingskennziffern.

Das standardisierte und sportmethodisch überschaubare Training erleichtert die Analyse. Bereits in der Trainingsplanung ist die Entwicklung der einzelnen konditionellen oder motorischen Fähigkeiten vorzudenken und durch entsprechende Kennziffern auszuweisen. Um die Analyse des Trainings zu erleichtern und als Steuerinstrument zu nutzen, sollte das Training nach festen inhaltlichen Rhythmen aufgebaut werden.
Die Reihenfolge ist:

Ziel → Inhalt → Methode → Maß → Organisation

Nach diesen Inhalten ist auch die Trainingsprotokollierung zu gestalten (Abb. 1/10.2, s. S. 198). Der Kopf des Protokolls beinhaltet allgemeine Angaben zur Person. Bei der Aufzeichnung der Daten in den Trainingseinheiten wird mit dem Jahr, der Woche, dem Wochentag und der jeweiligen Trainingseinheit im Verlauf eines Tages begonnen. Anschließend wird das Trainingsziel angegeben. Zum Beispiel wird für das Training der Grundlagenausdauer im aeroben Bereich die Bezeichnung GA 1 eingetragen. Die weiteren Trainingsziele in der Fähigkeitsentwicklung sind als Wettkampfausdauer (WA), Kraftausdauer (KA) usw. einzutragen.

Danach sind die Trainingsmittel festzuhalten. Bei der Erfüllung des Trainingsziels können einzelne äußere Bedingungen fixiert werden. Als Trainingsmittel sind sowohl die Einzeldisziplinen wie Schwimmen (S), Rad (R), Lauf (L) als auch komplexe Trainingsformen wie Duathlon und Triathlon u.a. einzutragen.

Die Trainingsmethoden werden entsprechend den gängigen Trainingstermini vorgegeben und beinhalten z.B. die Dauermethode, die Intervallmethode, die Wiederholungsmethode so-

Jahr	Woche	Tag	TE	TMI	Bedingungen	Methode	Intensität (%)	Umfang (km)	Stunden	Geschindigkeit (m/s; km/h)	Hf, Laktat	Gesamtzeit (h, min)	Bemerkung
98	3	Mo	2	Rad	flach	GA 1	70	110	4	28	131/ ...	4	Frost
98	3	Di	1	Lauf	Gelände	GA 1	75	15	1	4,2	145/2,5	90 min	Regen

Abb. 1/10.2: Beispiel eines Trainingsprotokolls

wie die Wettkampf- und Kontrollmethode (MARTIN, 1991; HARRE, 1986; SCHNABEL et al. 1995; ZINTL, 1990). Weitere Ausführen in Kap. 6. Danach folgt ein Vermerk zur Trainingsintensität, deren Grundlage die aktuelle Wettkampfgeschwindigkeit ist und Angaben zum Trainingsumfang in Kilometern.

Die Häufigkeit der Wiederholungen und die Trainingszeit (ohne Vor- und Nachbereitung) sind wichtige Parameter zur Beurteilung der Trainingseinheit. Angaben zur Trainingsgeschwindigkeit für wesentliche Trainingsinhalte dürfen nicht fehlen, sie kennzeichnen die Qualität des Trainings. Das Trainingsprotokoll kann individuell erweitert werden. Möglich sind Notizen über biologische Steuergrößen wie Herzfrequenz und Laktat. Am Ende der Aufzeichnung steht die Gesamttrainingszeit. Angaben zum psychophysischen Empfinden vervollständigen die Trainingsprotokollierung. Durch ein Trainingstagebuch kann die Trainingsnachbereitung ergänzt werden. Die subjektive Belastungsverarbeitung, der emotionale Zustand und andere, für den Sportler wichtige Details können hier vermerkt werden.

Nach der täglichen Protokollierung der Trainingsinhalte sollte nach etwa 4-6 Wochen eine Analyse des Trainings erfolgen, besonders aber zu Zeitpunkten der Leistungsdiagnostik.

Ziel der Trainingsanalyse ist die Bewertung der realisierten Trainingsinhalte in Form eines Soll-Ist-Vergleichs. Damit sind Ursachen für den aktuellen Leistungszustand und Leistungsreserven erkennbar. Bei der Bewertung des Trainings auf der Grundlage von Tabellen und Grafiken ist eine bessere Übersicht zur Belastung möglich.

Die Trainingsanalyse sollte sich auf folgende Schwerpunkte konzentrieren:

1. Darstellung leistungsbestimmender Trainingsinhalte und -strukturen in ihrer Verlaufsdynamik.
2. Intensitätsgestaltung in den Haupttrainingsbereichen.
3. Zyklische Gestaltung der Trainingsbelastungen.
4. Dynamik von Belastung und Erholung in den Mikro- und Mesozyklen.

Zusammenfassung

Ziel der Trainingsanalyse ist der Soll-Ist-Vergleich der Trainingsinhalte und die Absicht, den aktuellen Leistungsstand zu erkennen und Reserven aufzudecken. Die Trainingsanalyse ist eine wichtige Voraussetzung für die weitere Belastungsgestaltung, die Beurteilung der Wirksamkeit des Trainings und auch für die komplexe Leistungsdiagnostik. Die Beurteilung von Anpassungen ist ohne detaillierte Kenntnis des Trainings unvollkommen bzw. kaum möglich.

10.3 Wettkampfanalyse

Die Wettkampfleistung ist Ergebnis des vorangegangenen Trainings. Hier beweist sich, ob der Trainingsaufwand effektiv und leistungswirksam war.

Eine systematisch durchgeführte Wettkampfanalyse unterstützt das Eindringen in die Struktur der Wettkampfleistung und ermöglicht das Aufdecken individueller Leistungsreserven. Je genauer die Wettkampfstruktur analysiert werden kann, desto treffender sind die Schlussfolgerungen für das Training. Die Erkenntnisse aus der Wettkampfanalyse sind die Grundlage für die Planung der Prognoseleistung und beeinflussen insbesondere das weitere wettkampfspezifische Training (Abb.1/10.3).

Die Wettkampfanalyse hat einen leistungsdiagnostischen Charakter.

Die Auswertung des Wettkampfes kann auf der Grundlage der Analyse des Zeitverlaufes, der Geschwindigkeiten in den Teilabschnitten, des Startverhaltens, der überwiegenden Streckengeschwindigkeit, des Endspurtverhaltens, der Anstiegsgestaltung, der Beherrschung von Abfahr-

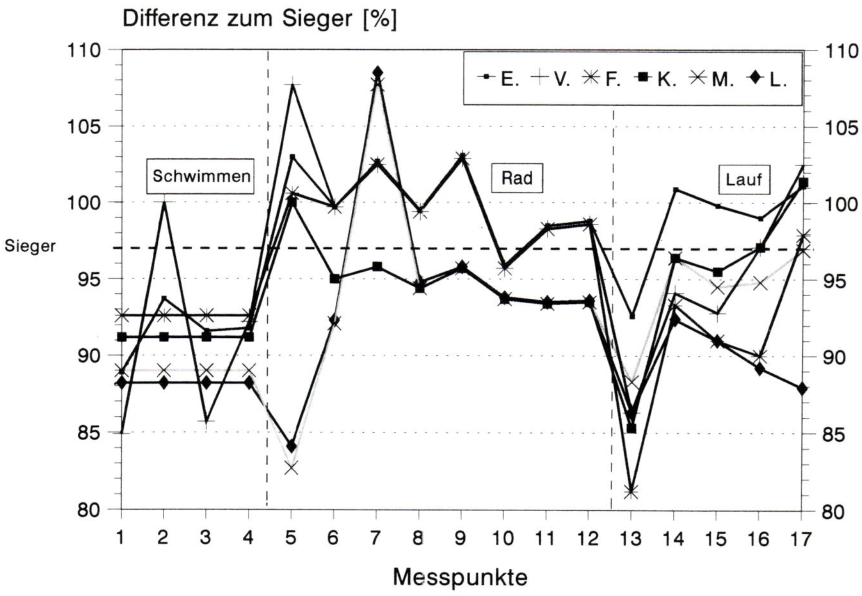

Abb. 1/10.3: Wettkampfanalyse bei der Weltmeisterschaft im Kurztriathlon 1996 in den USA. Aufgezeichnet sind die zeitlichen Abweichungen (in Prozent) der deutschen Starter im Vergleich zum Sieger auf allen drei Teilstrecken.

Schwerpunkte der Wettkampfanalyse		
	Triathlon	Skilanglauf
Wettkampfleistungen: Weltcup (WC), Europameisterschaften (EM), Weltmeisterschaften (WM)	WC, EM, WM	WC, WM, AC
Leistungsvergleich zur Weltspitze	**% Rückstand**	**% Rückstand**
Leistungen auf kurzer und langer Strecke	Sprinttriathlon (0,8; 20; 5 km) Kurztriathlon (1,5; 40; 10 km)	5; 10; 15 km 30; 50 km
Leistungen auf Teildisziplinen	Schwimmen, Rad, Lauf	Freistil, klassisch
Geschwindigkeit im Rennverlauf	Start, Wechsel, Strecke, Ziel	Start, Strecke, Ziel
Spezifische Leistungen	Neopren, Wechsel, Windschattenfahren	Anstieg, Flachlauf
Sporttechnik	Bewegungsstruktur	Schrittstruktur
Taktik	Zwischen- und Endspurt	Anstiege, Endspurt
Biologische Messgrößen	Herzfrequenz (Hf), Laktat	Hf, Laktat

Tab. 1/10.3: Schwerpunkte der Wettkampfanalyse

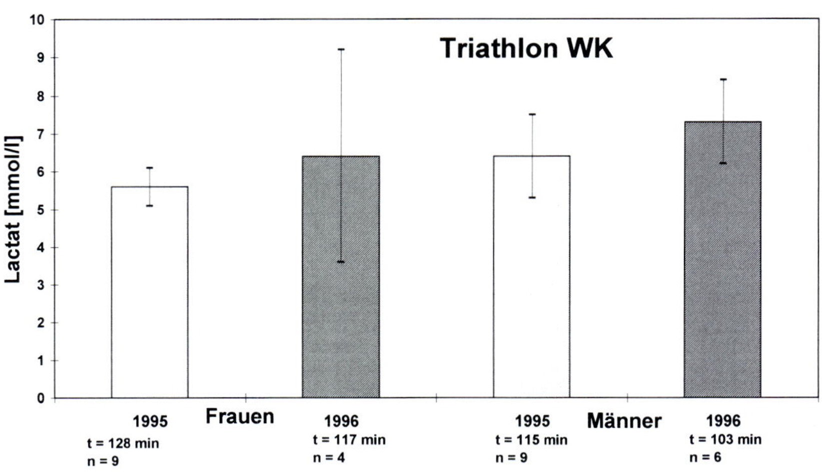

Abb. 2/10.3: Messung der Laktatkonzentration bei männlichen und weiblichen Kaderathleten nach einem Qualifikationswettkampf im Kurztriathlon

ten, der Bewegungsfrequenz und des Zyklusweges erfolgen (Tab. 1/10.3, s. S. 201). Speziell ist auch die Wettkampftechnik zu überprüfen. Die Daten der Wettkampfanalyse sind mit Hilfe der Videotechnik und auch manuell auswertbar. Im Ergebnis der Wettkampfanalysen ergeben sich für Sportler und Trainer wichtige Hinweise zur Renngestaltung. Aus Wettkampfteilleistungen sind Orientierungswerte für das Training ableitbar.

Darüber hinaus vervollständigt der Einsatz ausgewählter leistungsphysiologischer Messgrößen beim Wettkampf die Erkenntnisse zur Wettkampfstruktur. In den Ausdauersportarten werden Herzfrequenz- und Laktatmessungen bevorzugt, da sie objektive Hinweise zum Belastungs- und Anstrengungsgrad erlauben (Abb. 2/10.3, s. S. 201).

Zusammenfassung
Die Analyse der Wettkampfleistung über Teilzeitmessungen, Bestimmung von Bewegungsfrequenz, Zyklusweg, Start- und Spurtverhalten u.a. ist eine reale Maßnahme der Trainingssteuerung. Dadurch wird das Niveau der Entwicklung der komplexen wettkampfspezifischen Ausdauerleistungsfähigkeit beurteilbar. Diese Analyse kann durch Messung von Herzfrequenz, Laktat u.a. Messgrößen sinnvoll ergänzt werden. Die Gestaltung des Wettkampfes und die Endleistung sind aufschlussreiche Bezugspunkte für die Bewertung leistungsdiagnostischer Befunde.

10.4 Belastungssteuerung mit sportmethodischen und sportmedizinischen Messgrößen

Erfolgt eine Diagnostik unter den Bedingungen des realen Trainings, so ist sie eine Maßnahme der Belastungssteuerung. Die Trainingssteuerung ist hingegen eine umfassendere Einflussnahme und setzt Daten aus der täglichen Belastungsuntersuchung mit verschiedenen Messgrößen voraus. Die diagnostische Aussage ist bei der Belastungsuntersuchung begrenzt, sie hat aber den Vorteil der Spezifität und der Erfassung der sich im täglichen Training verändernden Zustände (REIß/GOHLITZ, 1994).

Die Belastungssteuerung mit sportmethodischen und sportmedizinischen Messgrößen geschieht in einer kurzfristigen (täglichen) und mittelfristigen Form:

- Zur **kurzfristigen Belastungs- oder Trainingssteuerung** gehören Maßnahmen, die helfen, die Reizwirksamkeit der Belastung in jeder einzelnen Trainingseinheit zu beurteilen. Mit Hilfe geeigneter biologischer Messgrößen werden die sportmethodischen Steuermaßnahmen unterstützt. Beide Vorgehensweisen helfen, die sportartspezifische Anpassung vorzubereiten.

- Die **mittelfristige Trainingssteuerung** beinhaltet die Prüfbelastungen im Labor oder die Durchführung von Feldtests. Mit diesen Tests soll der erreichte Anpassungs- bzw. Leistungszustand in größeren Zeitabschnitten komplex erfasst und beurteilt werden. Bevorzugte Methoden sind funktions- und leistungsdiagnostische Untersuchungen im Labor sowie Testwettkämpfe.

Die entscheidende Methode der Belastungssteuerung ist nach wie vor die Beurteilung von Dauer und Geschwindigkeit der Trainingsbelastung. Das alleinige Erfassen der Belastungszeit ist als Steuerungsmaßnahme unsicher, weil der qualitative Faktor des Trainings, die Geschwindigkeit, hierbei vernachlässigt wird. Zunehmend wird das Verhalten der Athleten an bestimmten Punkten der Trainings- oder Wettkampfstrecke mit Videoaufzeichnungen festgehalten. Daraus können z.B. die Schrittlänge beim Lauf, die Zyklusfrequenz beim Schwimmen, die Tretfrequenz beim Radfahren u.a. die Bewegungsstruktur kennzeichnende Größen erfasst werden. Auch ist die Veränderung der Fortbewegungstechnik bei Ermüdung aufzeichenbar.

Das Geheimnis der Leistungsentwicklung im Spitzensport beruht auf der ansteigenden, sportartspezifischen Geschwindigkeit, gekoppelt an einen dafür notwendigen Gesamtumfang. Die Proportionen zwischen Intensität und Dauer der Belastung können durch die bei der täglichen Belastungssteuerung erhobenen Befunde verändert werden. Die entscheidenden Anpassungen im Muskel vollziehen sich über die durchschnittliche Trainingsgeschwindigkeit, die über eine sportspezifische Distanz erbracht wird. Um die reizwirksame Geschwindigkeit in den jeweiligen Trainingsbereichen zu sichern, ist der Einsatz von biologischen Messgrößen vorteilhaft. Die bei der täglichen Belastungssteuerung genutzten biologischen Messgrößen sind nicht so zahlreich. Seit Jahren bewährte Messgrößen sind:

- Herzschlagfrequenz (Hf)
- Laktat im Blut
- Serumharnstoff im Blut
- Creatinkinase im Blut.

Die Steuerung der Belastung mit biologischen Messgrößen kann sportmethodische Unzulänglichkeiten in der Belastungsgestaltung nicht ersetzen. Da die Verarbeitung der Belastung und die Reaktion des Organismus darauf komplexer Natur und zudem individuell unterschiedlich sind, kann auf die Erfahrung von Trainern oder Fachberatern in der Sportart nicht verzichtet werden. Das wird deshalb betont, weil die Zahl der Sportler zunimmt, die ihre Belastung selbst steuern und auf qualifizierte Fremdhilfe verzichten. Spätestens beim ersten Misserfolg im Leistungstraining sollte eine Beratung und komplexe Trainingsanalyse erfolgen.

Um das Vorgehen bei der täglichen Belastungssteuerung überschaubar zu machen, sind folgende **komplexe Zustandsurteile**, die mit mehreren Messgrößen erfassbar sind, möglich:

- **Belastungsintensität**
- **Anstrengungsgrad**
- **Belastungssummation**
- **Belastbarkeit**
- **Regenerationszustand**
- **Leistungsstabilität**

Mit diesen Zustandskategorien wird die Wirklichkeit besser erfasst, als mit der Begrenzung der Belastungssteuerung auf eine oder zwei Messgrößen.

10.4.1 Beurteilung der Belastungsintensität

Das Hauptkriterium für die Beurteilung der Belastungsintensität ist die Kombination von Dauer und Geschwindigkeit einer Leistung in dieser Sportart. Diese beeinflussen in typischer Weise die Hf- und Laktatregulation.

Herzfrequenzmessung

Die Hf benötigt nur kurze Zeit, um sich auf das vorgegebene Belastungsniveau einzuregulieren. Je besser der Trainingszustand ist, desto schneller wird ein Gleichgewichtszustand (Steady State) in der Hf-Regulation erreicht. Gut Trainierte benötigen 1 bis 2 min und Untrainierte 4 bis 6 min zum Einregulieren der Hf auf einen Steady State-Zustand. Die Hf ist im Regulationsbereich von 120 bis 175 Schlägen/min geeignet, die Beanspruchung in aerober Stoffwechsellage zu differenzieren. Eine aerobe Stoffwechsellage liegt vor, wenn die Laktatkonzentration unter 2 mmol/l liegt.

Bei zunehmender muskulärer Ermüdung steigt die Hf allmählich oder mitunter sprunghaft an. Trotz empfundenen Anstrengungsgefühls nimmt die Geschwindigkeit bei der Ermüdung ab. Die Hf bietet eine unmittelbare Rückinformation über den biologischen Aufwand bei der Bewältigung der Leistung. Je größer der biologische Aufwand, desto höher die Hf.

Erfahrene Athleten steuern ihre Dauerleistungsfähigkeit bei Wettkämpfen durch das Einhalten eines bestimmten Hf-Regulationsbereichs aus. Sie wissen, dass, wenn sie sich überfordern, sie ein bestimmtes oberes Hf-Niveau überschreiten. Bei Langzeitwettkämpfen nimmt die Zahl der Sportler zu, die mit Hilfe der Hf-Messung ihre Leistungsfähigkeit aussteuern und über ihre Belastbarkeit ständig im Bilde sind. Das Überschreiten eines Hf-Grenzbereiches bei Dauerbelastungen, welcher bei jüngeren Sportlern zwischen 180 bis 190/min und bei älteren zwischen 160 bis 170/min liegt, signalisiert eine Belastungsgrenzsituation und ist meist mit dem Hinzuschalten des anaeroben Stoffwechsels verbunden. Die Zunahme der Hf während Dauerbelastungen kennzeichnet eine zu hoch gewählte Geschwindigkeit.

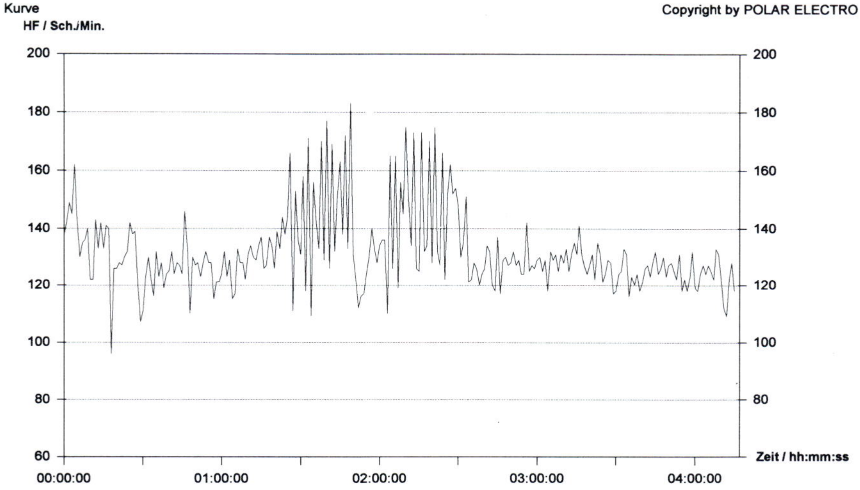

Abb. 1/10.4.1: Verhalten der Herzschlagfrequenz (Hf) bei einem Straßenradtraining von vier Stunden. Die Hf-Anstiege zwischen der 90. und 150. Minute sind durch Anstiegstraining am Berg hervorgerufen.

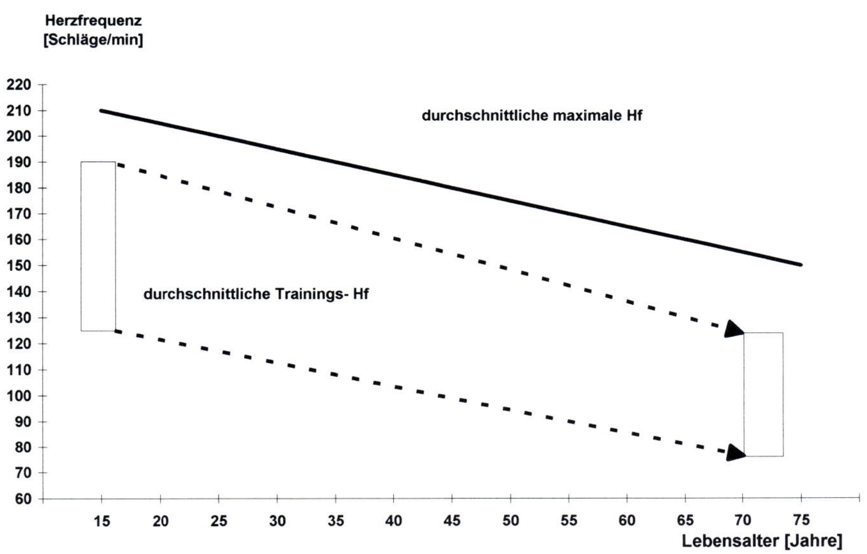

Abb. 2/10.4.1: Maximale Herzschlagfrequenz (Hf) im Alternsgang und Bereich der Belastungs-Hf

Der Vorteil der Hf-Messung liegt in der ständigen Differenzierungsmöglichkeit von Intensität und Dauer der Belastung sowohl im Training als auch im Wettkampf (Abb. 1/10.4.1, s. S. 205).

Für die Trainingssteuerung ist die Messung der maximalen Hf von untergeordneter Bedeutung. Die maximale Hf unterliegt zu vielen Einflüssen, wie Mobilisationsfähigkeit, Lebensalter, Geschlecht u.a. (s. Kap. 4.1). Die Frauen erreichen in jüngeren Jahren meist höhere maximale Hf-Werte als die Männer. Mit zunehmendem Lebensalter sinkt die maximale Hf ab (Abb. 2/10.4.1, s. S. 205). Den hauptsächlichen Einfluss auf die Abnahme der maximalen Hf hat der Rückgang der sportartspezifischen Schnelligkeitsmotorik infolge Trainingsdefizits. Ältere erreichen nicht mehr so hohe Geschwindigkeiten im Training und im Wettkampf.

Die Höhe der Hf erlaubt Rückschlüsse auf eine mögliche Laktatbildung und den Energieumsatz.

Im Bereich der maximalen Hf wird immer Laktat gebildet. Erreicht die Hf etwa 90% des individuellen Maximalwertes, dann kann daraus nicht mehr auf das Laktatbildungsniveau geschlossen werden. Wird z.B. eine Hf von 190 Schlägen/min erreicht, dann befindet sich der Sportler bereits im oberen Regulationsniveau des Herz-Kreislauf-Systems. Hierbei kann im Stoffwechsel eine Laktatkonzentration von 5 oder auch von 13 mmol/l vorliegen. Das bedeutet, wenn das Herz-Kreislauf-System am oberen Anschlag ist, dann kann die Lakatbildung weiter ansteigen.

Oft wird die Trainings-Hf von der maximalen Hf abgeleitet. Das Vorliegen verschiedener Formeln hierfür dokumentiert die Unsicherheit bei der Voraussage der richtigen individuellen Trainings-Hf (Tab. 1/10.4.1, s. S. 207). Die Formeln sind allgemeine Richtgrößen und wurden erarbeitet, als die fortlaufende Hf-Messung noch nicht möglich war. Die individuelle und fortlaufende Messung der Hf erlaubt, die Belastung trainingsmethodisch besser einzuordnen.

In den einzelnen Sportarten beeinflussen Trainingszustand und Sporttechnik das Hf-Regulationsniveau deutlich. Mit der Zunahme der Leistungsfähigkeit sinkt bei vergleichbarer Geschwindigkeit die Hf ab, das gilt auch bei verbesserter Sporttechnik (s. Abb. 1/4.1).

In den einzelnen Sportarten ist die Hf-Messung von einigen typischen Besonderheiten begleitet:

Herzfrequenz beim Lauftraining

Beim Lauf in der Ebene wird über längere Zeit die Hf sehr stabil reguliert. Kleine Veränderungen in der Geschwindigkeit oder im Krafteinsatz (Anstieg) führen aber sofort zum Ansteigen der Hf um 3 bis 7 Schläge/min. Diese Beobachtung macht es möglich, dass der Sportler die Anstiege langsamer angeht und ein bestimmtes Anstrengungsniveau nicht überschreitet.

Untrainierte oder wenig Trainierte reagieren bei Geschwindigkeitserhöhungen im Lauf mit einer deutlicheren Hf-Zunahme als Trainierte. Mit verbessertem Trainingszustand wirkt sich ein Wechsel in der Laufgeschwindigkeit auf das Herz-Kreislauf-System weniger aus.

Belastungssteuerung mit der Herzschlagfrequenz (Hf)	
Maximale Hf und Lebensalter	
Empfohlene Schätzungen	**Beispiele**
• 200 - 1/2 Lebensalter	50 Jahre = 175 / min
• 220 - Lebensalter	50 Jahre = 170 / min
• 210 - 0,8 Lebensalter	50 Jahre = 170 / min
Abweichungen von ± 10 Schlägen/min werden als normal angesehen.	
Belastungs-Hf Lauftraining	
Intensität (Geschwindigkeit)	
niedrig (langsam)	125 - 140 / min
moderat (mittel)	145 - 155 / min
hoch (schnell)	160 - 170 / min
Wettkampf (maximal)	165 - 200 /min

Tab. 1/10.4.1: Belastungssteuerung mit Herzschlagfrequenz (Hf)

Bei Laufbelastungen ist im Vergleich zu anderen Ausdauersportarten das Hf-Regulationsniveau immer etwas höher, weil das eigene Körpergewicht mit beschleunigt wird. Da die Grundmotorik für das Laufen in breiten Sportlerkreisen gut ausgebildet ist, werden im Lauf die höchsten individuellen maximalen Hf-Werte erreicht.

Herzfrequenz beim Radtraining

Die Geschwindigkeit beim Radfahren wird von mehreren Störfaktoren beeinflusst. Diese sind Wind, Straßenbelag, Anstieg, Abfahrt, Fahrposition, Radmaterial u.a. Sie machen sich in einer höheren Schwankung der Hf bemerkbar. Um die Fahrgeschwindigkeit gleich zu halten, muss der muskuläre Kraftausdaueraufwand ständig verändert werden und das führt zu einer höheren Schwankung der Hf (Abb. 3/10.4.1, s. S. 208).

Den größten Einfluss auf die Hf hat das Streckenprofil. Nach dem Berganstieg mit voller Herz-Kreislauf-Belastung folgt die Abfahrt und diese ermöglicht eine Teilerholung im Herz-Kreislauf-System.

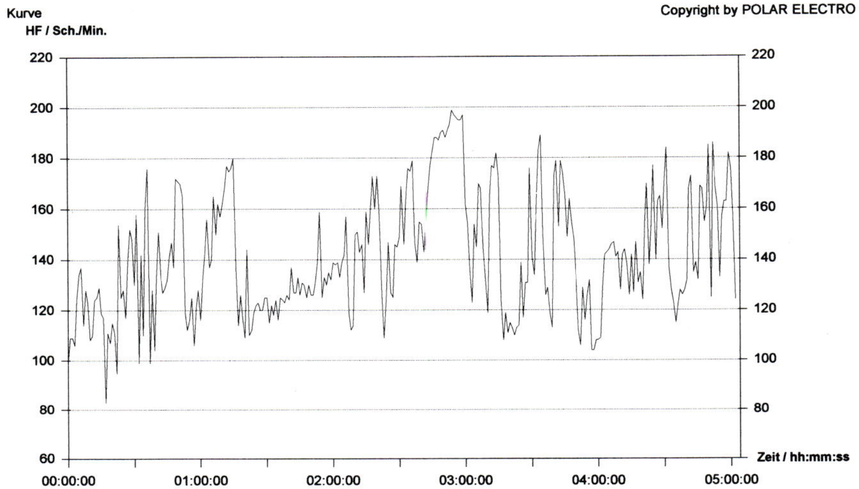

Abb. 3/10.4.1: Herzschlagfrequenz bei einem Straßenrennen über 160 km

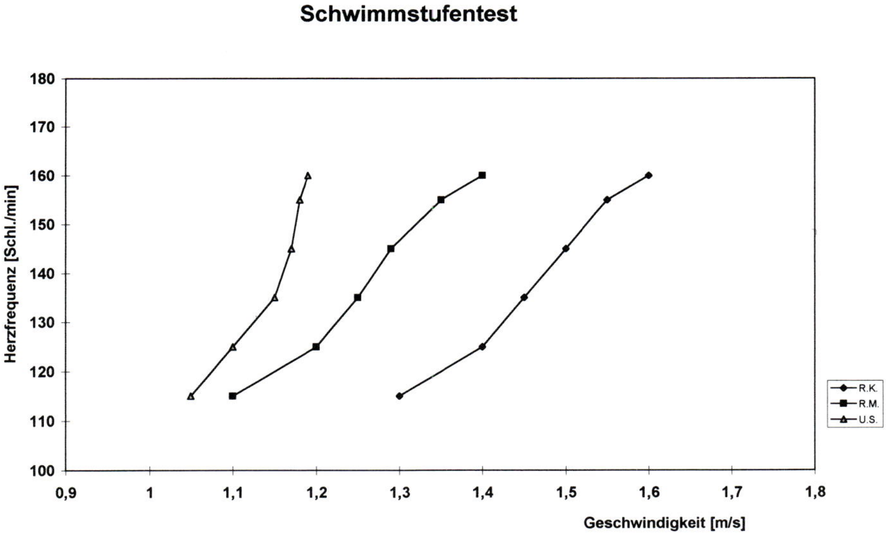

Abb. 4/10.4.1: Anstieg der Herzschlagfrequenz bei Triathleten mit unterschiedlicher Leistungsfähigkeit im Schwimmen. Der Schwimmer S. mit der niedrigsten Leistung und unzureichender Schwimmtechnik zeigte den steilsten Hf-Anstieg.

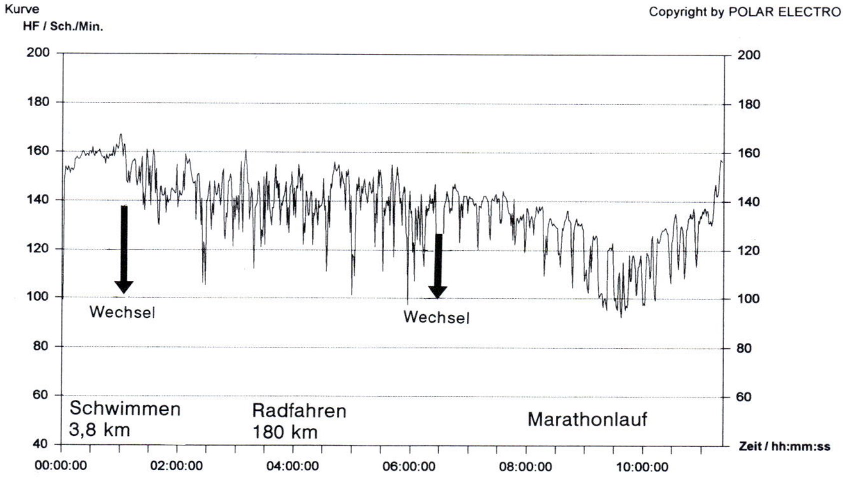

Abb. 5/10.4.1: Herzschlagfrequenz bei einem Langtriathlon, den ein Sportler mit Diabetes Typ II auf Hawaii erfolgreich absolvierte.

Herzfrequenz beim Schwimmen

Beim Schwimmen wird die Hf-Regulation stark von der Technik der Fortbewegung beeinflusst. Das Differenzierungsvermögen für Bewegungsabläufe und Schwimmgeschwindigkeit („Wassergefühl") kennzeichnet die beherrschte Schwimmtechnik. Sportler mit unzureichender Schwimmtechnik (z.B. Triathleten) erreichen ihre maximale Hf früher und zudem bei niedrigerer Schwimmgeschwindigkeit. (Abb. 4/10.4.1, s. S. 208). Die technisch schlechteren Schwimmer haben eine niedrigere Ausbelastungs-Hf im Wasser als die besseren. Bevor das Herz-Kreislauf-System am Regulationsanschlag ist, sind die schlechteren Schwimmer bereits muskulär erschöpft.

Wird im Schwimmen die Belastungsintensität auf Prozent der Bestleitung bezogen, dann ergibt es sich, dass bei vergleichbarer Intensität die Hf im submaximalen Belastungsbereich um 10-15 Schläge/min niedriger liegt als beim Lauf. Leistungssportler erreichen beim Schwimmen meist nicht ihre maximale Hf, mit Ausnahme der Spezialschwimmer.

Herzfrequenz beim Skilanglauf

Die Kontrolle der Belastungsintensität mit biologischen Messgrößen ist beim Skilanglauf besonders notwendig, weil die wechselnden Reibungsverhältnisse auf Schnee und das Streckenprofil die Beurteilung der Belastung erschweren. Die Skilanglaufgeschwindigkeit kann sich bei gleich bleibendem biologischen Aufwand, allein durch die wechselnden Gleitverhältnisse, rasch verändern. „Schneller“ Schnee fördert die Bewegungsmotorik und verursacht dadurch einen größeren Hf-Anstieg als „stumpfer“ Schnee. Gleichfalls führt die Freistiltechnik zu einem höheren Anstieg der Hf als die klassische Lauftechnik.

Der Skilangläufer wechselt durch das Streckenprofil rasch das Regulationsniveau in der Hf. Er kann nach voller Belastung am Anstieg, wo er seine maximale Hf erreicht, sich in der Abfahrt erholen, aber auch weiter aktiv mit Stockarbeit das Tempo hochhalten. Die Hf sinkt bei längerer Abfahrt unter 100 Schläge/min ab. Bei zunehmender Ermüdung nimmt die Hf in den Abfahrten weniger ab, d.h. der Sportler erholt sich immer schlechter. Die Erholung ist gestört, wenn die Hf innerhalb einer Minute nicht über 30 Schläge abfällt. Ähnlich dem Radfahren, weist der Skilanglauf ein breites Hf-Regulationsniveau auf. Die Hf schwankt beim Skilanglauf in aerober Stoffwechsellage von 100 bis 170 Schlägen/min. Für Skirollerbelastungen ist die Aussage analog.

Herzfrequenz beim Triathlon

Sowohl beim Kurz- als auch Langtriathlon ist die Hf von der ausgeübten Sportart abhängig. Bei Triathlonwettkämpfen kommt es zu einem allmählichen Ansteigen der Hf vom Schwimmen über das Radfahren bis hin zum Lauf. Das Hf-Niveau bewegt sich zwischen 150 Schlägen/min bis zu 185 Schlägen/min beim Wettkampf. Beim Wechsel der Sportarten sinkt die Hf nur um 15 bis 25 Schläge/min kurzzeitig ab, sodass insgesamt eine durchgehend hohe Herz-Kreislauf-Beanspruchung vorliegt (Abb. 5/10.4.1, s. S. 209).

Beurteilung der Belastungsintensität mittels Laktat

Die Bestimmung der Laktatkonzentration im Blut hat eine zentrale Stellung bei der Trainingssteuerung und für die Beurteilung der Belastungsintensität.

Die Laktatmessung erfolgt in der Trainingspraxis mit verschiedenen Methoden, die meisten benötigen nur 10 bis 20 µl Blut.

Die Laktatmessung ist jetzt auch durch den Athleten selbst möglich. Die Papierstreifenmesstechnik (Accusport®) ist zum erschwinglichen Preis erhältlich. Mit diesem Messverfahren kann, mit oder ohne Hilfsperson, aus einem Bluttropfen von der Fingerbeere in nur einer Minute die Laktatkonzentration bestimmt werden.

Im Rahmen der Belastungssteuerung erlaubt die Laktatbestimmung folgende Informationen:

- **Beurteilung der metabolen Wirkrichtung der Trainingsbelastung**
  Hierbei wird aus der Höhe der Laktatkonzentration gefolgert, ob die Stoffwechselbelastung aerob, aerob-anaerob oder überwiegend anaerob war.

- **Mobilisationsfähigkeit der Motorik**
  Die erreichte Laktatkonzentration ist vom Einbeziehen der schnell kontrahierenden Muskelfasern (FTF) in das sportartspezifische Bewegungsprogramm und damit entscheidend von der Geschwindigkeit abhängig. Das Laktat wird überwiegend durch die in das Bewegungsprogramm einbezogenen FT-Fasern gebildet.

- **Ausbildungsstand der submaximalen aeroben Leistungsfähigkeit**
  Mittels stufenförmig ansteigenden Leistungen oder Geschwindigkeiten kann bei einem festgelegten Laktatwert (2, 3 oder 4 mmol/l) die submaximale sportartspezifische Leistungsfähigkeit bestimmt werden. Die Ermittlung der Laktatleistungskurve oder der anaeroben Schwelle kann mittels Labor- oder Feldtests erfolgen (s. Kap. 10.3 und 10.4).

- **Einordnung der Belastungsintensität (Geschwindigkeit) in die Intensitätsbereiche der Sportart**
  Das Training vollzieht sich in einer bestimmten Bandbreite der Stoffwechselregulation.
  Die Höhe der Laktatkonzentration ist von der jeweiligen Trainingsgeschwindigkeit abhängig. Die Trainingsgeschwindigkeiten werden in die Intensitäts- oder Trainingsbereiche der Sportart eingeordnet.

- **Wirkung von Trainingsmitteln**
  Die Trainingsmittel, wie Radfahren, Laufen, Skirollerlauf, Schwimmen u.a., wechseln in ihrer Anwendung in der Sportart oder sind fester Bestandteil des Trainings.
  Entsprechend ihrer motorischen und technischen Beherrschung beeinflussen sie den Stoffwechsel unterschiedlich. Die Auswirkung der Trainingsmittel auf den anaeroben Stoffwechsel und damit auf die Laktatbildung ist von methodischem Interesse.

- **Anwendung von Trainingsmethoden**
  Die Trainingsmethoden, wie Dauer-, Intervall- oder Tempowechselmethode, wirken sich auf den Stoffwechsel unterschiedlich aus. Mit Hilfe der Laktatmessung kann deren Stoffwechselwirkrichtung (aerob oder aerob-anaerob) erkannt werden (HOTTENROTT/ ZÜLCH, 1995).

Über die Laktatmessung wird die energetische Komponente der Trainingsbelastung erfasst. Die Zunahme der Laktatkonzentration bedeutet das Überschreiten der aeroben Leistungsfähigkeit und die Kompensation durch den anaeroben Energiestoffwechsel. Voraussetzung für diese Aussage ist, dass die Geschwindigkeit auf einer abgemessenen oder vergleichbaren Teststrecke geprüft wird. Wenn bei gleicher oder höherer Geschwindigkeit die Laktatkonzentration abnimmt, dann ist die Zunahme der aeroben Leistungsfähigkeit wahrscheinlich. Eine Ausnahme würde die starke Muskelermüdung machen. Im Umkehrfall bedeutet die gleiche Geschwindigkeit und eine höhere Laktatkonzentration die Abnahme der aeroben Leistungsfähigkeit bzw. die Zunahme der anaeroben (Abb. 6/10.4.1, s. S. 212).

Wird das Training im Fitness- oder Leistungssport von einem niedrigen Niveau aus begonnen, dann ist zur Sicherung einer Geschwindigkeit die Laktatkonzentration meist höher als allgemein empfohlen. Bei Trainingsbeginn kann das Laktat bei Belastung vorübergehend auf 4 oder 6 mmol/l ansteigen. Diese Reaktion ist physiologisch normal.

Die Verbesserung der Leistungsfähigkeit ist an der Abnahme der Laktatkonzentration erkennbar. Noch empfindlicher reagiert die Hf auf die Leistungsverbesserung, sie signalisiert bereits nach acht Tagen Training eine Funktionsumstellung (s. Abb. 3/3)

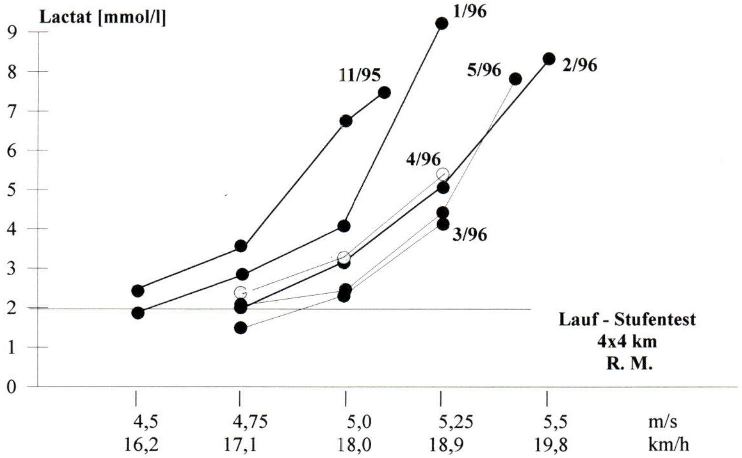

Abb. 6/10.4.1: Monatliche Leistungsdiagnostik auf dem Laufband im 4 x 4 km Stufentest eines Toptriathleten. Obgleich tendenziell eine Rechtsverschiebung der Laktatleistungskurve festzustellen ist, führt die aktuelle Trainingsnachwirkung auch zu vorübergehender „Linksverschiebung" der Laktatleistungskurve (z.B. 4/96 gegenüber 3/96).

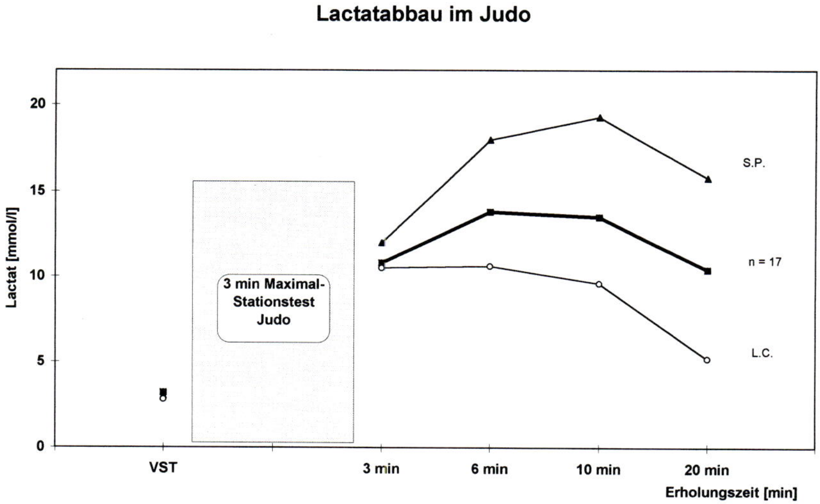

Abb. 7/10.4.1: Unterschiedliches Nachschwingen der Laktatkonzentration nach intensiver spezifischer Stufentestbelastung im Judo

Bei einem leistungsorientierten Training ist immer die Geschwindigkeit die Führungsgröße und nicht von vornherein die Stoffwechselregulation. Das Training mit höheren anaeroben Anteilen führt zu einer schnelleren Leistungsentwicklung, die jedoch instabil ist. Die in ein Training eingebauten kurzzeitigen Intensitätserhöhungen sind für die Motorik nützlich. Die hierbei erfolgte Laktaterhöhung wird während der Belastung rasch wieder abgebaut und behindert die Entwicklung der aeroben Leistungsfähigkeit nicht. Hätten die afrikanischen Rekordläufer ihre hohen Laufgeschwindigkeiten im Training von der Höhe der Laktatkonzentration abhängig gemacht, dann wäre wahrscheinlich ihre Leistungsentwicklung nicht in dem Maße eingetreten bzw. sie wäre aus biologischen Gründen gebremst worden.

Die maximale Laktatbildung ist auch von der Belastungsdauer abhängig. Die höchsten Laktatwerte werden bei intensiven zyklischen Belastungen zwischen 60 s und 120 s erreicht (s. Abb. Kap. 4/5.2). Die Laktatbildung ist an den muskulären Glycogenspeicher gekoppelt und hört mit seiner Erschöpfung auf. Dieser Zustand ist nach Wettkämpfen von über zwei Stunden Dauer erreicht. Sportpraktisch wird immer wieder bestätigt, dass ein Top-Marathonlauf in 130 min mit einem Laktat von unter 3 mmol/l beendet wird. Langsamere Marathonläufer erreichen nur Laktatkonzentrationen bis 2 mmol/l.

Die Höhe der Laktatkonzentration nach Langzeitbelastungen dokumentiert den metabolen Gleichgewichtszustand. Das Gleichgewicht zwischen Laktatbildung und Laktatabbau kann deutlich angehoben werden. Sportartspezifisch sind bei Wettkämpfen Laktatkonzentrationen von etwa 8 mmol/l für ein bis zwei Stunden aufrechtzuerhalten. Die Höhe des gleich bleibenden hohen Laktatspiegels ist immer vom aeroben Leistungsniveau abhängig. Das aerobe Leistungsniveau bestimmt maßgeblich das durchgehaltene Geschwindigkeitsniveau mit Laktatbildung. Ein durch Zwischenspurts entstandener hoher Laktatspiegel stört den aeroben Energiestoffwechsel erheblich. Erfahrene Ausdauerathleten meiden unnötige Zwischenspurts oder haben diese aufgrund renntaktischer Notwendigkeit gezielt geübt. Eine durchgehend hohe Laktatkonzentration bei Wettkämpfen kennzeichnet die Stabilität der Ausdauerleistungsfähigkeit. Die Ausdauerstabilität ist eine eigenständige diagnostische Kategorie, die durch längere sportartspezifische Prüfbelastungen erfassbar ist.

Zu den Faktoren, die die Laktatbildung negativ beeinflussen, gehören der Glycogenmangel und der Ermüdungszustand der Motorik, sei es aktuell oder chronisch (Übertraining).

Der Zeitpunkt der Laktatmessung ist von der Belastungsart abhängig. Je kürzer die intensive Belastung dauert, desto später ist das Laktat zu messen. Das Laktat benötigt eine bestimmte Zeit zur Verteilung im Körper.

Wird mit einer hohen Belastungslaktatbildung gerechnet, dann ist die Blutabnahme erst nach drei Minuten oder später auszuführen (Abb. 7/10.4.1, s. S. 212). Das nach kurzzeitigen Belastungen im Muskel gebildete Laktat gelangt mit zeitlicher Verzögerung in das Blut. Bei vorzeitiger Messung wird das Laktatmobilisationsvermögen unterschätzt.

Die Laktatbestimmung ist besonders nach Wettkämpfen informativ. Durch Vergleiche von Geschwindigkeit (Leistung) und Höhe der Laktatkonzentration wird auf den Entwicklungsstand der aeroben und anaeroben sportartspezifischen Leistungsfähigkeit oder der Wettkampfspezifischen Ausdauer (WSA) geschlossen. Die Laktatwerte steigen beim Wettkampf nur an, wenn die Geschwindigkeit zunimmt. Um sicher zu entscheiden, ob die Leistungserhöhung auf aeroben oder anaeroben Grundlagen beruht, sind komplexe sportartspezifische leistungsdiagnostische Untersuchungen im Labor notwendig (s. Kap. 10.5).

10.4.2 Beurteilung des Anstrengungsgrades

Intensive Kurzzeit- und Langzeitbelastungen führen zur Stressregulation im Organismus. Der Anstieg der Hormone der Nebenniere (Adrenalin und Noradrenalin) ermöglicht es, das Ausmaß der Stressregulation zu erfassen. Bei intensivem Kurzzeitstress steigt besonders das Adrenalin an. Adrenalin ist das typische Stresshormon, welches das Herz-Kreislauf-System und den Stoffwechsel ankurbelt. Das Adrenalin steigert Hf, Blutdruck sowie den Glycogenabbau in der Leber. In Notfallsituationen wird der Blutzuckerspiegel erhöht. Der Energieumsatz wird bei Belastung unter Mithilfe von Adrenalin erhöht.

Bei Stress steigt die Adrenalinkonzentration von 0,3 nmol/l in Ruhe auf 8 nmol/l an. Das Adrenalin beginnt erst anzusteigen, wenn die Belastung höher als 75% der maximalen Sauerstoffaufnahme ist. Das entspricht dem Beginn der subjektiv empfundenen Anstrengung. Nach Belastungsende ist das Adrenalin innerhalb von 30 min normalisiert, sodass es für die Intensitätssteuerung wenig geeignet ist.

Für Dauerstress ist der Adrenalinanstieg weniger typisch, sondern der Anstieg von Noradrenalin und des Nebennierenrindenhormons Cortisol. Die Cortisolkonzentration steigt vom Ruhewert 150 nmol/l nach intensiven Ausdauerbelastungen bis auf 1300 nmol/l an (s. Abb. 2/12).

Da das Cortisol während der Belastung den Abbau der Substrate erhöht, sichert es für Extrembelastungen die Energieversorgung aus dem Kohlenhydrat-, Protein- und Fettstoffwechsel. Da insgesamt die Bestimmung der Hormone aufwendig ist, werden sie in der Trainingssteuerung nicht routinemäßig eingesetzt. Eine belastungsbedingte erhöhte Cortisolkonzentration übt eine hemmende Wirkung auf das Immunsystem aus. Hohe Cortisolkonzentrationen wirken immundepressiv.

Die Anstrengung bei der Belastung kann indirekt auch aus der Höhe der Hf abgeleitet werden. Die Hf erreicht meist bei Stressbelastungen das individuell höchste Niveau.

10.4.3 Beurteilung der Belastbarkeit

Die Bewältigung von Trainingsanforderungen ist ein Kennzeichen der Belastbarkeit und spiegelt ein bestimmtes Anpassungsniveau wider. Das im Sport repräsentative Zielorgan für die Belastbarkeit ist der Muskel. Der Muskel ist nicht nur ein kraftbildendes Organ, sondern auch ein hoch empfindliches Sinnesorgan, welches auf Dehnungsreize reagiert. Die Dehnungsreize regulieren das Ausmaß der Muskelbewegungen. Wird die muskuläre Belastbarkeit durch ungewohnte Kurzzeit- oder Langzeitbelastungen überschritten, dann tritt das zellständige Enzym Creatinkinase (CK) in die Blutbahn über. Das Messen der CK-Aktivität im Blut ist eine geeignete Messgröße zur Beurteilung der muskulären Belastbarkeit. Die CK ist unter normalen Bedingungen nur in sehr geringen Konzentrationen nachweisbar. Bei energetischen Engpässen und/oder mechanischer Muskelfunktionsstörung erhöht sich die CK-Aktivität im Blut. Bei gewohntem Training beträgt die CK etwa 2 bis 5 µmol/s.l. Bei reizwirksamem Training steigt sie bis 15 µmol/s.l. an. Nach Extremausdauerbelastungen werden CK-Anstiege von über 60 µmol/s.l erreicht (s. Abb. 1/4.5.4). Diese hohen Werte sind sichere Zeichen muskulärer Überforderung und Strukturzerstörung infolge Überschreitung der muskulären Belastbarkeitsgrenzen und belasten zudem die Nierenfunktion. Die CK-Erhöhung ist mehrere Tage nach hohen Belastungen mit abfallender Tendenz nachweisbar. Die deutliche Abnahme des CK-Anstieges signalisiert die muskuläre Wiederbelastbarkeit. Klinische Normwerte des CK sind im Leistungssport nicht zutreffend, denn sie werden durch die Muskelbelastung regelmäßig überschritten. Sie haben, außer bei Extremanstiegen, keine praktische Konsequenz für das Training.

Durch die Belastung nicht erklärbare hohe Anstiege der CK-Aktivität im Blut können auch ein Anzeichen starker Muskelauflösung (Rhabdomyolyse) sein und erfordern zwingend die Konsultation eines Facharztes.

10.4.4 Beurteilung der Belastungssummation

Kennzeichen des Leistungstrainings sind mehrere Trainingseinheiten am Tag und in dichter Folge. Der neue Trainingsreiz trifft auf eine noch nicht erholte Muskulatur. Der Mangel an Glycogen während der Belastung zwingt zu einem größeren Proteinabbau in der Muskulatur. Als Folge steigt der Harnstoff im Blut an. Dieser Umstand wird für die Trainingssteuerung genutzt. Aus der Höhe des Serumharnstoffs kann auf das Ausmaß des Proteinumsatzes und des Proteinabbaus geschlossen werden. Bei normalem Leistungstraining steigt die Serumharnstoffkonzentration auf 5 bis 7 mmol/l bei Männern an, bei Frauen auf 4,5 bis 6 mmol/l. Der Vorteil der Serumharnstoffbestimmung ist, dass die Harnstoff-Erhöhung mehrere Tage nach der Belastung anhält (s. Abb. 3/4.5.3).

Der Harnstoff wird zweckmäßigerweise täglich und früh vor Trainingsbeginn gemessen. In diesen Wert geht die unmittelbare Nachbelastungskonzentration und die Erholungsfähigkeit über Nacht ein. Der Trend in der Veränderung des Serumharnstoffs informiert über die summative Wirkung des Trainings und lässt zugleich auf die Erholungsfähigkeit schließen. Übersteigt der Serumharnstoff an mehreren Tagen früh 9 mmol/l, dann ist die Belastung zu hoch. Sie ist deutlich zu vermindern oder eine Pause einzulegen. Die Pause von einem Tag senkt den morgendlichen Serumharnstoff um 1 bis 3 mmol/l am nachfolgenden Tag. Wird trotz hoher Serumharnstoffwerte weiter trainiert, dann ist der Boden für ein Übertraining vorbereitet. Der Sportler kommt in eine katabole Stoffwechselsituation und diese blockiert die Anpassung im Muskel.

Mit Zunahme der Belastungsdauer steigt die Serumharnstoffkonzentration an. Nach acht Stunden Training am Tag werden ähnlich hohe Harnstoffwerte wie nach einem 100 km-Lauf erreicht. Extreme Harnstoffwerte sind nach Langtriathlon (Ironman), 100 km-Läufen oder Mehrfach-Langtriathlon messbar, sie liegen unmittelbar nach der Belastung zwischen 12 und 17 mmol/l und bleiben bis zu einer Woche mit abnehmender Tendenz erhöht. Damit ist klar, dass aus der Sicht des Stoffwechsels die muskuläre Ermüdung mindestens eine Woche nachwirkt.

Auch Belastungsverminderungen im Training wirken sich auf die Abnahme der Serumharnstoffkonzentration aus; am Folgetag ist eine Entlastung in der Harnstoffabnahme von 0,5 bis 2 mmol/l zu registrieren.

10.4.5 Beurteilung der Regeneration

Für die Beurteilung der Regeneration nach sportlichen Belastungen eignen sich die länger nachschwingenden Messgrößen. Da Hf und Laktat innerhalb weniger Minuten, maximal bis zur 30. Minute, wieder den Ausgangswert erreichen, sind sie nur zur unmittelbaren Beurteilung der Erholung geeignet. Eine Ausnahme macht hierbei die Ruhe-Hf (Ruhepuls). Die Ruhe-Hf ist ein feiner Indikator für die gestörte Regeneration bzw. trainingsbedingte Überforderung. Bereits ein Ansteigen der Ruhe-Hf um 6-8 Schläge/min signalisiert eine unvollständige Regeneration oder den Beginn des Übertrainings. Auch bei beginnenden Erkrankungen steigt die Hf früh an, meist über zehn Schläge/min.

Eine neue, unterstützende Information für die Trainingssteuerung ergibt die Messung der Variabilität der Ruhe-Hf. Die Variabilität der Hf ist im erholten Zustand größer als im regenerativ gestörten. Ermüdung engt die Variabilität ein (s. Kap. 4.1).

Eine stark gestörte Regeneration führt auch zu einer höheren Hf während der Trainings- oder Testbelastung; sie kann bei der gewohnten Belastung zehn Schläge/min höher sein (Abb. 1/10.4.5, s. S. 217). Dieser Befund sollte zur Analyse von Belastung und Entlastung veranlassen.

Die in Ruhe oder bei Belastung erhöhte Hf kann drei Informationen beinhalten: gestörte Regeneration, beginnendes Übertraining oder sich anbahnende Erkrankung. In diesem Fall ist die Pause die sicherste Entscheidung. Weitere Informationen siehe Kap. 12. Indirekte Messgrößen zur Beurteilung der Regeneration sind die CK und der Serumharnstoff. Erhöhte Werte weisen auf eine noch nicht abgeschlossene Regeneration hin.

10.4.6 Beurteilung der Leistungsstabilität

Die Leistungsstabilität ist eine neue Kategorie bei der Beurteilung der Belastungsfähigkeit und bei der Trainingssteuerung. Für den erfahrenen Trainer ist das selbstverständlich, an die Stabilität der Leistungsausprägung, entsprechend den Anforderungen der Leistungsstruktur, zu denken. Das einfachste Zeichen der Leistungsinstabilität ist der deutliche Geschwindigkeitsabfall

Leistungsdiagnostik
vor und nach Roth'96 (8:08 h)

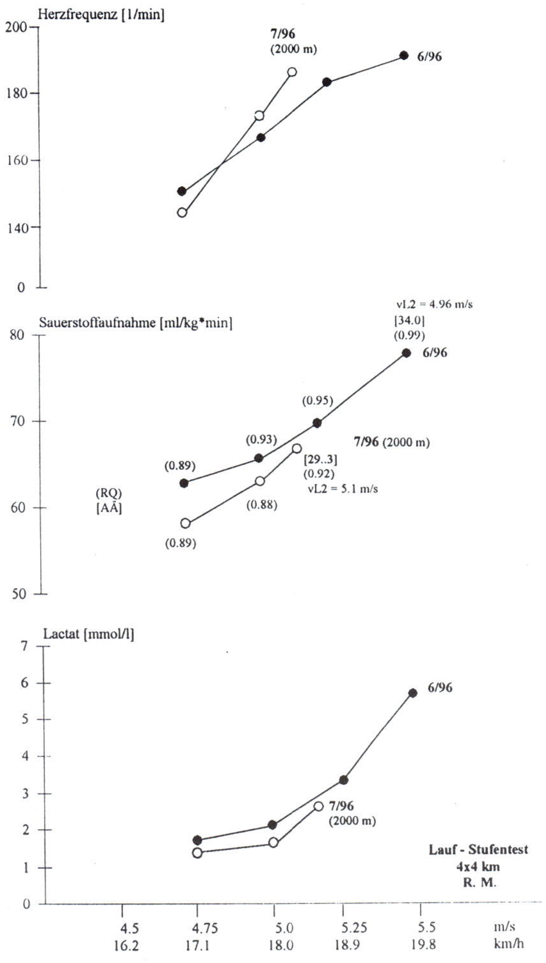

Abb. 1/10.4.5: Leistungsdiagnostischer Befund vor und nach einem Langtriathlon. Ein Topathlet stellte sich acht Tage nach dem Langtriathlon zur Diagnostik zur Verfügung. Die Ermüdung ist am steilen Hf-Anstieg, in der Abnahme der Sauerstoffaufnahme und Laktatkonzentration messbar. Klassisches Beispiel für gestörte Regeneration

im letzten Drittel der Trainings- oder Wettkampfstrecke, der über das physiologische Maß hinausgeht. Die Leistungsinstabilität ist bei Mehrfachwettkämpfen am Tag (Qualifikationen) oder in wenigen Tagen hintereinander deutlich zu erkennen. Hauptursache ist oft ein zu niedriges Niveau der aeroben Leistungsfähigkeit oder ein Training für eine kürzere Wettkampfstreckenlänge. Zum Erfahrungsgut im Leistungssport gehört, dass die beste individuelle 10 km-Laufzeit keine Garantie für das stabile Durchlaufen der Marathonstrecke bedeutet. Die Streckenmittel für das Marathontraining sind eindeutig länger (und damit zeitlich aufwendiger) als für ein 10 km-Training. Die Leistungsstabilität und damit der Anpassungszustand für eine bestimmte Leistungsstruktur kann objektiv bei der sportartspezifischen Leistungsdiagnostik überprüft werden.

10.5 Sportartspezifische Funktions- und Leistungsdiagnostik

Die mittelfristige Trainingssteuerung stützt sich hauptsächlich auf die Leistungsprüfverfahren im Labor und auch auf Testwettkämpfe. Die Labortests helfen, den Anpassungszustand in den leistungsbestimmenden Funktionssystemen zu erfassen und differenziert zu beurteilen. Um die Leistungsentwicklung zu dokumentieren, ist der Wettkampf die einfachste diagnostische Maßnahme. Das Wettkampfresultat erlaubt nur begrenzte Korrekturen im Training, weil die Teilkomponenten für das Zustandekommen der Leistung nicht bekannt sind. Das Aufdecken von aeroben und anaeroben Leistungsgrundlagen ist nur durch Laboruntersuchungen möglich.

Das dafür verbreitete Untersuchungsverfahren ist die *Spiroergometrie.* Das Hauptprinzip bei der spiroergometrischen Untersuchung ist die ansteigende Belastung auf dem Laufband oder Fahrradergometer. An den ausgewiesenen Untersuchungsstellen werden während der Belastung die Hf, das Laktat und die Sauerstoffaufnahme gemessen. Die diagnostische Aussage stützt sich auf zwei Schwerpunkte. Der eine ist die Beurteilung der Veränderung von Messwerten bei einer vorgegebenen Belastung. Hierbei sind die Gestaltung der Belastungsvorgabe (Testprotokoll) und die Sportartspezifität der Belastung zweitrangig. Die diagnostische Aussage orientiert sich auf das Beschreiben von Veränderungen der Messgrößen bei vorgegebener und vergleichbarer Belastung (Abb. 1/10.5, s. S. 219). Bezüge zur spezifischen Leistungsfähigkeit sind meist nicht möglich oder nicht beabsichtigt. Natürlich sind die Grenzen von funktionsdiagnostischer und leistungsdiagnostischer Aussage oft eng oder werden nicht getrennt.

Die andere leistungsdiagnostische Teststrategie orientiert sich auf das Messen der Leistung oder Geschwindigkeit bei der sportartspezifischen Ergometrie. Die physiologischen Messgrößen werden zur konkreten Leistung oder Geschwindigkeit in Beziehung gesetzt. Das diagnostische Urteil stützt sich auf Veränderungen der individuellen Leistung oder Geschwindigkeit im Längsschnitt und auf physiologische Messgrößen (s. Abb. 2/8).

Nähere Angaben sind der Spezialliteratur zur sportmedizinischen Funktions- und Leistungsdiagnostik zu entnehmen (HECK, 1990; NEUMANN/SCHÜLER, 1994; CLASING et al. 1994; ENGELHARDT/NEUMANN, 1994 u. a.).

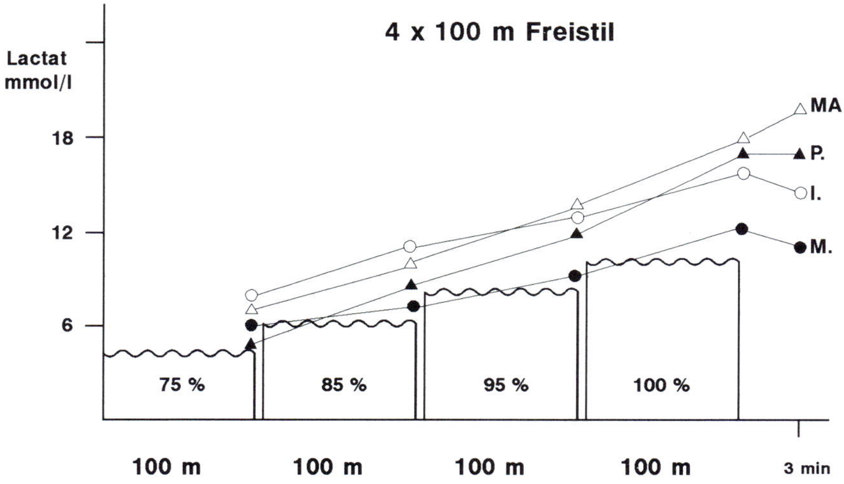

Abb. 1/10.5: Schwimmstufentest über 4 x 100 m bei Fitnesssportlern. Sie bewältigen die Anforderung mit hohem anaeroben Einsatz (Laktat).

10.5.1 Sportmedizinische Funktionsdiagnostik

Die sportmedizinische Funktionsdiagnostik stützt sich auf standardisierte Ergometerbelastungen, bei denen die Veränderungen von physiologischen Messgrößen wie Hf, Laktat oder Sauerstoff erfasst werden. Aus der Vielzahl der Tests haben sich jene durchgesetzt, die objektiv, zuverlässig und für die Aussage im Sport gültig sind.

Die Kombination von Ergometerbelastungen mit der Atemfunktionsdiagnostik (Atemgasanalyse) wird als *Ergospirometrie* oder *Spiroergometrie* bezeichnet. Die Spiroergometrie ist in der Funktionsdiagnostik eine seit langem etablierte Methode (HOLLMANN/HETTINGER, 1990). Bevorzugte Belastungsgeräte sind Fahrradergometer und Laufband.

Fahrradergometrie

Auf dem Ergometer wird die Belastung stufenförmig gesteigert. In Abhängigkeit von der Leistungsfähigkeit werden Anfangsstufenhöhe, Fahrdauer auf den Stufen und Steigerungen zwischen den Stufen gewählt. Allgemein wird bei Sportlern mit einer Belastung zwischen 50 bis 100 Watt (W) begonnen und auf jeder Stufe drei Minuten gefahren. Die Belastungssprünge betragen 25 oder 50 W, wobei bei gut Trainierten 50 W überwiegen. Testziel ist die subjektive Ausbelastung. Während der Belastung werden Hf, Sauerstoffaufnahme (VO_2) und Laktat gemessen. Unter diesen Versuchsbedingungen steigen Hf und VO_2 linear an und das Laktat nicht linear (exponentiell).

Kriterien der Bewertung spiroergometrischer Untersuchungen sind bei Ausbelastung die maximale Sauerstoffaufnahme (VO_2max), die maximale Hf und die maximale Laktatkonzentration. Aus der Dynamik des Laktatanstieges werden die Laktatleistungskurve oder die anaerobe Stoffwechselschwelle berechnet. Bei der Bestimmung der Laktatleistungskurve wird die Ergometerleistung auf einen fixen Laktatwert bezogen. Als Orientierung werden Laktat 2 oder 3 mmol/l bevorzugt. Da der Laktatanstieg eine individuelle Charakteristik aufweist, wurde er anfangs mit verschiedenen mathematischen Formeln berechnet. Der Exponentialanstieg des Laktats trifft in der Mehrheit der Fälle zu.

Durch eine mathematische Ausgleichsberechnung der einzelnen Messwerte ist der Umschlagspunkt des steilen Laktatanstieges sicher zu erfassen. Durch die Bestimmung des Krümmungspunktes des Laktatanstieges als Laktatleistungskurve und des Abbaus des Laktats in den ersten Erholungsminuten wird die sogenannte individuelle anaerobe Schwelle berechnet (STEGMANN et al., 1981). In die Berechnung der individuellen anaeroben Schwelle gehen Laktatbildung und Laktatabbau ein. Die individuelle anaerobe Schwelle kann bei Langzeitausdauerathleten bei 2,5 mmol/l und bei weniger Ausdauertrainierten bei über 4 mmol/l Laktat liegen. Eine andere Variante der individuellen Schwellenbestimmung ist der Zuschlag von 1,5 mmol/l Laktat nach dem Erreichen des minimalen Anstieges der Laktatkonzentration über den Ruhewert bei Belastungen.

Die scheinbaren Gegensätze bei der Bestimmung der „wahren" Schwelle sind akademischer Natur und beeinflussen das Training in den einzelnen Intensitätsbereichen praktisch nicht. Die Stoffwechselregulation bei Belastung lässt sich nur in bestimmten Regelbereichen beeinflussen und nicht punktuell.

Bei der fixen Schwelle wird der Umschlagspunkt der Laktatkurve bei einer fixen Laktatkonzentration bestimmt. Dieser kann entsprechend der Muskelfaserverteilung des Athleten und dem Trainingsregime von der individuellen Schwelle gering abweichen. Bei der fixen Schwelle werden die Leistung bei 2 mmol/l Laktat als PL2 und die Geschwindigkeit als vL2 bestimmt. Für die Leistungssportpraxis sind die Unterschiede zwischen fixer und individueller Laktatschwelle unwesentlich. Bei der Bestimmung der fixen Schwelle kommt man mit vier Messpunkten aus, für die individuelle Schwelle werden mehr Messpunkte benötigt.

Im Leistungssport wird die Veränderung der Laktatleistungskurve in Abhängigkeit von der Leistungsfähigkeit und Höhe der Trainingsbelastung beurteilt (Abb. 1/10.5.1, s. S. 221). Die Laktatkonzentration bei 2 mmol/l und darunter gilt als Kennzeichen der aeroben Stoffwechselsituation. Zwischen der Laktatkonzentration von 2 und 4 mmol/l befindet sich der aerob-anaerobe Stoffwechselübergangsbereich.

Laufbandergometrie

Auf dem Laufband läuft der Sportler entgegen der Bandumlaufgeschwindigkeit. Die Leistung wird auf dem Laufband als Geschwindigkeit angegeben, in Meter pro Sekunde (m/s) oder Stundenkilometer (km/h). Die Anfangsgeschwindigkeit ist vom Laufniveau abhängig. Untrainierte fangen bei 9 km/h (2,5 m/s) an, Trainierte bei etwa 12 km/h (4,0 m/s). Die Stufendauer auf

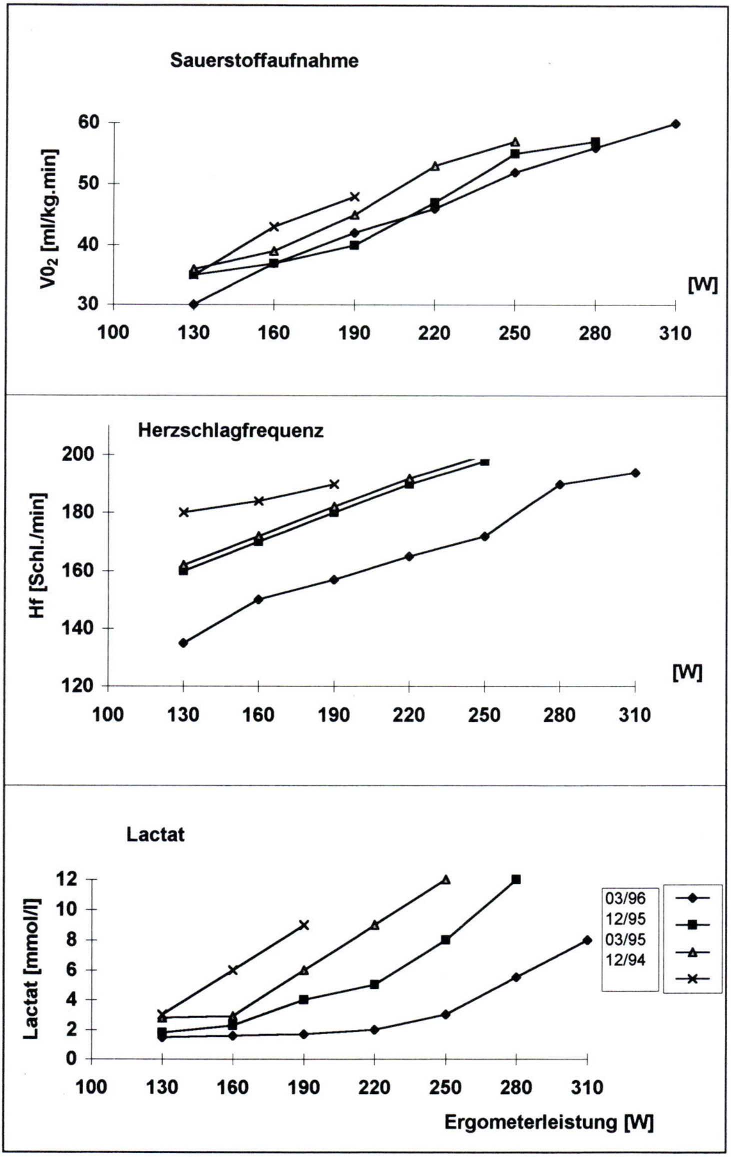

Abb. 1/10.5.1: Entwicklung der Leistungsfähigkeit einer Triathletin auf dem Fahrradergometer

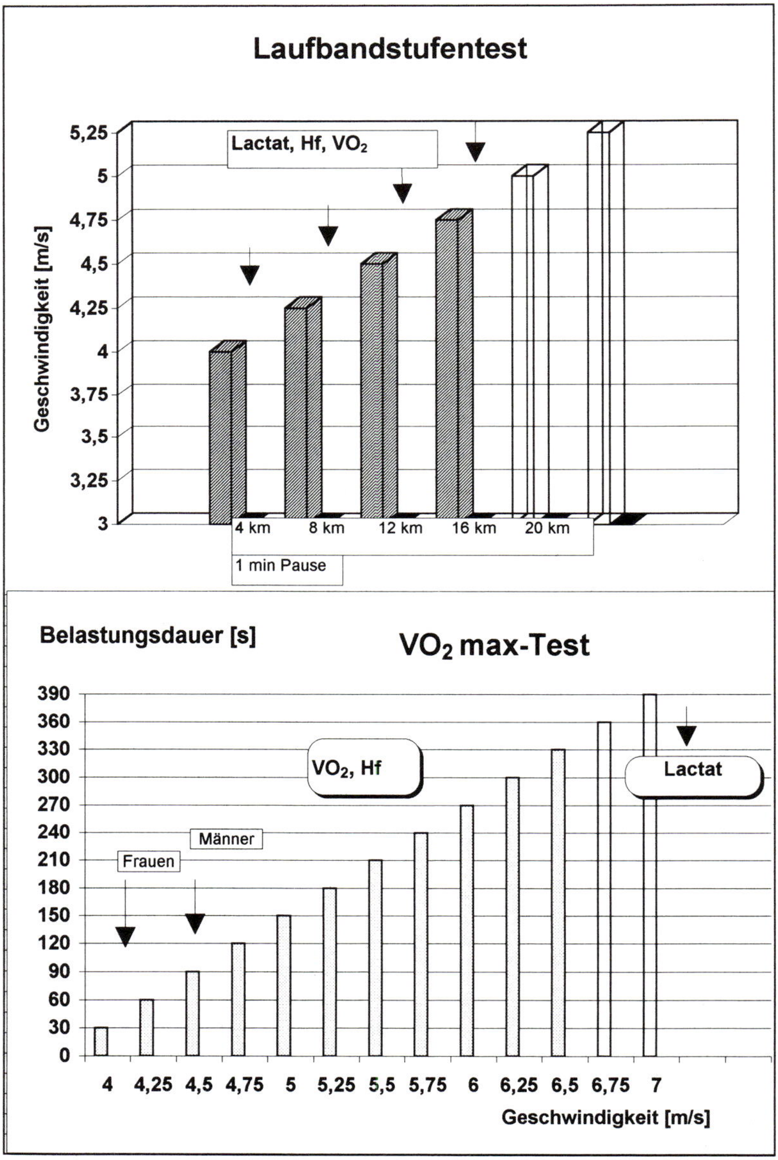

Abb. 2/10.5.1: Schema der Testgestaltung bei einem streckenbezogenen 4 x 4 km Stufentest und Maximaltest im Lauf. Das Laufband bleibt flach gestellt.

den meist leicht geneigten Bändern beträgt 3 bis 6 min. Als Geschwindigkeitssteigerung werden 2 km/h oder 0,25 m/s gewählt. Zwischen den Stufen wird eine Pause von 1 min zur Blutabnahme für die Laktatbestimmung eingehalten. Ähnlich wie bei der Fahrradergometrie werden Hf, Sauerstoffaufnahme und Laktat gemessen. Um den Anforderungen der Sportpraxis für die Trainingssteuerung besser zu entsprechen, wird neben der Zeitvorgabe auch über festgelegte Streckenlängen belastet. Die Streckenlängen werden abhängig vom Leistungszustand gewählt. Die Leistungsschwächsten laufen die kürzesten Strecken. Für Hochleistungssportler werden drei und vier km auf einer Belastungsstufe bevorzugt (Abb. 2/10.5.1, s. S. 222). Damit kann zugleich die Ausdauerstabilität geprüft werden. Erfahrungsgemäß ist es ein großer Belastungsunterschied, ob insgesamt nur vier km (4 x 1 km) oder 16 km (4 x 4 km) gelaufen werden müssen.

10.5.2 Sportartspezifische Leistungsdiagnostik

Die sportartspezifische Leistungsdiagnostik ist durch die Anwendung von sportartspezifischen Spezialergometern und den Bezug der Prüfergebnisse auf die sportartspezifische Leistungsfähigkeit ausgerichtet. Die Testgestaltung wird zum Teil so gewählt, dass sie wiederholbar ist und auch Vergleiche von Laufbandtests mit Feldtests zulässt. Durch die Anwendung streckenbezogener Stufentests ist ein unmittelbarer Vergleich von Labor- und Feldtest im Lauf möglich (Abb. 1/10.5.2, s. S. 224). Bei den sportartspezifischen leistungsdiagnostischen Tests überwiegt gleichfalls das Stufentestprinzip (Abb. 2/10.5.2, s. S. 225).

Für die einzelnen Sportarten wurden **Spezialergometer** entwickelt:

Schwimmer	:	**Strömungskanal, Seilzugergometer**
Ruderer	:	**Ruderergometer**
Kanuten	:	**Kanuergometer**
Radsportler	:	**Hochleistungsradergometer**
Läufer/Geher	:	**Großes Laufband**
Skilangläufer	:	**Kippbares Laufband, Seilzugergometer**
Triathlon	:	**Fahrradergometer, Laufband, Seilzugergometer u.a.**

Bei der sportartspezifischen Ergometerie wird eine sportartspezifische Leistung oder Geschwindigkeit gemessen, zu der die ausgelenkten biologischen Messgrößen zugeordnet werden (PFÜTZNER/NEUMANN, 1992; NEUMANN/MÜLLER, 1994). Im Vordergrund der Beurteilung steht der veränderte Aufwand bei der Bewältigung der Leistung. Die sportmedizinischen Kriterien zur Beurteilung der aeroben und anaeroben Leistungsfähigkeit haben auch bei der sportartspezifischen Ergometrie Gültigkeit (s. Kap. 4.4). Der Schwerpunkt der sportartspezifischen Leistungsdiagnostik ist die Herstellung des Bezugs zwischen Trainingsbelastung, Wirkrichtung des Trainings und Anpassungsrichtung (Abb. 3/10.5.2, s. S. 225). Damit sind sportmethodische und verbindliche Empfehlungen für das Training möglich (Tab. 1/10.5.2, s. S. 226).

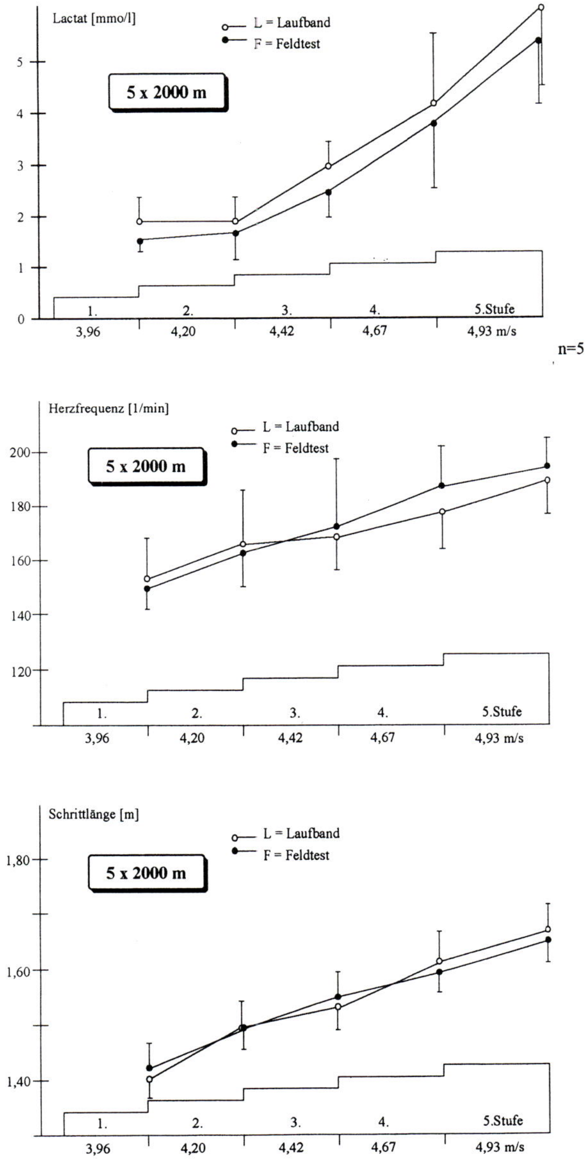

Abb. 1/10.5.2: Vergleich eines Laufbandstufentests im Labor mit einem Feldtest. Mittelwerte von fünf Sportlern. Die Parameterunterschiede waren zufällig.

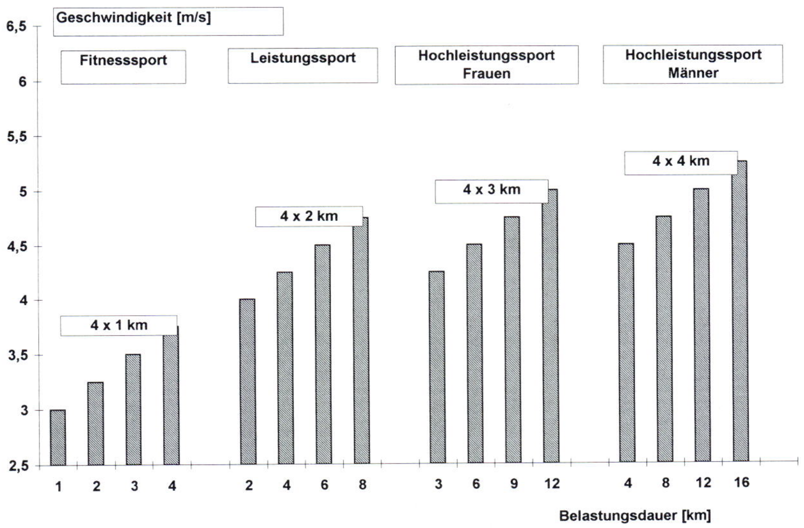

Abb. 2/10.5.2: Übersicht zu den Gestaltungsvarianten im Stufentest in Abhängigkeit von der Leistungsfähigkeit der Sportler

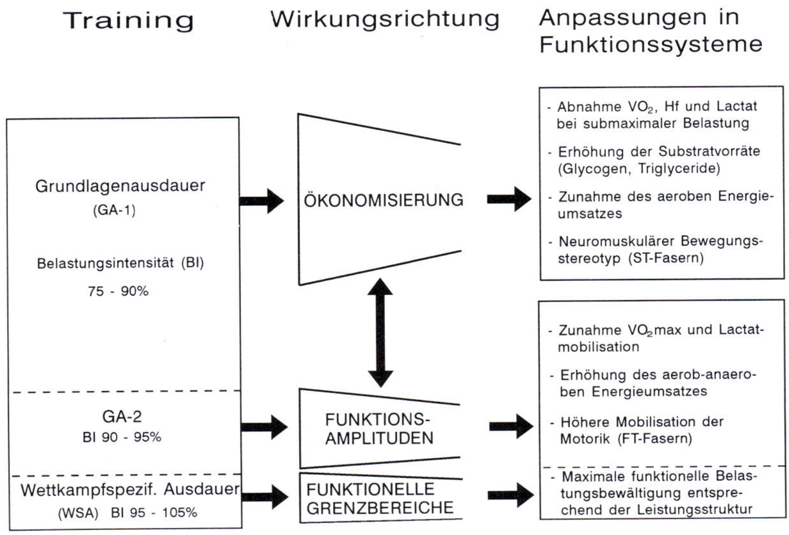

Abb. 3/10.5.2: Übersicht zum Training, Trainingswirkrichtung und möglichen Anpassungen

Geschwindigkeitsvorgabe für das Lauftraining nach den Ergebnissen aus dem submaximalen 4 x 4 km Stufentest (Flacheinstellung). vL 2,3 = Laufgeschwindigkeit bei 2 oder 3 mmol/l Laktat im Stufentest		
Trainingsbereiche	**Laufgeschwindigkeit**	**Anpassungsziel**
Schnelligkeitsausdauer (SA)	> 115% Renntempo 10 km (Zielzeit)	Motoriktraining, Geschwindigkeitsreserve, Endbeschleunigung
Wettkampfspezifische Ausdauer (WSA)	> 95% Renntempo 10 km, Unterdistanztraining/Wettkampftempoläufe (15-20 x 400 m und/oder 6-8 x 1.000 m)	Entwicklung der wettkampfspezifischen Ausdauerleistungsfähigkeit, Tempohärte
Grundlagenausdauer 2	90-95% Renntempo 10 km, Tempoläufe über 6-8 km x 1.000 m und/oder 10-15 x 400 m	Entwicklung der aerob-anaeroben Leistungsgrundlagen für die WSA
Grundlagenausdauer 2	> 95% von vL2 oder > 90% von vL3 über 10-15 km (Dauerlauf)	Entwicklung der maximalen Sauerstoffaufnahme und Stabilität der aeroben Ausdauerleistungsfähigkeit für höhere Geschwindigkeitsbereiche
Grundlagenausdauer 1	80-90% von vL2 oder 75-85% von vL3 über 10-18 km oder 20-25 km	Entwicklung der aeroben Basisleistung, Erhöhung der Geschwindigkeit bei vL2, 3

Tab. 1/10.5.2: Geschwindigkeit für das Lauftraining

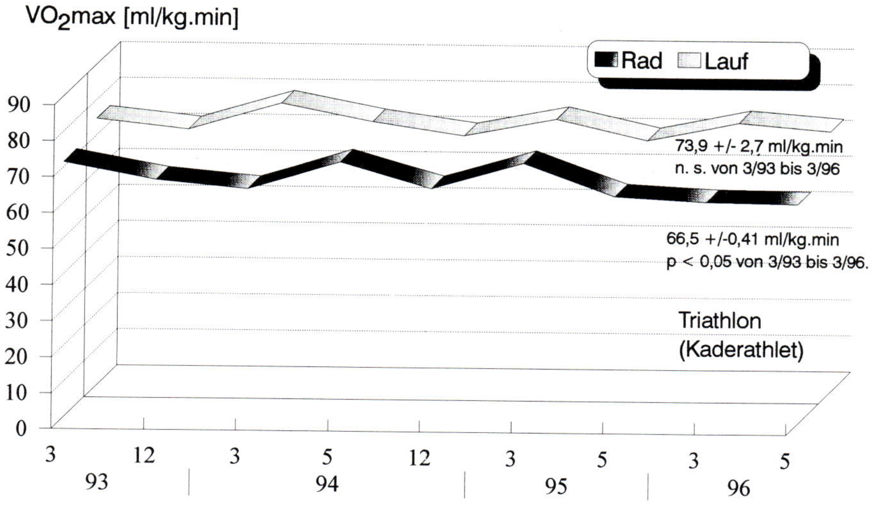

Abb. 4/10.5.2: Vergleich der Entwicklung der maximalen Sauerstoffaufnahme im Längsschnitt eines Triathleten bei gleichzeitiger Prüfung auf dem Fahrradergometer und Laufband

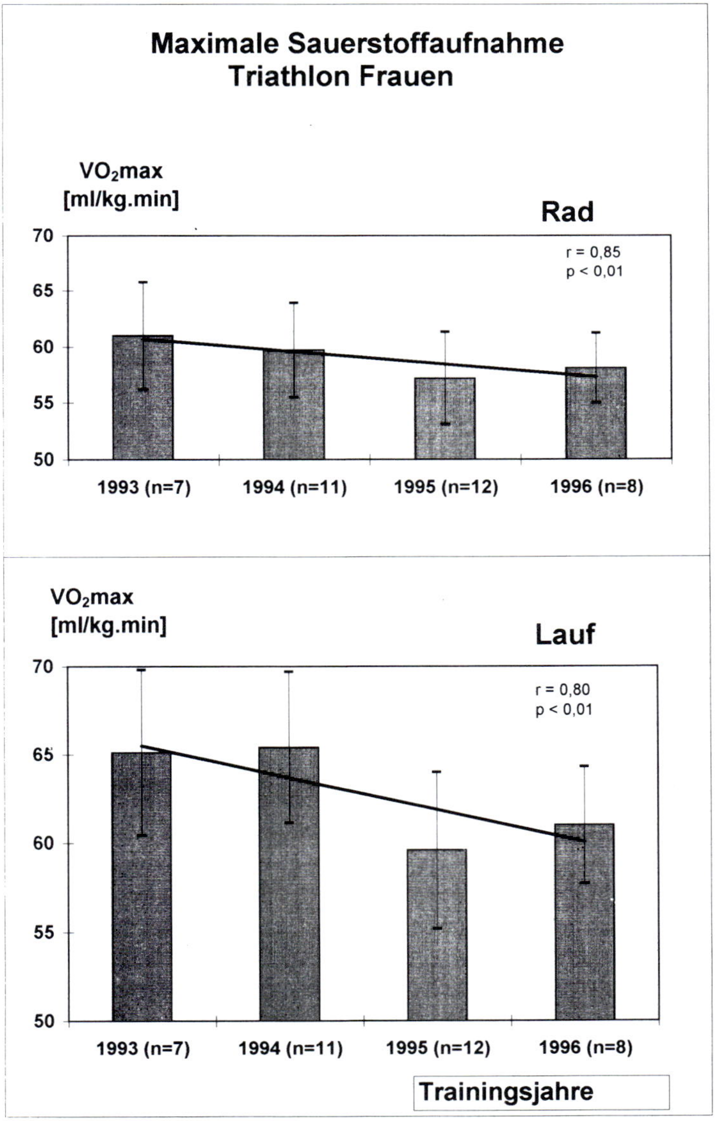

Abb. 5/10.5.2: Längsschnittsdaten leistungsdiagnostischer Untersuchungen auf dem Fahrradergometer und Laufband von weiblichen Triathleten. Die maximale Sauerstoffaufnahme hat auf beiden Ergometern durch veränderte Trainingsinhalte abgenommen.

Feldtests in den Ausdauersportarten	
Sportart	**Stufentest****
SCHWIMMEN	
Kurzzeitschwimmen	8 x 100 (200) m
Mittelzeitschwimmen	8 x 200 m
Langzeitschwimmen	5 x 400 m
Kurztriathlon	4 x 400 m
LAUF	
Mittelstreckenlauf	6 x 2.000 m
Langstreckenlauf	Männer 4 x 4.000 m Frauen 4 x 3.000 m
Kurztriathlon, Duathlon	Männer 4 x 4.000 m Frauen 4 x 3.000 m
RAD	
Straße	4 x 6-8 km
Bahn	4 x 5 km
Kurztriathlon, Duathlon	4 x 6 km
SKILANGLAUF	4 x 5 km
KANU, RUDERN	
Kanu	4 x 1.000 m
Rudern	3 x 1.000 m

*** Bevorzugte Kontrollgrößen sind Geschwindigkeit, Herzschlagfrequenz und Laktat. Die Geschwindigkeit wird nach sportartspezifischen Gesichtspunkten und Leistungsfähigkeit des Sportlers in submaximalen Intensitätsbereichen gesteigert. Die letzte Stufe beinhaltet meist eine aktuelle Ausbelastung (über 95% der Leistungsfähigkeit). Zweistufentests sind unzuverlässig.*

Tab. 1/10.6: Feldtests in den Ausdauersportarten

Um sich die sportartgebundene Anpassung zu vergegenwärtigen, bieten die Triathleten einen guten Ansatz. Durch die Anwendung der Fahrrad- und Laufbandergometrie sind Differenzen im Trainingsaufwand Rad und Lauf im Triathlon zu erkennen, die sich in einer unterschiedlichen maximalen Sauerstoffaufnahme äußern (Abb. 4/10.5.2, Abb. 5/10.5.2, s. S. 226 und 227).

Für die Wiederholung der Untersuchungen bei der sportartspezifischen Ergometrie ist ein Mindestabstand von sechs Wochen zu empfehlen, weil die Anpassung auf ein höheres Leistungsniveau diese Zeit benötigt. (s. Kap. 3). Da die Entwicklung der Leistungsfähigkeit und der dafür benötigte biologische Aufwand im Blickfeld der Diagnostik stehen, empfiehlt es sich, die Untersuchung nur zu den Zeiten durchzuführen, in denen die sportartspezifische Leistungsfähigkeit normal ist und nicht durch zu starke Restermüdung überlagert wird (s. Abb. 1/10.4.5). Das bedeutet, dass nach Wettkämpfen oder unmittelbar nach Trainingslehrgängen, die Diagnostik durch die anhaltende Restermüdung verfälscht wird. Ein typisches Beispiel dafür ist die Glycogenerschöpfung und die damit verbundene geringere Laktatbildung bei Belastung. Bei der Bestimmung der Laktatgeschwindigkeitskurve im Lauf oder Laktatleistungskurve im Radsport wird durch die vorliegende Glycogenerschöpfung eine Verbesserung der submaximalen Leistungsfähigkeit vorgetäuscht. Die Kurven des Laktatanstieges verschieben sich nach rechts, d.h. in Richtung höherer Leistung (s. Abb.1/10.4.5). Um die Vortäuschung höherer Leistungsfähigkeit auszuschließen oder die Leistungszunahme sicher zu bestätigen, sind neben der Laktatmessung auch die Bestimmungen von Hf und Sauerstoffaufnahme notwendig. Die Ableitung von Trainingsempfehlungen nur aus der Laktatregulation ist sehr einseitig und auch riskant.

10.6 Feldtests

Die Feldtests werden am Trainings- oder Wettkampfort durchgeführt. Sie erfolgen nach dem Stufentestprinzip und weisen je nach Sportart eine unterschiedliche Distanz auf (Tab. 1/10.6, s. S. 228). Der Labor- und der Feldtest ergänzen sich gegenseitig und sind zusammen notwendig. Der Feldtest ist öfter durchführbar, er unterliegt aber äußeren Störfaktoren, sodass die Leistungsaussage mitunter unsicher ist. Auch sind die anwendbaren Messgrößen beim Feldtest begrenzt. Der wichtige Parameter Sauerstoffaufnahme kann meist nicht gemessen werden. Portable Messsysteme dafür sind noch in der Entwicklung bzw. zu kostenaufwendig.

Eine Ausnahme vom Feldtest macht der Schwimmstufentest. Er kann unter relativ konstanten Bedingungen in der Schwimmhalle durchgeführt werden. Das spezifische Schwimmergometer ist der Strömungskanal.

Beim Labortest sind gleich bleibende Belastungsbedingungen gewährleistet, und durch die Anwendung mehrerer Messgrößen ist eine zuverlässigere Information möglich. Veränderungen des Trainings allein auf der Grundlage von Laktatmessungen vorzunehmen ist nicht empfehlenswert. Unter idealen äußeren Bedingungen sind die Ergebnisse von Laufbandtests und Feldtests bezüglich Hf- und Lacktatregulation identisch (s. Abb. 1/10.5.2).

Zusammenfassung

Das Leistungstraining erfolgt geplant und orientiert sich an der Leistungsstruktur der Sportart. Zentralgrößen der Trainingssteuerung sind Belastungsdauer, Geschwindigkeit sowie das Einhalten von Belastungs- und Entlastungsrhythmen. Die Trainingsanalyse wird oft vernachlässigt, ist aber für das Erkennen der Ursachen von Erfolg oder Misserfolg von großer Bedeutung. Da die sportmethodische Belastungsvorgabe nicht punktuell erfolgt, sondern abgestuft in Intensitäts- (Belastungs-) Bereichen, ist zur Sicherung der Trainingsbelastung die zusätzliche Anwendung biologischer Messgrößen nützlich. Die Messgrößen Herzfrequenz (Hf), Laktat, Serumharnstoff und Creatinkinase (CK) werden bei der täglichen Belastungssteuerung bevorzugt und helfen durch ihre unterschiedliche Aussage, die Anpassungen an die Trainingsbelastung zu differenzieren. Das Niveau der erreichten Anpassung kann in größeren zeitlichen Abständen durch eine komplexe Leistungsdiagnostik im Labor (KLD) geprüft werden. Bei der KLD werden bevorzugt die sportartspezifische aerobe und anaerobe Leistungsfähigkeit und die maximale Sauerstoffaufnahme (VO_2max) bestimmt. Die Entwicklung der Leistungsfähigkeit ist von der Wirkung der Trainingsbelastung abhängig . Bei sehr zuverlässigen sportartspezifischen Testverfahren sind Vorhersagen der individuellen Wettkampfleistungsfähigkeit möglich.

Ein inhaltlich unzureichendes Trainingskonzept, ist durch eine noch so perfekte Belastungssteuerung und sportartspezifische KLD nicht zu kompensieren.

Die KLD-Ergebnisse dienen dazu, dass entweder auf die Beibehaltung oder auf die Veränderung der Trainingsbelastung orientiert wird. Die Gestaltung des reizwirksamen Trainings hat vor diagnostischen Maßnahmen Vorrang, da letztere das Training nicht ersetzen. Das bedeutet zugleich, dass die Maßnahmen der täglichen Belastungssteuerung und der mittelfristigen KLD und/oder Feldtests begründete Argumente für die weitere Trainingsgestaltung liefern können.

10.7 Messplatztraining

Aus ehemals biomechanisch-sportmethodischen Messplätzen haben sich inzwischen praktikable Trainingsgeräte oder Trainingsanlagen entwickelt. Der sportartspezifische Messplatz gestattet die komplexe Analyse des Bewegungsvollzugs einer Trainings- oder Wettkampfübung. Durch die Computertechnik stehen die notwendigen Informationen dem Trainer oder Sportler sofort zur Verfügung. Das Training wird nach vorgegebenen Parametern gestaltet. In den Regelkreis Training-Analyse-Training kann der Sportler unmittelbar einbezogen werden. Er kann sein inneres Bewegungsleitbild präzisieren und erwirbt Verständnis für den Trainingsaufwand und die Leistungsmotivation (Tab. 1/10.7).

Sportart	Messplatz	Einflussnahme
Schwimmen	Strömungskanal, Seilzugergometer	Prognoseanforderungen, Armkraftentwicklung und Beeinflussung der Zuggestaltung
Rad	Fahrradergometer, gebremste Rolle	Spezifische Kraftfähigkeiten der Beine
Lauf	Laufband	Rennverlauf, Schrittstruktur
Triathlon	Kombination von Seilzugergometer/Strömungskanal/Radergometer/Kippbares Laufband	Triathlonspezifische Fähigkeitsentwicklung (Koppeltraining), Rennverlauf, Bewegungsstruktur
Skilanglauf	Seilzugergometer, Kippbares Laufband	Zuggestaltung, Simulation von Wettkampfstrecken

Tab. 1/10.7: Messplätze und Möglichkeiten der gezielten Einflussnahme auf leistungsrelevante Parameter

Zusammenfassung
Im Leistungssport werden zunehmend biomechanische Messplätze und Anlagen zum kontrollierten Training genutzt. Der Bewegungsvollzug wird computergestützt unmittelbar aufbereitet und kann für die Analyse der Belastung sofort genutzt werden. Simuliert werden können Wettkampfverläufe und qualitativ hochwertige sportartspezifische Belastungen. Der Entwicklungsstand von Fähigkeiten ist beim Messplatztraining überschaubar und kann im Sinne der angestrebten Anpassung beeinflusst werden. Bevorzugte Messplätze mit sportartspezifischer Belastungssimulation sind Radergometer und Seilzugergometer.

11 Trainingsgestaltung im Lehrgang

Trainingslehrgänge sind fester Bestandteil im Spitzensport. In allen Ausdauersportarten nimmt die Zahl der Lehrgänge zu und diese werden auf das gesamte Trainingsjahr ausgedehnt.

Das Lehrgangstraining bietet gegenüber dem Heimtraining folgende Vorteile:

- Geeignete Trainingsbedingungen für Gipfelbelastungen in der Sportart. Im Hochleistungssport werden Belastungen von 35 bis 45 Stunden/Woche angesetzt.
- Voraussetzungen für bessere Regeneration, unterstützt durch Physiotherapie und ärztliche Betreuung. Bei Fehlbelastungen und Verletzungen kann sofort gehandelt werden.
- Durch das Gruppentraining steigt die Belastungsqualität. Wettkampfvarianten mit Trainingspartnern können erprobt werden (Staffelfahren im Radsport, Training von Starts im Triathlon und Skilanglauf, Trainingswettkämpfe u.a.).
- Fachmännische Betreuung bei der Trainingssteuerung und Anleitung zur Selbststeuerung. Interdisziplinäres Betreuerteam hilft bei der Trainingsaufarbeitung. Erfassung umfangreicher leistungsphysiologischer und biomechanischer Messdaten; Durchführung von Feldtests.
- Technische Unterstützung des Trainingsgerätes und technologischer Erfahrungsaustausch (z.B. Radmechaniker, Skitechniker).
- Informations- und Meinungsaustausch zwischen den Sportlern und Möglichkeit der Teambildung.
- Materiell-technischer Service bei der Trainingsanalyse und Trainingssicherung (Videoaufnahmen, Begleitfahrzeuge, Transportleistungen zum und vom Training u.a.).
- Beratung zur Sporternährung und möglicher Supplementation.
- Weiterbildung zur Trainingsmethodik, Leistungsphysiologie, Sporternährung u.a.
- Trainingsmotivation durch angenehme klimatische Bedingungen und Naturerlebnisse.

In den letzten Jahren nutzen immer mehr Leistungssportler und Fitnesssportler die Trainingslager in Verbindung mit Urlaub. Die Zahl fachkompetenter Lehrgangsanbieter nimmt in klimatisch angenehmen Gegenden der Welt zu. Das Gruppentraining verschafft mehr Freude und stimuliert den Trainingseinsatz. Auch für diese Sportlergruppen ist der Zusammenhang zwischen der Steigerung der Trainingsbelastung (Umfang) und der Leistungsentwicklung verbindlich. Die Trainingscamps werden gezielt für individuelle Gipfelbelastungen genutzt. Zu beachten ist, dass diese Belastungen auch trainingsmethodisch vorbereitet sein müssen. Oft ist zu beobachten, dass in den ersten Tagen zu hart trainiert wird. Das Muskelglycogen kann sich nicht mehr regenerieren, die aktuelle Leistungsfähigkeit sinkt vorzeitig ab. Die Überschätzung der Leistungsfähigkeit hat zur Folge, dass das Lehrgangsziel verfehlt wird.

Demnach erfordern Trainingscamps eine solide Vorplanung und inhaltlich durchdachte Einordnung in den individuellen Jahresleistungsaufbau (s. Kap. 9).

Da in den Trainingscamps leistungsstarke und leistungsschwache Athleten gemeinsam trainieren, sollten die Trainingsinhalte differenziert gestaltet werden. Darunter ist zu verstehen, dass sich:

- Trainingsgeschwindigkeit und Gesamtumfang deutlich unterscheiden sollten,
- die Proportionen in der Fähigkeitsentwicklung (allgemeine Leistungsvoraussetzungen, GA und WSA) stimmen,
- die Rhythmen von Belastung und Regeneration eingehalten werden,
- der Anteil der Trainingsmittel am Gesamtumfang bedacht wird,
- der Einsatz von allgemeinen, semispezifischen und spezifischen Trainingsmitteln von der Periodisierung im Trainingsjahr abhängig gemacht wird sowie
- das Lehrgangstraining und eventuelles Höhentraining in der Anteiligkeit zur Gesamtbelastung eingeordnet wird.

Die Aufzählung weist bereits auf die Komplexität des Leistungstrainings hin und schließt zufällig genutzte Camps weitgehend aus (Abb. 1/11).

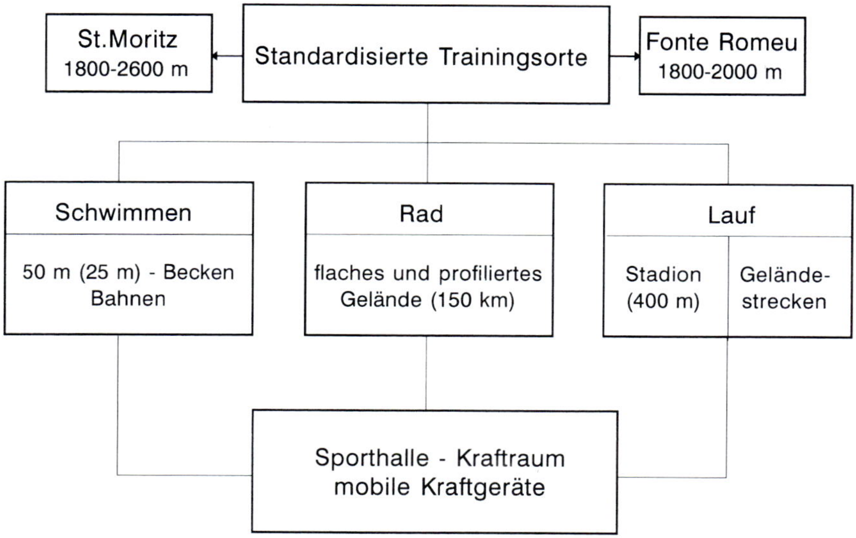

Abb. 1/11: Schema der Trainingsvoraussetzungen für ein Höhentrainingslager in Kombinationssportarten (z.B. Triathlon)

	Lehrgangsort	Land	Monat	Höhe	Inhalte	Besonderheiten
1	Lanzarote	Spanien	Dezember	0 - 300 m	Schwimmen, Lauf	sehr windanfällig
2	St. Moritz Oberstdorf	Schweiz Deutschland	Januar	1800 - 2200 m 840 - 1100 m	Skitraining Skilanglauf	Höhentraining NN
3	Stellenbosch	Südafrika	Februar		Schwimmen, Lauf	keine Zeitumstellung
4	Lanzarote	Spanien	März	0 - 300 m	Schwimmen, Lauf	sehr windanfällig
5	Teneriffa	Spanien	April	0 - 2300 m	Komplextraining	z.T. Höhenbedingungen
6	Mallorca	Spanien	März-Mai	0 - 500 m	Radtraining	Klimaumstellung
7	Font-Romeũ	Frankreich	Mai	1800 - 2100 m	Komplextraining	Höhentraining
8	St. Moritz	Schweiz	Juni	1800 -2600 m	Komplextraining	Höhentraining
9	Lanzarote	Spanien	Sept.-Okt.	0 - 300 m	Radtraining	sehr windanfällig

Tab. 1/11: Ausgewählte Lehrgangsorte für Klima- und Höhentraining im Triathlon

Parameter	Hochleistungssport	Leistungssport
Trainingsgeschwindigkeit	täglich	täglich
Trainingsherzfrequenz	täglich	täglich
Laktat	Haupttrainingseinheiten	Stufentest
Serumharnstoff	täglich früh	nach Gipfelbelastung
Creatinkinase (CK)	täglich früh	nach ungewohnter Belastung
Ruheherzfrequenz	täglich früh	täglich früh
Subjektives Befinden	täglich früh/abends	täglich früh/abends
Körpergewicht	wöchentlich	wöchentlich

Tab. 2/11: Parameter zur täglichen Trainingssteuerung

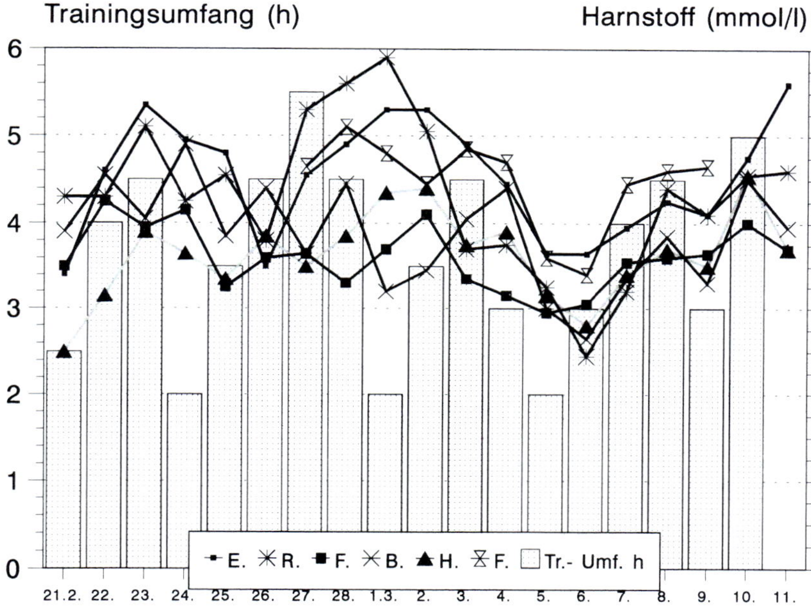

Abb. 2/11: Beispiel der Trainingssteuerung von sechs Kaderathleten mittels morgendlicher Serumharnstoffmessung. Der individuell unterschiedlich hohe Proteinkatabolismus widerspiegelt sich in der Grunddynamik von Belastung und Entlastung, überwiegend im 3:1-Rhythmus.

Der Aufwand und die Auswahl der Camps ist von der Sportart abhängig. Am anspruchsvollsten sind die Kombinationssportarten, wie Duathlon, Triathlon, Biathlon u.a. Das Triathlonlager sollte eine Schwimmhalle (25 oder 50 m-Bahn), eine verkehrsberuhigte und profilierte Radstrecke sowie verschiedene Laufstrecken (auch 400 m-Bahn mit Tartan) aufweisen. Im europäischen Raum sind z.B. folgende Trainingsorte für ein vielseitiges Vorbereitungstraining im Leistungssport geeignet (Tab. 1/11).

Oft führen klimatische Faktoren, gute Trainingsbedingungen und Gruppentraining zu einer Trainingseuphorie. Die Folgen sind Selbstüberschätzung und Belastungen auf einem zu hohem „Level". Deshalb ist die Trainingsbelastung der realen Leistungsfähigkeit anzupassen. Hilfen sind dafür Lehrgangspläne, die tägliche Kontrolle der Einhaltung von Trainingsbereichen sowie die Steuerung der Belastung mit biologischen Messgrößen (s. Kap. 10). Die Trainingssteuergrößen sind je nach Leistungsstand und Leistungsziel unterschiedlich einzusetzen (Tab. 2/11). Trotz Einhaltung eines 3:1 Belastungs-Entlastungs-Rhythmus in einem Trainingslager ist die Beanspruchung des Proteinstoffwechsels (Proteinkatabolismus) der einzelnen Athleten unterschiedlich, sie sprechen aber alle auf die Reduzierung der Trainingsbelastung an (Abb. 2/11).

Zusammenfassung

Die Trainingslehrgänge sind fester Bestandteil im Leistungstraining und werden zunehmend vom Spitzensportler bis zum Fitnesssportler genutzt. Neben den klimatischen und landschaftlich ansprechenden Bedingungen hat das Lehrgangstraining gegenüber dem Heimtraining Vorteile. Diese sind: Gruppentraining, fachmännische Trainingsbetreuung, Unterstützung bei der Trainingssteuerung, physiotherapeutische und ärztliche Betreuung, technische Hilfen, Ernährungsberatung, Weiterbildung, umfangreiche Kommunikation sowie Erfahrungsaustausch u.a. Diese optimalen Belastungsbedingungen in der Gruppe verführen öfter zur Trainingseuphorie, verbunden mit der Selbstüberschätzung der eigenen Leistungsfähigkeit. Um Überforderungen einzugrenzen, ist eine reale und präzise Trainingsplanung entsprechend dem Leistungsstand im Lehrgang notwendig.

12 Regeneration im Trainingsprozess

Kennzeichen des Trainings ist, dass die Wiederbelastung bei unvollständiger Regeneration erfolgt. Die noch nicht abgeschlossene Regeneration (Wiederherstellung) ist aber die Voraussetzung zur Auslösung von Anpassungen im Organismus. Nach der Belastung benötigen die ausgelenkten Funktionssysteme unterschiedlich lange zur Rückkehr in den Ausgangszustand (s. Tab. 1/2). Da einige Funktionssysteme bereits in ein bis zwei Stunden den Ausgangszustand erreichen, sind Mehrfachbelastungen an einem Tag möglich.

Die entscheidende Voraussetzung für die Wiederbelastung ist die ausreichende Auffüllung der entleerten Glycogenspeicher in Muskel und Leber.

Als zentrale Größe zur Beurteilung der Regeneration hat sich der im Stoffwechsel ablaufende abbauende und aufbauende (katabole und anabole) Funktionszustand erwiesen. Dieser Zustand kann durch die Bestimmung des Insulinspiegels und der Cortisolkonzentration erfasst werden. Bei ansteigendem Insulinspiegel und abnehmender Cortisolkonzentration ist auf die Zunahme des anabolen Zustandes nach hoher Belastung zu schließen (Tab. 1/12, s. S. 238). Nach Extremausdauerbelastungen, die gegenwärtig in mehreren Sportarten zunehmen, kommt es zu einer so starken katabolen Stoffwechselsituation, dass das stark anabol wirkende Sexualhormon, das Testosteron, für längere Zeit abnimmt (Abb. 1/12, s. S 239). Das bedeutet zugleich die Einschränkung der männlichen Sexualität.

Ein weiterer Umstand beeinflusst die Regenerationsdauer wesentlich, es ist das Niveau der trainingsmethodischen Vorbereitung auf die Leistung. Die Selbstüberschätzung der eigenen Wettkampfleistungsfähigkeit im Freizeit- und Leistungssport führt objektiv zu einer längeren Regenerationszeit. Die Folge ist eine verlängerte katabole Stoffwechselregulation in der Muskulatur (Abb. 2/12, s. S. 239).

Für die Wiederbelastbarkeit nach hohen sportlichen Belastungen ist der Umschlag der katabolen Stoffwechsellage in die anabole entscheidend. Durch vorzeitige Wiederbelastung kann der noch anhaltende katabole Zustand verstärkt oder verlängert werden.

12.1 Sportmethodische Maßnahmen

Im Leistungstraining ist die Regeneration fast genauso bedeutsam wie das Training selbst. Die geordnete Regeneration hilft, die Belastung besser zu verarbeiten und ermöglicht die baldige Wiederbelastung. Die Fortsetzung des Trainings auf hohem Qualitätsniveau ist die Grundlage für persönliche Spitzenleistungen. Verletzungsbedingte Belastungspausen, die nicht mit der normalen Regeneration zusammenhängen, mindern das Erreichen einer hohen Gesamtbelastung. In der Regenerationszeit wird dem Organismus die Chance gegeben, die Belastungsreize

Kennzeichnung der katabolen und anabolen Stoffwechsellage nach hohen Ausdauerbelastungen*	
Katabole Stoffwechsellage (Dominanz abbauender Regulationen)	
Insulin	⇓
Cortisol	⇑
Serumharnstoff	⇑
Creatinkinase	⇑
Aminosäuren	⇓
Ammoniak, Harnsäure	⇑, ⇑
Immunglobuline, Akute-Phase-Reaktion	⇓
Anabole Stoffwechsellage (Dominanz aufbauender Regulationen)	
Cortisol	⇓
Insulin	⇑
Testosteron (falls abgefallen)	⇑
Serumharnstoff	⇓
Creatinkinase	⇓
Aminosäuren	⇑
Immunglobuline, Akute-Phase-Reaktion	⇑, ⇑

** Veränderungen können nach der Belastung ein bis fünf Tage andauernd.*

Tab. 1/12: Kennzeichnung der katabolen und anabolen Stoffwechsellage nach hohen Ausdauerbelastungen

in Anpassungen umzuwandeln. Der Organismus verarbeitet die Trainingsbelastung selbstregulierend; die Regeneration dient dazu, den Körper bei der Belastungsverarbeitung nicht sehr zu stören.

Die sportmethodischen Maßnahmen zur Unterstützung der Regeneration sind wichtig und bedeuten kein „Fülltraining".

Bewährte Praxis ist, dass, unmittelbar nach hohen intensiven Belastungen oder Wettkämpfen in derselben Sportart eine motorische Nachbelastung auf niedrigem Leistungs- oder Geschwindigkeitsniveau erfolgt. Bekannt sind hierfür die Begriffe: Auslaufen, Austrudeln, Ausschwimmen, Ausrudern u.a. Die Ziele dieser Trainingsformen sind die Lockerung der Muskulatur, der Abbau des hohen Muskeltonus sowie die Einleitung der psychischen Entspannung (Tab. 1/12., s. S. 240). Diese erste Regenerationsbelastung ist zeitlich auf 20 bis 30 min zu begren-

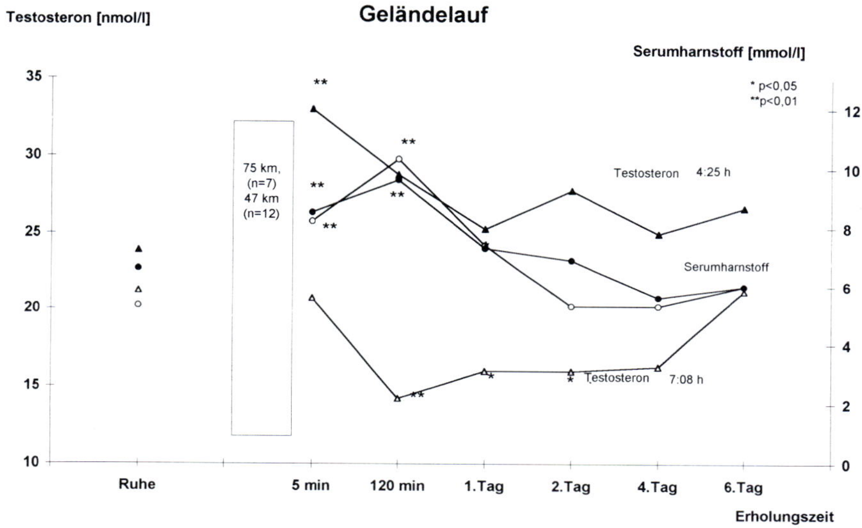

Abb. 1/12 Verhalten der Testosteron- und Serumharnstoffkonzentration vor und nach einem langen Geländelauf (Rennsteiglauf). Nach der 75 km-Distanz kam es für mehrere Tage zur Abnahme des Serumtestosterons.

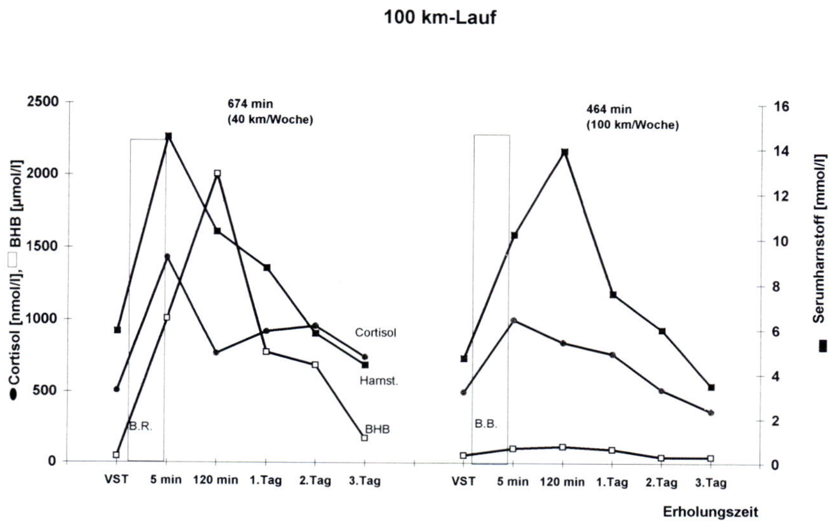

Abb. 2/12 Vergleich der Veränderung von Cortisol, Serumharnstoff und Betahydroxybutyrat (BHB) bei einem 100 km-Lauf von zwei Sportlern unterschiedlicher Leistungsfähigkeit. Bei der niedrigen Trainingsbelastung (40 km/Woche) kam es zu deutlich höherer Beanspruchung und verzögerter Regeneration.

Maßnahmen zur Förderung der Regeneration nach hohen Trainingsbelastungen (Lehrgängen), Wettkampffolgen sowie Langzeitwettkämpfen

Ablauf der Wiederherstellung (Regenerationsphasen)	Sportmedizinische Ziele	Training	Ernährung	Physiotheraphie	Biopsychosoziale Bewertung
Frühe Phase der Regeneration (Stunden)	Ausgleich des Flüssigkeitsdefizits, Auffüllung der Energiespeicher	Sportartspezifische oder unspezifische Kurzbelastungen zur Entspannung und Lockerung der Muskulatur (Belastungsdauer bis 30 min)	Reichliche Flüssigkeits- und Elektrolytaufnahme, frühe Kohlenhydratzufuhr (50 g KH/h in ersten zwei Stunden)	Lockerungs- und Entmüdungsmassage, Entspannungsbad, Wechselduschen	Affektbetonte Handlungen, aktuelle Erfolgs- oder Misserfolgsurteile, erste psychosoziale Verarbeitung der Leistung, Versuch der psychischen Entspannung
Mittlere Phase der Regeneration (1. bis 3. Tag)	Begrenzung der muskulären Struktur- und Funktionsstörungen, Vorbereitung muskulärer Wiederbelastbarkeit	Sportartspezifisches Kompensationstraining oder sportartspezifische Belastungspause (Belastungsdauer bis 60 min)	Kohlenhydratreiche (6-8 g/kg) und proteinreiche (1,5 g-2,5 g/kg) Kost. Supplementation von Aminosäuren, Mineralien, Vitaminen (Antioxydantien), Wirkstoffaufnahme (L-Carnitin, Immunstimulantien)	Massagen, eventuell Elektrotherapie, Sauna, Schlaf	Bewertung von Erfolg oder Misserfolg, Verarbeitung sozialer Urteile, Ableitung von Handlungsprogrammen
Späte Phase der Regeneration (4. Tag bis Wochen)	Bewältigung muskulärer Störungen, Wiederaufnahme des Leistungstrainings	Aerobes Training auf kürzeren Strecken, erstes widerstandsorientiertes (Kraft-)Training	Belastungsadäquate und vollwertige Sportlerernährung, Fortsetzung der Wirkstoffaufnahme	Individuelle physiotherapeutische Maßnahmen	Aufbau von Motiven für Leistungstraining, Handlungszielformulierung

Tab. 1/12.1: Maßnahmen zur Förderung der Regeneration nach hohen Trainingsbelastungen

zen, damit kein weiterer Energieverbrauch aus den entleerten Speichern stattfindet. Zu beachten ist, dass nach Wettkämpfen das Geschwindigkeitsgefühl irritiert ist und regenerativ oft zu hoch nachbelastet wird. Eine Kontrollgröße ist die Hf, sie sollte 120 Schläge/min nicht überschreiten. Die Nachbelastung in aerober Stoffwechsellage beschleunigt den Laktatabbau. Das Laktat wird durch die Nachbelastung schneller als durch Ruhe abgebaut.

Nach stark ermüdenden Muskelbeanspruchungen sollte am Folgetag oder an den nachfolgenden Tagen ein eigenständiges Regenerationstraining ausgeführt werden, auch als Kompensationstraining bezeichnet. Das Kompensationstraining ist sportartspezifisch oder besser noch sportartunspezifisch sowie semispezifisch durchzuführen. Seine Dauer ist auf etwa 60 min zu begrenzen. Bei der Aufnahme des Kompensationstrainings am Wettkampffolgetag ist das Laktat vollständig abgebaut, nicht aber die Produkte des muskulären Zellzerfalls und die Substrate des katabolen Stoffwechsels. Bei einem Muskelkater ist das Kompensationstraining in aerober Stoffwechsellage das beste „Heilmittel". Der Muskelkater ist das Anzeichen für eine milde Traumatisierung in den kontraktilen Strukturen des Muskels. Die zur Beseitigung der Strukturzerstörung einsetzende Schwellung (Ödem) in den zerstörten Muskelfasern verursacht den Schmerz. Dieser wird am günstigsten durch ein niedrig dosiertes aerobes Kompensationstraining und die damit einsetzende Durchblutungssteigerung abgebaut. In ein bis drei Tagen sind alle Formen des Muskelkaters durch das Kompensationstraining behoben. Die zur Steuerung der Kompensationsbelastung genutzte Hf sollte 120 Schläge/min nicht übersteigen. In der späten Phase der Regeneration ist das aerobe Grundlagenausdauertraining die Methode der Wahl. Mit allen Formen intensiver Belastung, die zu Laktatkonzentrationen über 5 mmol/l führen, ist vorsichtig umzugehen; sie sind für das Regenerationstraining sportmethodisch nicht typisch.

Zusammenfassung
Alle intensiven Trainingsbelastungen und Wettkämpfe bedürfen der sportmethodischen Nachbereitung. Die erste Regenerationbelastung erfolgt unmittelbar nach dem Wettkampf oder Training. Als eigenständige Trainingseinheit kann das Kompensationstraining in aerober Stoffwechsellage zeitlich begrenzt ausgeführt werden.

12.2 Sportmedizinische Maßnahmen

Das Befassen mit der Regeneration war längere Zeit für die Sportmedizin nicht bedeutsam oder erfolgte nur punktuell. Der nachlassende Kraftverlust nach anstrengenden Belastungen (besonders nach Wettkämpfen) wurde als Folge der allgemeinen Ermüdung gewertet. Die von den Sportlern geäußerten Ermüdungsprobleme in der Muskulatur waren in ihrer Ursache nicht so recht bekannt. Erfahrenen Trainern war der muskuläre Kraftverlust bekannt und sie haben diesen empirisch mit sportmethodischen Maßnahmen ausbalanciert.

Die Unterstützung der Regeneration in der sportartspezifisch hochbelasteten Muskulatur hat sich inzwischen zu einer wichtigen Aufgabe in der sportmedizinischen Betreuertätigkeit entwickelt.

Inzwischen ist durch muskelbioptische Untersuchungen gesichert, dass es bei ungewohnten und hohen Belastungen zu massiven Muskelfaserzerreißungen und Zerstörungen von Zellmembranen kommen kann. Die mildeste Form dieser Störung ist der Muskelkater. Dieser hat mit einer Muskelübersäuerung nichts zu tun, weil er auch bei rein aeroben Ausdauerbelastungen auftritt.

Die Folge der muskulären Strukturzerstörung oder auch von energetischen Engpässen während der Belastung ist der hohe Anstieg der zellständigen Creatinkinase (CK) im Blut. Jedoch sind nicht alle Anstiege der CK, besonders wenn sie nur das 4- bis 5fache des Trainingsdurchschnittswertes betragen, Ausdruck der ultrastrukturellen Muskelzerstörung. Bereits der Zusammenbruch der Zellmembranstabilität bei Energienot führt zum Austritt der CK aus dem Zellinnenraum in die Zellzwischenräume und die CK wird langsam über die Lymphbahnen in das Blut transportiert.

Den stärksten muskulären Funktions- und Strukturabbau rufen ungewohnte exzentrische Muskelbelastungen hervor, wie schnelles Laufen auf hartem Untergrund und besonders das rasante Bergablaufen (Abb. 1/12.1.2, s. S. 243). Das Abfedern der Körpermasse erfolgt beim Bergablauf entgegen der gewohnten Kontraktionsrichtung des Muskels, mit der Folge größerer Strukturzerstörungen. Die Abbauprodukte mechanisch zerstörter Kontraktionsproteine erscheinen verzögert im Blut. Das betrifft die Myosinschwerkettenbruchstücke und das Troponin I. Diese Muskelfaserabbauprodukte spiegeln die noch anhaltende Ermüdung und den noch nicht vollen Leistungszustand der Muskelkraft wider. Die Extremlaufbelastungen (Marathon, Langtriathlon, 100 km-Lauf, Mehrfach-Ironman u.a.) stören zusätzlich das aerobe Energiepotenzial in den Mitochondrien. Hierbei kommt es zu Formveränderungen in den Mitochondrien, Dichteveränderungen im Mitochondriuminnenraum sowie Mitochondrienuntergängen infolge anhaltender Energienot. Die Regenerationszeit nach diesen Langzeitbelastungen geht deutlich über jene hinaus, die zur Glycogenspeicherfüllung nötig ist.

Die Auffüllung der Glycogenspeicher dauert nach hohen Ausdauerbelastungen länger als allgemein angenommen; sie kann nach Marathonläufen mehrere Tage betragen (BLOM et al., 1986; SHERMAN et al., 1983).

Das Erfolgsgefühl nach einem Wettkampf darf nicht darüber hinwegtäuschen, dass der Muskel nach individueller Extrembelastung vermindert belastbar ist. Nach Marathonläufen oder einem Langtriathlon ist mit einer Mindestmuskelregeneration von fünf bis zehn Tagen zu rechnen. In dieser Zeit sind keinesfalls neue Wettkämpfe zu planen oder durchzuführen. Sportler, die in Selbstüberschätzung frühzeitig wieder Wettkämpfe durchführten, liefen danach monatelang ihrer Form hinterher. Sie haben die Regeneration ihrer Muskelstruktur stark verzögert. Erreicht der Sportler im Zustand der Unterzuckerung (Hypoglycämie) das Ziel und ist dabei desorientiert, so ist durch Fremdhilfe schnell Glucose zuzuführen. Kann er noch selbst trinken, dann sind glucosehaltige Getränke jeder Art nützlich. Am sichersten wirkt in diesem Zustand eine Glucose-Elektrolyt-Infusion. Wird nur physiologische Kochsalzlösung infundiert, dann ist der Zustand der Unterzuckerung noch nicht beseitigt.

Durch die Glucosezufuhr ist meist innerhalb einer Stunde die volle Handlungsfähigkeit des hypoglycämischen Sportlers erreicht; die Blutglucosekonzentration steigt über den Ruhewert an (Abb. 2/12.2, s. S. 244).

Die regenerationsfördernden Maßnahmen, insbesondere für das Stütz- und Bewegungssystem, müssen aus sportmedizinischer Sicht immer in ihrer Komplexität gesehen und längerfristig gestaltet werden (FRÖHNER, 1995). Die Elektrotherapie hat im Rahmen physiotherapeutischer Maßnahmen einen hohen Stellenwert, besonders in der Förderung der muskulären Regeneration und in der Behandlung örtlicher Beschwerden (GILLERT et al., 1995). Hauptziel aller regenerativen Einflussmaßnahmen ist dabei das Erreichen der Wiederbelastbarkeit für die gewohnte Trainingsbelastung.

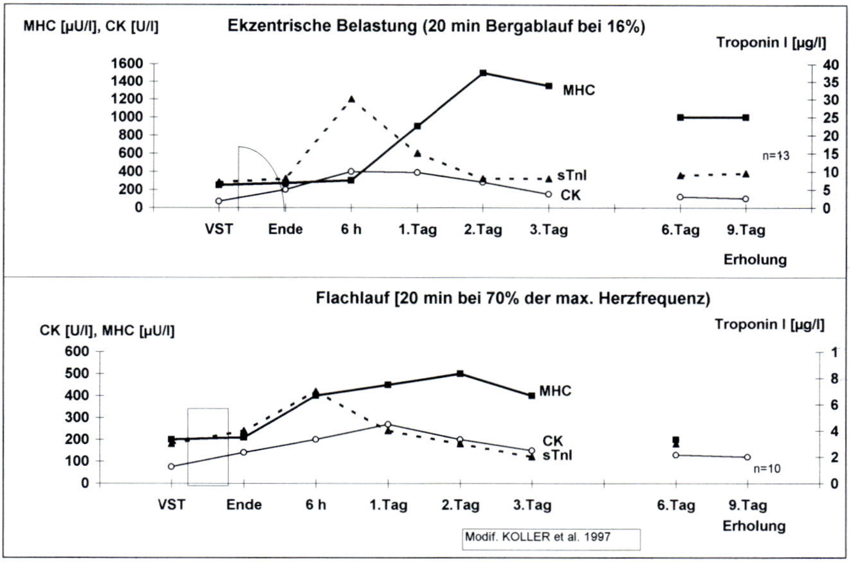

Abb. 1/12.2 Vergleich von zwei Laufbandbelastungen bei 4 mmol/l Laktat und 20 min Dauer. Die Belastung wurde als Bergablauf (ekzentrische Belastung) und als Flachlauf durchgeführt. Der Bergablauf führte zu einem länger anhaltenden Anstieg der Myosinschwerkettenbruchstücke (MHC), des Troponin I (sTnI) und der Creatinkinase (CK). Daten modifiziert nach KOLLER et al. (1997).

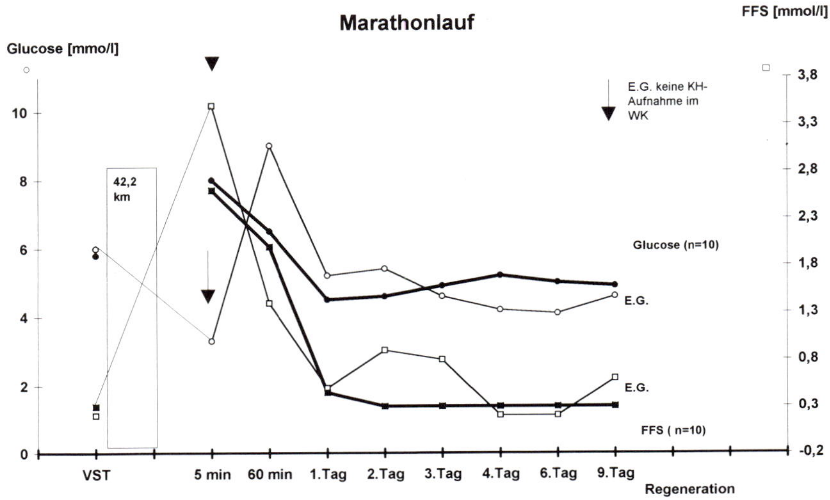

Abb. 2/12.2 Verhalten von Glucose und freien Fettsäuren (FFS) vor und nach einem Marathonlauf. Der Sportler E.G. nahm keine Kohlenhydrate (KH) während des Laufes auf und erreicht unterzuckert das Ziel. Als Kompensation waren seine FFS stark erhöht, im Vergleich zum Mittelwert der Gruppe (n = 12). Nach der KH-Aufnahme im Ziel war die Blutglucose nach 60 min wieder normal.

Zusammenfassung

Wesentliche sportmedizinische Maßnahmen zur Begünstigung der Regeneration sind:

- Rasche Auffüllung der Energiereserven und Supplementation mit bewährten Mitteln (Vitamine, Mineralien und weiteren Wirkstoffen) (s. Kap. 13).
- Inanspruchnahme von physiotherapeutischen (einschließlich elektrotherapeutischer) Maßnahmen.
- Längerfristige Übungsprogramme zur Überwindung von Schwachstellen im Stütz- und Bewegungssystem.
- Verschieben von psychisch belastenden Aufgaben aus den Hochbelastungsphasen in die spätere Regenerationsphase.

12.3 Diätetische Maßnahmen

Die hauptsächlichen diätetischen Maßnahmen für die Beschleunigung der Regeneration sind in Kap. 13 aufgeführt.

Nach sportlichen Belastungen ist zuerst das Flüssigkeitsdefizit auszugleichen. Von den zahlreichen Möglichkeiten der Flüssigkeitsaufnahme haben sich die natriumreichen Mineralwässer als günstig erwiesen. Weniger vorteilhaft sind die kaliumreichen Obstsäfte und stark zuckerhaltige (süße) Lösungen. Auf der Grundlage wissenschaftlicher Daten haben inzwischen verschiedene Hersteller Getränke entwickelt, die den Anforderungen der schnellen Wasseraufnahme, der optimalen Elektrolytzusammensetzung und der ausgewogenen Kohlenhydratmenge entsprechen (Tab. 1/12.3, s. S. 246). Die Alternative zu ihrer Anwendung ist der Kostenfaktor.

Nach starker Dehydrierung (über 3% des Körpergewichts) ist damit zu rechnen, dass der Flüssigkeitsausgleich über 24 Stunden beansprucht. Erst nach dieser Zeit ist das entwässerte Unterhautfettgewebe und die Muskulatur in all ihren Raumstrukturen wieder ausreichend mit Flüssigkeit aufgefüllt.

Neben dem Flüssigkeitsausgleich hat die Auffüllung der Glycogenspeicher in der Regeneration Vorrang. Bei normaler Grundlagenausdauerbelastung sind die Glycogenspeicher in 20 Stunden wieder aufgefüllt; nach schnellen Langzeitbelastungen (z.B. Marathonlauf) dauert die Speicherfüllung bis zu einer Woche.

Die wirksamste Maßnahme für die beschleunigten Glycogenspeicherfüllung ist das Ausnutzen der erhöhten Rate der Glycogenresynthese, die 7-8%/h unmittelbar nach der Belastung beträgt. Wenn die normale Rate der Glycogenresynthese 5-6%/h beträgt (IVY et al., 1988), bedeutet das eine Zunahme der Glycogenfüllung von 20%. Die Aktivität der Glycogensynthetase ist für etwa zwei Stunden nach der Belastung besonders hoch (Abb. 1/12.3, s. S. 246).

Bei der Flüssigkeits- und Nahrungsaufnahme nach der Belastung ist der Zustand des Magen-Darmtraktes zu beachten. Die normale Magenentleerungsrate wird bei Aufnahme von 30 bis 80 g Kohlenhydraten/Liter (3-8%) nicht beeinflusst (BROUNS, 1993). Gemische von Kohlenhydraten, Flüssigkeit und Kochsalz werden am schnellsten aufgenommen.

Die gebräuchlichen Marken der Elektrolyt-Kohlenhydrat-Getränke erfüllen diese Anforderungen. Durch die Selbstherstellung von Wasser-Salz-Zuckerlösungen können Kosten gespart werden. Wenn drei bis sechs Esslöffel Haushaltszucker auf 1 l Wasser (= 45-90 g Saccharose oder 4,5-9%) und zusätzlich ein Teelöffel Kochsalz (= 1,2 g Natrium/l) gemischt werden, entsteht ein gut verträgliches hypotones Getränk für zehn Pfennige.

Die weitere Aufnahme von Mineralien, Vitaminen und Spurenelementen richtet sich nach der Höhe des Schweißverlustes und der Belastungsdauer. Da eine Unterversorgung mit einzelnen Wirkstoffen nicht gleich erkennbar ist, sollten Präparate bevorzugt werden, die ein umfangreiches Spektrum dieser Stoffe enthalten.

Wichtig ist die Versorgung mit Magnesium nach hohem Schweißverlust und mechanisch starker Belastung (Bergläufe, Marathon). Dann ist die zusätzliche Aufnahme von 0,5 g Magnesium/Tag über mehrere Tage zweckmäßig. Durch den Kauf von Magnesiumcitrat als Pulver in der Apotheke oder die Verordnung durch den Hausarzt können Kosten gespart werden. Die Aufnahme von höher magnesiumhaltigen Mineralwässern ist für die Versorgung nützlich. Eine normale Blutkonzentration von Magnesium (0,75 bis 1,4 mmol/l) ist noch kein Beweis für das Vorliegen einer Unterversorgung, denn im Blut sind nur 1% des Körperbestandes an Magnesium enthalten. Beweiskräftiger für die Magnesiumunterversorgung sind belastungsbedingte Krämpfe oder Gefühlsstörungen (Parästhesien) in den Muskeln.

Anforderung an optimales Getränk zur Förderung von Rehydration und Regeneration*	
• Kohlenhydrate	60-80 g/l
• Natrium	0,4-1,0 g/l
• Chlorid	< 1,5 g/l
• Kalium	< 225 mg/l
• Calcium	< 225 mg/l
• Magnesium	< 100 mg/l
• Osmolalität	200-300 mosmol/l
• Säuregrad (pH)	> 4,0

** Angaben nach BROUNS/KOVACS (1996). Diesen Anforderungen entsprechen z.B. Isostar® und Gatorade®.*

Tab. 1/12.3: Anforderungen an optimale Getränke zur Förderung von Rehydratation und Rege-ne-ration

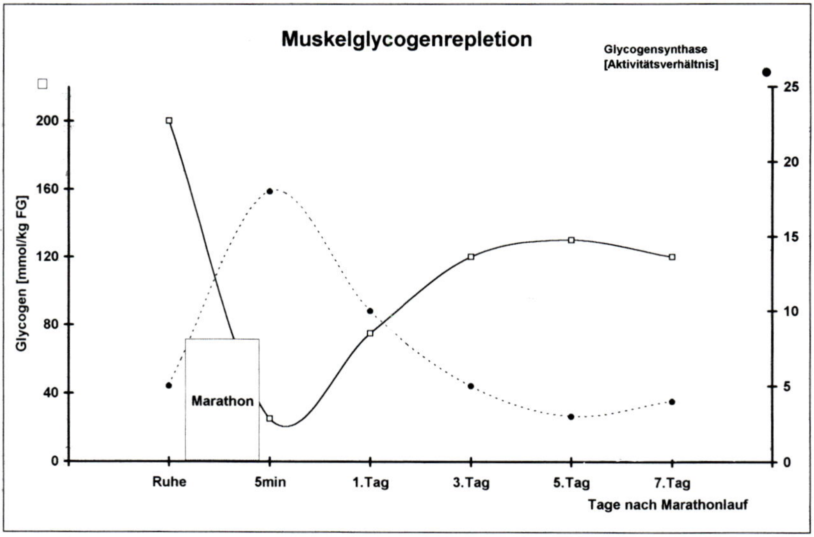

Abb. 1/12.3: Verhalten des Muskelglycogens und der Aktivität des Glycogenaufbauenzyms (Glycogensynthetase) vor und nach einem Marathonlauf. Daten nach WILLMORE/COSTILL (1994)

Regenerationsfördernde Substanzen	
Funktion	**Substanzen**
• Energiestoffwechsel	Komplexkohlenhydrate, Creatin, verzweigtkettige Aminosäuren (BCCA), mittelkettige Fettsäuren (MCT)
• Mikronährstoffe	Magnesium, Zink, Selen, Chrom, Vit. C, Omega-6-Fettsäuren
• Zellschutz • Antioxidantien	L-Carnitin, Vit. E, Selen, Vit. C, Betacarotin
• Antikatabolika	Glutamin, verzweigtkettige Aminosäuren, Beta-Hydroxy-Beta-Methylbutyrat (BMB), Arginin, Ornithin, Kohlenhydrat-Proteingemische
• Immunstimulantien	Roter Sonnenhut (Echinacea), L-Carnitin, Eberraute, Mistel, Kamille, Arnika, Salizylsäure, grüner Tee

Tab. 2/12.3: Regenerationsfördernde Substanzen

Das Vitamin C, eine sehr wirksame antioxidative Substanz, kann zusätzlich in Mengen von 0,5 bis 1 g nach hohen Belastungen mehrtägig aufgenommen werden. Mit Vitamin C wird auch das Immunsystem gestützt. Wenn Citrusfrüchte nicht ausreichend zur Verfügung stehen, sollte das Vitamin C in Tablettenform oder als Ascorbinsäure (kostengünstig) eingenommen werden (Tab. 2/12.3).

Von den weiteren Vitaminen ist die Aufnahme von Vitamin E in höheren Dosen (100 bis 400 mg/Tag) bei starken Muskelschmerzen oder Muskelkater nützlich.

Zusammenfassung

Bei hohen Trainingsbelastungen ist die Regeneration fast genauso bedeutsam wie das Training selbst. Schwerpunkte der Regenerationsförderung sind sportmethodische, sportmedizinische, physiotherapeutische und diätetische Maßnahmen. Das Kompensationstraining hat eine zentrale Rolle für die Wiederherstellung der ermüdeten Muskulatur, die sich durch Kraft- und Ausdauerverlust auszeichnet. Wesentliche unterstützende Maßnahmen sind der Flüssigkeitsausgleich, die rechtzeitige Kohlenhydratzufuhr und die zusätzliche Aufnahme von Vitaminen, Mineralien und weiteren Wirkstoffen. Die Missachtung regenerativer Maßnahmen und die vorzeitige Teilnahme an Wettkämpfen im Regenerationsprozess sind oft Ursachen für Leistungsstagnation und Bedingungen für das Übertraining. Das Entscheidende in der Regeneration ist die schnelle Wiederherstellung der muskulären Belastbarkeit.

13 Sporternährung

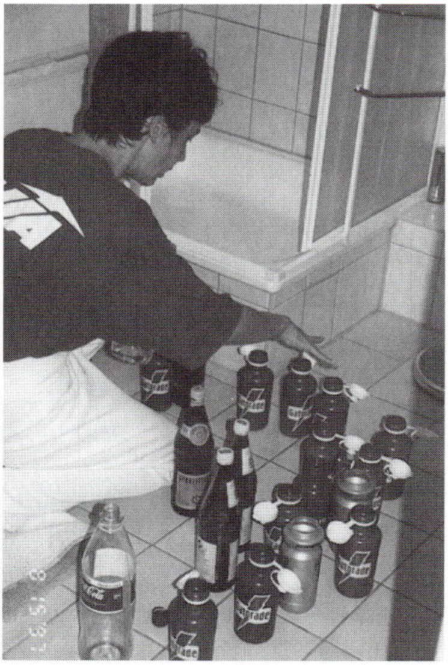

Sorgfältige Verpflegungsvorbereitungen für einen 100 km-Lauf.
(Foto: Georg Neumann, Leipzig)

Mit der Aufnahme des sportlichen Trainings sind Veränderungen in der gewohnten Ernährung zweckmäßig. Die zusätzliche Kalorienaufnahme steht dabei nicht so sehr im Vordergrund, sondern die Qualität in der Ernährung und die Verteilung der Nährstoffe. Abweichend von der gewohnten Ernährung hat es sich allgemein bewährt, in den Ausdauersportarten den Kohlenhydratanteil und in den Kraftsportarten den Proteinanteil zu erhöhen (Abb. 1/13, s. S. 250). Alternative Sporternährungsformen sind für das Leistungstraining wenig förderlich. Die Ausübung bestimmter Sportarten zwingt den Athleten, von den normalen Richtlinien in der Ernährung abzuweichen, indem das angestrebte Kaloriendefizit oder die Kalorienerhöhung durch lebensnotwendige Nähr- und Wirkstoffe, besonders Proteine, ergänzt wird (Tab. 1/13, s. S. 250). In diesem Kapitel werden die Ernährungsrichtlinien im Sport nur kurz dargestellt. Diesbezüglich wird auf die umfangreiche Fachliteratur zur Sporternährung verwiesen (GEIß/HAMM, 1990; WEBER, 1988; HOLTMEIER, 1995; KEUL/WITZIGMANN, 1988; KONOPKA, 1994; NEUMANN, 1996; WORM, 1992 u.a.).

Nachfolgend werden Ernährungsempfehlungen, die im unmittelbaren Zusammenhang mit der sportlichen Trainings- und Wettkampfbelastung stehen, abgehandelt.

13.1 Energiebedarf und Belastung

Der Energiebedarf ist im Sport vom Belastungsmaß abhängig. Die gewohnte Ernährung braucht bei wöchentlichen Trainingsbelastungen von zwei bis sechs Stunden kaum umgestellt zu werden. Bei moderater Belastungsintensität werden pro Trainingsstunde 500-700 kcal verbraucht. Die Energieaufnahme des Untrainierten, mit einem Körpergewicht von 60 bis 80 kg, beträgt 2.500-3.000 kcal/Tag. Der Energiebedarf setzt sich aus dem Grundumsatz, Verdauungsumsatz und dem Leistungsumsatz zusammen. Der zur Aufrechterhaltung der normalen Lebensfähigkeit notwendige Grundumsatz beträgt 1.500-1.700 kcal pro Tag. Für die Verdauungsvorgänge werden zusätzlich etwa 10% der aufgenommenen Energie benötigt (Abb. 1/13.1, s. S. 251).

Die Verdauungswärme macht sich bei reichlicher und proteinreicher Nahrungsaufnahme in warmer Umgebung durch Schwitzen bemerkbar. Für die Alltagsbelastungen und einen bewegungsarmen Lebensstil werden 500 bis 1.000 kcal/Tag benötigt.

Eine geringe, den Bedarf übersteigende Energieaufnahme von 100 bis 200 kcal pro Tag führt bereits in wenigen Wochen unmerklich zu einer Zunahme des Körpergewichts.

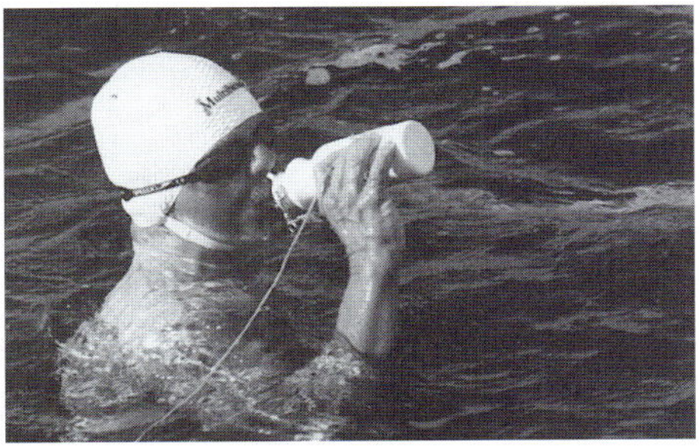

Nahrungsaufnahme beim Durchschwimmen des Ärmelkanals 1997 durch K. Stutzer (14 h 9 min) bei 16° C Wassertemperatur. (Foto: Klaus Stutzer, Frankfurt.)

Inzwischen sind 30% der Menschen im Erwachsenenalter übergewichtig. Das ist ein Ausdruck der Nahrungszufuhr über den persönlichen Bedarf hinaus. Die Aufnahme von sportlichen Aktivitäten ist eine nützliche Alternative zum Abbau überschüssiger Nahrungsenergie. Das Unterbrechen der Belastung und die Beibehaltung der gewohnten Nahrungsaufnahme führen in kurzer Zeit zur Körpergewichtszunahme. Die Berechnung des Energieverbrauchs stützt sich auf die Bestimmung der Sauerstoffaufnahme.

Der Energiebedarf ist beim Sport davon abhängig, in welcher Stoffwechsellage (Verhältnis der aufgenommenen Kohlenhydrate, Proteine und Fette) sich die Person befindet (Tab. 1/13.1, s. S. 252).

Im Leistungssport ist die Bestimmung der Sauerstoffaufnahme eine wichtige diagnostische Maßnahme. Der Energieverbrauch setzt sich aus den Anteilen umgesetzter Kohlenhydrate, Fettsäuren und Proteine zusammen. Aus der Höhe der Sauerstoffaufnahme und des dabei gemessenen RQ (Respiratorischer Quotient) kann auf diese Stoffwechselanteile im Energieverbrauch geschlossen werden.

Durch die Messung der Sauerstoffaufnahme ist es möglich, den Gesamtenergieverbrauch über kürzere oder längere Belastungen festzustellen. Die Fortbewegungsgeschwindigkeit beeinflusst den Energieverbrauch (Abb. 2/13.1, s. S. 252).

Der höchste Gesamtenergieverbrauch pro Tag wurde bisher bei den Profi-Straßenradfahrern während der Tour de France gemessen. Bei dieser Tour wurde ein durchschnittlicher Energieverbrauch von 6.500 kcal/Tag ermittelt (SARIS, 1989). Die Spitzenwerte lagen bei den Bergetappen bei 9.500 kcal/Tag. Im Vergleich dazu werden für einen Marathonlauf in 130 min etwa 3.000 kcal benötigt. Für den Topläufer beträgt der Energieverbrauch 1.300 kcal/Stunde. Der langsamer laufende Leistungs- oder Fitnesssportler setzt etwa 850 kcal/Stunde um. Da er aber zeitlich länger läuft, steigt sein Gesamtenergieverbrauch bei vier Stunden auf 3.400 kcal an.

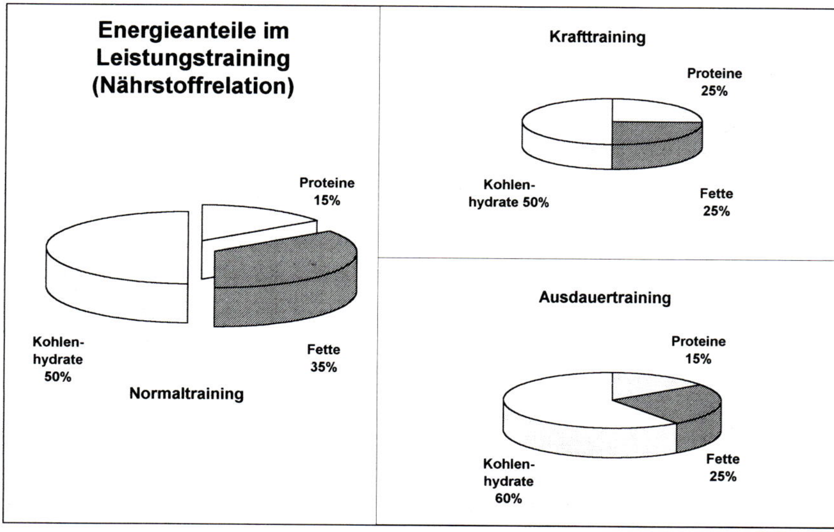

Abb. 1/13: Nährstoffregulation beim normalen, ausdauerorientierten und kraftbetonten Training

Risikogruppen der Energieaufnahme im Leistungssport		
Vorteile	**Sportarten**	**Ernährungsgestaltung**
Halten niedriger Körpermasse und Sicherung der Belastbarkeit	Turnen, Ballett, Rhythmische Sportgymnastik, Eiskunstlauf	Unterkalorische Ernährung über längere Zeiträume wird mit Proteinkonzentraten, Vitaminen und Mineralien ausgeglichen.
Aufbau einer großen Muskelmasse mit wenig Fett	Bodybuilding, Gewichtheben	Proteinreiche Ernährung (bis 3 g/kg). Gezielte Aufnahme von Arginin, Ornithin, Glutamin und Tryptophan zum Muskelaufbau.
Entwicklung und Erhaltung der Muskelkraftausdauer, Sicherung der muskulären Regeneration nach hoher Beanspruchung	Radsport, Lauf, Schwimmen, Rudern, Kanu, Triathlon u.a.	Verdoppelung der Energieaufnahme (4.500-6.500 kcal/Tag). Erhöhte Proteinzufuhr (12-17% der Nahrungsenergie oder 1,5 bis 2,5 g/kg). Supplementation von Kohlenhydraten, Vitaminen, Mineralien und Wirkstoffen zur Leistungsentwicklung und Sicherung der Regeneration.
Schnelle Veränderung des Körpergewichts, Start in niedriger Gewichtsklasse.	Ringen, Judo und Boxen	Wiederholte drastische Wechsel von Energie- und Flüssigkeitszufuhr. Nach Nahrungsrestriktion gezielte Flüssigkeits-, Kohlenhydrat- und Proteinaufnahme in kurzer Zeit.

Tab. 1/13: Risikogruppen der Energieaufnahme im Leistungssport

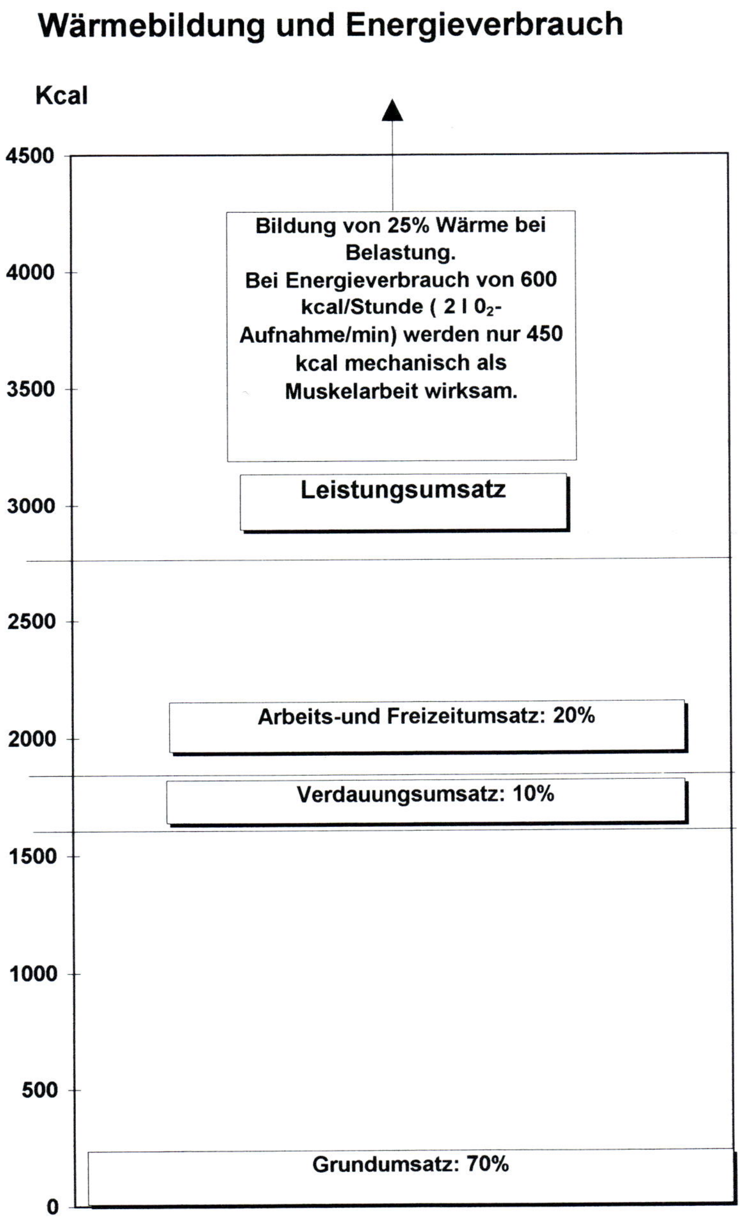

Abb. 1/13.1: Anteile des Energieverbrauchs in Ruhe, bei Arbeit und Sportausübung

Energieäquivalente bei der Aufnahme von 1 Liter Sauerstoff/min in unterschiedlicher Stoffwechsellage		
Respiratorischer Quotiont (RQ)	Stoffwechsellage (Energiegewinnung)	Energieäquivalent aus Sauerstoffverbrennung
RQ 1,0	nur Kohlenhydrate (KH)	5,05 kcal (21,2kJ)
RQ 0,9	KH/Fettsäuren	4,93 kcal (20,7 kJ)
RQ 0,8	Fettsäuren/KH	4,81 kcal (20,2 kJ)
RQ 0,7	nur Fettsäuren	4,69 kcal (19,7 kJ)

Tab. 1/13.1: Energieäquivalente bei der Aufnahme von 1 Liter Sauerstoff/min in unterschiedlicher Stoffwechsellage.

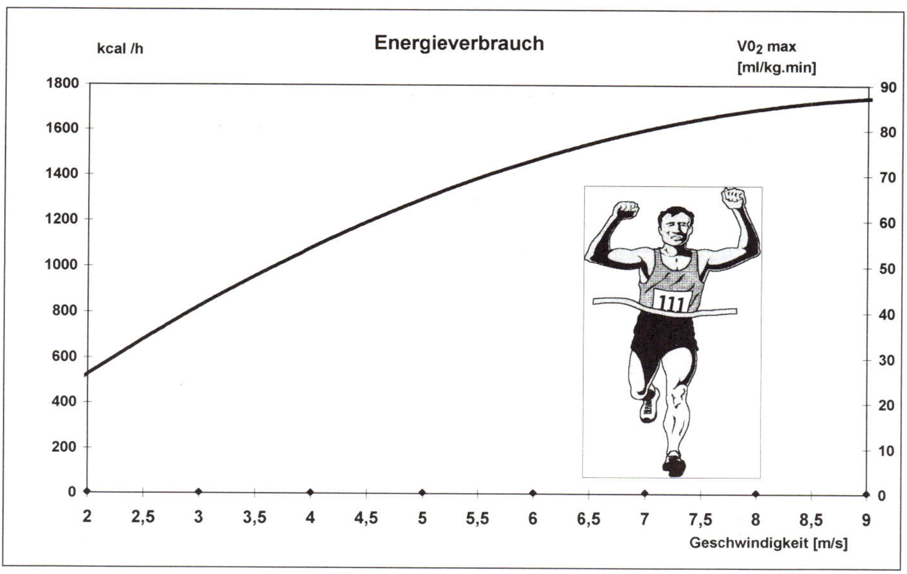

Abb. 2/13.1: Abhängigkeit des Energieverbrauchs von der Leistungsfähigkeit

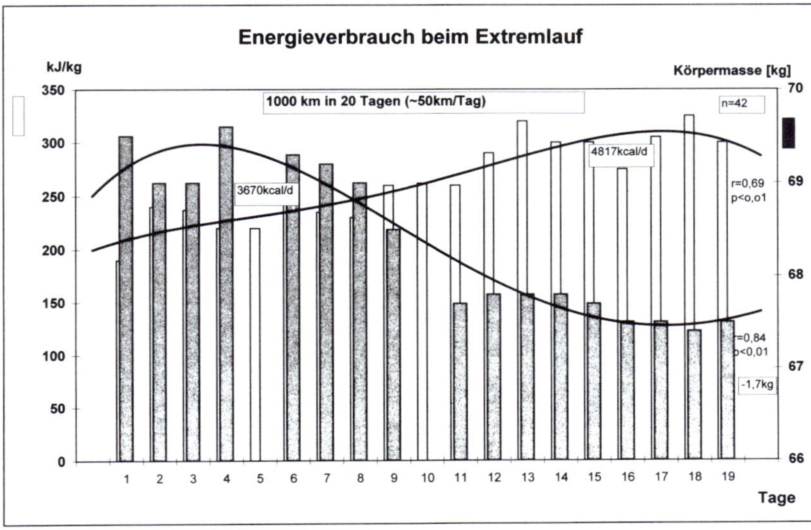

Abb. 3/13.1: Veränderungen des Energieverbrauchs und des Körpergewichts bei einem Extremausdauerlauf über insgesamt 1.000 km (Daten nach RASCHKA/PLATH, 1997)

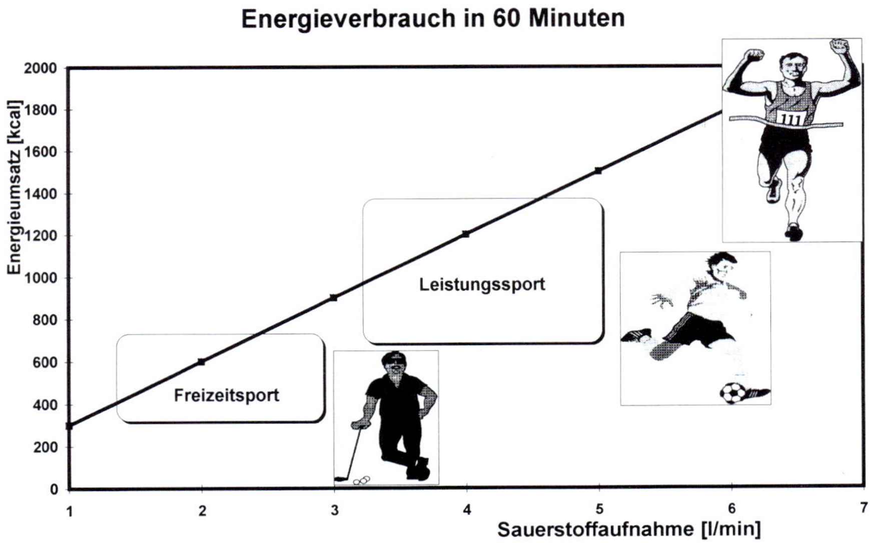

Abb. 4/13.1: Abhängigkeit des Energieverbrauchs von der Zunahme der Sauerstoffaufnahme beim Training im Fitnesssport und Leistungssport

Bei Extremlangzeitbelastungen nimmt im Verlaufe der Belastungstage der Energiebedarf bei abnehmendem Körpergewicht deutlich zu (Abb. 3/13.1, s. S. 253). Die angestiegene Nahrungsaufnahme bei zunehmender muskulärer Ermüdung und abnehmender Leistung ist bei Langzeitbelastungen insofern zu beachten, wenn die Nahrung auf Vorrat selbst mitgeführt werden muss.

Im täglichen Training beträgt der Energieumsatz etwa 500 kcal/Stunde im Fitnesssport und 700-1.000 kcal/Stunde im Hochleistungssport (Abb. 4/13.1, s. S. 253). Im Einzelfall liegen diese Werte bei schwereren Personen höher.

Die tägliche Energieaufnahme sollte auf den belastungsbedingten Verbrauch orientiert werden. Entstünde bei hohen Belastungen ein Energiedefizit von 7.700 kcal über längere Zeit, dann werden zum Ausgleich 1 kg Fettgewebe oder 3 kg Muskelmasse bzw. eine Mischung aus diesen Geweben bei der Gewichtsabnahme abgebaut. Diese Massenabnahme kann bei Verdauungsstörungen und dabei verminderter Energieaufnahme beim Training eintreten. Kurzfristige Gewichtsabnahmen nach dem Training bestehen zu 80% aus Wasserverlust.

Die Anteile der im Energiestoffwechsel umgesetzten Kohlenhydrate und Fettsäuren verändern sich mit der Zunahme der Leistungsfähigkeit. In der Regel steigt beim Ausdauertraining der Anteil der umgesetzten Fettsäuren an.

13.2 Kohlenhydrate

13.2.1 Kohlenhydratstoffwechsel und Belastung

Die Kohlenhydrate (KH) sind bei kurz- und mittelzeitigen sportlichen Belastungen die hauptsächlich genutzten Substrate für die Energiegewinnung. Bei allen intensiven und längeren Belastungen über 90 min Dauer müssen ständig KH in unterschiedlicher Form aufgenommen werden. Die KH- oder Glucoseaufnahme ist aus zwei Gründen notwendig. Einmal verträgt das Gehirn keine Unterzuckerung (Hypoglykämie) und zum anderen können Fettsäuren nur verbrannt werden, wenn der KH-Stoffwechsel funktioniert.

Das Unterschreiten der Blutglucosekonzentration von 3,5 mmol/l (63 mg/dl) ist ein Zustand, den fast alle Trainierenden als störendes Ereignis kennen. Die Grenzen des Leistungsabfalls sind bei Unterzuckerung individuell unterschiedlich (NEUMANN/REUTER, 1993).

Das Glycogen wird nur in den Muskelgruppen verbraucht, die in das sportartspezifische Bewegungsprogramm einbezogen werden. Nicht belastete Muskelgruppen behalten ihr Glycogen. Diese Regulation wird von den Triathleten ausgenutzt, die drei verschiedene Muskelprogramme aktivieren.

Die Trainingsreize, die zu einer Erschöpfung der Glycogenspeicher führen, sind die Grundlage dafür, dass es zur Erhöhung der Aktivität des glycogenaufbauenden Enzyms Glycogensynthetase kommt. Die erhöhte Aktivität dieses Enzyms ist die Voraussetzung für das Auslösen einer Glycogensuperkompensation. Sportler, die nur kurze Strecken bei einer moderaten Gesamtbelastung trainieren, erreichen den Effekt der Glycogensuperkompensation nach überhöhter Kohlenhydrataufnahme nicht oder nur in geringerem Maße (BLOM et al., 1987).

Die Fortsetzung der Belastung bei erschöpften Glycogenspeichern bedeutet für die Muskulatur einen energetischen Notfall. Die hauptsächliche Hilfe kommt über den Abbau der verzweigtkettigen Aminosäuren. Diese Zuckerneubildung aus Aminosäuren wird durch die erhöhte Ausschüttung von Adrenalin und Cortisol unterstützt. Über die Gluconeogenese kann die Leber 0,9 g Glucose pro Minute oder 54 g pro Stunde freisetzen. Das Leberglycogen ist aber nach zwei Stunden aerober Belastung erschöpft; nach sehr intensiven Belastungen bereits frühzeitiger. Die verzweigtkettigen Aminosäuren (Valin, Leucin, Isoleucin) liefern das Kohlenstoffgerüst für die Pyruvatbildung. Aus 1 g Aminosäuren können 0,6 g Glucose gebildet werden. Im Zustand der Glucoseknappheit nimmt der Fettstoffwechselanteil an der Energiegewinnung zu. Mit der deutlichen Zunahme der Fettsäurenverbrennung sinkt aber die Fortbewegungsgeschwindigkeit oder die Leistung, weil aus der Fettverbrennung in der Zeiteinheit weniger Energie als bei der Kohlenhydratverbrennung gebildet werden kann (s. Kap. 4.5).

Die aus der Gluconeogenese gebildete Glucose reicht nicht aus, um den Glycogenmangel auszugleichen, sodass zusätzlich Kohlenhydrate (KH) in einer Mindestmenge von 30 g/Stunde aufzunehmen sind. Die zugeführte KH-Menge während der Belastung ist das Zünglein an der Waage bei der Aufrechterhaltung der Ausdauerleistung. Bei unzureichender KH-Zufuhr sinkt die Fortbewegungsgeschwindigkeit oder es kommt zum vorzeitigen Belastungsabbruch.

Das Hungergefühl ist während der Belastung unzuverlässig. Die notwendige Nahrungsaufnahme muss bei Mehrstundenbelastungen verstandesgemäß erfolgen.

13.2.2 Kohlenhydrataufnahme vor Belastung

Volle Glycogenspeicher sind vor bedeutenden Wettkämpfen leistungsfördernd. Bei normalen oder erhöhten Glycogenspeichern sind bessere Leistungen zu erwarten als bei unvollständig gefüllten. Längere Zeit wurde in der Füllung der Glycogenspeicher über den Normalzustand eine wichtige Leistungsreserve gesehen. Diese Aussage ist nach heutiger Kenntnis zu relativieren. Allein durch reichliches Essen und ohne entsprechendes Training sind die Glycogenspeicher nicht übernormal auffüllbar.

Die von HULTMAN (1974) propagierte Glycogensuperkompensation, durch spezielle kohlenhydratarme sowie fett- und proteinreiche Diät vor dem Wettkampf als leistungssteigernde Maßnahme, ist heute im Leistungssport in der klassischen Form kaum mehr üblich. Dafür gibt es folgende Gründe:

Um eine Glycogensuperkompensation zu erreichen, muss bei Aufnahme proteinreicher und kohlenhydratarmer Nahrung mehrere Tage trainiert werden. In dieser Zeit fühlen sich die Sportler schwach und es können auch Durchfälle auftreten. Beim heutigen Leistungsniveau können

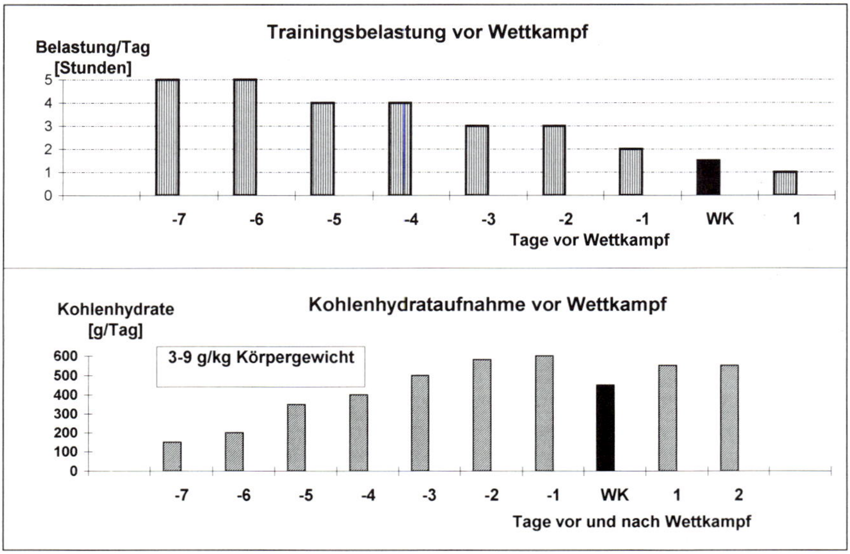

Abb. 1/13.2.2: Gestaltung der „modernen" Glycogensuperkompensation im Leistungstraining vor einem Wettkampf. Die Trainingsbelastung wird allmählich gesenkt und die Kohlenhydrataufnahme erhöht.

Ernährung vor dem Wettkampf
1. Mehrtägige Auffüllung der Glycogenspeicher durch reichliche Kohlenhydrat- (KH-) Aufnahme vor dem Wettkampf (WK). Optimal sieben Tage vorher.
2. Grundprinzip: Zunahme der KH-Aufnahme und Abnahme der Gesamttrainingsbelastung (Umfangsverminderung bei Sicherung der Trainingsqualität).
3. Eine Glycogensuperkompensation ist möglich, wenn die KH-Menge auf 600 g/Tag (maximal 10 g/kg) Körpergewicht), in den letzten 2-3 Tagen vor dem Wettkampf gesteigert wird.
4. Zusätzlich ist zwei Tage vor dem WK reichlich zu trinken (verträgliche Elektrolytgetränke bevorzugen).
5. Ballaststoff- und fettreiche Nahrungsmittel an letzten Tagen vor WK reduzieren.
6. Unmittelbar vor dem WK (2-3 Stunden) können nochmals reichlich KH (möglichst in flüssiger Form) aufgenommen werden, damit ist sichere Auffüllung des Leberglycogens erreichbar.
7. Kurz vor mehrstündigen Belastungen oder WK können nochmals feste KH (helles Brot, Energieriegel mit wenig Fett und Proteinen) aufgenommen werden.
8. Um hypoglykämische Regulationen vor dem Start bei Aufnahme konzentrierter KH zu vermeiden, sollte diese erst 5-10 min vor dem Start erfolgen (Resorption fällt dann in Belastungszeit, die Glucose wird gleich muskulär verwertet).

Tab. 1/13.2.2: Ernährung vor dem Wettkampf

sich die Athleten eine willkürliche Trainingspause von 3-7 Tagen vor bedeutenden Wettkämpfen kaum leisten bzw. diese Maßnahme wird aus sportmethodischer Sicht als riskant angesehen.

Die Alternative zur klassischen Superkompensation ist, dass vor bedeutenden Wettkämpfen die Trainingsbelastung allmählich zurückgenommen wird und gleichzeitig die Kohlenhydratzufuhr ansteigt (Abb. 1/13.2.2, s. S. 256). Eine Woche vor dem Wettkampf (WK) erfolgt die tägliche Belastungsverminderung und gegenläufig die Zunahme der KH-Aufnahme. Die KH-Menge sollte von 6 bis auf 10 g/kg Körpergewicht pro Tag gesteigert werden. Allerdings reichen insgesamt 600 g KH pro Tag aus; größere Mengen bringen keinen zusätzlichen Nutzen für die Speicherfüllung (BURKE et al., 1993).

Unmittelbar vor einem längeren WK (über zwei Stunden Dauer) ist eine KH-reiche Mahlzeit zur Auffüllung des Leberglycogens nützlich (Tab.1/13.2.2, s. s. 256). Wettkämpfe unter 60 min Dauer erfordern keine betonte KH-Aufnahme. Ausreichend sind leicht verdauliche KH in Form von Energiegetränken oder Energieriegeln, insbesondere wenn die Zeit bis zum Start knapp ist. Die WK-Leistungen bis zu 90 min Dauer werden ohnehin aus den vorhandenen Glycogenreserven bestritten, sodass auch ein Nüchternstart möglich ist.

13.2.3 Kohlenhydrataufnahme während Belastung

Die Abbaugeschwindigkeit des Glycogens ist von der Belastungsintensität abhängig. Bei Belastungen in aerober Stoffwechsellage erfolgt der Glycogenabbau langsamer als bei der anaerob-aeroben Belastung. Dauerbelastungen mit über 4 mmol/l Laktat führen zur frühzeitigen Erschöpfung des Glycogens.

Der Glycogenmangel führt zur allmählichen Unterzuckerung, besonders, wenn das Leberglycogen erschöpft ist und noch keine KH-Nahrung aufgenommen wurde. Beim Blutglucoseabfall lässt der motorische Antrieb des Großhirns auf die Muskulatur nach, die Fortbewegungsgeschwindigkeit sinkt. Den Energiemangel verspürt der Sportler am zunehmenden Müdigkeitsgefühl in der Arbeitsmuskulatur, die Fortbewegung fällt schwer. Die Kraft nimmt ab, die Schritte werden kürzer. Das sind erste Anzeichen des Verlustes der Übersichtsregulation des Zentralnervensystems für den Bewegungsvortrieb. Abhilfe schafft bei drohender Unterzuckerung nur die sofortige Aufnahme von Kohlenhydraten in jeder zugänglichen Form. In dieser energetischen Notsituation ist es gleichgültig, welcher Zucker aufgenommen wird. Entscheidend ist die Menge, die zum Anstieg des Blutzuckers führt (Abb. 1/13.2.3, s. S. 260).

Als rasch wirksam haben sich Zweifach- und Einfachzucker erwiesen. Diese passieren am schnellsten den Magen-Darmtrakt und gelangen bereits in 5 bis 7 min über das Blut zur Muskulatur. Die KH-Aufnahme während der Belastung muss vom Athleten vorher abgeschätzt werden. Das betrifft besonders Trainingszustand, Belastungsintensität und Belastungsdauer im

Wettkampf. In den Ausdauersportarten oder bei Belastungen über eine Stunde Dauer stammt die umgesetzte Glucose aus der während der Belastung zugeführten Nahrung. Die Größe der Oxidationsrate der Glucose bei Kohlenhydrataufnahme ist indirekt über den Respiratorischen Quotienten (RQ) ableitbar. Die Wasseraufnahme während Ausdauerbelastungen beansprucht den Fettstoffwechsel stärker (Abfall des RQ), führt aber zu einem Geschwindigkeitsabfall oder vorzeitigem Abbruch (Abb. 2/13.2.3, s. S. 260). Durch eine einmalige und hohe KH-Aufnahme während der Belastung kommt es zu einem Anstieg der Blutglucose von etwa 60 min und einer Fahrzeitverlängerung von 20% (Abb. 3/13.2.3, s. S. 261).

Die KH-Aufnahme kann kontinuierlich oder in größeren Portionen auf einmal erfolgen. Die kontinuierliche Glucoseaufnahme führt zu einem geringen Blutglucoseanstieg, aber auch zur Leistungsverbesserung (s. Abb. 1/13.2.3). Beide Verfahrensweisen erhöhen die Blutglucose. Im Allgemeinen wird, wo es renntaktisch möglich ist, der kontinuierlichen Zufuhr der Vorzug gegeben.

Die Aufnahme von 30 bis 80 g KH pro Stunde (nach 70 min Belastung) verbessert die Ausdauerleistungsfähigkeit eindeutig. Die zusätzlich oxidierbare Glucose sichert das Aufrechterhalten der Geschwindigkeit bei im Durchschnitt 20% längerer Belastungsdauer ohne Geschwindigkeitsabfall. Die Glycogenspeicher werden bei KH-Aufnahme geschont.

Der Zeitpunkt und die Menge der KH-Aufnahme sind von Belastungsdauer und Leistungsfähigkeit abhängig. Die KH-Aufnahme sollte während der Belastung erst nach 60 min erfolgen. Bei Wettkämpfen über 60 min oder Training über 90 min Dauer ist eine KH-Aufnahme stets nützlich. Im Zweifelsfall ist abzuschätzen, ob Leistungsfähigkeit oder einzuhaltende Belastungsintensität eine zusätzliche KH-Aufnahme erfordern. Alle Wettkämpfe zwischen 90 bis 120 min oder Training zwischen 120 min und 150 min Dauer sind Grenzsituationen für die Verfügbarkeit des Glycogens. Die Praxis zeigt, dass der Blutzucker auch 5 bis 10 min vor dem Zieleinlauf abfallen kann, verbunden mit dramatischem Geschwindigkeitsabfall oder der Unmöglichkeit des Spurts.

Aufgrund der begrenzten Resorptionskapazität sind nicht mehr als 60 g KH/Stunde aufnehmbar. Der Zeitpunkt der ersten KH-Aufnahme sollte bei etwa 70 min im Wettkampf liegen, damit sich zuvor KH- und Fettstoffwechsel einregulieren können. Zu bevorzugen sind Komplex-KH, die Glucose, Maltose, Saccharose, Glucosepolymere und lösliche Stärke enthalten.

Zu beachten ist, dass Fructose, Galactose und unlösliche Stärke (unreife Bananen) langsamer resorbiert werden. Der Reifezustand der Bananen entscheidet über den Anteil an resorbierbarer Stärke und Zucker. Während die gelbgrünen Bananen etwa 40% Stärke und 45% Zucker enthalten, verändert sich das Verhältnis bei Vollreifung (gelb mit vielen schwarzen Punkten) auf 5% Stärke und 85% Zucker. Vollreife Bananen sind ernährungsphysiologisch am günstigsten.

Zur Aufnahme von Fructose haben sich die Vorstellungen geändert. Da die Fructoseaufnahme keinen Insulinanstieg provoziert, glaubte man, sie sei das optimale Kohlenhydrat für die Belastung. Nicht bedacht wurde, dass die Aufnahme der Fructose in höheren Konzentrationen vom Magen-Darmtrakt schlecht vertragen wird und bei vielen Sportlern zu Durchfällen führt. Da die Fructose nur in der Leber zu Glucose gespalten werden kann, kommt sie später über die Blutbahn in die Muskulatur. In Konzentrationen über 3,5% verursacht die Fructose Magen-Darm-Probleme und Durchfälle, sodass ihre alleinige Aufnahme vermieden werden soll. Die Fructose kann in niedrigen Konzentrationen zusammen mit Glucose aufgenommen werden.

Im Leistungssport sind die kombinierten Kohlenhydrat-Elektrolytgetränke und die Energieriegel gegenwärtig die bevorzugten Kohlenhydrate, die während der Belastung aufgenommen werden. Nach wie vor sind aber mit Wasser angesetzte Breie aus Haferflocken oder anderen Getreideprodukten gut verträglich und durch ihre physiologisch günstige KH-Zusammensetzung länger wirksam.

Die Verträglichkeit von KH- und Nahrungsergänzungsprodukten ist vor der Aufnahme im Wettkampf stets zu prüfen (Tab. 1/13.2.3, s. S. 261).

Während der Belastung ist die Aufnahme von ballaststoffreichen und proteinreichen Nahrungsmitteln zu meiden. Neu ist die Empfehlung, auch bestimmte Aminosäuren bereits während der Belastung aufzunehmen. Zur Abschwächung des Kohlenhydratmangels können bei Langzeitbelastungen besonders die verzweigtkettigen Aminosäuren aufgenommen werden (s. Kap. 13.4).

Die Verträglichkeit der Kohlenhydrate ist von ihrer Zusammensetzung und Konzentration abhängig. Während der Belastung sind KH-Konzentrationen von 6 bis 8% nicht zu überschreiten, d.h. 60 bis 80 g KH auf einen Liter Flüssigkeit. Bei der Aufnahme handelsüblicher Sportlergetränke, die meist 3-6% KH enthalten, sind die Mengen auf 0,7 bis 1,0 Liter Flüssigkeit pro Belastungsstunde zu begrenzen. Höhere KH-Konzentrationen werden zu langsam resorbiert und es entsteht ein Völlegefühl in Magen und Darm. Eine KH-Konzentration von über 16% verursacht mit hoher Wahrscheinlichkeit Verdauungs- und Verträglichkeitsprobleme. Eine Ausnahme machen die Malzzucker, die aufgrund der kleinen Molekülgröße in höherer Konzentration aufnehmbar sind.

Die aufgenommenen KH während der Belastung schonen die Glycogenreserven, weil diese Glucose bevorzugt oxidiert wird. Die muskuläre Ermüdung kann durch die KH-Aufnahme grundsätzlich nicht verhindert werden, weil die Leistungsfähigkeit auch von nicht diätetischen Faktoren beeinflusst wird.

Während der Belastung ist die Aufnahme von KH mit hohem glycämischen Index zu bevorzugen, d.h. jener KH, die aufgrund der Ballaststoffarmut zu einem raschen Anstieg der Blutglucosekonzentration führen. Die Ausdauerbelastung ist auch für Sportler mit Diabetes oder diabetischer Stoffwechsellage möglich. Während der Belastung nimmt der Insulinbedarf ab. Die erhöhte Ruheglucose des Diabetikers verschwindet während der Belastung. Die Blutglucose gelangt über insulinunabhängige Glucoserezeptoren (Gluc 4-Transporter) in die Muskulatur (Abb. 4/13.2.3, s. S. 262). Diabetiker können ohne Probleme, bei Beachtung bestimmter Diätgrundregeln, Leistungssport betreiben.

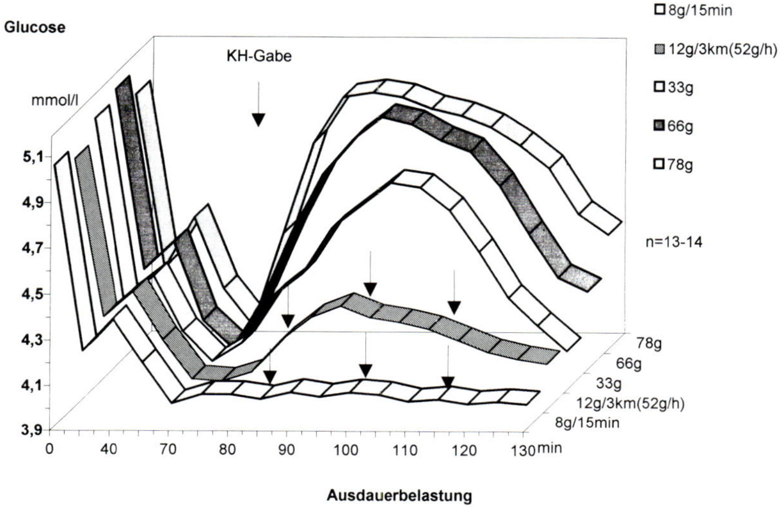

Abb. 1/13.2.3: Verhalten der Blutglucosekonzentration bei Einmalaufnahme einer größeren Kohlenhydratmenge und fortlaufender Aufnahme kleinerer Mengen

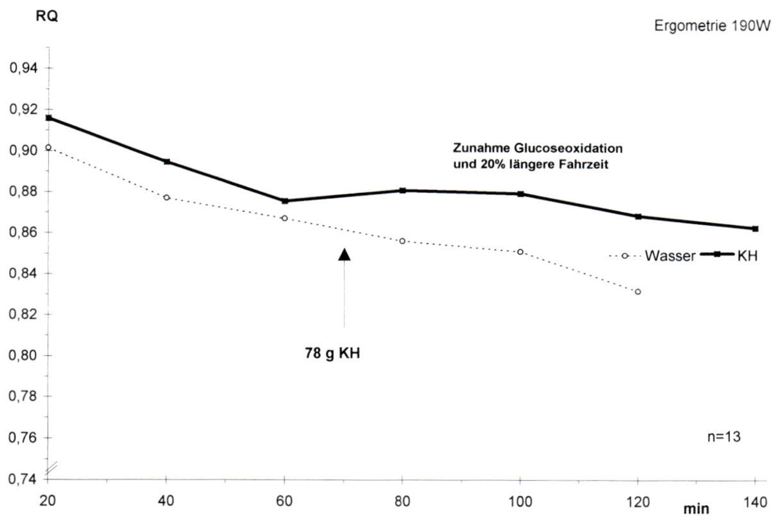

Abb. 2/13.2.3: Beeinflussung des Respiratorischen Quotienten (RQ) durch Kohlenhydrat-(KH) Aufnahme im Vergleich zur Wasserzufuhr während einer Ergometerausdauerbelastung. Bei KH-Aufnahme steigt der RQ als Zeichen erhöhten Glucoseumsatzes an.

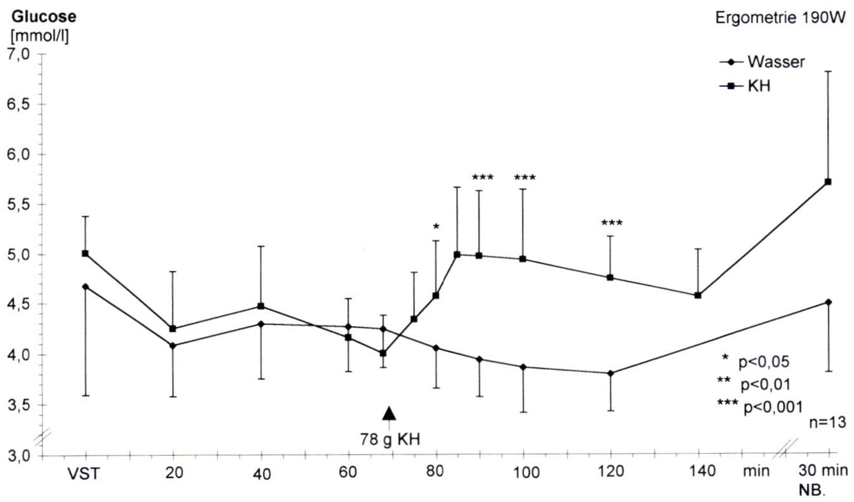

Abb. 3/13.2.3

Kohlenhydrat-(KH-) Aufnahme während der Belastung
1. Bei Belastungen unter 45 min Dauer besteht kein objektiver Bedarf zur KH-Aufnahme.
2. Erste KH-Aufnahme sollte im Leistungssport nach 60 min Belastung erfolgen (Flüssigkeitsaufnahme aber zeitiger!). Ausnahme: frühzeitige KH-Aufnahme bei mehrstündigen Belastungen!
3. Ab der 2. Belastungsstunde sind 40 bis 60 g KH/Stunde ausreichend. Aufnahme in mehreren kleinen Portionen, falls möglich.
4. Während der Belastung ist die Aufnahme von Glucose, Maltose, Saccharose und Glucosepolymeren zu bevorzugen. Weniger wirkungsvoll ist Fructose allein.
5. Feste KH werden im Darm langsamer resorbiert und oxidiert. Bei sehr intensiven Belastungen sind flüssige KH günstiger.

Tab. 1/13.2.3: Kohlenhydrataufnahme während der Belastung

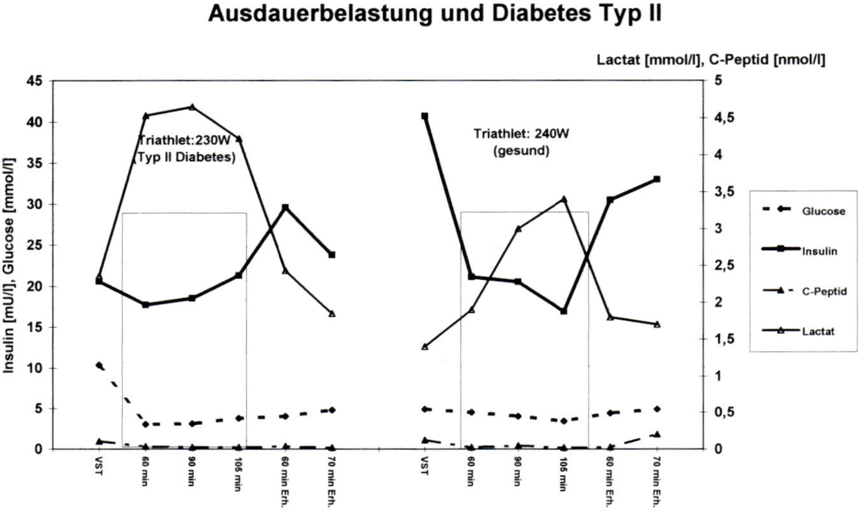

Abb. 4/13.2.3: Vergleich von Stoffwechselmessgrößen während einer Ergometerdauerbelastung bei einem sporttreibenden Diabetiker (Typ II-Diabetes) mit einem gesunden Athleten. Beim Diabetiker bleibt die Insulinkonzentration bei Belastung gleich und die Blutglucose fällt vom Ruhewert 10 mmol/l (180 mg/dl) auf 3,5 mmol/l während der Belastung ab.

13.2.4 Kohlenhydrataufnahme nach Belastung

Unmittelbar nach der Belastung ist die Aktivität des glycogenaufbauenden Enzyms (Glycogensynthetase) erhöht (s. Kap.12, Abb. 1/12.3, s. S. 246).

Die Aufnahme größerer Kohlenhydratmengen führt in der frühen Phase der Wiederherstellung zu einem um etwa 20% beschleunigten muskulären Glycogenaufbau.

Deshalb sollten nach mehrstündigem Training oder Wettkampf, neben der Flüssigkeitsaufnahme, so rasch wie möglich KH aufgenommen werden. Die KH-Aufnahme muss unabhängig vom Hungergefühl erfolgen. Unmittelbar nach der Belastung ist der wieder einsetzende Stoffwechselanabolismus auszunutzen. Der Glycogenwiederaufbau wird von der Menge, der Art und dem Zeitpunkt der Nahrungsaufnahme bestimmt. Die Glycogenresyntheserate beträgt während der ersten Stunden nach der Belastung 7-8%. Im Durchschnitt werden vom verbrauchten Glycogen pro Stunde 5% wieder aufgefüllt. Das geschieht unter der Voraussetzung, wenn 8 bis 10 g/kg Kohlenhydrate pro Tag zugeführt werden.

In der ersten Erholungsstunde sind 25-30 g leicht verdauliche KH oder 50 g verteilt auf zwei Stunden aufzunehmen. Die KH-Resorption wird durch 0,6-1,0 g Kochsalz (NaCl) pro Liter Flüssigkeit gefördert. Bei der anschließenden Mahlzeit sollte nachgesalzen werden. Nach einem WK oder anstrengendem Training sind etwa 600 g KH mit der Nahrung innerhalb von 24 Stunden aufzunehmen. Nach einer durchschnittlichen Trainingsbelastung in aerober Stoffwechsellage sind nach einem Tag die Muskelglycogenvorräte so weit aufgefüllt, dass das Training normal weiterführbar ist. Die Glycogendepotauffüllung ist aber nach anstrengenden Mehrstundenwettkämpfen deutlich verzögert. Nach Langzeitwettkämpfen (z.B. Marathon, Langtriathlon, 100 km-Lauf, Mehrfach-Langtriathlon) kann die muskuläre Glycogenauffüllung mehrere Tage und bis zu einer Woche andauern. Wahrscheinlich behindern muskuläre Zerstörungen die geordnete Glycogenauffüllung. Die Glycogenspeicher sind durch die Verminderung der Trainingsbelastung schneller füllbar. Wenn die aufgenommenen Kohlenhydrate einen hohen glycämischen Index haben, wird die Glycogenrepletion gefördert. Reichliche Fruchtzuckeraufnahme verzögert die Glycogenresynthese; durch den niedrigen glycämischen Index von Fructose erfolgt der Glycogenaufbau nur halb so schnell.

Zusammenfassung

Sportliches Training erhöht den Energiebedarf. Die Kohlenhydrate (KH) sind wichtige Bestandteile in der Sportlerernährung. Bei allen Formen intensiver Belastung sind sie die entscheidenden Energielieferanten. Die Glycogenspeicher in Leber und Muskulatur ermöglichen intensive Belastungen bis zu 90 min und Trainingsbelastungen bis zu 120 min Dauer ohne Nahrungsaufnahme. Bei längeren Ausdauerbelastungen ist eine ständige KH-Aufnahme von 30 bis 60 g pro Stunde notwendig. Durch das Ausdauertraining können sich die Glycogenspeicher in der Muskulatur deutlich vergrößern, im Extremfall verdoppeln. Alle Ausdauerbelastungen, die mit Laktatkonzentrationen unter 2 mmol/l einhergehen, schonen die Glycogenspeicher. Belastungen mit Laktatbildung über 4 mmol/l führen zu einem schnelleren Glycogenabbau. Bei Kohlenhydratknappheit steigt der Fettstoffwechselanteil am Energieumsatz an. Die während der Belastung aufgenommenen KH werden zuerst oxidiert, damit werden die Glycogenspeicher geschont. Die Aufnahme von Kohlenhydraten vor und während der Belastung bringt eindeutige Leistungsvorteile. Nach der Belastung beschleunigt die rechtzeitige und reichliche KH-Aufnahme die Regeneration.

13.3 Fettsäuren

13.3.1 Fettstoffwechsel und Belastung

Die Freien Fettsäuren (FFS) sind für alle Langzeitbelastungen die wesentlichen Substrate zur Energiegewinnung. Der Fettstoffwechsel kommt für die Energiegewinnung nur dann zur vollen Wirkung, wenn die Belastung ausreichend lang ist und mit einer Laktatbildung unter 2 mmol/l einhergeht. Bei allen mehrstündigen Belastungen (Laufen, Skilanglauf, Radfahren, Schwimmen) werden bis zu 70% der Energie durch die Verbrennung von Freien Fettsäuren gewonnen. Das Reservoire der Fettsäuren ist groß und kann praktisch auch bei sportlichen Extrembelastungen nicht erschöpft werden. Aus den bei den Leistungssportlern üblichen Fettdepots von 6 bis 8 kg könnte theoretisch ein Energieäquivalent von etwa 70.000 kcal freigesetzt werden. Damit wären etwa 23 Marathonläufe bestreitbar. Der Fettsäurenumsatz funktioniert nicht allein, er ist immer an einen intakten Kohlenhydratstoffwechsel gebunden. Kommt es zum Kohlenhydratmangel, dann ist die Fettverbrennung unvollständig; es entstehen in erhöhtem Maße die Ketonkörper (Betahydroxibutyrat, Aceton, Acetacetat). Mengenmäßig überwiegt das Betahydroxibutyrat (BHB), siehe Abb. 3, Kap. 4.5.3.

Zwei Substanzen behindern den Fettsäurenumsatz - das Insulin und das Laktat. Solange während der Belastung der Insulinspiegel noch hoch ist, können nur wenige FFS verstoffwechselt werden. Das ist bei allen intensiven Kurzzeitbelastungen bis 30 min Dauer der Fall. Das Insulin fördert den Glucoseumsatz, indem es die Einschleusung der Glucose in die Muskelzelle in Ruhe ermöglicht. Erst nach längerer Belastung (ab 30 min Dauer) sinkt die Insulinkonzentration deutlich ab. Die Blutglucose gelangt dann während der Belastung durch die insulinunabhängigen Rezeptoren (Glucorezeptoren) in die Muskulatur. Das ist die Voraussetzung, weshalb auch Diabetiker bevorzugt Ausdauersport betreiben sollten (s. Kap.12.3.3, Abb. 4). Sie benötigen keine erhöhte Insulinsekretion bei Belastung. Der hormonelle Gegenspieler des Insulins, das Glucagon, fördert den Fettsäurenumsatz. Der zweite Störfaktor für den Fettstoffwechsel ist neben dem Insulin das Laktat. Der Anstieg der Laktatkonzentration hat einen großen Einfluss auf den FFS-Umsatz. Zu viel an Laktat im Blut hemmt die Freisetzung der FFS aus den Fettzellen. Übersteigt die Laktatkonzentration 7 mmol/l, dann wird über die Hemmung der Triglyceridlipase die Lipolyse stark eingeschränkt (s. Abb. 1/4.5.3). Das bedeutet, dass ein zu intensives Training die Entwicklung des Fettstoffwechsels zugunsten des KH-Stoffwechsels unterdrückt.

13.3.2 Fettsäurenaufnahme vor Belastung

Vor der Belastung ist die Aufnahme von FFS nicht notwendig. Einmal sind die Fettvorräte so reichlich, dass sie nicht zu erschöpfen sind und zum anderen würde eine reichliche Fettaufnahme vor dem Training oder Start den Magen belasten. Mit der Aufnahme leicht verdaulicher

Nahrungsmittel etwa zwei Stunden vor einem Start wird dieser Erfahrung Rechnung getragen. Entscheidend sind immer die Sportart und die Belastungsdauer, ob und wie viel zuvor gegessen werden kann. Je kürzer und intensiver die Belastungen sind, desto weniger ist Nahrung mit Fettanteilen aufzunehmen. Eine völlig fettfreie Ernährung ist kaum möglich, da viele im Sport bevorzugte Produkte verdeckt Fette enthalten.

13.3.3 Fettsäurenaufnahme während Belastung

Als mit der Aufnahme von Energieträgern während der Belastung begonnen wurde, konzentrierte man sich anfangs auf die Fettsäuren. Die Fette haben von den Nahrungsmitteln den höchsten Energiegehalt. Die Aufnahme von Fettsäuren während der Belastung hat sich stark auf Extrembelastungen begrenzt. Bei intensiven Ausdauerbelastungen unter drei Stunden Dauer sollten keine Fettsäuren aufgenommen werden. Bei längeren Belastungen werden Nahrungsmittel mit niedrig dosierten Fettanteilen in verdeckter Form (z.B. Kekse, Waffeln) aufgenommen. Der Nachteil der Fettsäurenaufnahme ist ihre schwerere Verdaulichkeit. Sie liegen länger im Magen. Inzwischen ist es Praxis, dass bei mehrstündigen oder wiederholten Langzeitbelastungen, z.B. Mehrfach-Langtriathlon, Etappenlangläufen (50 bis 100 km/Tag) oder bis zu 4.700 km hintereinander, Fettsäuren aufgenommen werden. Die Fette werden schon aus geschmacklichen Gründen bevorzugt, weil die süßen KH nicht mehr gewollt oder vertragen werden. Die geringe Fortbewegungsgeschwindigkeit bei Extremwettbewerben ermöglicht die Aufnahme fester und fetthaltiger Nahrung auch während der Belastung oder in den kurzen Pausen. Die Verträglichkeit der Fettsäurengemische und auch die vom Magen verwertbare Menge sollte stets individuell vor dem Wettkampf geprüft werden. Das Unterlassen dieser einfachen Regel hat so manche sportliche Unternehmung zum Scheitern gebracht.

Das Langzeittraining führt, unabhängig von der Sportart, zur Vergrößerung der intramuskulären Neutralfette (Triglyceride). Nach Langzeitbelastungen ist immer eine Abnahme der Triglyceride im Blut nachweisbar, als Zeichen ihrer erhöhten Verwertung. Die Verbrennung der Fettsäuren ist während der Langzeitbelastung von der Kohlenhydratverfügbarkeit abhängig. Bei zu reichlicher KH-Aufnahme werden zuerst diese verbrannt und der Abbau der FFS, neben dem Glycogen, geschont.

Der höhere Fettsäurenabbau kann durch einige praktische Tricks gefördert werden. Einmal durch Training ohne Frühstück von 60 bis 90 min Dauer. Die weitere Möglichkeit ist, die KH-Aufnahme während der Belastung knapp zu halten und nur 20 bis 30 g KH pro Stunde aufzunehmen. Zusätzlich kann durch die Aufnahme von 1-2 g L-Carnitin die Einschleusung der lang- und mittelkettigen Fettsäuren in die Mitochondrien erhöht werden. Das L-Carnitin ist Bestandteil eines Fettsäurentransportsystems in die Mitochondrien und kann den Fettsäurenumsatz steigern.

Der Vorteil erhöhter Fettsäurenverbrennung während der Belastung ist die Schonung der Glycogenspeicher, die Belastungsintensität kann länger gehalten werden und der Proteinabbau erfolgt verzögert. Entscheidend für das Training des Fettstoffwechsels ist, dass wenig Laktat anfällt. Bereits bei 4 mmol/l Laktat erfolgt der Umsatz von Fettsäuren und Kohlenhydraten je zur Hälfte (s. Abb. 2/4.5.3). Ein Unterlassen des Fettstoffwechseltrainings behindert die Entwicklung der Stabilität der Ausdauerleistungsfähigkeit und vermindert die Belastbarkeit.

13.3.4 Fettsäurenaufnahme nach Belastung

Mit der Fettsäurenaufnahme nach der Belastung ist verzögert zu beginnen. Zuerst hat die Kohlenhydratzufuhr absoluten Vorrang. Die frühzeitige Mischkostaufnahme nach einem glycogenspeicherentleerenden Training verzögert eindeutig die Glycogenauffüllung.

Mit der gewohnten Mahlzeit, die höhere Mengen an Fetten und Proteinen enthält, ist etwa zwei Stunden nach Belastungsende zu beginnen. Zuvor sollten KH mit hohem glycämischen Index bevorzugt werden (s. Kap. 13.2.4).

Zusammenfassung

Die freien Fettsäuren (FFS) sind für Langzeitbelastungen die entscheidenden Energieträger. Durch ein gezieltes Langzeitausdauertraining erhöhen sich die intramuskulären Fettspeicher und das Gesamtkörperfett nimmt ab. Langstreckensportler haben eine Fettreserve von 6 bis 10% des Körpergewichts und diese Speicher sind praktisch nicht erschöpfbar. Viel Körperfett ist für den Ausdauersportler Ballast.

Durch das Ausdauertraining wird der Anteil der FFS am Energieumsatz erhöht. Langzeitbelastungen werden energetisch zu 60 bis 70% durch Fettsäurenverbrennung gesichert. Der Umsatz der FFS funktioniert nur bei intakter Kohlenhydratversorgung. Bei Kohlenhydratmangel werden die Fettsäuren unvollständig abgebaut und es entstehen die Ketonkörper. Durch den höheren FFS-Umsatz bei Belastung steigt die sportartspezifische aerobe Belastbarkeit; ein größerer Trainingsumfang wird energetisch verkraftet. Durch den erhöhten Fettsäurenumsatz werden die Glycogenspeicher geschont und der Proteinabbau wird verzögert.

Das Training des Fettstoffwechsels wird bei Kurzzeitbelastungen mit Laktatbildung über 4 mmol/l behindert und bei über 7 mmol/l Laktat unterdrückt.

Durch die Aufnahme von L-Carnitin wird die Verwertung der lang- und mittelkettigen Fettsäuren in den Mitochondrien erhöht, es können mehr FFS umgesetzt werden.

13.4 Proteine

13.4.1 Proteinstoffwechsel und Belastung

Die Aufnahme der Proteine erhöht sich normalerweise mit der Zunahme des Energieverbrauchs. In der üblichen Mischkost sind 12 bis 15% Proteine enthalten. Leistungssportler vergrößern den Energieverbrauch während der Belastung um den Faktor 3 bis 5 und damit auch den Proteinbedarf. Jede Form des sportlichen Leistungstrainings erhöht den Proteinbedarf, verursacht durch den Proteinabbau in der belasteten Muskulatur. Für ein Training von weniger als sechs Stunden/Woche genügt die übliche Nahrungsaufnahme. Erst wenn die wöchentliche Trainingsbelastung fünfzehn Stunden überschreitet, muss die Nahrungsaufnahme bezüglich des Proteingehalts überprüft werden. Das gilt besonders für die vegetarisch eingestellten Sportler. Der Proteinbedarf ist vom wöchentlichen Trainingsumfang abhängig.

Im Leistungssport gibt es bezüglich der Energie- und Proteinaufnahme vier Risikogruppen (s. Tab. 1/13). Das betrifft den Proteinmangel bei kalorischer Unterversorgung (Tänzerinnen, Turnerinnen), den erhöhten Bedarf bei Kraftsportarten (Bodybuilder, Gewichtheber) sowie Ausdauersportarten und die Muskelkraftwiederherstellung bei Gewichtsklassensportarten (Ringen, Judo).

Die Reserven der frei verfügbaren Proteine sind in Form der Aminosäuren begrenzt. Der Pool von 110 g Aminosäuren ergibt bei vollem Abbau theoretisch einen Energiegewinn von 450 kcal.

Eine zentrale Stellung im Proteinhaushalt haben die essentiellen Aminosäuren, sie müssen mit der Nahrung ständig zugeführt werden, da der Körper sie nicht bilden kann. Im Leistungssport kommt es zu keinen Eiweißmangelzuständen in der Ernährung, jedoch kann ein unausgewogenes Verhältnis von Aminosäuren bei der Nahrungsaufnahme die Regeneration der Muskulatur verzögern. Da der Bedarf bestimmter Aminosäuren nicht genau bekannt ist und auch nicht deren aktuelle Verfügbarkeit, nehmen Leistungssportler diese im Überschuss auf. Die zusätzliche Aufnahme von Aminosäuren oder vorverdauten Proteinhydrolysaten wird zunehmend praktiziert. Dieses Vorgehen ist wissenschaftlich noch nicht begründet. Die hochbelasteten Spitzenathleten bekunden, dass bei ihnen durch die gezielte Aminosäurenaufnahme die Regeneration besser abläuft und sich die Kraft früher einstellt. Die überschüssige Protein- oder Aminosäurenaufnahme ist bei gesunden Personen nicht schädlich, mit der Ausnahme bei Nierenerkrankungen.

13.4.2 Proteinaufnahme vor Belastung

Die Sicherung der Proteinaufnahme vor der Belastung geht auf einen längerfristigen Effekt des Proteinanteils in der Nahrung zurück. Das bedeutet, dass die im Leistungssport aufgenommene Proteinmenge höher sein sollte als die von den deutschen Lebensmittelbehörden ausgearbeiteten Empfehlungen für Untrainierte (DGE 1991). Diese Empfehlungen orientieren auf eine Proteinaufnahme von 0,8 bis 1,2 g/kg Körpergewicht. Damit wird den Anforderungen im Sport prinzipiell nicht Rechnung getragen. Die an Untrainierten gewonnenen Daten zur Proteinaufnahme sind nicht auf Leistungssportler übertragbar. Die von sozialpolitischen Interessen getragenen Empfehlungen der Proteinaufnahme sind für den Leistungssportler suboptimal (LEMON, 1994). Mit der Zunahme des Energieumsatzes steigt auch der Proteinbedarf an; er verdoppelt sich meist gegenüber Untrainierten. Mit normaler Mischkost sind Trainingsbelastungen von über 20 Stunden/Woche über längere Zeit ohne ausreichende Proteinversorgung nicht durchzuhalten. Die Aufnahme von Proteinen, Proteinhydrolysaten und Aminosäuren ist inzwischen ein normales Ernährungserfordernis im Leistungssport. Die Gründe für die zusätzliche Aufnahme von proteinhaltigen Diätprodukten sind im Leistungssport:

- **Verminderung des belastungsbedingten Proteinkatabolismus,**
- **Beschleunigung der muskulären Regeneration nach Kraft- und Kraftausdauerbelastungen,**
- **Förderung des Muskelaufbaus (Muskelfaserhypertrophie) in bestimmten Trainingsabschnitten,**
- **Steigerung oder Erhalt der sportartspezifischen Muskelkraft und Kraftausdauer,**
- **Schutz vor Überforderung (Übertraining),**
- **Minderung von Zuständen des belastungsbedingten Energiemangels und Steigerung der Belastbarkeit.**

Mit einer kurzfristigen Erhöhung der Proteinaufnahme vor Belastungen sind kaum Wirkungen zu erwarten. Die Proteinaufnahme muss längerfristig erfolgen und mit der Geschwindigkeit des Muskelaufbaus übereinstimmen. Die Aminosäuren Arginin und Ornithin fördern das Leistungstraining in der Form, indem sie die Fettsäurenzufuhr in die Muskulatur steigern, den Wiederaufbau zerstörter Muskelzellstrukturen fördern, das Immunsystem stützen und das Wachstumshormon stark aktivieren. Sie wirken im Stoffwechsel aufbauend.

13.4.3 Proteinaufnahme während Belastung

Sportliche Extremleistung können nicht mehr mit der üblichen Ernährung bestritten werden. Langzeitbelastungen provozieren Hungerzustände und bei diesen ist die Aufnahme von Aminosäuren im Darm erhöht (FRICKER et al., 1991). Neben den Aminosäuren sind die Proteinhydrolysate gut verdaulich. Die Proteinhydrolysate entstehen durch die industriell betriebene „Vorverdauung" der Proteine. Die Hydrolysate und die Aminosäuren werden ähnlich schnell wie die Kohlenhydrate resorbiert, sodass bei ihrer Aufnahme während der Belastung keine Verdauungsprobleme entstehen. Während Langzeitbelastungen ist es durchaus sinnvoll, Aminosäuren aufzunehmen. Hierfür eignen sich besonders die verzweigtkettigen Aminosäuren (Valin, Leucin, Isoleucin). Ihre Aufnahme vermindert den belastungsbedingten Proteinkatabolismus (BLOMSTRAND et al., 1991). In den Pausen zwischen den Trainingseinheiten kann der Leistungssportler, der vier bis neun Stunden am Tag trainiert, nicht mehr wie gewohnt essen. Schwer verdauliche Fleischmahlzeiten mit Protein- und Fettaufnahme sind am Trainingstag nicht mehr möglich.

Der Ausweg für die Sportler ist die Aufnahme vorverdauter Proteine (Hydrolysate) und einzelner Aminosäuren. Damit werden die diätetischen Proteinhydrolysate und Aminosäuren wichtige Bestandteile bei Zwischenmahlzeiten im modernen Leistungstraining. Die Auswahl der Proteine ist abhängig von der beabsichtigten Wirkung in der Sportart.

13.4.4 Proteinaufnahme nach Belastung

Die Berechtigung zur erhöhten Aufnahme von Aminosäuren ergibt sich durch den größeren Proteinkatabolismus im Leistungssport. Nach Wettkampfbelastungen kommt es zu einem über vier bis sechs Tage anhaltenden Anstieg des Serumharnstoffs (s. Abb. 3/4.5.3). Demzufolge ist die zusätzliche Proteinaufnahme, besonders nach Trainingslagern, Radrundfahrten, Wettkampfserien und Extrembelastungen, von Nutzen für eine komplikationsarme und nicht verzögerte Regeneration (s. Kap. 12). Während bei Kraftsportlern die Aminosäuren im Regenerationszeitraum zum Muskelaufbau genutzt werden, stehen bei Ausdauersportlern die Beeinflussungen der Regeneration von belastungsbedingten Muskelzellzerstörungen im Vordergrund. Das Entgiftungsprodukt der im Stoffwechsel abgebauten Proteine ist der Harnstoff. Dieser erscheint im Blut, bevor er über die Nieren den Körper verlässt. Die Höhe der Serumharnstoffkonzentration zeigt das Ausmaß des Proteinabbaus an und berechtigt unter diesem Aspekt zur gezielten Proteinaufnahme in der Regeneration.

Zusammenfassung

Mit der Zunahme des Energieumsatzes im Leistungssport kann sich der durchschnittliche Proteinbedarf verdoppeln. Für Sportler, die sich vegetarisch ernähren, hat die erhöhte Aufnahme von Nahrungsproteinen, Proteinhydrolysaten und/oder Aminosäuren eine längerfristige belastbarkeitssichernde Bedeutung. Die Berechtigung zur zusätzlichen Aminosäurenaufnahme im Leistungssport leitet sich von folgenden Indikationen ab:

- Verminderung des belastungsbedingten Proteinabbaus,
- Beschleunigung der Regeneration in der Muskulatur nach Kraft- und Kraftausdauertraining, Förderung des Muskelaufbaus (Muskelhypertrophie),
- Erhalt und Steigerung der sportartspezifischen Muskelkraft,
- Stabilisierung des Immunsystems und Schutz vor Immunzellenabbau,
- Minderung des belastungsbedingten Proteinabbaus,
- Sicherung der täglichen Belastbarkeit und Wiederbelastbarkeit bei Wettkampfserien (Wettkämpfe in Etappen).

Höhere Konzentrationen aufgenommener Mischungen von Arginin und Ornithin fördern die Freisetzung des Wachstumshormons und wirken über diesen physiologischen Weg anabol auf den Regenerationsstoffwechsel.

Die Aufnahme von Aminosäuren in der physiologisch wirksamen L-Form ist gesundheitlich ungefährlich. Überdosierungen sind nicht bekannt.

14 Leistungsbeeinflussende Wirkstoffe

Die Leistungsfähigkeit durch Nährstoffe oder bestimmte Substanzen beeinflussen zu wollen, ist eine alte Tugend der Menschheit. Zahlreiche Beispiele dafür sind von den antiken Olympischen Spielen überliefert. Nachdem Appelle zur Einhaltung des Regelwerks und zur Fairness bei den Olympischen Spielen der Neuzeit nicht fruchteten, beschloss das Internationale Olympische Kommitee (IOC) auf Vorschlag der Medizinischen Kommission 1964, die Einnahme bestimmter Medikamente oder Substanzen zum Zeitpunkt des Wettkampfes zu untersagen. Damit war die Liste verbotener Substanzen erstellt. Von den darin aufgeführten Wirkstoffen wurde ein leistungssteigernder Effekt angenommen. Unabhängig von der Dopingliste wurden zahlreiche physiologische Substanzen geprüft, die Einfluss auf die sportliche Leistungsfähigkeit haben könnten. Gefördert wurde diese Entwicklung von der Industrie. Die von den Herstellern angeführten Indikationen und Wirkungen von Vitaminen, Mineralien und anderen Substanzen entsprechen nicht immer der Realität bzw. sind oft einseitig dargestellt.

Nachfolgend wird eine Auswahl von Wirkstoffen beschrieben, die für Sporttreibende ab einem bestimmten Belastungsniveau nützlich sein könnten. Ihre Anwendung sollte individuell überprüft werden. Das betrifft Vitamine, Elektrolyte, Kohlenhydratgemische sowie Substanzen mit immunmodulierender Wirkung u.a.

Zu beachten ist, dass die Einnahme von Medikamenten bei Erkrankungen auch Auswirkungen auf die sportliche Leistungsfähigkeit hat und sich besonders bei Wettkämpfen negativ bemerkbar machen kann. Demzufolge sollten intensive Belastungen oder Starts bei Wettkämpfen unter Medikamenteneinnahme (auch Antibiotika) vermieden werden.

14.1 Ergogene Substanzen

Für die leistungsfördenden Substanzen, die nicht auf der Verbotsliste stehen, hat sich der Begriff der ergogenen Substanzen oder Wirkstoffe eingebürgert (Tab. 1/14.1).

Das heutige Leistungstraining ist mit ausgewogener Normalernährung allein auf Dauer nicht mehr erfolgreich oder komplikationsarm zu gestalten. Zur Förderung der Regeneration und zur Aufrechterhaltung der Belastbarkeit haben sich, gestützt auf wissenschaftliche Erkenntnisse, zahlreiche Möglichkeiten eröffnet.

Die meisten Wirkstoffe sind als Nahrungsergänzungsstoffe deklariert und unterliegen so dem Lebensmittelgesetz. Durch die Anreicherung bei der Herstellung können diese in größeren Mengen aufgenommen werden als mit der natürlichen Ernährung. Folgende leistungsfördernde Wirkstoffe sind erlaubt, die keine Substanzen im Sinne des Dopings sind:

Leistungssteigernde ergogene Substanzen	
• Kohlenhydrate (KH)	40-80 g/h KH während des Wettkampfes (WK). Vor WK 3-6 g/kg KH.
• Coffein	200-500 mg vor WK. Bei 9 mg/kg ist Dopinggrenze erreicht. (Trink-Kaffee enthält in 100 ml 50-90 mg Coffein).
• Creatin (CR)	Insgesamt genügen 30-100 g in fünf Tagen zur Depotfüllung in Muskulatur; 2 g/Tag sind Erhaltungsdosis für begrenzte Zeit. Bei 20% der Sportler wirkt CR nicht.
• Natrium-Bicarbonat (Citrat)	0,3-0,5 g/kg in einem l Wasser (meist unverträglich).

Tab. 1/14.1: Leistungssteigernde ergogene Substanzen

Coffein

Das Coffein ist der Wirkstoff von Kaffee, Tee und Guarana. Als Genussmittel wird Coffein von vielen Menschen regelmäßig zur geistigen und körperlichen Anregung und bei Müdigkeit aufgenommen. Coffein aktiviert das Zentralnervensystem und das sympathische Nervensystem. Über die Aktivierung der Catecholamine durch Coffein werden vermehrt Freie Fettsäuren freigesetzt und deren Umsatz erhöht. Damit wird zugleich der Glycogenabbau gehemmt. Leistungssteigernde Effekte wurden wissenschaftlich nur bei Aufnahme reinen Coffeins nachgewiesen, nicht aber durch Kaffee. Die Coffeinwirkung ist dosisabhängig.

Mengen von 300 mg verbessern die Reaktionszeit und motorische Koordination. Bei Aufnahme von 6 mg/kg (etwa 350-400 mg) ist mit einer positiven Beeinflussung der Ausdauerleistung zu rechnen. Die größte Coffeinaufnahme erfordert die Beeinflussung der Kraft- und Kurzzeitausdauerleistung, hier wird von Mengen über 7mg/kg ausgegangen.

Da bei höherer Dosierungen von Coffein prinzipiell ein leistungssteigernder Effekt im Sport möglich ist, wurde festgelegt, dass die Ausscheidung einer Menge von 12 µg/ml Coffein im Urin ein Dopingvergehen bedeutet. Diese Grenzmenge kann bereits bei der Aufnahme von mehr als vier Tassen starken Kaffees erreicht werden. Die individuellen Unterschiede sind groß. Ein normaler Kaffee enthält 300 mg/l (oder 120 mg pro große Tasse) und ein starker Kaffee oder Espresso 500-600 mg/l Coffein. Für die Verträglichkeit und den Abbau des Coffeins gibt es offenbar große individuelle Unterschiede. Die Coffein-Dopinggrenze ist mit Sicherheit erreicht, wenn mehr als etwa 9 mg/kg Körpergewicht an Coffein oder coffeinhaltigen Produkten aufgenommen werden. Das bedeutet über fünf Tassen Kaffee bei einer Person von 70 kg. Vorsicht ist bei der Aufnahme der kohlenhydrat- und coffeinhaltigen Braindrinks (Discogetränke) geboten, die jetzt als „Red Bull" oder „Flying Horse" im Handel sind. 250 ml Dosen beider in Deutschland hergestellten Produkte enthalten 320 mg Coffein und damit die Menge von etwa drei Tassen Kaffee. Österreichische Produkte enthalten bedeutend mehr Coffein!

Bei der Aufnahme von 2-3 Tassen normalen Kaffees zwei Stunden vor dem Start bestehen bezüglich des Überschreitens des Uringrenzwertes von 12 µg/ml keine Bedenken.

Creatin

Das Creatin ist ein physiologischer Wirkstoff, der für die Muskelkontraktion unentbehrlich ist. Der Körper kann aus den Aminosäuren Arginin, Glycin und Methionin täglich 1-2 g Creatin bilden. Zusätzlich erfolgt eine Aufnahme von etwa 1 g/Tag mit der Nahrung, hauptsächlich über Fleisch und Fisch. Vegetarier nehmen über die pflanzliche Nahrung kaum Creatin auf. Das hat zur Folge, dass sie geringere Creatinspeicher haben.

In der Muskelzelle sind vom Gesamtcreatin nur 30% als freies Creatin eingelagert. Die größere Menge ist an Phosphat gebunden und bildet die energiereiche Verbindung Creatinphosphat (CP). Das CP ist der alaktazide Energiespeicher (s. Kap. 4.5.1). Das bei der Muskelkontraktion verbrauchte Creatin wird als Creatinin aus der Zelle ausgeschleust und über die Nieren ausgeschieden. Aus der Blutbahn wird das notwendige Creatin über spezielle Transporter der Zelle nachgeliefert.

Das Creatin kann bei gefüllten CP-Speichern die alaktazide Leistungsfähigkeit erhöhen und zählt deshalb zu den ergogenen Substanzen. Der CP-Speicher ist in seiner Nutzung dem Glycogen zeitlich vorgelagert. Die CP-Speicher nehmen durch alaktazides Leistungstraining zu. Durch die zusätzliche Aufnahme von täglich 10 bis 20 g Creatin über fünf Tage können die muskulären CP-Speicher um etwa 20% zunehmen. Einmal voll aufgefüllte CP-Speicher bleiben etwa 14-21 Tage erhöht. Der Füllungszustand der CP-Speicher kann durch Aufnahme von etwa 2 g Creatin/Tag längere Zeit gehalten werden.

Die Folge erhöhter CP-Speicher ist sowohl eine Zunahme der alaktaziden Leistungsfähigkeit als auch der schnelleren Regeneration des alaktaziden Potenzials nach Kraft- oder Kurzzeitintervalltraining. Möglicherweise wird auch die Wettkampfleistungsfähigkeit in ihrer alaktaziden Komponente verbessert. Die Berichte der Leistungszunahme im Wettkampf bei Creatinaufnahme sind widersprüchlich. Zu beachten ist, dass etwa 20% der Sportler auf die Creatinaufnahme nicht reagieren, sie sind sogenannte Nonresponder. Die Ausdauerleistungsfähigkeit wird durch die Creatinaufnahme wahrscheinlich nicht gesteigert.

Aminosäuren

Bei Ausdauerbelastungen kommt es zu einem starken Proteinabbau und Proteinumbau. Das bedingt, dass die Aufnahme von Proteinen zusätzlich zur Normalkost erfolgen muss.

Da die Proteine eine zentrale Bedeutung im Stoffwechsel und beim Aufbau von Muskulatur haben, ist ihre zusätzliche Aufnahme bei hoher Trainings- und Wettkampfbelastung gerechtfertigt. Für die Aufnahme von Proteinhydrolysaten (vorverdaute Proteine) und Aminosäuren gibt es folgende Argumente, für deren Akzeptanz sich der Sportler selbst entscheiden muss.

Die Aufnahme erhöhter Proteinmengen von 1,5 bis 2,5 g/kg Körpergewicht als Naturproteine in Fleisch, Fisch und Pflanzen sowie als Aminosäuren oder Proteinhydrolysate hat folgende Wirkung:

- Verminderung des Proteinabbaus nach Langzeitbelastungen,
- Beschleunigte Regeneration der stark beanspruchten Muskulatur (besonders nach Krafttraining),
- Förderung des Muskelaufbaus,
- Schutz der Muskulatur vor Überlastung,
- Stabilisierung der Funktion des Immunsystems,
- Förderung des Glycogenaufbaus und der Gluconeogenese.

Bei der Aufnahme von Aminosäuren sind Überdosierungen nicht bekannt. Entschließt sich der Sportler zur zusätzlichen Aminosäurenaufnahme, dann ist fachkundige Beratung notwendig. Das betrifft erforderliche Menge, Zusammensetzung und günstige Aufnahmezeit. Zu bedenken ist, dass die gezielte Aminosäurenzufuhr sehr kostenaufwendig ist. Zuvor ist zu prüfen, ob durch die Aufnahme biologisch hochwertiger natürlicher Proteine oder Proteinhydrolysate nicht auch die gewünschte Wirkung erreicht wird. Für die Risikogruppen in der Sporternährung bzw. in der Energieaufnahme ist die Kenntnis der zusätzlichen Proteinaufnahme nützlich (s. Tab. 1/13).

L-Carnitin

Das L-Carnitin ist eine Substanz mit breitem Wirkungsspektrum und hat keinen direkten Einfluss auf die sportliche Leistungsfähigkeit. Das L-Carnitin wirkt durch seine vielseitigen physiologischen Funktionen im Sport belastbarkeitssichernd. In diesem Sinne ist es keine ergogene Substanz (s. Tab. 2/12.3, s. S. 247).

Der Körper bildet 20% des Bedarfs an L-Carnitin im nicht belasteten Zustand aus den Aminosäuren Methionin und Lysin. Der größere Anteil des L-Carnitins wird mit der Nahrung aufgenommen. Das Schaffleisch ist sehr carnitinhaltig. Auf das L-Carnitin wurde man im Sport aufmerksam, als seine Funktion der Fettsäureneinschleusung in die Mitochondrien nachgewiesen wurde. Danach wurden zahlreiche nützliche Nebeneffekte entdeckt.

Bei Leistungssportlern ist eine Unterversorgung mit L-Carnitin möglich. Das trifft bei fleischarmer und vegetarischer Ernährung zu.

Die zusätzliche L-Carnitinaufnahme hat besonders bei hoher Trainingsbelastung folgende physiologische Wirkungen:

- Zunahme des Umsatzes lang- und mittelkettiger Fettsäuren durch Einschleusung dieser in den Mitochondrialraum und Abbau über die Beta-Oxidation.
- Erhöhung des aeroben Energiedurchsatzes im Kohlenhydratstoffwechsel durch Aktivierung des Pyruvatdehydrogenase-Komplexes (Steigerung der Pyruvatoxidation).
- Steigerung der Glycolyse (höhere Laktatbildung) durch Stimulierung des glycolytischen Schlüsselenzyms Phosphofructokinase.
- Förderung der alakataziden Energiebildung durch Abtransport der langkettigen Fettsäuren aus den Mitochondrien.
- Aktivierung von Zellen im Immunsystem und damit allgemeine immunstimulierende Wirkung.
- Stabilisierung von Zellmembranen und Zellschutz durch Abtransport der an diese angelagerten Acylgruppen (Fettsäuren) und Entfaltung einer antioxidativen Wirkung.

Die zusätzliche Aufnahme von L-Carnitin ist belastbarkeitssichernd, besonders wenn die Trainingsbelastung über längere Zeit hoch gehalten wird. Steigt die Belastungen auf 25 bis 40 Stunden/Woche an, dann ist die zusätzliche L-Carnitin-Aufnahme zur Sicherung der Belastbarkeit vorteilhaft. Viele Spitzenathleten in den Ausdauersportarten stützen ihre Belastbarkeit mit L-Carnitin.

Für den Fitnesssportler in den mittleren Lebensjahren und auch bei Alterssportlern ist die L-Carnitin-Aufnahme auch bei relativ niedriger Belastung gerechtfertigt. Durch den geringeren altersbedingten Trainingszustand wird bereits die normale sportliche Belastung als psychophysisch hoch empfunden.

Folgende Dosierungen sind gegenwärtig üblich:
- Vor intensiven Dauerbelastungen (2-3 Stunden vor mehrstündigen Wettkampf) können 2 bis 4 g L-Carnitin aufgenommen werden.
- In Abschnitten sehr hoher Trainingsbelastung sind über mehrere Wochen 1-2 g/Tag aufzunehmen. Höhere Dosierung ist nicht ratsam, da die Substanz ausgeschieden wird.
- Zur Sicherung des muskulären L-Carnitinbedarfs können Ausdauerleistungssportler 0,3-0,5 g/Tag über längere Zeit aufnehmen.
- Für hochbelastete Fitnesssportler und Alterssportler sind unregelmäßige Aufnahmen von 0,3 bis 0,5 g/Woche von Vorteil.

Die L-Carnitinaufnahme ist in Zeiträumen verminderter Belastung einzustellen. Damit geht man sicher, dass die Eigenbildung aktiv bleibt. Die ungestörte Eigensynthese ist nur möglich, wenn die Kofaktoren der L-Carnitin Biosynthese (Lysin, Methionin, Niacin, Vitamin B_6, Vitamin C und Eisen) ausreichend verfügbar sind. Nach längerer Einnahmepause kann für eine Woche eine höhere Dosierung gewählt werden. Offensichtlich genügen 30 bis 50 mg/kg Körpergewicht (oder 2-4 g an L-Carnitin), um die Rezeptordichte an den langsam kontrahierenden Muskelfasern (STF) wieder zu erhöhen. Über mehr Rezeptoren gelangt eine größere Menge des freien L-Carnitins aus dem Blut in die Muskelzellen, wo es wirkt.

Die zusätzliche Aufnahme von L-Carnitin erhöht im Leistungssport nicht unmittelbar die Leistungsfähigkeit. Jedoch beeinflusst das reichlich verfügbare L-Carnitin die Belastbarkeitsbedingungen von Herz- und Skelettmuskel positiv. Insgesamt ermöglicht die reichliche L-Carnitinversorgung der Muskulatur die Erhöhung der Belastungsverträglichkeit, die Steigerung des aeroben Energiedurchsatzes, die Stimulierung des Immunsystems und einen erhöhten Zellmembranschutz.

Die Aufnahme von L-Carnitin ist keine „Dopinghandlung"; in der klinischen Medizin gilt es zudem als ein wertvolles Medikament für zahlreiche Erkrankungen des Nervensystems und der Herzmuskulatur.

Zusammenfassung

Die sportliche Leistungsfähigkeit kann prinzipiell nur durch Training verbessert werden. Zur Förderung der Belastbarkeit und der Regeneration ist die Aufnahme physiologischer Wirkstoffe oder ergogener Substanzen vorteilhaft. Die sportliche Leistungsfähigkeit kann durch Medikamenteneinnahme zur Krankheitsbehandlung beeinflusst werden. Weil Leistungshemmungen, z.B durch Antibiotikaeinnahme, möglich sind, ist ihre Einnahme vor oder während des Wettkampfes oder des Trainings mit dem Arzt abzustimmen.

Alle Wirkstoffe oder Medikamente, die einen eindeutigen leistungssteigernden oder leistungsbeeinflussenden Effekt haben und damit dem einzelnen Athleten Vorteile bringen, stehen auf der Dopingliste. Ihre Aufnahme ist gesundheitlich riskant und unethisch.

14.2 Doping

Der Dopingbegriff hat sich im Leistungssport im Verlauf der Jahre verändert. Die Aufnahme von bestimmten Medikamenten und Wirkstoffen ist nicht gleich Doping.

Entscheidend für die Zulassung der Einnahme bestimmter Medikamente im Leistungssport sind die Festlegungen der Medizinischen Kommission des IOC. Alle Wirkstoffe, von denen eine direkte Beeinflussung der Leistungsfähigkeit bekannt ist, stehen auf der Dopingliste. Ab 1964 ist die Dopingliste eingeführt worden. In ihr sind alle im Leistungssport unerlaubten Substanzen und Methoden aufgeführt. Die „Dopingliste" kann kurzfristig verändert werden, falls dazu ein Anlass besteht (Tab. 1/14.2, s. S. 276).

Unerlaubte Substanzen und Manipulationen im Leistungssport*	
Wirkgruppe	**Wirkung**
1. Stimulantien (Amphetamine, Ephedrin, Cocain, Fencamfamin, Fenetyllin, Pemolin)	Starke Aktivierung des Zentralnervensystems, Aufhebung der Müdigkeit; Verstellung der Leistungsgrenze
2. Narkotika (Morphin, Pentazocin, Pethidin)	Euphorie, Unterdrückung von Schmerz, besonders der Muskulatur; Weiterbelastung bei Schmerzfreiheit
3. Anabole Substanzen (Clostebol, Mesterolon, Nandrolon, Stanozolol, Testosteron, Clenbuterol)	Muskelaufbau, Faserhypertrophie, Euphorie, Vermännlichung der Frau, Impotenz bei Männern; Kraftzunahme, hohe Trainingsfreude
4. Diuretika (Furosemid, Hydrochlorothiazid, Spironolacton, Triamteren)	Starke Harnausscheidung, Harnverdünnung; Entwässerung bei Gewichtsklassensportarten; Start in niedrigerer Gewichtsklasse beim Wettkampf
5. Peptidhormone und Analoge (Wachstumshormom (STH), Erythropoetin (EPO), Corticotropin (ACTH))	Muskelwachstum und Ganzkörperanabolismus durch STH und ACTH, Erythrozytenanstieg (Hämoglobinzunahme) durch EPO; Kraftzunahme, schneller Anabolismus, Zunahme der Sauerstofftransportkapazität (EPO)
6. Analoge Wirkstoffe (Sind die von 1.-5. aufgeführten chemisch und pharmakologisch verwandten Verbindungen)	Angestrebte ähnliche Wirkung der unter 1.-5. angeführten Verbindungen
7. Verbotene Methoden (Pharmakologische, chemische und physikalische Manipulation der Urinprobe, Blutdoping)	Vertuschung oder starke Verdünnung der Wirkstoffeinnahme; Zunahme der Sauerstofftransportkapazität durch Hämoglobinanstieg
8. Stoffgruppen mit Einschränkung (Alkohol, Betablocker, Lokale Betäubungsmittel, Asthmamittel, Corticosteroide, Marihuana)	Einnahme oder Anwendung anzeigepflichtig. Verbote in bestimmten Sportarten (z.B. Alkohol und Betablocker bei Schützen)

** Verweigerung der Dopingkontrolle im Training oder nach Wettkampf gilt als positiver Befund.*

Auskunft zur Wirkstoffaufnahme: Antidopingkommission DSB und NOK, Otto-Fleck-Schneise 12, 60528 Frankfurt/M.

Tab. 1/14.2: Unerlaubte Substanzen und Manipulationen im Leistungssport

Auf der Grundlage von Festlegungen der Medizinischen Kommission des IOC hat der Deutsche Sportbund (DSB) eine für alle Sportverbände gültige Dopingliste aufgestellt. Die Einnahme verbotener Substanzen, die Manipulation der Urinprobe und die Verweigerung der Urinabgabe werden mit Sperren in der organisierten Sportausübung (Kaderathleten im Spitzensport) geahndet. Neuerdings werden beim Erstnachweis bestimmter Substanzen (z.B. Coffein, Ephedrin) auch Verwarnungen ausgesprochen. Bei Nachweis der anabolen Steroide erfolgt sofortige Sperre, die jetzt im Erstfall nicht mehr vier, sondern zwei Jahre beträgt. Die Wettkampfsperre im Leistungssport erfolgt erst, wenn A- und B-Probe einen identischen Befund ergeben.

Neben den Wettkampfkontrollen hat sich in Deutschland ein umfassendes System der Trainingskontrollen etabliert. International akkredidierte Dopinglaboratorien befinden sich in Deutschland in Köln und Kreischa (Dresden). Das IOC hat 25 Dopinglabore international anerkannt. Von 90.000 Proben im Jahr waren 1,6% positiv.

Aus ethisch-moralischen Gründen, der Fairness gegenüber dem sportlichen Rivalen und wegen der erwiesenen gesundheitlichen Risiken, ist prinzipiell auf die Einnahme der auf der Dopingliste stehenden Medikamente und Wirkstoffe zu verzichten. Ohnehin ist die echte Leistungssteigerung nur durch entsprechendes Training möglich.

Zu den unerlaubten Substanzen im Sport zählen:

1. Stimulantien

Diese vertreiben die Müdigkeit und aktivieren das Zentralnervensystem. Zu den Stimulantien gehören Amphetamine, Coffein, Cocain und Ephedrin. Bei Coffein ist die Einnahme dosisabhängig erlaubt. Praktisch ist das Trinken von 3-4 Tassen Kaffee möglich, ohne dass die Coffeingrenzdosis im Urin von 12 µg/ml überschritten wird.

2. Narkotika

Hierzu gehören Morphiumpräparate, die starke Schmerzen beseitigen.

3. Anabole Steroide

Diese eiweißaufbauenden Substanzen werden am häufigsten im Leistungssport missbraucht. Hierzu zählen die androgenen anabolen Steroide mit Testosteronwirkung und neuerdings auch weitere Wirkstoffe mit anabolen Effekten. Für Aufsehen hat der Nachweis des als Asthmamittel deklarierten Clenbuterols durch Sprinter gesorgt. Das Clenbuterol ist ein lang wirkendes Asthmamittel mit offenbar anabolem Nebeneffekt.

4. Betablocker

Die als Betablocker ausgewiesenen Medikamente (z.B. Propranolol) beruhigen und stabilisieren motorische Handlungen. Sie wurden durch Schützen missbraucht. Die Einnahme der Betablocker ist hingegen im Ausdauersport sinnlos, weil sie aufgrund der Verminderung der Herzfrequenz und Blutdrucksenkung leistungshemmend wirken.

5. Diuretika

Die Diuretika (Furesemid, Spironolacton) führen zur Entwässerung und verdünnen den Urin. Sie wurden bevorzugt von Gewichtsklassensportlern zur schnellen Dehydratation und Erreichen der niedrigeren Gewichtsklasse im Wettkampf unerlaubt genutzt.

6. Peptidhormone

Hierzu gehören das Wachstumshormon (STH) und das Erythropoetin (EPO). Das STH hat eine allgemeine anabole Wirkung. Das Erythropoetin steigert die Blutbildung und erhöht damit die Sauerstofftransportkapazität. Da der Nachweis im Urin noch nicht sicher ist, werden indirekte Verfahren des Nachweises einer Bluteindickung zum Schutz der Sportler genutzt. Der internationale Radsportverband (UCI) lässt den Hämatokrit (HK) kontrollieren und erteilt bei Werten über 50% Startverbot für vierzehn Tage. Hingegen orientiert sich der internationale Skiverband (FIS) auf Hämoglobin (Hb)-Bestimmungen und bezeichnet ein Hb über 18,5 g/dl bei Männern und über 16,5 g/dl bei Frauen als zu riskant für einen Start. In der Praxis zeigt sich jedoch, dass die angegebenen Grenzwerte strittig sind, da es Sportler gibt, die anlagebedingt bereits Hb-Werte von 19 g/dl oder einen HK von über 50% erreichen.

7. Blutdoping

Die Übertragung von Eigen- oder Fremdblut erhöht die Sauerstofftransportkapazität und verbessert die Ausdauerleistungsfähigkeit. Blutübertragungen im Leistungssport sind daher verboten und überdies gesundheitlich sehr riskant.

8. Manipulation der Urinprobe

Durch Verdünnung des Urins kann ein Missbrauch verbotener Substanzen vertuscht oder ihr Nachweis erschwert werden. Die Abgabe von Fremdurin ist verboten.

9. Stoffgruppen mit Einschränkung

Einige Medikamente dürfen nur in besonderer Form eingenommen werden, dazu gehören z.B. Asthmamittel vom Typ der Beta-2-Mimetika. Die kurz wirkenden Substanzen Salbutamol,

Terbutalin und Salmeterol dürfen nur als Spray aufgenommen werden. Die Aufnahme dieser Sprays ist vor dem Wettkampf anzugeben. Ähnliches trifft für Sprays auf Cortisonbasis zu. Tabletteneinnahme dieser Substanzen zählt als Doping.

Im Zweifelsfall sollte immer vor der Medikamentenennahme im Training und vor Wettkämpfen ein dafür kompetenter Arzt befragt werden. Vom DSB wurde eine Liste erlaubter Medikamente erstellt, hierzu gehören z.B. alle gängigen Rheuma- und Schmerzmittel. Das hustendämpfende Mittel Codein ist von der Dopingliste heruntergenommen worden. Unklarheiten entstehen bei Trainingskontrollen und besonders dann, wenn der Kaderathlet erkrankt und medikamentös versorgt wird. Der behandelnde Arzt sollte zumindest auf die Möglichkeit der Trainingskontrolle hingewiesen werden und muss die Therapie schriftlich festhalten.

Zusammenfassung

Doping ist die Verwendung von Substanzen aus den verbotenen Wirkstoffgruppen und die Anwendung verbotener Methoden. Die Dopingliste kann kurzfristig verändert werden, falls hierzu Anlass besteht. Bestraft werden nachgewiesene Einnahmen verbotener Substanzen (übereinstimmend positiver Ausfall von A- und B-Probe des Urins), die Manipulation des Urins und die Blutübertragung sowie die Verweigerung der Urinabgabe. Bemühungen zur Erweiterung der Kontrollen auf das Blut laufen bzw. wurden von einigen Verbänden gezielt eingeführt. Als wirksame Maßnahme haben sich in Deutschland Trainingskontrollen erwiesen. International sind die Trainingskontrollsysteme noch lückenhaft.

15 Physiologische Leistungsreserven

Die wesentlichste Leistungsreserve ist das Training selbst. Durch Training werden die physiologischen Möglichkeiten der individuellen Anlage und die Anpassungsfähigkeit ausgenutzt. Die aufgeführten Reserven sind fördernde Maßnahmen für das Erreichen von qualitativ höheren Trainingsbelastungen.

Die Trainingsbedingungen im europäischen Raum sind stark von den Klimafaktoren beeinflusst. Das betrifft besonders den Radsport, den Skilanglauf und begrenzt den Lauf. Für den Radsportler ist es inzwischen normal, dass nach dem Ausgleichstraining auf Schnee ab Februar wärmere Klimazonen aufgesucht werden. Bevorzugt werden die Mittelmeerländer, die Mittelmeerinseln (z.B. Mallorca) und die Kanarischen Inseln für das Frühjahrstraining in der Vorbereitungsperiode. Der Skilangläufer erweitert die spezifischen Trainingsmöglichkeiten im Sommer und Herbst durch Aufenthalte im Polargebiet oder auf dem Gletscher. Das Gletschertraining hat für den Skilangläufer zugleich den Nebeneffekt des Höhentrainings. Ein ideales Höhentraining für alle Ausdauersportarten gibt es nicht, das Training erfolgt mit klimatisch bedingten Einschränkungen. Die dritte Variante ist neben dem Klima- und Höhentraining das Training in einer anderen Zeitzone auf der nördlichen oder südlichen Seite des Äquators. Das Training in anderen Zeitzonen wird durch die Umstellung im natürlichen Tag-Nacht-Rhythmus beeinflusst. Für den Athleten ist der Zeitraum der Rückreise belastend, da er nach Reisen entgegen dem Sonnenlauf (von West nach Ost), oft mehrere Tage zur Zeitumstellung benötigt. Das Nichtbeachten von Umstellungszeiträumen bei Zeitunterschieden über sechs Stunden brachte so manchen Athleten um die Erfolgschance. Für zwei Stunden Zeitunterschied ist mindestens ein Tag zur Umstellung des Tag-Nacht-Rhythmus einzuplanen.

15.1. Training in warmen Klimazonen

Die physikalischen Wetterfaktoren: Lufttemperatur, Luftfeuchtigkeit (Wasserdampfdruck der Luft), Strahlungstemperatur und Windgeschwindigkeit beeinflussen das Befinden beim Training. Den stärksten Einfluss auf die Leistungsfähigkeit hat die Außentemperatur. Der mittlere und anhaltende Zustand dieser physikalischen Wetterfaktoren wird mit dem Begriff Klima zusammengefasst.

Im Herbst, Winter und zeitigen Frühjahr ist es inzwischen üblich, dass der Trainingsort für einige Sommer-Ausdauersportarten in wärmere Klimazonen verlegt wird. Da in den warmen Klimazonen die Außentemperatur meist höher als gewünscht liegt, ergeben sich Probleme bei der Akklimatisation. Das trifft auch zu, wenn der Wettkampf (z.B. Marathonlauf, Triathlon) in einer anderen Zeitzone und unter Hitze stattfindet.

Hitzeakklimatisation

Die regulatorische Umstellung und Anpassung des Organismus an hohe Außentemperaturen wird als Akklimatisation bezeichnet. Die Hitzeakklimatisation vollzieht sich nicht in Körperruhe. Sie erfordert einen bestimmten Zeitraum und ist an die Belastungen unter Hitze gebunden. Voraussetzung für die Hitzeakklimatisation ist die Zunahme der Körperkerntemperatur durch wiederholte Belastungen bei Hitze. Unter diesem Gesichtspunkt ist bereits das normale Ausdauertraining eine milde Form der Hitzeakklimatisation, weil hierbei die Körpertemperatur ansteigt (Abb. 1/15.1, s. S. 284).

Der Anstieg der Körperkerntemperatur durch Muskelarbeit auf 39 bis 40°C ist die physiologische Voraussetzung für die Hitzeakklimatisation. Wirkt eine Hitze von über 30°C auf den Sportler über drei bis vier Tage ein, dann kommt es bei Trainingsbelastungen von 1-2 Stunden Dauer pro Tag bereits zur Steigerung der Schweißbildungsrate. Die Schweißdrüsen bilden in der Zeiteinheit mehr Schweiß. Durch die Zunahme der Rückresorption vermögen diese mehr Mineralien zurückzuhalten; der Kochsalzgehalt im Schweiß nimmt deutlich ab. Der Schweiß auf der Haut ist nicht mehr so salzig. Der Körper schützt sich durch die Schweißverdünnung vor erhöhtem Mineralverlust.

Die wesentliche physiologische Veränderung bei der Hitzeakklimatisation ist die Abnahme der Körperkerntemperatur um 0,5°C oder mehr. Diese innere „Set-Point"-Verschiebung bewirkt, dass das Wärmezentrum im Hypothalamus auf Außentemperaturerhöhungen empfindlicher reagiert. Der Temperaturgradient zwischen der Körperkerntemperatur und der Hauttemperatur steigt an. Die Zunahme der Temperaturdifferenz zwischen Körperkern- und Außentemperatur ist die wesentliche Ursache für die frühzeitigere Schweißbildung unter Hitze. Der an Hitze akklimatisierte Sportler reagiert bei hoher Außentemperatur frühzeitiger als der Nichtakklimatisierte mit Schweißbildung bei Belastung. Durch das schnellere Schwitzen kommt die Schweißverdunstung und die damit verbundene Abkühlung schneller zur Wirkung.

Die Anpassung an die erhöhte Außentemperatur führt auch zur Umstellungen im Herz-Kreislauf-System (Abb. 2/15.1, s. S. 285). Das Plasmavolumen nimmt zu, das Blut wird dünnflüssiger. Die Herzfrequenz (Hf) und die Körperkerntemperatur steigen bei Belastung verzögert an. Auch die anfänglich erhöhte Laktatbildung geht wieder auf das Ausgangsniveau zurück. Diese Zeichen weisen darauf hin, dass die Hitze besser vertragen wird.

Nach etwa fünf Tagen Hitzetraining sind die notwendigen Funktionsumstellungen zu etwa 70% eingeleitet und nach etwa zehn Tagen ist die Hitzeakklimatisation beim Sportler abgeschlossen. Ausdauertrainierte Sportler vertragen Hitzebelastungen eindeutig besser als Untrainierte. Wie bereits erwähnt, ist das Ausdauertraining bereits ein mildes Akklimatisationstraining. Demnach kann die Vorbereitung auf Tropenhitze bereits im Heimatort erfolgen, indem mit einem intensiveren Ausdauertraining über kürzere Distanzen begonnen wird. Die Hitzeverträglichkeit ist nicht bei allen Personen gleich. Weniger hitzeverträglich sind Frauen, Kinder und ältere Menschen. Die zeitweilig geringere Hitzeverträglichkeit der Frau hat hormonelle Ursachen. Die bei Frauen in der zweiten Hälfte des Menstruationszyklus stattfindende Gelbkörperbildung (Lutealphase) führt zu einem Anstieg der Kerntemperatur um 0,3-0,6°C. Damit wird die Temperaturdifferenz aufgehoben, die den physiologischen Hintergrund der Hitzeakklimatisation ausmacht. Junge Sportlerinnen, die noch keine Menstruation haben oder bei ihnen zentralregulatorisch unterdrückt ist (Amenorrhoe), sind besser hitzeverträglich. Das kann sich besonders bei Marathonläufen unter hoher Außentemperatur positiv bemerkbar machen.

Im Vergleich zu den Männern schwitzen die erwachsenen Frauen weniger und haben eine geringere Hautdurchblutung. Auch Kinder schwitzen weniger. Die Ursache wird im Hormonhaushalt der Frauen und bei den Heranwachsenden gesehen. Die niedrigeren Hormonkonzentrationen an Aldosteron und Testosteron bedingen, dass die Schweißdrüsen kleiner und kürzer sind und damit nicht so viel Schweiß freisetzen können. Bei älteren Menschen läßt die Testosteronbildung nach und ebenso das Training des Schwitzmechanismus durch die zunehmende Bewegungsarmut. Sie bewegen sich gern in der Temperaturneutralzone und sind damit auf Temperaturumstellungen ungenügend vorbereitet.

Gestaltung des Akklimatisationstrainings

Um das Training unter Hitze zu begünstigen, gibt es eine Reihe von Einflussmöglichkeiten (Tab.1/15.1, s. S. 284).

Das moderate Umfangstraining von 60 bis 120 min Dauer pro Tag begünstigt die Vorbereitung des Organismus an die Hitze besser als kurzzeitiges und intensives Training. Damit die Regeneration nach Hitzebelastungen nicht unnötig verlängert wird, kann die Trainingseinheit auch geteilt werden. Das Richtmaß für eine Laufbelastung bei Hitze (über 30°C) sind 40 bis 70 min Belastungsdauer in einer Einheit. Durch die Einschränkung der Belastungsdauer wird das Ansteigen der Körperkerntemperatur auf 39°C bis 40°C begrenzt. Auf der anderen Seite ist aber dieser Kerntemperaturanstieg zum Auslösen der Akklimatisation notwendig.

Ein weiterer Einflussfaktor zur Verzögerung des Temperaturanstieges ist die Höhe des Energieumsatzes. Der Energieumsatz wird maßgeblich von der Belastungsintensität (z.B. Laufgeschwindigkeit) beeinflusst. Deshalb sollte bei Hitze deutlich langsamer als gewohnt gelaufen werden, um den Kerntemperaturanstieg zu verzögern. Messungen der Körperkerntemperatur am Ende von Marathonläufen ergaben, dass die Läufer, die im letzten Laufdrittel das Tempo erhöhten, die höchsten Kerntemperaturanstiege und auch Dehydratation im Ziel aufwiesen (NOAKES, 1992). Die Hauptgefahr bei langen Läufen unter Hitze ist der Anstieg der Körperkerntemperatur durch zu schnelles Laufen gleich am Anfang. Der Kerntemperaturanstieg ist gesundheitlich riskanter als ein Flüssigkeitsverlust von 3 bis 4%. Das Training sollte in die Tageszeiten verlegt werden, in denen die zusätzliche Sonnenstrahlung gering ist. Am geeignetsten sind hierfür die frühen Morgenstunden. Intensives Training führt bei hoher Außentemperatur in kurzer Zeit zum Anstieg der Kerntemperatur auf 39°C. Der Schweiß kommt nicht zur Wirkung, wenn er schnell anflutet und abtropft.

Die Gefahren des Trainings und von Wettkämpfen unter Hitze bestehen hauptsächlich im unkontrollierten Ansteigen der Körperkerntemperatur auf über 40°C. Dadurch können verschiedene Formen der Hitzeerkrankung auftreten (Tab. 2/15.1, s. S. 286).

Die reichliche Flüssigkeitsaufnahme hat beim Hitzetraining eine zentrale Bedeutung. Das Trinken muss aus Einsicht erfolgen, auch wenn es nicht mit dem natürlichen Durstgefühl übereinstimmt. Die tägliche Gewichtskontrolle ist für die Einschätzung des Hydratationszustandes ein probates Mittel. Zusätzlich kann das Verhältnis von festen und flüssigen Blutbestandteilen als Hämatokrit gemessen werden. Werte über 50% weisen auf Flüssigkeitsmangel hin. Die Abnahme des Körpergewichts von über 4% in kurzer Zeit ist ein Hinweis auf ein Flüssigkeitsdefizit und sollte zur Verminderung der Belastung sowie gezielter Flüssigkeitsaufnahme veranlassen.

Im Zustand der Dehydratation nehmen sowohl Plasmavolumen als auch Herzminutenvolumen ab; Kennzeichen dieses Zustandes ist das Ansteigen der Herzfrequenz bei Belastung.

Das Flüssigkeitsdefizit, welches bei Wettkämpfen entsteht, kann auch nicht durch reichliches Trinken ausgeglichen werden. Während der Hitzebelastung ist der Flüssigkeitsverlust über den Schweiß größer als der mögliche Ausgleich durch Trinken. Im feuchtwarmen Klima (über 30°C) können pro Stunde Training oder Wettkampf 1 bis 2,5 l Schweiß/Stunde gebildet werden. Die höchsten Flüsigkeitsverluste entstehen bei längeren und sehr intensiven Laufbelastungen (Abb. 3/15.1, s. S. 287).

Die Flüssigkeitsaufnahme ist während der Belastung durch die Befindlichkeit im Magen begrenzt. In der Trainings- und Wettkampfpraxis des Laufes haben sich bis zu 700 ml Flüssigkeit pro Stunde als verträglich erwiesen. Beim Radfahren kann mehr getrunken werden, etwa 1.000 ml/Stunde. Unter bestimmten Bedingungen kann beim Langstreckenlauf das „Übertrinkphänomen" auftreten (NOAKES, 1992). Dieses kann sich bei mehrstündigen Laufbelastungen in langsamer Geschwindigkeit und gleichzeitig reichlicher Wasseraufnahme entwickeln. Um die getrunkene große Wassermenge vom Darm aufnehmen zu können, müssen vorübergehend vom Körper Natriumionen in den Darm diffundieren. Das Wasser kann nur mit Hilfe von Kochsalz resorbiert werden. Die von der Blutbahn in den Darm abgegebenen Natrium- und Chloridionen mindern deren Blutkonzentration. Die Folge ist, dass die Natriumkonzentration im Blut stark abnimmt. Es entwickelt sich die Hyponatriämie. Solche Hyponatriämien wurden anfangs beim Hawaii-Langtriathlon bei über 30% der untersuchten Starter gemessen. Auch bei 100 km-Läufen unter Hitze ist der Natriumabfall möglich. Die Abnahme der Natriumkonzentration im Blut unter 130 mmol/l führt zur Desorientierung im Rennen und nachfolgend zu ernsten Hirnfunktionsstörungen, die bis zum Hirnödem führen können. Vorbeugend sollten unter diesen Bedingungen nur mit Salz angereicherte Flüssigkeiten aufgenommen werden (etwa 0,5-1,0 g/l). Reines Wasser kann schaden, weil es kochsalzarm ist.

Schutz vor Überhitzung

Die entscheidenden Maßnahmen sind bei Hitzebelastungen die Rücknahme der Belastungsintensität und die reichliche Flüssigkeitsaufnahme vor, während und nach der Belastung (Tab. 3/15.1, s. S. 287). Bei Training unter Hitze ist die Belastungsintensität niedrig zu halten und 75% der Bestleistung sind nicht zu überschreiten. Der Sporttreibende muss bei der Hitzebelastung stets das Gefühl haben, noch über ausreichende Reserven zu verfügen.

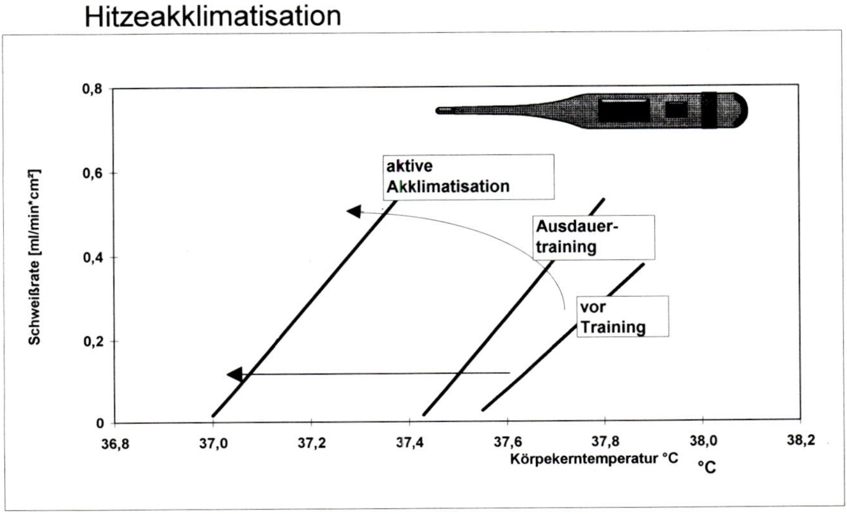

Abb. 1/15.1: Verlagerung der Körperkerntemperatur beim Ausdauer- und Hitzetraining. Durch die Niedrigstellung der Kerntemperatur kann sich die Schweißbildungsrate bei Anstieg der Außentemperatur erhöhen.

Sportmedizinische Empfehlungen für das Hitzetraining (Außentemperatur über 27°C)

- Bereits vor dem Training reichliche Flüssigkeitsaufnahme (0,3-0,5 l).
- Frühzeitiges Trinken während der Belastung (ab 20 min).
- Dauert Belastung über 60 min, dann bevorzugt Elektrolytlösungen mit 5-8% Kohlenhydratgemischen trinken.
- Ausdauertraining mit betont niedrigerer Intensität (Geschwindigkeit) ausführen (Fitnesssportler < 60% und Leistungssportler < 70% der persönlichen Bestleistung).
- Belastungsdauer im Lauf auf 90 min und bei über 30° C auf 60 min begrenzen. Radtraining auf längeren Strecken möglich, wenn reichliche Kühlung durch Fahrtwind vorhanden.
- Kontrolle der Belastungsintensität über Hf-Messung. Die Hitze-Hf sollte nur zehn Schläge/min über dem Normalwert betragen, sonst weitere Intensitätsrücknahme.
- Bekleidung der Außentemperatur, Sonneneinstrahlung, Luftbewegung sowie Luftfeuchtigkeit anpassen. Helle Baumwollbekleidung (T-Shirt, Netzhemd) bevorzugen. Bei Beachtung der Stärke der Sonneneinstrahlung kann auch mit freiem Oberkörper trainiert werden. Helle Kopfbedeckung (Schirmmütze) tragen. Synthetische Sportkleidung kühlt gut, bewirkt aber bei längerer Belastung hohen Schweißverlust.
- Sofort nach Belastungsende Aufnahme von reichlich Flüssigkeit (Elektrolyte) und von Kohlenhydraten.

Tab. 1/15.1: Sportmedizinische Empfehlungen für das Hitzetraining (Außentemperatur über 27°C)

Akklimatisation an feuchte Hitze

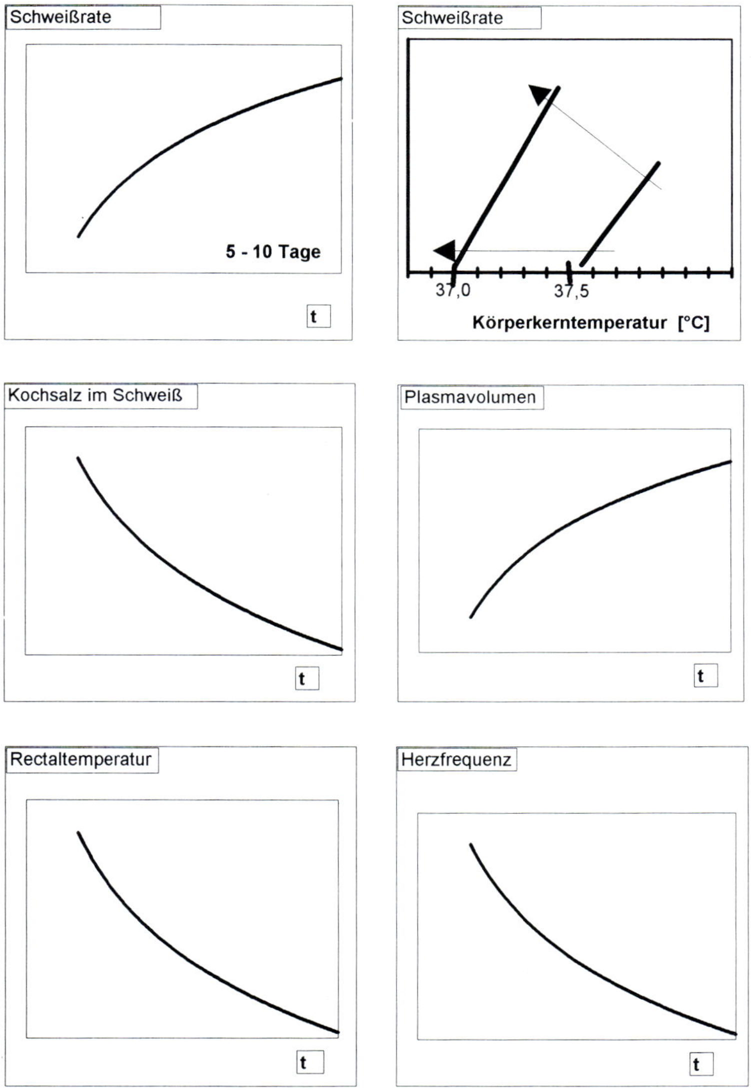

Abb. 2/15.1: Veränderungen verschiedener Funktionssysteme unter dem Einfluss der Hitzeakklimatisation

	Hitzeerkrankungen im Sport		
Formen	**Anzeichen**	**Ursachen**	**Behandlung**
Hitzekrämpfe	Ziehender Muskelschmerz, Krämpfe einzelner Muskelfasern und Muskelgruppen.	Lokale Durchblutungs- und Mineralstoffwechselstörungen bei Dehydratation.	Aufnahme kochsalz- und magnesiumhaltiger Getränke.
Sonnenstich	Unruhe, Brechreiz, Schwindel, Nackensteife. Bei Belastung ist Hitzschlag möglich.	Längere Sonneneinstrahlung auf ungeschüzten Kopf. Hirnhautreizung.	Schattenlagerung, Abkühlung, Kopfbedeckung, Ruhe.
Hitzekollaps	Blässe und Gleichgewichtsstörungen bei aufrechter Körperhaltung, meist unmittelbar nach Zieleinlauf.	Starker Flüssigkeitsverlust; Versacken des Blutes in Beinmuskulatur.	Flachlagerung im Schatten, Hochlagerung der Beine (Autotransfusion), Kühlung, Trinken.
Hitzeerschöpfung	Starker Schweißverlust (kalter Schweiß), Kopfschmerz, Müdigkeit, Desorientierung. Starker Leistungsabfall. Niedriger Blutdruck, hohe Herzfrequenz. Unterschieden werden leichte, schwere und schwerste Formen.	Starke Dehydratation und Anstieg der Körperkerntemperatur über 40°C.	Flachlagerung, Abkühlung jeder Art, ärztliche Hilfe. Infusion von Kochsalzlösungen mit Glucose, evt. Klinikeinweisung
Hitzschlag	Schwerste Form der Hitzeerkrankungen, Motorikstörungen, Desorientierung, warme, trockene Haut, starker Leistungsabfall. Zusammenbruch mit Bewusstlosigkeit.	Starke Dehydratation mit Anstieg der Körperkerntemperatur über 41°C. Störungen von Übersichtsregulation im Großhirn und Motorikregulation im Kleinhirn.	Flachlagerung und drastische Abkühlmaßnahmen (Wasser, Eis, feuchte Tücher), Infusion, Temperaturmessung (rectal), ärztliche Hilfe, Kliniktransport mit ärztlicher Begleitung

Tab. 2/15.1: Hitzeerkrankungen im Sport. Nach neueren Auffassungen werden Hitzekrämpfe und Sonnenstich nicht mehr zu den eigentlichen Hitzeerkrankungen gezählt, weil sie auch ohne Hitze bzw. ohne Bewegung entstehen können.

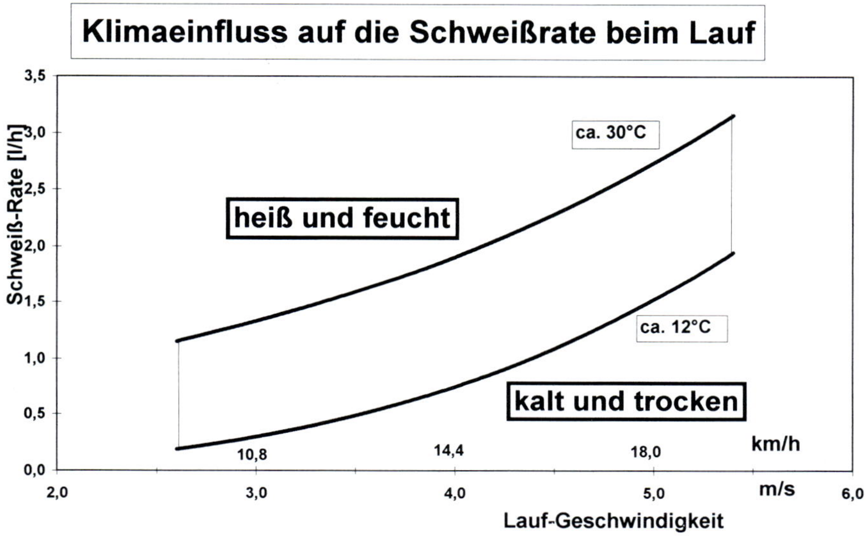

Abb. 3/15.1: Zunahme der Schweißbildungsrate in Abhängigkeit von der Laufgeschwindigkeit bei Hitze

Vorteile der Flüssigkeitsaufnahme bei Hitze

- Orientierungsmaß der Flüssigkeitsaufnahme sind 500-700 ml/Stunde. Mit dem Trinken ist frühzeitiger als mit der Nahrungsaufnahme zu beginnen (ab 20 min Belastung),
- Ausdauer- und Kraftausdauerleistungen (Geschwindigkeit) werden länger in der gewünschten Qualität aufrechterhalten.
- Die Herzschlagfrequenz steigt während der Belastung später an.
- Die Laktatkonzentration nimmt während der Belastung verzögert zu, die muskuläre Sauerstoffversorgung bleibt länger stabil.
- Der Anstieg der Körperkerntemperatur erfolgt verzögert.
- Die Hautdurchblutung wird nicht vorzeitig infolge eines Gesamtkörperstresses gedrosselt.
- Die „Eindickung" des Blutes (Hämokonzentration) erfolgt langsamer und bleibt bei weniger als 4% Gewichtsverlust im physiologisch tolerablen Bereich.
- Dauert die Belastung über 60 min, dann sind zusätzlich zu der Elektrolytlösung Kohlenhydratgemische von 5 bis 8% aufzunehmen.
- Handelsübliche Sportlergetränke vereinen beide Anforderungen, d.h. sie enthalten Elektrolyte und Kohlenhydrate. Die Verträglichkeit der Sportlergetränke sollte vor bedeutenden Wettkämpfen geprüft werden.

Tab. 3/15.1: Vorteile der Flüssigkeitsaufnahme bei Hitze

Bei Wettkämpfen ist das Beachten von einigen Verhaltensregeln nützlich. Das Ziel ist, die Ganzkörpererwärmung hinauszuzögern. Das bedeutet, die Vorstarterwärmung zu begrenzen oder den Aufenthalt in klimatisierten Räumen bis kurz vor dem Start hinauszuzögern. Während eines längeren Ausdauerwettkampfes (z.B. Marathonlauf) ist das Tempo anfangs bewusst zu drosseln, damit wird der Anstieg der Kerntemperatur verzögert. Die Verminderung der Belas-tungsintensität ist umso zwingender, je schlechter der Vorbereitungszustand des Sportlers ist. Die Laufgeschwindigkeit beeinflusst die Wärmefreisetzung entscheidend, unabhängig vom Leistungsniveau. Nach Untersuchungen von NOAKES et al. (1991) wirkte die Geschwindigkeitserhöhung noch auf den letzten 6 km eines Marathonlaufs auf den Anstieg der Körperkerntemperatur. Der Grad der Dehydratation war in diesem Zusammenhang von untergeordneter Bedeutung.

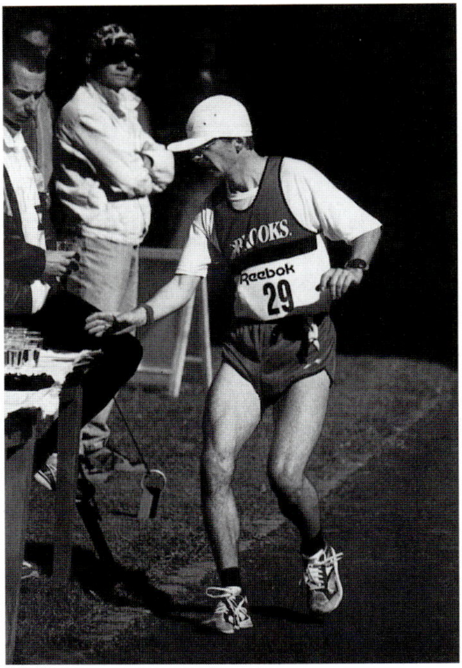

Griff nach dem Wasser beim 100 km-Lauf (Foto: Georg Neumann, Leipzig)

Die Wasser- bzw. Schweißverdunstung bewirkt bei Hitzebelastungen die effektivste Körperabkühlung. Deshalb sollte zusätzlich über nasse Schwämme oder das Begießen des Kopfes mit Wasser für weitere Abkühlung gesorgt werden.

Das Trinken während des Wettkampfes kann problematisch werden, wenn der Veranstalter zu kalte oder dem Läufer nicht bekannte Flüssigkeiten reichen lässt. Die Ursachen von Magenkrämpfen beruhen meist auf der Aufnahme sehr reichlicher, hyperosmolarer oder zu kalter Flüssigkeiten. Nicht jedes handelsübliche Getränk wird den physiologischen Anforderungen gerecht oder ist bei Hitze individuell verträglich. Wichtige Kennzeichen für die Flüssigkeit sind die Angaben von Teilchendichte (Osmolarität), Kochsalzgehalt und Mineralstoffgehalt (s. Tab. 1/12.3). Zu prüfen sind die Kohlehydratbestandteile, wobei besonders auf das Fehlen bzw. sehr niedrigen Fructosegehalt zu achten ist (s. Kap. 13). Die im Wettkampf angebotenen Getränke sollten möglichst zuvor auf ihre Verträglichkeit während der Belastung geprüft werden. Aufgenommene Getränke, die stark gekühlt waren, haben bereits erfahrene Elitesportler durch Magen-Darm-Diskomfort „entschärft". Werden die Getränke aus einer Gefrierbox gereicht, dann sind diese längere Zeit mitzuführen, mit der eigenen Körperhitze vorzuwärmen und nur in kleinen Portionen aufzunehmen.

Zusammenfassung

Der Organismus kann sich in kurzer Zeit an erhöhte Außentemperaturen akklimatisieren. Hierfür sind Trainingsbelastungen von fünf bis zehn Tagen unter der Hitze (über 27°C) notwendig. In Körperruhe findet keine Akklimatisation statt. Bei der Hitzeakklimatisation verschiebt der Organismus den Regelbereich des Körpertemperaturzentrums im Gehirn in Richtung niedrigerer Körperkerntemperatur; zugleich werden Hautdurchblutung und Schweißabgabe bei der Belastung erhöht. Der salzärmere und fein verteilte Schweiß führt zu einer wirksamen Abkühlung über die Verdunstung. Der hitzeakklimatisierte Sportler reagiert empfindlicher auf Außentemperaturerhöhung, er schwitzt früher und mehr als Untrainierte. Das normale Ausdauertraining ist bereits ein mildes Hitzeakklimatisationstraining. Ausdauertrainierte vertragen Belastungen bei Hitze besser als Untrainierte. Wichtige Vorsorgemaßnahmen sind bei Hitzebelastungen die bewusste Rücknahme der Belastungsintensität sowie zeitiges und reichliches Trinken.

15.2 Höhentraining

Das Höhentraining ist eine inzwischen international bewährte Vorbereitungsvariante auf sportliche Leistungshöhepunkte. Den Anlass zum Höhentraining gaben die Olympischen Spiele 1968 in Mexiko City in 2.240 m Höhe. Bei vielen Ausdauerleistungen über 2 min Dauer war bei den Olympischen Spielen ein Leistungsrückgang von 2-8% zu verzeichnen. Um die Leistungsabnahme zu verhindern, wurde präventiv das Höhentraining in den Ausdauersportarten eingeführt. Dabei wurde erkannt, dass das Training in Höhen zwischen 1.800 m und 3.000 m für die Leistungsentwicklung der Ausdauersportarten förderlich sein kann. Die Positionen zum Höhentraining sind widersprüchlich. Dazu beigetragen haben Misserfolge, die der Gestaltung der Belastungsmethodik und nicht der Höhe zuzuordnen sind. Prinzipiell führen im Vergleich zum Meeresniveau bereits Aufenthalte in 750 m Höhe zu bestimmten physiologischen Umstellungen. Diese treten ab 1.500 m verstärkt auf. Das unter dem leistungsphysiologischen Aspekt verstandene Höhentraining beginnt ab 1.700 m und endet vorerst bei 3.200 m. Spitzenathleten empfinden Höhen von 1.700-2.000 m kaum als störend und belasten sich wie gewohnt. Der Ausgleich der Hypoxie geschieht über erhöhten Laktatanfall von 1-2 mmol/l im Vergleich zur Normalhöhe auf Meeresspiegelniveau (NN). Erst bei Höhen über 2.200 m müssen besonders im Lauf Korrekturen in der Geschwindigkeit erfolgen, diese bewegen sich bei Minus 0,2 bis 0,4 m/s in den einzelnen Trainingsbereichen. Trotz der Korrekturen in der Geschwindigkeit des Lauftrainings ist die Laktatkonzentration 1,0 bis 2,0 mmol/l höher als unter NN.

Für die Aufnahme des Höhentrainings ist das Beachten bestimmter trainingsmethodischer Voraussetzungen und Bedingungen von größter Bedeutung für den Erfolg.

Trainingsmethodische Voraussetzungen für das Höhentraining

Der Sportler sollte vor der Anreise in mittlere Höhen bereits ein mehrjähriges leistungsorientiertes Training mit Belastungen von über 20 Stunden/Woche durchgeführt haben. Für das Höhentraining ist eine stabile sportartspezifische aerobe Basisleistungsfähigkeit notwendig. Bei Defiziten in den sportartspezifischen aeroben Leistungsgrundlagen sollte kein Höhentraining stattfinden, da diese keine Nachholtrainingsform ist. Das Höhentrainining ist bei Wiederholung wirksamer („Höhenketten"). Es ist in dieser Form in den Gesamtleistungsaufbau einzuordnen. Ein zu kurzes Höhentraining (unter 13 Tage) ist unvorteilhaft; das Höhentraining ist erst ab drei Wochen Dauer adaptiv wirksam.

Die Trainingsbelastung ist für das Höhentraining sorgfältig vorzuplanen und auch zu steuern. Die Nichtbeachtung der Trainingssteuerung führt leicht zu Überforderungen (s. Kap. 10). Bei Leistungsschwäche, nach Erkrankungen oder unmittelbar vor bedeutenden Wettkämpfen ist ein erstmaliges Höhentraining unzweckmäßig.

Werden diese angeführten Vorbedingungen beachtet, dann gibt es durch das Höhentraining kaum sportmethodische Störungen oder individuelle Überlastungen.

Trainingsmethodisch ist das Höhentraining eine intensive Form des Ausdauertrainings. Durch die Verminderung des Sauerstoffpartialdruckes der Atemluft (Sauerstoffmangel) nimmt die Reizwirksamkeit der Belastung um 3 bis 10% zu, ohne dass die Geschwindigkeit erhöht werden muss. Um die Belastbarkeit, besonders bei den intensiveren Trainingsanteilen (GA 2 oder WSA), zu sichern, wird in der Regel die Laufgeschwindigkeit um 0,2 bis 0,3 m/s vermindert. Beim Schwimm- oder Radtraining brauchen keine wesentlichen Geschwindigkeitsabstriche gemacht zu werden. Die Steuerung der Erholung erfolgt durch die Pausengestaltung.

Auf Schnee ist eine Geschwindigkeitsverminderung nicht ohne Probleme umsetzbar, denn die unterschiedlichen Gleitverhältnisse erschweren die Einordnung der Laufgeschwindigkeit und die Steuerung der Belastungsintensität. Die Kontrolle der Belastungsintensität mit biologischen Messgrößen hat beim Skilanglauf-Höhentraining große Bedeutung.

Weist der Sportler zu Beginn des Höhentrainings keine stabile aerobe Leistungsfähigkeit auf, dann steigt das Risiko der Überforderung. Die Folge ist, dass nach dem Höhentraining eine längere Leistungsstagnation auftritt und die Wirkung als negativ gedeutet wird.

Als Orientierungsmaß für das erreichte aerobe Leistungsniveau vor dem Höhentraining kann die maximale Sauerstoffaufnahme herangezogen werden. Diese sollte bei Männern mindestens 65 ml/kg • min und bei Frauen 60 ml/kg • min betragen.

Zusammengefasste sportmethodische Erfahrungen zum Höhentraining deutscher Sportler sind bei FUCHS/REIß (1990) sowie bei MARTIN et al. (1996) nachzulesen.

Physiologische Wirkung des Höhentrainings

Die Anpassung an den Sauerstoffmangel (Hypoxie) in mittleren Höhen erfolgt nur durch eine sportartspezifische Trainingsbelastung. Ruheaufenthalte oder Schlafen in der Höhe ruft zwar eine milde physiologische Höhenregulation hervor, die keinen Einfluss auf die Leistungsfähigkeit hat. In der wissenschaftlichen Literatur haben die Ergebnisse von LEVINE et al. (1997) für lebhafte Diskussion gesorgt, der in einer soliden Studie fand, dass die Sportlergruppe (Läufer), die in 1.250 m Höhe trainierte und in 2.500 m wohnte, gegenüber den im Flachland trainierenden und wohnenden Gruppen beim anschließenden 5.000 m-Lauf in der Höhe um 13 s schneller war. Aus diesen Ergebnissen wurde die Empfehlung abgeleitet, in der Höhe zu schlafen und im Flachland zu trainieren („sleep high - train low").

Durch das Bergsteigen in über 5.000 m Höhe werden verschiedene physiologische Umstellungen und Anpassungen ausgelöst, wie Verbesserung der Atmung und die Zunahme der Sauerstofftransportkapazität (BÖNING et al., 1996; STEINACKER et al., 1996; MAIRBÄURL et al., 1986 u.a.). Eine Adaptation für die Erfordernisse des Leistungssports findet aber beim Bergsteigen in großen Höhen kaum statt.

Veränderung des Luftdrucks und der Sauerstoffkonzentration mit zunehmender Höhe		
Höhe (m)	**Luftdruck (Torr)**	**Sauerstoffkonzentration (%)**
0	760	20,9
500	716	19,7
1000	674	18,4
1500	634	17,2
2000	596	16,1
2500	560	15,1
3000	526	14,1
3500	493	13,1
4000	462	12,2
4500	433	11,3
5000	405	10,5
8872 (Mount Everest)	240	5,9

Tab. 1/15.2: Veränderungen des Luftdrucks und der Sauerstoffkonzentration mit zunehmender Höhe

Die Untersuchungen von Expeditionsteilnehmern (Himalaya) ergaben, dass es sogar zu einem Muskelschwund kam, der auf dem relativen Bewegungsmangel infolge des extremen Sauerstoffdefizits beruhte (HOPPELER et al., 1990).

Die physiologischen Auswirkungen der Hypoxie auf die sportliche und körperliche Leistungsfähigkeit sind international vielfältig belegt (BERGLUND, 1992; BÖNING, 1997 u.a.). Der Sauerstoffmangel ist in mittleren Höhen durch die Abnahme des Sauerstoffpartialdruckes und damit der Sauerstoffkonzentration in der Atmosphäre bedingt (Tab. 1/15.2, s. S. 291). In 2.000 m Höhe ist in der Einatmungsluft 5% weniger Sauerstoff. Der Sauerstoffmangel erhöht die körpereigene Erythropoetinausschüttung und regt die Blutbildung im Knochenmark stark an. Ein ähnlicher Effekt wird durch die Erythropoetinaufnahme im Hochleistungssport erreicht, welche ein eindeutiges Doping ist.

Der Höheneffekt kann auch künstlich nachvollzogen werden. Technologisch bestehen hierfür zwei Varianten. Einmal ist die Hypoxie durch das Absenken des Luftdruckes in speziellen und gut abgedichteten Kammern möglich (hypobare Hypoxie). Eine solche Kammer war in der DDR in Kienbaum (Berlin) bis 1990 in Betrieb. Die andere Variante besteht in der Einleitung von Stickstoff in die Raumluft. Dadurch ist gleichfalls ein Sauerstoffmangel zu erreichen (normobare Hypoxie). Mit der Variante der normobaren Hypoxie sammeln derzeit die Skilangläufer in den skandinavischen Ländern ihre Erfahrungen. In Mittelfinnland (Vuokatti) ist ein Skitunnel von 1,25 km Länge gebaut worden, der die Imitation des Höhentrainings ganzjährig auf Kunstschnee ermöglicht. Obgleich die Wirkung der künstlichen oder natürlichen Hypoxie auf den Organismus prinzipiell gleich ist, wird das Training unter den natürlichen Höhenbedingungen von den Spitzenathleten als psychisch angenehmer empfunden und bevorzugt.

Sauerstoffversorgung

Beim ersten Höhenaufenthalt kommt es zu deutlichen Umstellungen in der Atmung, im Herz-Kreislauf-System sowie im Stoffwechsel. Der Organismus nutzt alle seine funktionellen Möglichkeiten, die Sauerstoffunterversorgunung während der Belastung auszugleichen. Das geschieht in erster Linie durch die erhöhte Atmungs- und Herz-Kreislauf-Arbeit. Im Blut kommt es zur Rechtsverschiebung der Sauerstoffbindungskurve. Damit kann der aufgenommene Sauerstoff leichter von der Lunge in das Blut gelangen und vom Blut besser in das Muskelgewebe diffundieren. Erst wenn diese Umstellungen beim Training unter Hypoxie über drei Wochen anhalten, stellen sich erste Anpassungen ein. Diese beruhen auf der Zunahme der Sauerstofftransportkapazität zum bedürftigen Muskelgewebe und der besseren Sauerstoffverwertung.

Unter dem Einfluss des Hypoxiestresses wird das von Nieren und Leber gebildete Hormon Erythropoetin vermehrt freigesetzt. Das Erythropoetin reagiert auf Differenzen in der Sauerstoffsättigung des Blutes sehr empfindlich. Dieses Hormon regt bei Hypoxie die Bildung neuer Erythrozyten im Knochenmark an. Mehr Erythrozyten erhöhen die Sauerstofftransportkapazität des Blutes. Damit der Sauerstoff vom Hämoglobin der Erythrozyten leichter an die Gewebe abgegeben werden kann, kommt es gleichzeitig zur Zunahme des in den Erythrozyten wirkenden Enzyms Diphosphoglycerat (2,3-DPG). Das 2,3-DPG ermöglicht die leichtere Lösung des Sauerstoffs vom Hämoglobin und verbessert damit die Sauerstoffabgabe an die Muskulatur. Um die Sauerstofftransportkapazität insgesamt zu erhöhen, muss die Erythrozytenzahl (Gesamthämoglobinmenge) im Blut zunehmen. Da die Konzentration des Hämoglobins (Hb) im Blut infolge des zusätzlichen Anstiegs des Plasmavolumens gleich bleibt, ist die normale Hämoglobinbestimmung keine taugliche Methode zur Beurteilung der Sauerstofftransportkapazität durch das Höhentraining. Nur durch die aufwendige Bestimmung des Gesamthämoglobins ist die Hämoglobinzunahme sicher messbar. Die übliche Hb-Bestimmung erlaubt nur eine Grobinformation zur Hb-Zunahme und sollte durch gleichzeitige Hämatokritmessungen ergänzt werden. Ein hoher Hämatokritwert (> 50%) erschwert die Fließeigenschaften des Blutes und wirkt leistungsmindernd, weil die Sauerstoffabgabe an die Gewebe erschwert ist.

Durch das Höhentraining wird die Zunahme der Erythrozytenzahl durch die gleichzeitige Plasmavolumenzunahme ausgeglichen, der Hämatokritwert bleibt dadurch fast gleich. Mit dem Gleichbleiben oder Absinken des Hämatokrits wird die „Eindickung des Blutes" auf physiologischem Wege vermieden. Bei einem Hämatokritanstieg auf über 52% und besonders über 55% können gefährliche Kapillarverstopfungen auftreten. Beim Vergleich des Höhentrainings gegenüber dem Flachlandtraining kann festgestellt werden, dass das Hypoxietraining die Zahl der Erythrozyten erhöht (Hämatokritanstieg) und das NN-Ausdauertraining hingegen zur Zunahme des Blutvolumens führt, d. h. der Hämatokritwert nimmt ab.

Beim Höhentraining kommt es zusätzlich zu einem Wasserverlust über die Atemwege, sodass auf eine reichliche Flüssigkeitsaufnahme zu achten ist. Unterbleibt eine ausreichende Flüssigkeitsaufnahme, dann vermindert sich die Blutflüssigkeit und der Hämatokrit steigt auf über 50% auch ohne Hämoglobinzunahme an. Die physiologisch obere Hämoglobinkonzentration beträgt bei Männern etwa 18 g/dl und bei Frauen im Durchschnitt um etwa 2 g/dl weniger, d. h. 16 g/dl. Höhere Hämoglobinkonzentrationen sind selten, aber möglich.

Die wesentliche Wirkung des Höhentrainings ist im Leistungssport die Zunahme der Sauerstofftransportkapazität des Blutes und die bessere Sauerstoffversorgung der belasteten Muskulatur. Damit vollziehen sich ähnliche Anpassungen wie nach dem Ausdauertraining, nur auf reizwirksameren Belastungsniveau.

Um das Höhentraining zu umgehen oder sich unerlaubte Leistungsvorteile im Sauerstofftransport im Flachland zu verschaffen, ist das Hormon Erythropoetin von einigen Athleten im Hochleistungssport aufgenommen worden. Gesundheitlich gefährlich ist die Eindickung des Blutes, die zur Thrombose oder Embolie führen kann. Steigt der Hämatokrit in kurzer Zeit bei Leistungssportlern, die keinen Flüssigkeitsdefizit aufweisen, auf über 52% an, dann liegt mit hoher Wahrscheinlichkeit ein Hämoglobinwert bei Männern über 18 g/dl und bei Frauen über 16 g/dl vor.

Zum Schutz der Athleten werden ab 1997 in den Wintersportarten vor internationalen Wettkämpfen Hämoglobinbestimmungen als „Zusatzdopingkontrolle" durchgeführt. Startverbot be-

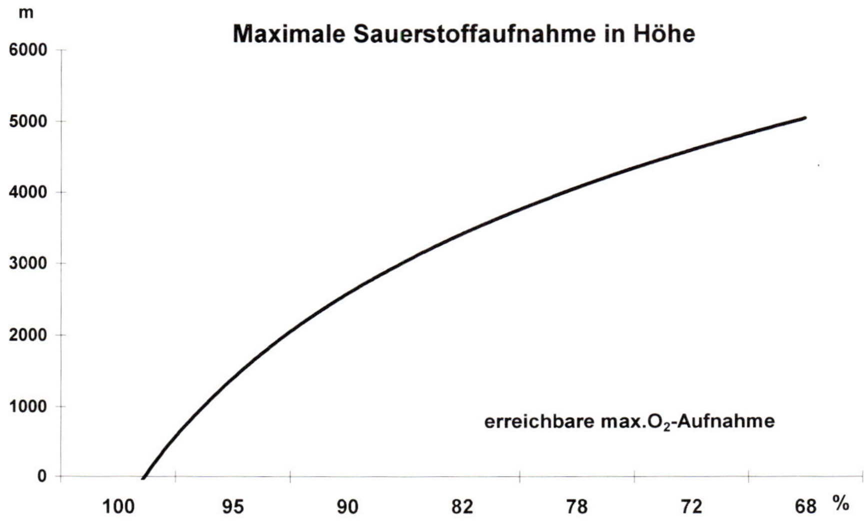

Abb. 1/15.2: Abnahme der maximalen Sauerstoffaufnahme in der Höhe

steht, wenn bei Männern der Hämoglobinwert 18,5 g/dl und bei Frauen 16,5 g/dl überschreitet. Im Radsport orientiert man sich am Hämatokritwert. Steigt der Hämatokrit über 50% an, dann besteht für 14 Tage Startverbot. Körpereigene Erythropoetinerhöhung über Spritzen ist extrem gesundheitsgefährdendes Doping.

Energiestoffwechsel

Der Sauerstoffmangel in der Höhe beeinflusst auch den Energiestoffwechsel. Die Kohlenhydrate benötigen zu ihrer Verbrennung weniger Sauerstoff als die Fettsäuren, sodass sie bevorzugt in der Höhe umgesetzt werden. Der Stoffwechsel verschiebt sich beim Höhentraining in Richtung zunehmenden Kohlenhydratabbaus. Der bevorzugte Kohlenhydratabbau ist bei der Trainingssteuerung durch die höhere Laktatbildung feststellbar. Die Laktatkonzentration ist im Höhentraining, bei gleicher Laufgeschwindigkeit wie unter Meeresniveau, deutlich höher. Durch die gesteigerte Glycolyse wird der Sauerstoffmangel ausgeglichen, jedoch bei frühzeitiger Erschöpfung der Glycogenspeicher. Im Verlaufe des Höhentrainings kommt es schneller zur Störung in der Substratregeneration. Der chronische Glycogenmangel beim Höhenleistungstraining zwingt den Organismus zur ständigen Glucoseneubildung. Damit verbunden ist ein höherer Abbau von Proteinen. Die bilanzierte und kohlenhydratbetonte Ernährung ist beim Höhentraining für die Leistungssicherung und auch Regenerationsförderung bedeutsam.

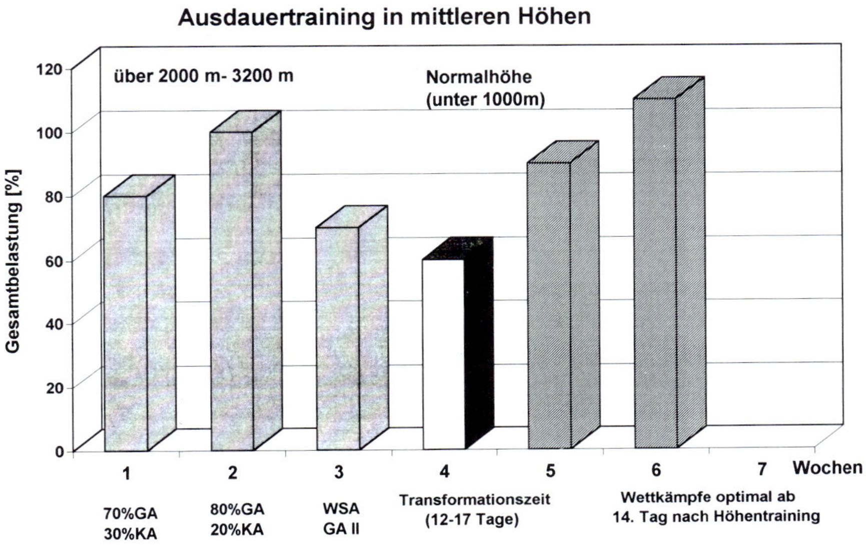

Abb. 2/15.2: Beispiel einer möglichen Belastungsgestaltung im Höhentrainingslager

Um den Glycogenmangel oder zu starken Proteinkatabolismus zu vermeiden, ist bei ersten Anzeichen einer Überforderung die Belastungsintensität zu senken oder die Pause zu verlängern.

Durch die niedrigere Trainingsgeschwindigkeit kommt es zur geringeren Inanspruchnahme der maximalen Sauerstoffaufnahme. Die Rücknahme der Belastungsintensität ist im Höhentraining über 2.500 m auch deshalb notwendig, weil das Absolutniveau der maximalen Sauerstoffaufnahme gegenüber der Meeresspiegelhöhe deutlich abnimmt (Abb. 1/15.2). Dadurch sind niedrigere Maximalleistungen möglich und die maximale Laktatbildung ist bei Ausbelastung geringer. Die erniedrigte Laktatkonzentration nach kurzzeitigen Maximalbelastungen in der Höhe wurde allerdings nur bei durchschnittlich Trainierten gefunden. Dieser Befund wurde als „Laktatparadoxon" beschrieben. Da aber die maximale Laktatbildung immer von der Absolutleistung (oder Geschwindigkeit) abhängt, muss sie unter Hypoxiebelastung niedriger sein. Zu beachten ist, dass die Laktatmobilisation immer vom individuellen aeroben Leistungsniveau abhängt und umso geringer ist, je niedriger die Leistungsfähigkeit ist.

Bei Topathleten ist die Laktatkonzentration von der Verfügbarkeit der sportartspezifischen motorischen Leistungsfähigkeit abhängig; diese ist in der Regel beim Höhentraining nicht vermindert. Das Höhentraining kann durchaus, wenn es trainingsinhaltlich notwendig wäre, als Reizsetzung für die Entwicklung der anaeroben Mobilisation genutzt werden. Allerdings ist die Belastungsdauer hierbei deutlich zu verkürzen. Der erniedrigte Luftwiderstand begünstigt Sprintleistungen.

Aus wissenschaftlicher Sicht wurde versucht, die Wirkung des Höhentrainings am Kriterium der Zunahme der maximalen Sauerstoffaufnahme (VO_2max) zu beurteilen. Da sich deren Zunahme nicht gleich einstellte oder nachweisen ließ, wurde das Höhentraining dafür als entbehrlich angesehen. Bei der Anwendung wissenschaftlicher Beurteilungskriterien des Höhentrainings wurde aber die Trainingsrealität nicht beachtet. Der Widerspruch zum Training ergibt sich aus der Tatsache, dass unter Hypoxie nur der submaximale Anteil der aeroben Leistungsfähigkeit trainiert wird und der maximale nur sehr begrenzt. Im Höhentraining wird das Grundlagenausdauertaining in seinen niedrigsten Geschwindigkeitsanteilen bevorzugt, welches für die Entwicklung der VO_2max vorerst nicht wirkt. Demnach ist die VO_2max kein objektives Kriterium für die Beurteilung der Wirksamkeit des Höhentrainings. Falls es zur Zunahme der VO_2max kommt, dann erst nach mindestens drei Wochen Transformationstraining mit höheren Intensitätsanteilen im Flachland (Abb. 3/15.2, s. S. 298).

Sportmethodische Gestaltung des Höhentrainings

Die Überlegung, das Ausdauer- und Kraftausdauertraining in der Höhe durchzuführen, beruht auf der Erfahrung, dass bei der Beibehaltung der üblichen Geschwindigkeit eine Belastungsreizerhöhung in der Spanne von 5 bis 10% in Höhen von 2.100 bis 2.500 m eintreten kann. Damit wirkt das Höhentraining als eine sehr intensive Variante des Ausdauertrainings.

Um die Wiederbelastbarkeit im mehrwöchigen Höhentraining zu sichern, ist allerdings die Rücknahme der gewohnten Trainingsgeschwindigkeit im Lauf um 5 bis 10% üblich. Das trifft eindeutig bei Höhen über 2.200 m zu. Ist der Trainingsort hingegen nur 1.700 bis 1.800 m hoch (z.B. St. Moritz/Schweiz), so belasten sich die Topathleten mit der im Flachland gewohnten Geschwindigkeit. Sie verkraften in dieser Höhe die tägliche Wiederbelastung bzw. gleichen Regenerationsdefizite über längere Pausen aus. Im Schwimmen und Radsport braucht bei dieser geringen Höhe die Belastungsintensität kaum vermindert zu werden. Hohe reizwirksame Trainingsbelastungen werden durch Verlängerung der Regeneration ausgeglichen.

In der Regel werden zwei bis drei (4-6) Höhentrainingslager im Trainingsjahr geplant und durchgeführt. Damit wird den Empfehlungen zur Gestaltung von „Höhentrainingsketten" entsprochen (FUCHS/REIß, 1990). In der praktischen Umsetzung der Belastung in mittlerer Höhe sind viele Varianten möglich, die durch örtliche Gegebenheiten und Wetterbedingungen beeinflusst werden. In den Wintersportarten werden diese zusätzlich von der Schneelage oder den Gletscherbedingungen geprägt. Hinzu kommt, dass im Skilanglauf von 1.800 bis 3.200 m Höhe (Gletscher) trainiert wird. Der Aufenthalt nach dem Training kann in Talstationen von 600 bis 1.000 m verlegt werden. Dadurch wird die Regeneration gefördert.

Nachfolgend wird ein Beispiel für die zeitliche Planung des Höhentrainings angeführt, welches konkret immer variierbar ist. Liegt z.B. der Leistungshöhepunkt im Juli, dann kann das Höhentraining auf folgende Monate verteilt werden:

1 Höhentraining im Februar
2. Höhentraining im April
3. Höhentraining im Juni (als UWV).

Die ersten drei Höhenlager sollten zur Entwicklung der aeroben Basisleistungsfähigkeit genutzt werden. Im ersten Lager kann die Belastung durchaus semispezifisch oder sportartunspezifisch gestaltet werden. Für die Sommersportarten ist hier ein Skilanglauftraining möglich. Liegt der Leistungshöhepunkt früher oder später, dann muss eine Verlagerung stattfinden. Die Höhenketten haben den Vorteil, dass der Organismus vorangepasst ist und sich regulativ schneller auf die Hypoxie umstellen kann. Sowohl der einzelne Athlet als auch der Trainer sammeln beim wiederholten Höhentraining Erfahrungen über die Reaktionen und Belastungsverträglichkeit. Damit es zur Auslösung von stabilen Anpassungen kommt, sollte der Höhenaufenthalt auf drei Wochen ausgedehnt werden. Nach Untersuchungen ist bekannt, dass für das Erreichen struktureller Anpassungen mindestens vier bis sechs Wochen reizwirksamer Belastung notwendig sind (NEUMANN/BERBALK, 1991). Drei Wochen Höhentraining sind insofern gerechtfertigt, als dass die 4. Woche zur Transformation im Flachland genutzt werden kann oder sollte. Drei Wochen Höhentraining sind eine Mindestvoraussetzung zur Auslösung der Anpassung auf höherem Belastungsniveau. Erfolgreiche Ausdauersportler (z.B. Marathonläufer) haben inzwischen ihren Wohnsitz in mittlere Höhen verlegt. Die ostafrikanischen erfolgreichen Läufer leben in mittlerer Höhe und trainieren noch höher. Sie vollbringen ihre Bestleistungen im Flachland. Allein das Leben und Trainieren in mittleren Höhen garantiert noch keine sportlichen Erfolge und schützt nicht vor sportmethodischen Fehlern.

Wahrscheinlich wird in den folgenden Jahren das Höhentraining für die relevanten Sportarten zeitlich weiter ausgedehnt. Für die sehr aktiven Fitness- und Leistungssportler ist das Höhentraining über längere Zeiträume ein finanzielles Problem.

Dort, wo es örtliche Gegebenheiten zulassen (Seilbahn), kann zwischen Trainingsort in der Höhe und Wohnort im Tal (NN) gependelt werden. Das Training in der Höhe (z.B. Gletscher) und das Schlafen unter NN-Bedingungen ist für jüngere Sportler, Fitnesssportler oder Frauen zu Beginn des Leistungstrainings möglich. Durch die erleichterte Regeneration wird die Belastungsverträglichkeit erhöht.

Aus den Erfahrungen von Kombinationssportarten ist bekannt, dass ein anstrengendes Höhentraining zu Störungen im konzentrativen (mentalen) Regulationsbereich führt. Damit wäre zwar ein intensives Motoriktraining (Tempoläufe über 200 bis 400 m) in der Höhe aufgrund des geringeren Luftwiderstandes vorteilhaft, aber der mentale Antrieb des Sportlers kann hierfür vermindert sein.

Die in die wissenschaftliche Diskussion gebracht Variante, im Flachland zu trainieren und in der Höhe zu schlafen („sleep high, train low"), kann nicht empfohlen werden, da sich im Schlaf oder bei körperlicher Untätigkeit keine leistungsfördernden Höhenanpassungen vollziehen. Selbst das Bergsteigen in größeren Höhen ist aufgrund der langsamen Fortbewegung eine untaugliche Maßnahme für das Ausdauertraining und mit diesem nicht vergleichbar.

Für das Ausdauertraining in der Höhe kann folgende Grundvariante angewandt werden (Abb. 3/15.2, s. S. 295): Grundlagenausdauer (GA), Kraftausdauer (KA), Wettkampfspezifische Ausdauer (WSA).

1. Woche: GA- und KA-Training
2. Woche: GA- und KA-Training bei Umfangssteigerung um 20%
3. Woche: Nach regenerativer Pause WSA- und GA 2-Training
4. Woche: Heimreise und Regeneration bei deutlicher Belastungsminderung
6. Woche: Betonung des WSA-Trainings mit Kompensation
7. Woche: Beginn mit ersten Wettkämpfen (Optimum 17. Tag).

Die zumutbare Gesamtbelastung ist im Höhentraining vom Leistungsniveau der Athleten und von der Länge der regenerierenden Pausen nach den einzelnen Trainingseinheiten abhängig. Wird die erforderliche Erholungszeit nach einer TE im Flachland als individueller Maßstab genommen, dann kann diese im GA- sowie KA-Training in der Höhe weitgehend beibehalten wer-

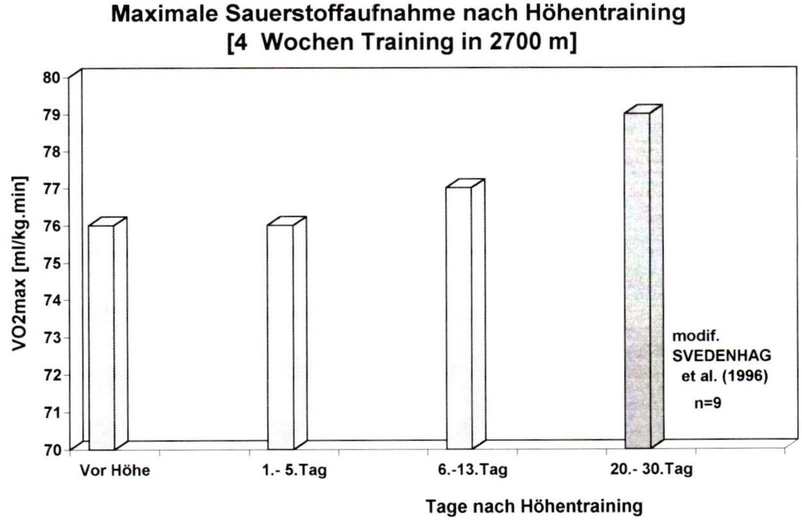

Abb. 3/15.2: Veränderung der maximalen Sauerstoffaufnahme (VO_2max) bei Topathleten vor und nach einem Höhentraining (Modif. nach SVEDENHAG et al., 1996). Erst 3-4 Wochen nach dem Höhenlager nahm die VO_2max zu.

den. Das intensivere GA 2-Training erfordert eine zeitlich längere Pause (etwa 15%). Noch längere Erholungszeiten benötigen das wettkampfspezifische Training und Kurzzeitwettkämpfe, die Pausenverlängerung sollte 40% betragen. Die Spreizung des Trainingstages durch längere Erholungszeiträume ist zur Regeneration der Energievorräte und für die psychische Entspannung notwendig. Wird die Regenerationszeit missachtet, dann läuft die Verarbeitung der Trainingsreize langsamer ab. Ein Fehl- oder Übertraining kann die Folge sein. Wettkämpfe in mittleren Höhen erfordern in der Vorbereitung obligat „Höhenketten" und einen mehrwöchigen Aufenthalt vor dem Start.

Transformationszeit nach Höhentraining

Die Gestaltung der Trainingsbelastung nach Rückkehr in das Flachland (NN) ist der Kernpunkt in der Nachbereitung des Höhentrainings. Alle Belastungsblocks im Leistungstraining erfordern einen längeren Zeitraum für die Verarbeitung. Das trifft auch für das Höhentraining zu. In der Nichtbeachtung längerer Regenerationszeiträume nach dem Höhentraining liegt die Hauptursache von sportlichen Misserfolgen. Eine vorübergehende Leistungsinstabilität ist nach einem reizwirksamen Höhentraining physiologisch normal und erfordert entsprechende methodische Folgerungen.

Die Wirkung der Höhe kann nicht unmittelbar oder einige Tage danach durch sportliche Leistungen bestätigt werden. In diesem Zeitraum ist die Leistungsabgabe bei etwa 70% der Sportler vermindert. Auch die maximale Sauerstoffaufnahme ist trainingsbedingt vorübergehend erniedrigt. Die Erfahrungen zur Gestaltung der Transformationszeit nach hohen Belastungen besagen, dass dafür mindestens zwei Wochen zu veranschlagen sind. Fasst man das Höhenlager als einen 3:1 Belastungs-Entlastungs-Zyklus auf, dann ist in der 4. Woche im Flachland eine deutliche Entlastung herbeizuführen. Da das Höhentraining ein intensives Ausdauertraining ist, genügt eine Woche zur Regeneration nicht. Der sicherste Zeitraum für eine sportliche Höchstleistung liegt zwischen dem 14.-17. Tag nach einem normalen Höhentraining. Die höchste Wahrscheinlichkeit des Leistungsversagens besteht zwischen dem 4. bis 10. Tag nach Rückkehr unter NN. In diesem Zeitraum der Nachverarbeitung des Höhenstresses ist auch das Immunsystem geschwächt. Die Gefahr gesundheitlicher Instabilität ist in diesem Zeitraum größer als sonst. Wird das Höhentraining bei zu niedriger sportartspezifischer aerober Leistungsfähigkeit durchgeführt, dann dauert die Transformationszeit deutlich über zwei Wochen. Vor Beginn der dritten Woche nach Rückkehr aus der mittleren Höhe ist unter NN ein bedeutender Wettkampf nicht zu empfehlen.

In Ausnahmen ist es möglich, sofort nach der Höhe, d.h. am 1. bis 3. Tag, an den Start zu gehen. In diesem frühen Zeitpunkt unterliegt der Organismus noch der allgemeinen Höhenstressregulation und ist in diesem Funktionszustand noch zu einer größeren Leistungsabgabe fähig. Bei diesem „Frühstart" ist zu beachten, dass sich die Regenerationszeit bzw. Transformation verlängert. Wenn ein Sofortstart nach dem Höhentraining notwendig ist, dann besteht die Möglichkeit, die Gesamtbelastung in der Höhe früher als üblich zu vermindern.

Wird das Höhentraining mit einem sehr hohen Trainingsumfang ausgeführt, oder ist der Leistungszustand des Athleten durchschnittlich, dann dauert die Belastungsnachverarbeitung über drei Wochen.

Im Höhentraining sind die individuellen Leistungsvoraussetzungen der Athleten stärker zu beachten als im Flachlandtraining. Offensichtlich gibt es eine unterschiedliche Verträglichkeit für den Hypoxiereiz, deren Ursache nicht genau bekannt ist. Vor dem Höhentraining sollten das Blutbild und der Eisenstoffwechsel untersucht werden. Zustände der Eisenunterversorgung sind durch Kontrolle des Speichereisens (Ferritin) und/oder der Serumeisenkonzentration zu erfassen. Das Höhentraining ist kein Experimentaltraining vor Leistungshöhepunkten, es sollte auf gesicherten Erfahrungen von Trainern und Sportlern aufbauen.

Steuerung des Höhentrainings

Das methodische Hauptziel des Höhentrainings ist die Weiterentwicklung oder Ausprägung der sportartspezifischen aeroben Leistungsfähigkeit, wobei das GA- und aerobe KA-Training die Schwerpunkte bilden. Ein Orientierungskriterium für die Belastungsintensität ist die Laktatkonzentration. Diese sollte bei der Mehrzahl der GA-Einheiten 2 mmol/l nicht wesentlich übersteigen. Zu Beginn des Höhentrainings kann in der Umstellungszeit die Laktatkonzentration 2 bis 3 mmol/l höher als gewohnt liegen. Im Fall anhaltend höherer Laktatkonzentration ist die Belastungsintensität in den nachfolgenden Tagen zu senken bzw. die Laufgeschwindigkeit in der Spanne von 0,2 bis 0,4 m/s zu vermindern. Kann der Athlet, bedingt durch sein niedriges aerobes Leistungsniveau, die belastungsbedingte Laktatkonzentration nicht wesentlich vermindern, dann sind längere Erholungspausen zwischen den Trainingseinheiten einzuhalten.

Eine sichere Methode für die Selbstkontrolle der Belastungsintensität ist die Herzfrequenz (Hf)-Messung. Die Richtwerte sind für die Hf individuell unterschiedlich und sollten auf den Erfahrungen im Flachland aufbauen. In der Regel wird das GA-Training mit einer Hf von 130 bis 150 Schlägen/min absolviert. Beim GA 2- oder KA-Training sind Hf-Werte in der Spannbreite von 160-180 Schlägen/min möglich. Unabhängig vom individuellen Hf-Niveau sollte beachtet werden, dass eine Zunahme der Hf über acht Schläge/min bereits das Erreichen eines höheren Belastungsniveaus anzeigt. Die Kontrolle der Erholungsfähigkeit ist im Höhentraining wichtig. Das kann durch die Bestimmung der Ruhe-Hf und/oder der Erholungs-Hf etwa 1 min nach dem jeweiligen Training erfolgen. Normalerweise sinkt die Hf in 1 min um etwa 30 Schläge/min ab.

Durch die tägliche Messung des „Ruhepulses" noch im Bett kann die Erholungsfähigkeit und die Belastungsverträglichkeit abgeschätzt werden. Steigt die Hf über 6 Schläge/min über das individuelle Niveau an, dann ist das ein erster Hinweis für die zunehmende Ermüdung. Das Ansteigen der Hf über 10 Schläge/min signalisiert meist eine beginnende gesundheitliche Störung und sollte zur Pause oder Belastungsverminderung veranlassen.

Mit der Bestimmung der Serumharnstoffkonzentration ist die Höhe der Gesamtbelastung beurteilbar (s. Abb. 2/11). Mit der Zunahme des Proteinabbaus und der Abnahme der Belastungsverträglichkeit steigt die Serumharnstoffkonzentration an. Der Serumharnstoff ist früh vor dem Training zu messen. Die Trainingsbelastung ist zu hoch, wenn die Serumharnstoffkonzentration in Ruhe den Wert von 10 mmol/l an mehreren Tagen übersteigt. Reizwirksame Trainingsbelastungen liegen vor, wenn sich die Serumharnstoffkonzentration in Ruhe bei Männern zwischen 7 bis 9 mmol/l und Frauen zwischen 6 bis 8 mmol/l bewegt. Das tägliche Ansteigen des Serumharnstoffs um 0,5 bis 1 mmol/l ist Ausdruck des zunehmenden Proteinkatabolismus. Durch die Einlagerung von einem halben Tag Pause und reichlicher Kohlenhydrataufnahme kann der Anstieg der Serumharnstoffkonzentration unterbrochen werden. Unter Hypoxiebedingungen ist die Atmung verstärkt, über die Atemwege wird mehr Wasser abgegeben. Damit verbunden ist ein größerer Wasserverlust, nicht aber ein Mineralstoffdefizit. Im Höhentraining ist auf die reichliche Flüssigkeitsaufnahme zu achten. Die einfachste Kontrollmaßnahme ist das tägliche Wiegen. Eine Gewichtsabnahme von über 2 kg im Höhentraining erfordert die Überprüfung von Ernährung, Flüssigkeitsaufnahme und Belastung. Der Anstieg des Hämatokrits über 50% signalisiert Flüssigkeitsmangel.

Zusammenfassung

Das Lehrgangstraining in mittleren Höhen von 1.800 bis 2.500 m ist eine zunehmend genutzte Variante des Ausdauer- und Kraftausdauertrainings in den Ausdauersportarten. Das Höhentraining setzt ein erhöhtes aerobes Leistungsniveau voraus und sollte nur vom leistungsorientierten gesunden Sportler genutzt werden, der sich zuvor mit über 20 Stunden/Woche belastet hat. Um sichere Anpassungen für die Zunahme der Sauerstofftransportkapazität auszulösen, ist ein Höhentraining von drei Wochen Dauer notwendig. Das Training intensiver Ausdauereinheiten sollte unter NN stattfinden, nicht aber in der Höhe. Das Höhentraining führt zu einem erhöhten Glycogenverbrauch, die Laktatbildung ist größer als unter NN.

Nach dem Höhentraining kommt es bei der Mehrzahl der Athleten zwischen dem 4. und 12. Tag zu einer Leistungsinstabilität, sodass erst ab dem 14. Tag mit einer erhöhten Leistungsfähigkeit unter Flachlandbedingungen zu rechnen ist. Die Beachtung dieser Transformationszeit ist wesentlicher Bestandteil des erfolgreichen Höhentrainings.

Zweckmäßig sind 3- bis 4-mal im Jahr durchgeführte Höhentrainingslager von je drei Wochen Dauer, auch als „Höhenketten" bezeichnet. Das Höhentraining ist in das Ausdauertraining sportmethodisch einzuordnen und als intensivere Form der Belastung aufzufassen. Die Zeitpunkte des Höhentrainings sind auf die Vorbereitung des individuellen Leistungshöhepunktes auszurichten. Durch das Höhentraining wird die sportartspezifische submaximale aerobe Leistungsfähigkeit entwickelt und nicht die maximale Sauerstoffaufnahme (VO_2max). Zur Zunahme der VO_2max kommt es erst nach drei Wochen Flachlandtraining im Anschluss an die Höhe.

16 Über - und Fehltraining im Leistungssport

Das Übertraining ist ein häufig strapazierter Begriff im leistungsorientierten Training, der unterschiedlich gedeutet wird. Beim Übertraining handelt es sich um eine besondere Form des Fehltrainings, welches sowohl durch sportartspezifische Belastungsüberforderung als auch bei einseitiger Belastungsunterforderung auftreten kann. In der Trainingspraxis werden die nachlassende Leistungsfähigkeit oder die stagnierende Leistungsentwicklung bei Weiterführung des Trainings als Übertraining gedeutet. In der Mehrzahl der Fälle liegt dem Zustand der nachlassenden Leistungsfähigkeit und Trainingsbereitschaft eine unphysiologisch gestaltete Trainingsbelastung zugrunde. Die Grundregeln im sportmethodischen Belastungsaufbau wurden nicht eingehalten (Tab. 1/16, s. S. 304).

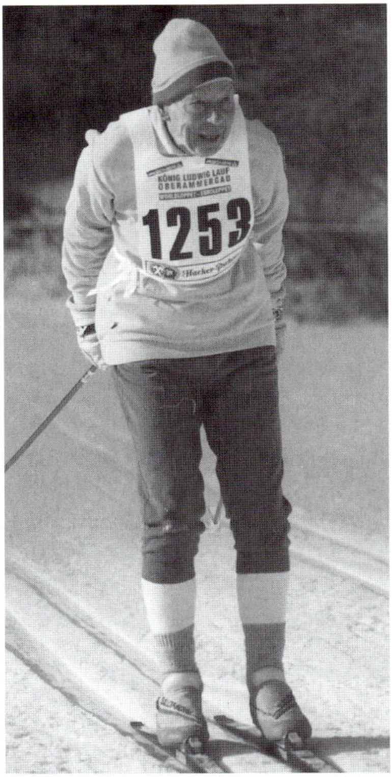

Schwedischer Skilangläufer AK 80 beim 50 km-Skilanglauf. (Foto: Georg Neumann, Leipzig)

Dem Übertraining gehen meist länger anhaltende muskuläre Ermüdungszustände voraus, die durch die normale Wiederherstellung zwischen den Trainingseinheiten nicht mehr kompensierbar sind. Das Übertraining ist wahrscheinlich eine chronisch gewordene Form der muskulären Überlastung, die auch durch das Eingreifen zentralnervaler und hormoneller Hilfen nicht mehr überwunden wird. Das auffallendste Kennzeichen ist der muskuläre Kraft- und Ausdauerverlust, besonders bei höheren Geschwindigkeiten und Widerständen.

Eine nach Training oder Wettkämpfen stark verzögerte Regeneration kann ihre Ursache in den zerstörten kontraktilen Funktionsproteinen und Mitochondrien des Muskels haben. Allein dieser Zustand benötigt zu seiner Überwindung mehrere Wochen bis Monate. Möglicherweise bestehen zwischen den muskulären Strukturzerstörungen und dem Übertraining Zusammenhänge. Diese könnten sich ergeben, wenn trotz muskulärer Funktionsstörungen versucht wird, die Belastung fortzuführen. Ein typisches Beispiel ist die Fortsetzung des gewohnten Trainings nach einem belastenden Marathonlauf. Wenn bei anhaltendem hohem Proteinkatabolismus und Mineralmangel weitertrainiert wird, dann kann ein Übertraining folgen (Abb. 1/16, s. S. 305). Das Training bei starker muskulärer Ermüdung löst einen Systemstress aus, nur unter diesem „Alarmzustand" ist die Belastung fortführbar.

Die Bemühungen, die Ursachen des Übertrainings aus wissenschaftlicher Sicht aufzuklären, waren wenig erfolgreich. Dennoch wurden zahlreiche theoretische Ansätze zum Übertraining erarbeitet (LEHMANN et al.,1993; NEWSHOLME, 1995; PARRY-BILLINGS et al., 1992 u.a.). Favorisiert als Übertrainingsursache wird eine tief greifende Störung in den hormonellen Achsen Hypothalamus-Hypophyse-Nebennierenrinde (Abb. 2/16, s. S. 306).

Das Übertraining entsteht beim sportartspezifischen Training, bei dem die Grundsätze der Belastbarkeit des Organismus verletzt wurden. Der im Leistungstraining auftretende Muskelglycogenmangel ist keineswegs die Ursache des Übertrainings. Die Entleerung der Glycogenspeicher ist ein normaler physiologischer Vorgang, der nach zwei Stunden Trainingsbelastung oder 90 min Wettkampf auftritt. Bis zum nächsten Tag sind die Speicher noch nicht vollständig regeneriert. Die Auffüllung der Glycogenspeicher kann aber problemlos durch gezielte Kohlenhydrataufnahme und/oder Belastungsverminderung in 1-3 Tagen erfolgen (s. Kap. 13.2).

Beim Einzeltraining kommt es in den Ausdauersportarten selten zum Übertraining, häufiger tritt es nach Gruppentraining auf. Im Gruppentraining wird die individuelle Leistungsfähigkeit häufiger überfordert, falls die trainingsmethodischen Grundsätze missachtet werden. Im Gruppentraining bestimmt der jeweils Leistungsstärkste die Belastungsintensität. Die im Anpassungszustand schwächeren oder trainingsjüngeren Sportler werden ständig angeregt, mit etwa 3 bis 5% höherem biologischen Aufwand die Belastungen zu bewältigen. Das betrifft häufig die ehrgeizigen und trainingswilligen Sportler in den ersten Jahren der Männerklasse, die auf Belastungspausen verzichten. Im Verlauf von mehreren Tagen oder Wochen wird zur Bewältigung der Belastung bei starker muskulärer Ermüdung oder Überforderung eine zentrale Stressregulation ausgelöst. Die hochbelastete Muskulatur wird durch weitere Funktionssysteme unterstützt, um den Bewegungsvortrieb zu sichern (Tab. 2/16, s. S. 306). Die gedrosselten Körperfunktionen sind bereits Anzeichen einer fortgeschrittenen Funktionsstörung bzw. Übertrainings. Durch den zentral ausgelösten Vagotonus wird der Gesamtorganismus vor weiterer Belastung, besonders der intensiven, zu schützen versucht.

Diese Stressregulation zur Bewältigung muskulärer Belastungsanforderungen führt zu bestimmten Anzeichen, die vom Sportler teilweise selbst wahrgenommen oder auf Befragung bestätigt werden (Tab. 3/16, s. S. 307). Die hauptsächlichsten Symptome sind Störungen in der vegetativen Nervenfunktion, die bereits ISRAEL (1976) veranlassten, von einer Übererregungsform (Sympathikotones Übertraining) und einer Untererregungsform (Parasympathikotones Übertraining) zu sprechen. Sinn der zentralen Regulation ist, den Organismus vor weiterer Belastung zu schützen, sodass sich nach anfänglicher Aktivierung und Übererregung allmählich die bremsen-

Häufige Ursachen des Fehltrainings

- Zu niedriger Trainingsumfang und einseitige Anwendung der Dauertrainingsmethode. Dadurch ungenügende Entwicklung der aeroben Leistungsfähigkeit und der maximalen Sauerstoffaufnahme.
- Intensitätsanteile bei niedriger Gesamtbelastung zu hoch, wie z.B. über 30% der spezifischen Belastung über Lakat 3 mmol/l.
- Bevorzugung des Mischtrainings, kein gezieltes Fähigkeitstraining (Ausdauer, Kraftausdauer, Schnelligkeit).
- Nichteinhaltung von Belastungs- und Entlastungsrhythmen (optimaler wöchentlicher Belastungs-Entlastungs-Rhythmus 3:1 oder 2:1).
- Geringe Belastungssteigerung im Trainingsjahr oder methodisch unvorbereitete Belastungserhöhungen.
- Gruppentraining mit zu hohem biologischen Belastungsaufwand bei Leistungsschwächeren (z.B. gemeinsames Training von Junioren und Männern).
- Spontane Veränderungen der Trainingsinhalte, die nicht zusammengehören, wie z.B. Einlagen von hochintensivem Schnelligkeitstraining in das Grundlagenausdauertraining.
- Unterschätzung des unspezifischen Krafttrainings und der Allgemeinathletik als Voraussetzung zur Belastbarkeitssicherung.
- Gestaltung des Trainings nach subjektivem Befinden und Verzicht auf objektive Steuerkriterien, wie Geschwindigkeit, Herzfrequenz, Laktat, Leistungskontrollen.

Tab. 1/16 Häufige Ursachen des Fehltrainings

de Funktion des vagotonen (parasympathikotonen) Nervensystems durchsetzt. Der Übererregungszustand und die hohe Aktivität wird vom Sportler kaum wahrgenommen, weil sie ihm als eine typische Vorstartreaktion bekannt ist. Eine wesentliche Mitreaktion bei der Drosselung leistungsbeeinflussender Funktionen ist die Störung der biologischen Abwehr. Die Folgen der verminderten Immunfunktion sind die überraschend auftretenden Erkrankungen vor bedeutenden Starts oder nach Trainingslagern. Die gestörte Immunfunktion ist durch Belastungsverminderung oder mehrtägige Pause sicher zu beheben. Wird das Training trotz Indisposition oder Infekt weitergeführt, dann werden die energetische Prozesse zur Belastungssicherung uneffektiv. Die hohen anaeroben Stoffwechselanteile führen zu einer vorzeitigen Glycogenerschöpfung. Der Organismus wird gezwungen, verstärkt Aminosäuren und Proteine abzubauen. Der erhöhte Proteinkatabolismus ist am hohen Serumharnstoffspiegel und am Creatinkinaseanstieg bei relativ niedriger Belastung zu erkennen. Weitere Indikatoren für eine Fehlbelastung sind: Anstieg des Noradrenalins, Abnahme des Testosterons, Anstieg des Cortisols, Abfall des Eisenspiegels sowie Abnahme des Plasmaglutamins.

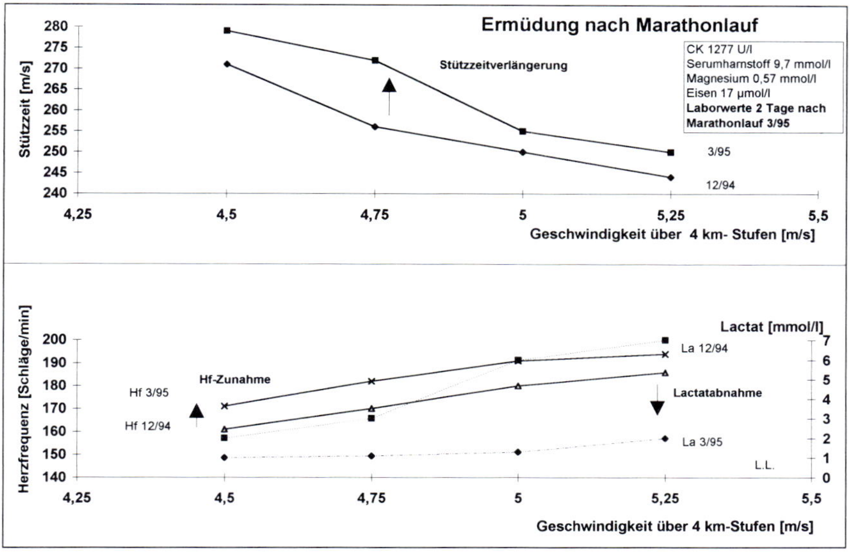

Abb. 1/16: Aktueller Ermüdungszustand eines Topathleten nach einem Marathonlauf. Die Störung in der Leistungsabgabe zeigte sich in der Stützzeitverlängerung beim Lauf, in der Laktatabnahme infolge Glycogenmangel und in laborklinischen Werten. Die Leistungsdiagnostik erfolgte durch Überschätzung der Leistungsfähigkeit des Athleten; nach fünf Tagen war die normale Leistungsfähigkeit zum Trainieren wieder erreicht.

Die nicht gleich einzuordnenden, vielfältigen Zeichen im Zustand der Leistungsverminderung werden auch als Übertrainingssyndrom (Staleness) oder „Ausgebranntsein" (Burnout-Syndrom) bezeichnet (LEHMANN et al., 1994). Anstiege der Ruhe-Hf und/oder der Hf bei gewohnter Belastung sollten mit an das Vorliegen eines Übertrainings denken lassen.

Ein Zustand der Stagnation oder des Rückgangs der sportlichen Leistungsfähigkeit kann ein Übertrainingssyndrom oder eine stark gestörte Regeneration sein. Bei Leistungsstagnation sind entsprechende sportmethodische und diätetische Maßnahmen einzuleiten (Tab. 4/16, s. S. 307).

Bei jeder Leistungsstagnation ist das Training zu analysieren und nach möglichen methodischen Fehlern im Belastungsaufbau zu suchen (s. Tab. 1/16). Häufig wird sich herausstellen, dass der Leistungsaufbau auf einer zu schwach entwickelten aeroben Basisleistung beruhte und die nachfolgende Intensivierung des Trainings, die Belastungssteigerung oder Wettkämpfe zur Überforderung führten. Das Training erfolgte dann im Zustand einer zu hohen Restermüdung, mit dem Ergebnis permanenter Leistungsverschlechterung.

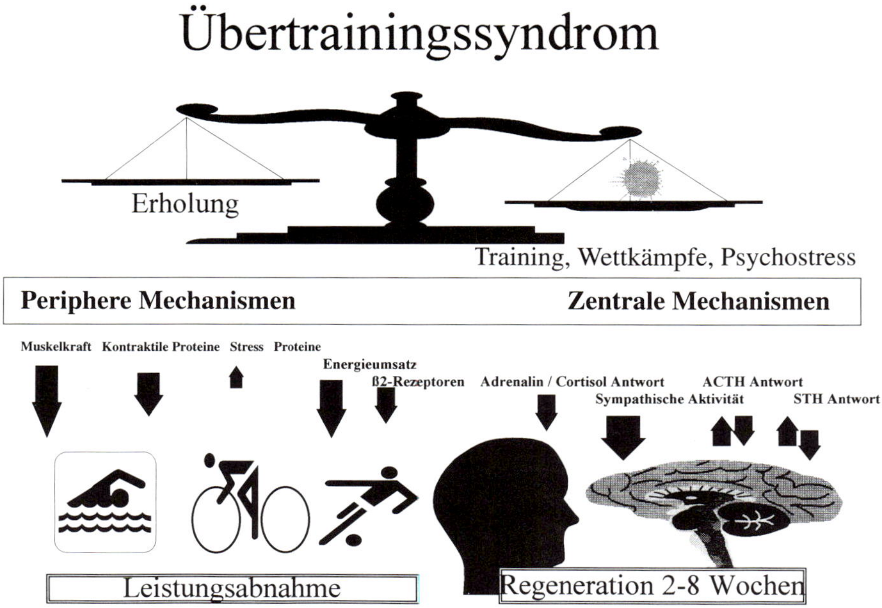

Abb. 2/16 Übertrainingssyndrom

Ursachen starker muskulärer Ermüdung
• Sportartspezifische Störung der Muskelfunktion im kontraktilen Apparat.
• Nachlassende Impulsübertragung an der motorischen Endplatte. Nervale Reize werden zum Schutz des Muskels unvollständig bei Acetylcholinmangel weitergeleitet.
• Unterbrechung der Calciumfreisetzung an den T-Kanälen und der Ca^{++}-Aufnahme im sarkoplasmatischen Retikulum.
• Substraterschöpfung (Creatinphosphat und Glycogen).
• Gestörte Energieflüsse im aeroben und anaeroben Stoffwechsel (Verhältnis von Kohlenhydrat- und Fettstoffwechsel auf die Seite der Kohlenhydrate verschoben oder Zunahme des anaeroben Glycogenabbaus).
• Zentralnervale Ermüdung durch Anstieg des Serotonins im Gehirn (Serotonin ist Mediatorsubstanz für Ermüdung bei Langzeitbelastungen).
• Anstieg des freien Tryptophans (fTRP) bzw. des Verhältnisses von fTRP zu den verzweigtkettigen Aminosäuren (BCCA). Anstieg von fTRP/BCCA begünstigt Serotoninerhöhung im Gehirn und damit allgemeine Ermüdung mit nachlassendem motorischen Antrieb.

Tab. 2/16: Ursachen starker muskulärer Ermüdung

Anzeichen für das Übertraining (Fehltraining)
• Allmähliche Leistungsminderung trotz Training. Stagnation in der Entwicklung der Leistungsfähigkeit. • Zunehmende Müdigkeit und Unlust für qualitativ höhere motorische Antriebe (minderwertiges Intensitätstraining). • Auffallende Befindensstörungen, besonders in den vegetativen Funktionen (Schlafstörungen, Appetitlosigkeit, Libidoverlust, Gewichtsabnahme). • Häufung banaler Infekte und gesundheitlicher Indisposition. • Anstieg der Ruheherzfrequenz (Hf) und auch der Belastungs-Hf. • Höhere Laktatkonzentration bei Standardbelastung und niedrigere Maximalwerte. • Ansteigen der Serumharnstoffkonzentration und/oder der Creatinkinase in Ruhe oder nach Belastung über individuellen Wert.

Tab. 3/16: Anzeichen für das Übertraining

Maßnahmen zur Überwindung des Fehl- oder Übertrainings
• Vorübergehende Belastungsreduzierung oder Trainingspause. • Analyse des bisherigen Trainings. Neufestlegung der Belastungs-Entlastungs-Rhythmen (z.B. 3:1-Rhythmus). • Überprüfung der laborchemischen Befunde, besonders Eisen, Magnesium und Indikatoren des Protein- und Muskelstoffwechsels. • Gegebenenfalls Ernährungsumstellung und gezielte Wirkstoffaufnahme (Immunstimulantien, L-Carnitin, hoch dosierte Vitamine: B_1, B_5, E und C. • Bewertung der Einflüsse des sozialen Umfeldes. Abbau von Mehrfachstress (Beruf-Sport, Familie-Sport, Ehrenamt-Sport). • Belastungsbeginn mit aerobem Basistraining über zwei Wochen.

Tab. 4/16: Maßnahmen zur Überwindung des Fehl- oder Übertrainings

Bei einem Über- oder Fehltrainingszustand ist die Fortführung der gewohnten Trainingsbelastung erfolglos. Eine Korrektur ist im Leistungstraining nur durch Belastungspause und anschließendes längeres aerobes Grundlagentraining möglich. Intensive Trainingseinheiten und Wettkämpfe sind zu unterlassen.

Wenn veranschlagt wird, dass zum Erreichen eines höheren Anpassungszustandes mindestens 4-6 Wochen Training notwendig sind und die muskuläre Regeneration in Form des strukturellen Aminosäurenumbaus nur 2 bis 6% am Tag beträgt, dann ist zur Überwindung des Leistungsabfalls durch Fehltraining (Übertraining) mindestens ein Korrekturtraining von ein bis zwei Monaten notwendig. Bei Annahme von 2% Strukturumbau in der Muskulatur pro Tag würden in zehn Tagen erst etwa 20% der Muskelstruktur erneuert sein. Trainingsmethodische Fehlentscheidungen sind beim Übertraining häufig, da der Mut zur radikalen Korrektur des Trainings oft fehlt. Die Folgen sind den Athleten bekannt; Misserfolge häufen sich, die Saison ist „gelaufen"!

Zusammenfasssung

Das Übertraining ist ein Zustand nachlassender Leistungsfähigkeit, stagnierender Leistungsentwicklung und abnehmender Trainingsbereitschaft im Leistungssport. Die Ursachen dafür sind noch unklar. Dem Übertraining gehen muskuläre Überforderungen voraus, bei denen meist ohne Erholungspausen weitertrainiert wurde. Die Überforderung im Training, bei unterlassener Regeneration, führt zu einem Systemstress mit vielfältigen Anzeichen. Nach anfänglicher Übererregung löst der Organismus zum Schutz der Muskulatur seine zentralwirkenden Bremsfunktionen aus. Die Funktionshemmung (Vagotonus) überwiegt und damit sind Belastungen in höheren Geschwindigkeiten und höheren Widerständen (Kraftausdauer) kaum mehr möglich. Abhilfe schafft nur eine Veränderung in der Trainingsgestaltung, nach einer angemessenen Belastungspause oder eine deutliche Belastungsverminderung. Im Vordergrund sollte das aerobe Basistraining über mindestens zwei Wochen stehen, verbunden mit diätetischen Maßnahmen.

17 Literatur

BERBALK, A/NEUMANN, G./PFÜTZNER, A. (1994). Triathlon - Kardiale Anpassung und Ausdauerleistungsfähigkeit. In: ENGELHARDT, M./FRANZ, B.,/NEUMANN, G./PFÜTZNER, A. (Hrsg.): Triathlon: medizinische und methodische Probleme des Trainings. Band 9. Hamburg: Czwalina.

BERBALK, A./NEUMANN, G./PFÜTZNER, A./ Große, St. (1995). Kardiale Anpassungsdiagnostik in den Ausdauersportarten - Grenzen der kardialen Adaptabilität durch Hochleistungstraining. In: ENGELHARDT, M./FRANZ, B./NEUMANN, G./PFÜTZNER, A. (Hrsg.): 9.Internationales Triathlon-Symposium 1994 Kiel. Band 10. Hamburg: Czwalina.

BERBALK, A. (1996). Sportherz des Nachwuchsathleten - Komplexe Anpassungen an Ausdauertraining. In: TW Sport + Medizin 8, 214-224.

BERBALK, A. (1997). Echokardiographische Studie zum Sportherz bei Ausdauerathleten.
In: Zeitschrift für Angewandte Trainingswissenschaft 4, 34-64. Aachen: Meyer & Meyer, Hamburg: Czwalina.

BERGLUND, B. (1992). High-altitude Training. Aspects of Haematological Adaptation. In: Sports Med. 14, 289-303.

BERGSTRÖM, J. (1962). Muscle Electrolytes in Man. In: Scand. J. Clin. Lab. Invest. 68 (Suppl.), 1-110.

BLOM P./COSTILL D.L./ VOLLESTAD N.K. (1987). Exhaustive Running: Lappriate as a Stimulus of Muscle Glycogen Super-compensation. In: Med. Sci. Sports Exercise 19, 389-403.

BLOM P./VOLLESTAD N.K./COSTILL D.L. (1986). Factors Affecting Changes in Muscle Glycogen Concentration during and after Prolonged Exercise. In: Acta Physiol. Scand. 128 (Suppl. 556), 67-74.

BLOMSTRAND, E./HASSEN, P./EKBLOM, B./NEWSHOLME, E.A. (1991). Administration of Branched-chain Amino Acids during Sustained Exercise-effects on Performance and on Plasma Concentration of Amino Acids. In: Eur. J. Appl. Physiol. 63, 83-88.

BÖNING, D. (1997). Altitude and Hypoxia Training – A Short Review. In: Int. J. Sports Med. 18, 565-570.

BÖNING, D./MAASSEN, N./JOCHUM, F./STEINACKER, J/HALDER; A./THOMAS, A./ SCHMIDT, W./NOE, G./KUBANEK, B. (1997). After-Effects of a High Altitude Expedition on Blood. In: Int. J. Sports Med. 18, 179-185.

BROUNS, F. (1993). Die Ernährungsbedürfnisse von Sportlern. In: Berlin: Springer.

BROUNS, F./KOVAC, E. (1996). Rehydratationsgetränke für Sportler. In: TW Sport + Medizin 8, 167-174.

BURKE L.M./COLLIER G.R./HARG, REAVES, M. (1993). Muscle Glycogen Storage after Prolonged Exercise: Effect of the Glycemic Index of Carbohydrate Feedings. In: J. Appl. Physiol. 75, 1019-1023.

CHAN, K.M./DIAMOND, P./LAW, C.K./HSU,S./LEUNG, P.C.,SO, S.Y./WANG, R. (1985). Case Study - Beijing to Hong Kong Super-marathon, Sports Medicine Research. In: Brit.J. Sports Med. 19, 145-147.

CLASING, D./WEICKER, H./ BÖNING, D. (1994). Der Stellenwert der Laktatbestimmung in der Leistungsdiagnostik (Hrsg.). Jena: G.Fischer.

CONVERTINO, V.A. (1991). Neuromuscular Aspects in Development of Exercise Countermeasures. In: Physiologist 34, S125-S128.

COSTILL, D.L./DANIELS, J./EVANS, W./FINK, W./KRAHENBUHL, G./SALIN B. (1976). Skeletal Muscle Enzymes and Fiber Composition in Male and Female Track Athletes. In: J.Appl. Physiol. 40, 149-154.

DECOMBAZ J.E./GMÜNDER, B./BIELINSKI, R. (1988). Nutritional Profile during a Transcontinental Run. In:Cand.J. Sport Sci. 13, 9-15.

DGE (1991). Deutsche Gesellschaft für Ernährung. Empfehlungen für die Nährstoffzufuhr. Frankfurt (M.): Umschau-Verlag.

DICKHUTH, H.-H./URHAUSEN, A./HUONKER, M./HEITKAMP, H./KINDERMANN, W./SIMON, G./KEUL, J. (1990). Die echokardiographische Herzgrößenbestimmung in der Sportmedizin. In: Dtsch. Z. Sportmed. 41, 4-12.

DOUGLAS, P.S. (1989). Cardiac Considerations in the Triathlete. In: Med. Sci. Sports Exerc. 21, 5 (suppl.), 214-218.

DUFAUX, B. (1989). Immunologische Unterscheidung von „Selbst und Nichtselbst" unter körperlicher Belastung. In: Dtsch. Z. Sportmed.40, Sonderheft 52-59.

ENGELHARDT, M./ NEUMANN, G. (1994). Sportmedizin. Grundlagen für alle Sportarten. München: BLV Verlagsgesellschaft.

FRANZ, B./PFÜTZNER, A. (1997). Entwicklungstendenzen der Trainings- und Wettkampfsysteme in den Ausdauersportarten mit Folgerungen für den Olympiazyklus 1996-2000. Beiträge Workshop Ausdauer. Institut für Angewandte Trainingswissenschaft Leipzig 1997.

FRICKER, P./BEASLEY, S./COPELAND I. (1991). A Preliminary Study on the Effects of Amino Acids, Fasting and Exercise on Nocturnal Growth Hormone Released in Weightlifters. In: Exel. Belconen 7, 2-5.

Fröhner, G. (1995). Einfluß des Triathlontrainings auf die Belastung des Stütz- und Bewegungssystems. In: ENGELHARDT, M./FRANZ, B./NEUMANN, G./PFÜTZNER, A. (Hrsg.): 9. Internationales Triathlon-Symposium 1994 Kiel. Band 10. Hamburg: Czwalina.

FUCHS, U./REIß, M. (1990). Höhentraining. Münster: Philippka.

GEIß, K.-R./HAMM, M. (1990). Handbuch Sporternährung. Reinbek/Hamburg: Rowohlt.

GILLERT, O./RULFFS, W./ BOEGELEIN, K. (1995). Elektrotherapie.
3. Aufl. München: Pflaum Verlag.

GLEDHILL, N. (1993). Hämoglobin, Blutvolumen und Ausdauer. In: SHEPARD, R.J./ASTRAND, P.O. (Hrsg.). Ausdauer im Sport. Köln: Deutscher Ärzteverlag.

Gohlitz, D. (1994). Bewertung integrativer Meßgrößen der Lauftechnik in der komplexen Leistungsdiagnostik des leichtathletischen Laufs und Triathlons mit Folgerungen für das Kraftausdauertraining. In: ENGELHARDT, M./FRANZ, B./NEUMANN, G./PFÜTZNER, A. (Hrsg.): Triathlon: medizinische und methodische Probleme des Trainings. Band 9. Hamburg: Czwalina.

HAMM, M./ WEBER, M. (1988). Sporternährung praxisnah. Weil der Stadt: Hädecke Verlag.

HARRE; D. (1986). Trainingslehre. 10. Aufl. Berlin: Sportverlag.

HASKELL, W.L. (1986). The Influence of Exercise Training on Plasma Lipids and Lipoproteins in Health and Disease. In: Acta Med. Scand. Suppl. 711, 25-37.

HECK; H. (1990). Energiestoffwechsel und medizinische Leistungsdiagnostik. Schorndorf: Hoffmann.

HOLLMANN, W./HETTINGER, TH. (1990). Sportmedizin - Arbeits- und Trainingsgrundlagen. 3. Aufl. Stuttgart-New York: Schattauer.

HOLLOSZY, J.O. (1975). Adaptation of Sceletal Muscle to Endurance Exercise. In: Med. Sci. Sports Exerc. 7, 155-164.

HOLTMEIER, H.-J. (1995). Gesunde Ernährung von Kindern und Jugendlichen. 3. Aufl. Berlin: Springer.

HOPPELER, H./KLEINERT, E./SCHLEGEL, C./CLAASEN, H./HOWALD, H./KAYAR, S.R./CERETELLI, P. (1990). Muscular Exercise at High Altitude. II. Morphological Adaptations of Human Sceletal Muscle to Chronic Hypoxia. Int. J. Sports Med. 11, S 3-9.

Hottenrott, K./ BETZ, M. (1995). Langfristiger Leistungsaufbau im Triathlon. In: ENGELHARDT, M./FRANZ, B./NEUMANN, G./PFÜTZNER, A. (Hrsg.): 9.Internationales Triathlon-Symposium 1994 Kiel. Band 10. Hamburg: Czwalina.

HOTTENROTT, K./ ZÜLCH, M. (1995). Ausdauerprogramme. Reinbeck/Hamburg: Rowohlt.

HOTTENROTT, K. (1996). Inline -Skating. Aachen, Meyer & Meyer.

HOWALD, H. (1982). Training Induced Morphological and Functional Changes in Skeletal Muscle. In: Int. J. Sports Med. 3, 1-12.

HOPPELER, H./LÜTHI, P./CLAASEN, H./WEIBEL, E.R./HOWALD, H. (1973). The Ultrastructure of the Normal Human Skeletal Muscle. A Morphometric Analysis on Untrained Men, Women and Well Trained Orienteers. In: Pflügers Arch. 344, 217-232.

HULTMAN, E. (1974). Diatary Manipulation an Aid to Preparation for Competitions. In: Procedings of the World Conference on Sports Medicine. pp.239-265, Melbourne.

ISRAEL, S. (1976). Zur Problematik des Übertrainings aus internistischer und leistungsphysiologischer Sicht. In: Med. u. Sport 16, 49-53.

ISRAEL, S. (1995). Sport mit Senioren. Leipzig: Barth Verlag, Hüttig GmbH.

IVY, J.L./LEE, M.C./BRONZINIC, Jr., J.T./REED, M.J. (1988) Muscle Glycogen Storage after Different Amounts of Carbohydrate Ingestion. J. Appl. Physiol. 65, 2018-2023.

IVY, J.L./KATZ, A.L./CUTLER, C.L./SHERMAN, W.M./COYLE, E.F. (1988b). Muscle Glycogen Synthesis after Exercise: Effect of Time of Carbohydrate Ingestion. In: J. Appl. in: Physiol. 65, 1480-1485.

IKAI (1967) zit. bei PIEPER, S./ SCHARSCHMIDT, F. (1981).

KEUL, J./WITZIGMANN, E. (1988). Die Olympia-Diät. München. Heyne.

KOLLER, A./GEBERT, W./SORICHTER; J./MAIR, J./ARTNER, E./PUSCHENDORFER, B./RAMA, D./CALZOLARI, C: (1997). Troponin I a New Marker of Muscle Damage in Alpine Skiing. In: MÜLLER, E./SCHWAMEDER, H./KORNEXL, E./RASCHER, C. (eds.). Science and Skiing., London: E.& FN SPON.

KONOPKA, P. (1994). Sporternährung. 5. Aufl. München: BLV Sportwissen.

LEHMANN; M./DIMEO,F./HUONKER, M. (1994). Aktuelle Vorstellungen zu den Ursachen des Übertrainings. In: ENGELHARDT, M., FRANZ, B., NEUMANN, G., PFÜTZNER, A., Triathlon: Medizinische und methodische Probleme des Trainings (Hrsg.). Band 9, 75-82. Hamburg, Czwalina.

LEHMANN, M./MANN, H./GASTMANN, U./KEUL, J./VETTER, D./STEINACKER, J.M./HÄUSSINGER, D.(1993). Unaccustomed High-milage vs Intensity Training-related Changes in Performance and Serum Amino Acid Levels. In: Int. J. Med. 17, 187-192.

LEMON, P.W.R. (1994). Are Dietary Protein Needs Affected by Regular Exercise? In: News on Sport Nutrition Insider (Maastricht). 2, 1-4.

LEVINE, B.D./ STRAY-GUNDERSEN, J. (1997). „Living high – Training low": Effect of Moderate-Altitude Acclimatization with Low-altitude Training on Performance. In: J. Appl. Physiol. 83, 102-112.

MADER, A. (1994). Die Komponenten der Stoffwechselleistung in den leichtathletischen Ausdauerdisziplinen - Bedeutung für Wettkampfleistung und Möglichkeiten ihrer Bestimmung. In: TSCHIENE, P. (Hrsg.): Neue Tendenzen im Ausdauertraining, Bundesausschuss Leistungssport, Informationen zum Leistungssport Bd. 12. Frankfurt.

MAIRBÄURL, H./SCHOBERSBERGER, W./HUMPELER, E./HASIBEDER, W./FISCHER, W./ RAAS, E. (1986). Benefical Effects of Exercising at Moderate Altitude on Red Cell Oxygen Transport and on Exercise Performance. In: Pflügers Archiv 406, 594-599.

MARTIN, D. (1991). Grundlagen der Trainingslehre. Schorndorf: Hoffmann.

MARTIN, D./KRUG, J./REIß, M./ROST, K. (1997). Entwicklungstendenzen der Trainings- und Wettkampfsysteme im Spitzensport mit Folgerungen für den Olympiazyklus 1996 bis 2000. In: Leistungssport 27, 25-31.

MARTIN, D./NEUMANN, G./PFÜTZNER, A./REIß, M. (1996). Höhentraining in den Ausdauersportarten – Aspekte zu Forschungs- und trainingsmethodischen Fragen. In: Zeitschrift für Angewandte Trainingswissenschaft 3, 127-137. Aachen: Meyer & Meyer.

MARTIN, D./ROST, K. (1996). Standpunkte zur Weiterentwicklung des Nachwuchstrainingssystems im deutschen Sport. In: Zeitschrift für Angewandte Trainingswissenschaft, 3, 6-29. Aachen: Meyer & Meyer.

MEDVED, R./PAVISIT, V./STUKE, K. (1975). Das größte gesunde Sportherz bei Frauen. In: Sportarzt und Sportmed. 26, 174-176.

NEUMANN, G./ PFÜTZNER, A. (Hrsg.) Triathlon: medizinische und methodische Probleme des Trainings. Band 9, 75-82. Hamburg: Cwalina.

NEUMANN, G. (1990). Die Leistungsstruktur in den Ausdauersportarten aus sportmedizinischer Sicht. In: Leistungssport 20, 14-20.

NEUMANN, G. (1991). Ausdauerbelastung. Ein sportmedizinischer Ratgeber. Leipzig-Heidelberg: J.A.Barth.

NEUMANN, G. (1991b). Zur Leistungsstruktur der Kurz- und Mittelzeitausdauer-Sportarten aus sportmedizinischer Sicht. In: Leistungssport 21, 29-31.

NEUMANN, G. (1991c). Erschließung von Anpassungsreserven des Organismus. Leistungsreserven im Ausdauertraining. In: REIß, M./ PFEIFFER, U. (Hrsg.) 34-39. Leistungsreserven im Ausdauertraining. Berlin: Sportverlag.

NEUMANN, G./STEINBACH, K. (1990). Veränderungen der verzweigtkettigen Aminosäuren Valin, Leucin und Isoleucin bei Marathon und 100 km-Lauf. In: Med.u. Sport 30, 249-253.

NEUMANN, G./FEUSTEL, G./SCHOBER, F. (1990). Zur Erhöhung der Reizwirksamkeit der Trainingsbelastung. In: REIß, M./PFEIFFER, U. (Hrsg.) Leistungsreserven im Ausdauertraining. S.145-160. Berlin: Sportverlag.

NEUMANN, G./ BERBALK, A. (1991). Umstellung und Anpassung des Organismus - grundlegende Voraussetzung der sportlichen Leistungsfähigkeit. In: BERNETT, P./JESCHKE, D. (Hrsg.) Sport und Medizin. Pro und Contra. München: W. Zuckschwerdt.

NEUMANN, G./PFÜTZNER, A. (1992). Leistungsstruktur der Langzeitausdauer im Triathlon. In: BREMER, D./ENGELHARDT, M./NEUMANN, G./WODICK, R. (Hrsg.). Band 6, 61-66. Hamburg: Czwalina.

NEUMANN, G./REUTER, I. (1993). Kohlenhydratbilanzierung beim Kurztriathlon. In: BREMER, D./ENGELHARDT/M. HOTTENROTT; K.

NEUMANN, K./PFÜTZNER, A.: Triathlon: Orthopädische und internistische Aspekte. Band 7, 91-99. Hamburg: Czwalina.

NEUMANN, G./MÜLLER, R. (1994). Schwimmstufentest im Triathlon. In: ENGELHARDT, M./ FRANZ, B./NEUMANN, G./PFÜTZNER, A. (Hrsg.): Triathlon: medizinische und methodische Probleme des Trainings. Band 9, 49-61. Hamburg: Czwalina.

NEUMANN, G./PFÜTZNER, A./BERBALK, A./GROßE, ST. (1995). Leistungs- und Trainingsstruktur im Kurztriathlon. In: ENGELHARDT, M./FRANZ, B./NEUMANN, G./PFÜTZNER, A. (Hrsg.): 9. Internationales Triathlon-Symposium 1994 Kiel. Band 10, 173-188. Hamburg: Czwalina.

NEUMANN,G./SCHÜLER, K.P. (1994). Sportmedizinische Funktionsdiagnostik. 2.Aufl. Leipzig: Barth.

NEUMANN, G./PFÜTZNER, A./HOTTENROTT, K. (1995). Alles unter Kontrolle. 3. Aufl. Aachen Meyer & Meyer.

NEUMANN, G. (1996). Ernährung im Sport. Aachen: Meyer & Meyer.

NEWSHOLME, E.A. (1995). Possible Biochemical Causes of Failure of the Immune and of Fatigue in the Overtraining Syndrome. In: Coching focus. Leeds 28,14-16.

NIEMAN, D.C. (1994). Exercise, Upper Respiratory Tract Infections, and the Immune System. In: Med. Sci. Sports Exerc. 26, 128-139.

NOAKES, T. (1992). The hHyponatriämie of Exercise. In: Int. J. Sports Nutr. 2, 205-228.

NOAKES, T. (1991). Lore of Running. Cape Town: Oxford University Press.

PARRY-BILLINGS, M./BUDGETT, R./KOUTEDAKIS, Y./BLOMSTRAND, E./BROOKS, S./WILLIAMS, C./OLLING, S./BAIGRIE,R./NEWSHOLME, E.A.(1992). Plasma Amino Acid Concentration in the Overtraining Syndrome: Possible Effects on the Immune System. In: Med. Sci. Exerc. 24, 1353-1358.

PAFFENBERGER, R.S./WING, A.L./HYDE, R.T. (1978). Physical Activity of Longshoremen as Related to Death from Coronary Heart Disease and Stroke. In: Am. J. Epidemiol. 108, 161-175.

PEDERSEN, B.K./TVEDE, N./CHRISENSEN, L.D./KARLAND, K./KRAGBAK, S./HLKJR-KRISTENSEN J.(1989). Natural Killer Cell Acticity in Peripheral Blood of Highly Trained and Untrained Persons. In: Int .J. Sports Med. 10, 129.131.

PETERS, A.J./DRESSENDORFER, R.H./RIMAR, J./KEEN, C.L. (1986). Diets of Endurance Runners Competing in a 20 Day Road Race. In: Phys. Sports Med. 14, 63-70.

PIEPER, K.-S./SCHARSCHMIDT, F. (1981). Das biologische Funktionsmodell der konditionellen Fähigkeiten von Hochleistungssportlern. Habil. Schrift, Universität Leipzig.

PFÜTZNER, A. (1990). Zu grundlegenden Problemen der Erhöhung der Leistungswirksamkeit des Vorbereitungssystems im Skilanglauf – Ein Beitrag für eine auf Weltspitzenleistungen gerichtete Entwicklungskonzeption. Dissertation B. Deutsche Hochschule für Körperkultur Leipzig.

PFÜTZNER, A./NEUMANN, G. (1992). Wettkampfsimulationstest im Triathlon. In: BREMER, D./ENGELHARDT, M./NEUMANN, G./WODICK, R. (Hrsg.). Band 6, 137-145. Hamburg: Czwalina.

PFÜTZNER, A./ REIß, M. (1996). Entwicklungstendenzen der Trainings- und Wettkampfsysteme in den Ausdauersportarten mit Folgerungen für den Olympiazyklus 1996-2000. Schriftenreihe zur Angewandten Trainingswissenschaft 4, Aachen: Meyer & Meyer IAT.

PFÜTZNER, A. (1995). Ausgewählte Aspekte einer Prozeßanalyse als Grundlage für die Erstellung einer Trainingskonzeption 1996-2000 im Triathlon Olympische Distanz. In: ENGELHARDT, M./FRANZ, B./NEUMANN, G./PFÜTZNER, A. (Hrsg.): Triathlon: medizinische und methodische Probleme des Trainings. Band 10,.197-220. Hamburg: Czwalina.

PFÜTZNER, A./GROßE, ST./BALDAUF, K./GOHLITZ, D./WITT, M. (1994). Koppeltraining - Hauptbestandteil einer triathlonspezifischen Fähigkeitsentwicklung. In: ENGELHARDT, M./FRANZ, B./ NEUMANN, G./PFÜTZNER, A. (Hrsg.): Triathlon: medizinische und methodische Probleme des Trainings. Band 9, 101-122. Hamburg: Czwalina.

PFÜTZNER; A. (1995). Entwicklungstendenz und Trainingskonzept im Triathlon Olympische Distanz. Zeitschrift für Angewandte Trainingswissenschaft 2, 50-66. Aachen: Meyer & Meyer.

POORTMANS, J.R. (1988). Protein Metabolism. In: POORTMANS, J.R. (ed.) Principles of Exercise Biochemistry.164-193. Basel: Karger.

RASCHKA, C./ PLATH, M. (1997). Das Verhalten von Körpergewicht, Fettanteil und Energieaufnahme während eines 20-tägigen Ultralangstreckenlaufs über 1000 km. In: Dtsch. Z. Sportmed. 48, 165-173.

REGUERO, R.J.J./CUBERO, G.I./de la GLESIS. J.L./TERRADOS, N./GONZALEZ, V./CORTINA, R./CORTINA, A. (1995). Prevalence and Upper Limit of Cardiac Hypertrophy in Professional Cyclists. In. Europ. J. Appl. Physiol. 70, 375-378.

REINDELL, H./KÖNIG, H./ROSKAMM, H. (1967). Funktionsdiagnostik des gesunden und kranken Herzens. Stuttgart: Thieme.

REIß, M./ PFEIFFER, U. (1991). Leistungsreserven im Ausdauertraining. Berlin: Sportverlag.

Reiß, M. (1991). Grundprobleme der Steigerung der Wirksamkeit des Hochleistungstrainings in den Ausdauersportarten. In: Leistungssport 21, 33-40.

REIß, M. (1992). Steigerung der Kraftausdauerfähigkeiten durch wirkungsvolles Kraftausdauertraining. Leistungssport, 22, 15-20.

REIß, M./ PFÜTZNER, A. (1993). Tendenzen der Leistungsentwicklung in den Ausdauersportarten. In: Leistungssport 23, 9-14.

REIß, M., LÖFFLER, P., SCHMIDT, P./ SCHÖN, R. (1993): Schlüsselprobleme des langfristigen Leistungsaufbaus. In: Leistungssport 23 12-16

REIß, M./GOHLITZ, D. (1994). Schlüsselprobleme der Leistungsdiagnostik im Hochleistungstraining der Ausdauersportarten (dargestellt am Beispiel der leichtathletischen Lauf- und Gehdisziplinen). In: Schriftenreihe zur Angewandten Trainingswissenschaft 1, 30-48. Aachen: Meyer & Meyer.

REIß, M./GOHLITZ, D./ERNST, O. (1994). Untersuchungen zur wirksamen Gestaltung des kraftbetonten Grundlagenausdauertrainings. Ergebnisbericht. Institut für Angewandte Trainingswissenschaft, Leipzig.

REIß, M./ERNST, O./GOHLITZ, D. (1996). Leistungsniveau und Entwicklungstendenzen in den leichtathletischen Laufdisziplinen aus der Perspektive der Olympischen Spiele 1996. Zeitschrift für Angewandte Trainingswissenschaft 3, 46-75.

ROST, R./GERHARDUS, H./SCHMIDT, K. (1985). Auswirkungen eines Hochleistungstrainings im Schwimmsport mit Beginn im Kindesalter auf das Herz-Kreislauf-System. In: Med. Welt 36, 65-71.

ROST, R. (1990). Herz und Sport. Erlangen: Perimed Verlag.

SARIS W.H.M.: Nutrition and Top Sport (1989). In: Int. J. Sport Med. 10, Suppl. S1-S76.

SCHMIDTBLEICHER, D. (1987). Motorische Beanspruchungsform Kraft: Struktur und Einflussgrößen, Adaption, Trainingsmethoden, Diagnose und Trainingssteuerung. In: Dtsch. Z. Sportmedizin, Köln 38, 356-372.

SCHNABEL, G./THIEß, G./HARRE, D. (1995). Trainingswissenschaft, Leistung, Training, Wettkampf. Berlin: Sportverlag.

SHERMAN W.M./COSTILL D.L./FINK W.J./HAGERMAN F.C./ARMSTRONG L.W./MURRAY T.F. (1983). Effect of a 42,2 km Footrace and Subsequent Rest or Exercise on Muscle Glycogen and Enzymes. J. Appl. Physiol. 55, 1219-1224.

SLEAMAKER, R. (1991). Systematisches Leistungstraining. Aachen: Meyer & Meyer.

STEGMANN, H./KINDERMANN; W./SCHNABEL, A. (1981). Lactate Kinetics and Individual Anaerobic Threshold. In: J. Sports Med. 2, 160-165.

SPRIET, L. N./GLEDHILL, A.B./FROESE, D.L./WILKES (1986). Effect of Graded Erythrocythemia on Cardiovascular and Metabolic Response to Exercise. In: J. Appl. Physiol. 61, 1942-1948.

STEINACKER, J.M./ANGELE, M./LIU, Y./LORMES, W./REIßNECKER, S./MENOLD, E./WHIPP B.J. (1994). Atmungsmechanik beim Rudern. In: KINDERMANN,W./ SCHWARZ, L. (Hrsg.): Bewegung und Sport - eine Herausforderung für die Medizin. Wehr: Ciba Geigy Verlag.

STEINACKER, J.M./HALDER, A., LIU, Y./THOMAS, A. (1996). Hypoxic Ventilatory Response during Rest and Exercise after a Himalayan Expedition. In: Eur. J. Appl. Physiol. 73, 202-209

SVEDENHAG, J. et al. (1996). Zit : SALTIN, B. (1997) The Physiology of Competitive c.c.Skiing across a Four Decade Perspective; with on Training Induced Adaptations and Role of Training at Medium Altitude. S. 435-469. In: MÜLLER, E./SCHWAMEDER, H./KORNEXL E./RASCHER C. (eds.). Science and Skiing, London: E & FN SPON.

THOMSON, J./STONE, J. A./GINSBURG, A.D./HAMILTON, P. (1982). O_2-Transport during Exercise Following Blood Reinfusion. In: J. Appl. Physiol. 53, 1213-1219.

VERCHOSHANSKIJ, J. (1992). Ein neues Trainingssystem für zyklische Sportarten. Trainerbibliothek des DSB 29, Köln.

WEIß, M. (1994). Anamnestische, klinische und laborchemische Daten von 1300 Sporttauglichkeitsuntersuchungen im Hinblick auf Infekte und deren Prophylaxe bei Leistungssportlern. In: LIESEN, H./WEIß, M./ BAUM, M. Regulations- und Repairmechanismen. S.399-402. Köln: Deutscher Ärzteverlag.

WILMORE J.H./ COSTILL D.L. (1994). Physiology of Sport and Exercise. Champaign: Human Kinetics.

WORM, N. (1992). Ratgeber Ernährung. 2.Aufl. München: TR-Verlagsunion.

ZINTL, F.(1990). Ausdauertraining. Grundlagen, Methoden, Trainingssteuerung. 2. Aufl. , München: BLV-Verlagsgesellschaft

18 Sachwortverzeichnis

Adeneinnucleotide 85
Adenosindiphosphat (ADP) 81
Adenosintriphosphat (ATP) 81
Acetyl-CoA 93
Aerobe Leistungsfähigkeit 73
Aerober Energiestoffwechsel 93
Aminosäuren 272
Anaerobe Leistungsfähigkeit 87
Anaerobe Schwelle, individuelle 220
Anaerobe Schwelle, fixe 220
Anaerober Energiestoffwechsel 87
Anpassung 35, 45
Anstrengungsgrad 214
Alter 17
Alternsgang 16
Anpassung 36, 45
Anpassungsstufen 37
Anschlußtraining 178
Aufbautraining 178
Ausbelastung 219
Ausdauer 132
Ausdauerleistung 11
Ausdauertalente 172
Ausdauertraining 27
Atemäquivalent 60, 73
Atemfrequenz 60
Atemminutenvolumen 17, 60
Atemzugvolumen 58, 60
Atmung 58, 61

Blut 61
Blutvolumen 63
Beanspruchung 31
Belastbarkeit 214
Belastung 31, 33
Belastungsfaktoren 33
Belastungsintensität 29, 204, 210
Belastungsumfang 29
Belastungssteuerung 202
Belastungssummation 215
Bicarbonatpuffer 66
Biopsie 113

Carnitin 101, 273
Citratzyklus 93
Creatin 271
Creatinkinase 242
Creatinphophat 271
Coffein 271

Diätetische Maßnahmen 244
Diphosphoglycerat (2,3 DPG) 293
Doping 275
Dopingliste 275

Eisenmangel 67
Energiebedarf 248
Energiereiche Phosphate 83
Energiespeicher 38, 119
Energiestoffwechsel 81
Energiestoffwechsel, aerob 93
Energiestoffwechsel, anaerob 87
Energievorräte 118
Enzymaktivitäten 116
Enzyme 117
Ermüdung 31
Erythropoetin 292
Erythrozyt 63

Fähigkeiten 132
Fähigkeiten, konditionelle 132
Fahrradergometrie 219
Fehltraining 302
Feldtests 229

Fettsäuren 97, 102, 264
Fettstoffwechsel 28, 264
Fettstoffwechseltraining 99
Funktionssysteme 45
Freie Fettsäuren (FFS) 97
Funktionsdiagnostik 218

GA 1- Training 134
GA 2- Training 134
Geschwindigkeit 149
Geschwindigkeitstraining 149
Gesundheit 25
Gesundheitssport 27
Glucose 87
Glycämischer Index 263
Glycogen 87, 95, 119
Glycogendepletation 93
Glycogenspeicher 95
Glycogenspeicherfüllung 245
Glycolyse 87
Grundlagenausdauer 132
Grundlagenausdauerfähigkeit (GA) 132
Grundlagenausdauertraining 132, 134
Grundlagentraining 171
Grundlegende Leistungsvorraussetzungen 141
Grundumsatz 248

Hämatokrit 62, 293
Hämodilution 63
Hämoglobin 63
Herz 45
Herzfrequenz 52, 209
Herzfrequenzmessung 204, 206
Herzfrequenzregulation 210
Herzfrequenzvariabilität 52
Herz-Kreilauf-System 27
HDL-Cholestrol 101
Hochleistungsalter 17
Hochleistungstraining 178
Höhentraining 289, 296
Homöostase 33
Hyponatriämie 283
Hypoxie 292
Hypoxiestress 292

Immunsystem 107, 110
Immunstimulatien 247
Infektprophylaxe 110
Intensitätsbereich 143
Intensitätsbereiche 132

Jahreszykus 185

Kardiopulmonales System 58
Ketonkörper 102
Klima 280
Klimazonen 280
Kohlenhydrataufnahme 255, 262
Kohlenhydrate 87, 254
Kohlenhydratstoffwechsel 254
Koordination 41
Kraftausdauer 135
Kraftausdauertraining 135, 140
Kraftfähigkeit 142

Laktat 90, 91, 102, 211, 213
Laktatdehydrogenase 93
Langfristiger Leistungsaufbau 171
Lauf 159
Laufband 220
Laufbandergometrie 220
L-Carnitin 101
Lehrgang 232
Leistung 219
Leistungsaufbau, langfristiger 171
Leistungsfähigkeit 16
Leistungskategorien 125
Leistungsreserven 13

Leistungsstabilität 216
Leistungsstruktur 157
Leistungstrend 11
Leistungsumsatz 248
Leistungsvoraussetzungen 141
Leistungsziel 125
Leukozyten 66
Leukozytose 66
Lymphozytose 66
Lipoproteine 101

Magnesium 245
Makrozyklus 189
Maximale Sauerstoffaufnahme (VO_2max) 73
Mesozyklus 189
Messplatztraining 230
Mikrozyklus 191
Muskel 112
Muskelatrophie 111
Muskelfaserverteilung 113
Muskelfaserfläche 115
Muskelfaserkapillarisierung 116
Muskelkater 111, 241, 242
Muskelkrämpfe 245
Muskelregeneration 242

Nachwuchstraining 48
Nachwettkampfperiode 188

Open window Phänomen 107
Optimierung 40

Prävention 27
Präventivsport 27
Proteinaufnahme 267
Proteine 103, 267
Proteinstoffwechsel 267
Puffersysteme 65
Purinnucleotidstoffwechsel 85
Pyruvat 87

Rad 162
Regeneration 33, 216, 237
Rehabilitationssport 27
Respiratorischer Quotient (RQ) 60, 249
Risikofaktoren 28
Ruheherfrequenz 52

Sauerstoffaufnahme 68
Sauerstofftransportkapazität 292
Schnelligkeitsausdauer 140
Schnelligkeitsausdauertraining 140
Schwellenbestimmung 220
Schwellen, fixe 220

Schwellen, individuelle 220
Schwimmen 163
Serum 61
Skilanglauf 169
Spirometrie 59
Spiroergometrie 59
Spitzenleistung 11
Sportartspezifische Leistungsdiagnostik 223
Sporternährung 248
Sportherz 45, 67
Sportleranämie 67
Sportlerernährung 248
Sportlergetränk 246
Sportliche Technik 142
Sporttester 56
Steady State 204
Steuerung 195
Stoffwechselübergangsbereich 220
Stütz- und Bewegungssystem 28

Technik 142
Totraum 58
Training 125, 132 ff.
Trainingsanalyse 197
Trainingsbelastung 31, 45, 125

Trainingsbereiche 143
Trainingscamp 232
Trainingsfehler 130
Trainingsgestaltung 232
Trainingskennziffern 150
Trainingslager 232
Trainingsplan 197
Trainingsplanung 195
Trainingsprinzipien 151
Trainingsproportionen 155
Trainingssteuerung 195, 203
Trainingssystem 127
Trainingsumfang 129
Transformationsmikrozyklus 191
Transformationszeit 299
Triathlon 167
Triglyceride 265

Übergangsperiode 185, 188
Überhitzung 283
Übertraining 302
Übertrinkphänomen 283
Umstellung 33
Unmittelbare Wettkampfvorbereitung (UWV) 191
Ultrastruktur 120

Verdauungsumsatz 248
Viskosität 62
Vitalkapazität 59
Vitamin A 247
Vitamin E 247
Vorbereitungsperiode 185
Vorstarterwärmung 88

Weltspitzenleistung 11
Wettkampfanalyse 200
Wettkampfperiode 185
Wettkampfspezifische Ausdauerfähigkeit (WSA) 137
Wettkampfsystem 13
WSA-Training 134, 140
Wiederherstellung 33
Wirkungsgrad 76
Zustandsänderung 32
Zustandsurteile 203
Zyklische Trainingsgestaltung 184